呼吸生理をわかりやすくビジュアル解説

ぜんぶわかる

呼吸の事典

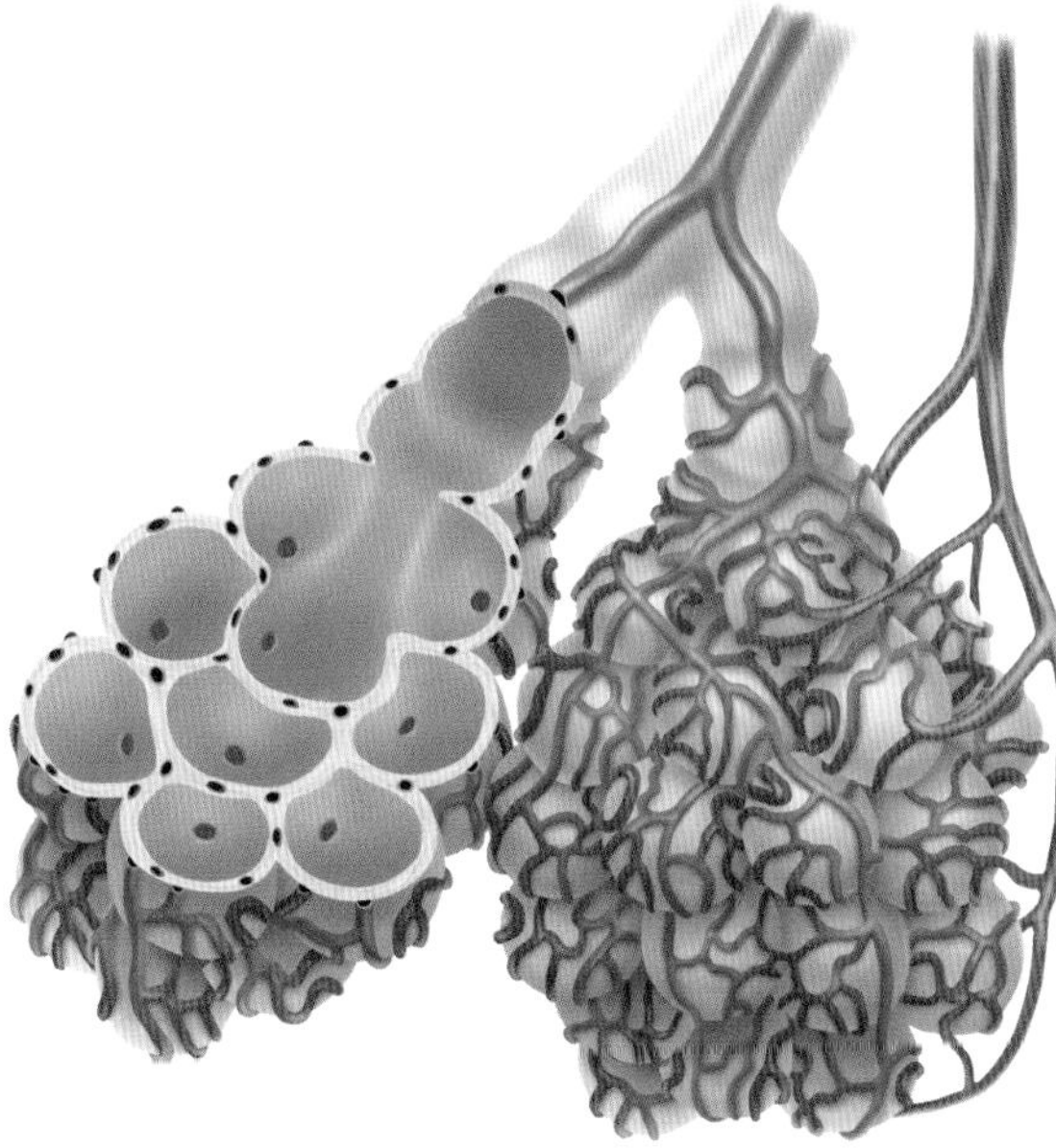

成美堂出版

ぜんぶわかる 呼吸の事典 CONTENTS

※本書の内容は原則として２０１９年10月のものです。治療にかかわる内容は必ず医師に確認、相談してください。本書を参考にすることで生じた損傷、不具合等について、監修者、出版社、制作者は責任を負うことができません。

読みながらチェック!

呼吸の基本用語&記号一覧

呼吸器の診療では、検査項目などがアルファベット記号で表されることが多い。
記号の基本的ななりたちと、よく使われる記号の意味を知っておきたい。

ガス交換にかかわる略号

F_{IO_2}	吸気《きゅうき》酸素《さんそ》分画《ぶんかく》	単位:%
P_A	肺胞《はいほう》内圧《ないあつ》	単位:Torr
P_{ACO_2}	肺胞気《はいほうき》二酸化炭素《にさんかたんそ》分圧《ぶんあつ》	単位:Torr
P_{AN_2}	肺胞気《はいほうき》窒素《ちっそ》分圧《ぶんあつ》	単位:Torr
P_{AO_2}	肺胞気《はいほうき》酸素《さんそ》分圧《ぶんあつ》	単位:Torr
P_{aCO_2}	動脈血《どうみゃくけつ》二酸化炭素《にさんかたんそ》分圧《ぶんあつ》	単位:Torr
P_{aO_2}	動脈血《どうみゃくけつ》酸素《さんそ》分圧《ぶんあつ》	単位:Torr
P_{ECO_2}	呼気《こき》二酸化炭素《にさんかたんそ》分圧《ぶんあつ》	単位:Torr
P_{ICO_2}	吸気《きゅうき》二酸化炭素《にさんかたんそ》分圧《ぶんあつ》	単位:Torr
P_{IN_2}	吸気《きゅうき》窒素《ちっそ》分圧《ぶんあつ》	単位:Torr
P_{IO_2}	吸気《きゅうき》酸素《さんそ》分圧《ぶんあつ》	単位:Torr
S_{aO_2}	動脈血《どうみゃくけつ》酸素《さんそ》飽和度《ほうわど》	単位:%
S_{pO_2}	経皮的《けいひてき》酸素《さんそ》飽和度《ほうわど》	単位:%

よく使われるものをあげているが、3つの記号による略号のなりたちがわかれば、このほかのバリエーションにも対応できる。

気体にかかわる記号のしくみ

P a O_2

1つめの記号 2つめの記号 3つめの記号

1つめの記号 ➡ 気体の測定法

- F (fraction) =分画《ぶんかく》・割合(%)
- P (pressure) =圧力(Torrまたは㎜Hg)
- S (saturation) =飽和度(%)

2つめの記号 ➡ 気体の場所

- A (alveolar) =肺胞の
- a (arterial) =動脈の
- E (expiratory) =呼気の
- I (inspiratory) =吸気の
- p (percutaneous) =経皮的

3つめの記号 ➡ 気体の種類

- O_2 =酸素
- CO_2 =二酸化炭素
- N_2 =窒素 など

換気機能にかかわる用語・略号

ERV	(expiratory reserve volume)=予備《よび》呼気量《こきりょう》
FEV_1	(forced expiratory volume in 1 second)=1秒量《びょうりょう》
$FEV_1\%$	(forced expiratory volume at 1 second percent)=1秒率《びょうりつ》
$\%FEV_1$	(percent forced expiratory volume in 1 second)=%1秒量《びょうりょう》
FRC	(functional residual capacity)=機能的《きのうてき》残気量《ざんきりょう》
FVC	(forced vital capacity)=努力《どりょく》肺活量《はいかつりょう》
IC	(inspiratory capacity)=最大《さいだい》吸気量《きゅうきりょう》
IRV	(inspiratory reserve volume)=予備《よび》吸気量《きゅうきりょう》
RV	(residual volume)=残気量《ざんきりょう》
TLC	(total lung capacity)=全肺気量《ぜんはいきりょう》
V_A	(alveolar ventilation)=肺胞《はいほう》換気量《かんきりょう》
V_A/Q	(ventilation-perfusion ratio)=換気《かんき》・血流比《けつりゅうひ》
VC	(vital capacity)=肺活量《はいかつりょう》
V_C	(alveolar capacity volume)=肺胞《はいほう》の毛細血管容量《もうさいけっかんようりょう》
V_D	([anatomical] dead space)=(解剖学的《かいぼうがくてき》)死腔《しくう》
V_D/V_T	(ratio of dead space to tidal volume)=死腔《しくう》換気率《かんきりつ》
V_E	(minute ventilatory volume)=分時《ふんじ》換気量《かんきりょう》
V_T	(tidal volume)=1回《かい》換気量《かんきりょう》

呼吸機能検査で多く出てくる用語と略号。単語の頭文字をとった略式用語のほか、「V_A」のように、気体の略号と同様のしくみのものがある。

Part 1

呼吸器の構造と呼吸生理

呼吸のアセスメントや治療においては、
「PaO_2」「ピークフロー」「1秒率」といった
専門用語が当然のように使われる。
呼吸器のしくみと呼吸生理が理解できれば、
これらの概念も明確にわかるようになる。

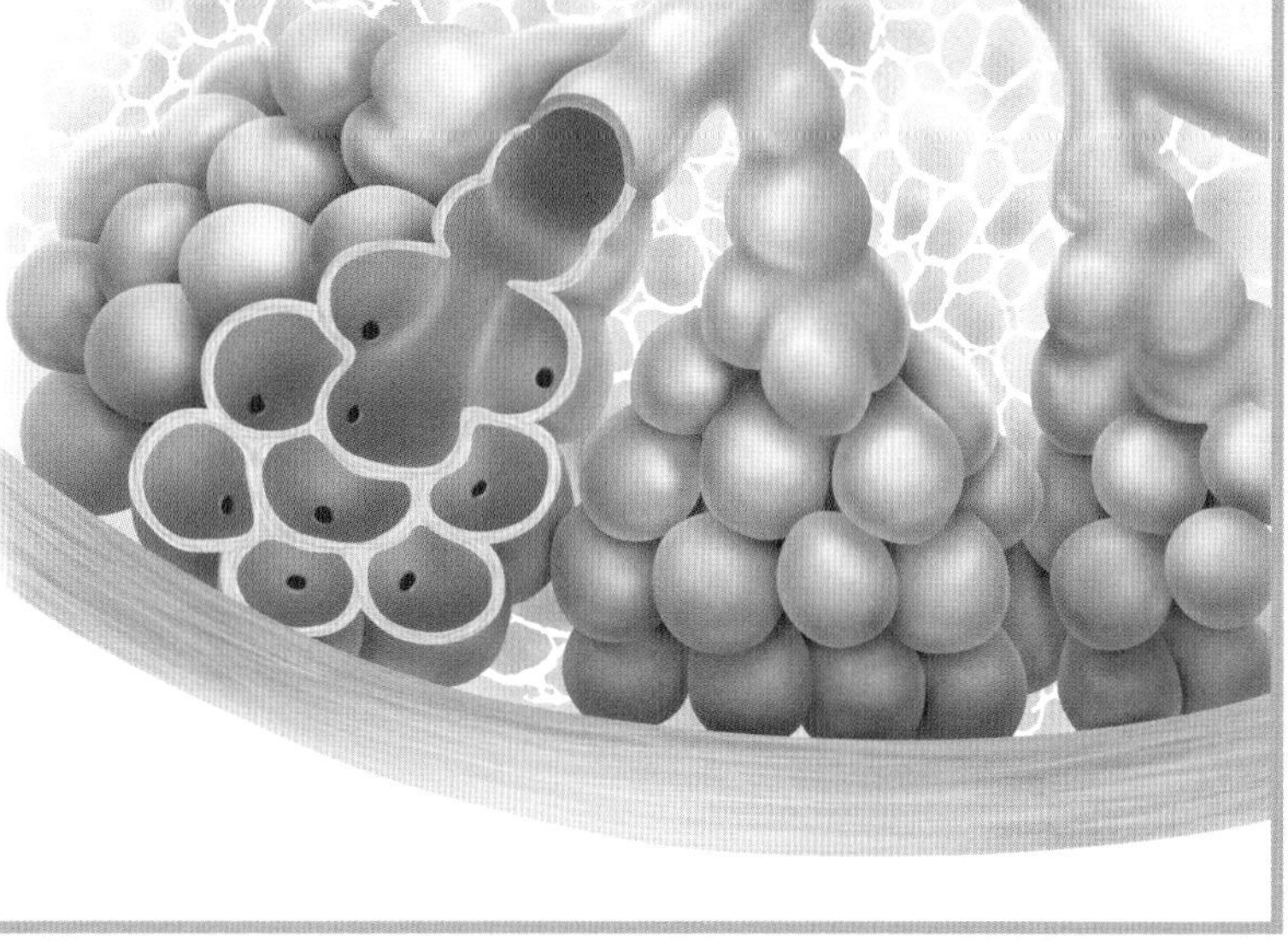

【呼吸器の全体像】

鼻腔から肺までを呼吸器という

空気の通り道が「気道」でガス交換は肺でおこなう

生物の活動には「**酸素**」「**水**」「**栄養素**」の3つが不可欠だ。なかでも酸素は体内にためておくことができず、供給がとだえると、わずか数分で死に至る。**酸素**を供給し、不要な**二酸化炭素**を排出する「**呼吸**」の働きは、生命活動の根幹をなしている。

呼吸を担う**呼吸器**は、**鼻腔**《びくう》、**咽頭**《いんとう》、**喉頭**《こうとう》、**気管**、**気管支**、**細気管支**《さいきかんし》、そして**肺胞**《はいほう》で構成される。鼻腔から細気管支までを**気道**とよぶ。空気の通り道になるとともに、空気を加湿・加温・清浄化する役割をもつ。

気道を通った空気が最終的に到達するのが、肺のなかにある**肺胞**という袋状の構造物だ。ここで、空気中の酸素と、細胞から排出された二酸化炭素が血液を介して交換される。これを**ガス交換**という。

呼吸器の全体像を見てみよう。
大きな区分で見ると、鼻腔～喉頭までの「上気道」、
気管から先の「下気道」、そして「肺」に分けられる。

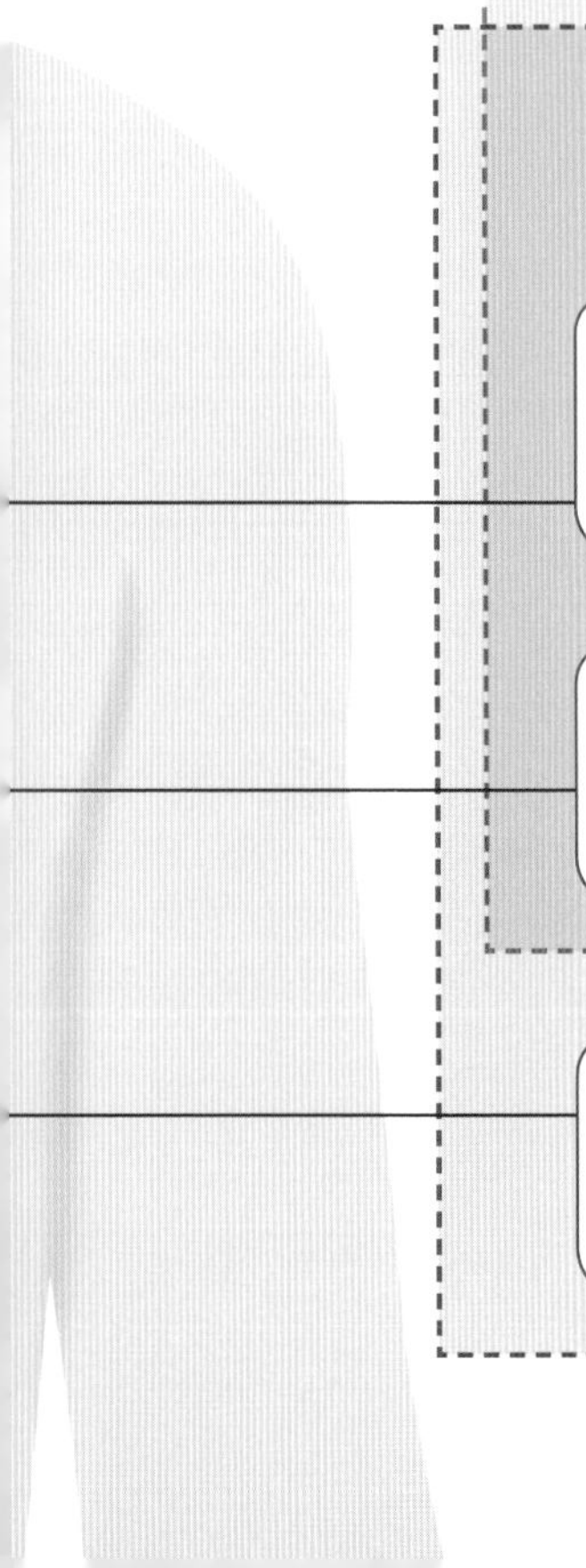

下《か》気《き》道《どう》

気道の下半分で、気管から細気管支までをさす。

気管

喉頭から肺までをつなぐ管で、直径約2～2.5㎝、長さは約10～11㎝。15～20個のC字形の軟骨《なんこつ》が積み重なった構造で、食道に隣接している。

➡P12～

肺

胸部の「胸郭《きょうかく》」のなかに、左右1つずつある実質臓器で、ガス交換の場となる。

気管支

気管から分岐し、左右の肺へとつながる管。肺内に入ってからも枝分かれをくり返し、徐々に細くなる。気管と同様、C字形の軟骨にとり囲まれている。

細《さい》気《き》管《かん》支《し》

気管支は枝分かれをくり返すうちに、非常に細くなって、軟骨がなくなる。軟骨がなく、平滑筋《へいかつきん》を中心に構成される管を、細気管支という。

肺《はい》胞《ほう》

ガス交換の場となる、袋状の構造物。分岐した気管支の先に肺胞管《はいほうかん》があり、さらにブドウの房のようにたくさんの肺胞が連なって、肺の末梢まですき間なく並ぶ。

➡P14～

呼吸器系は「上気道」「下気道」「肺」からなる

呼吸器系は、空気の通り道である「気道（上気道・下気道）」と、
ガス交換を担う「肺」からなる。

上《じょう》気《き》道《どう》

気道の上半分で、鼻腔から喉頭までをさす。

鼻《び》腔《くう》

鼻のなかに広がる空間で、血管に富む鼻《び》粘《ねん》膜《まく》で覆われており、空気の加温・加湿・清浄化をおこなう。嗅覚《きゅうかく》の受容器も存在する。

咽《いん》頭《とう》

鼻腔から続く管で、いわゆるのどのこと。長さは約12.5㎝。口腔《こうくう》ともつながっており、空気だけでなく、食物の通り道でもある。

喉《こう》頭《とう》

咽頭と気管をつなぐ管で、長さは約5㎝と短い。舌骨《ぜっこつ》と軟骨という骨からなり、入り口の喉頭蓋《こうとうがい》が食物の流入を防いでいる。発声器官（声帯）もある。

➡P10～

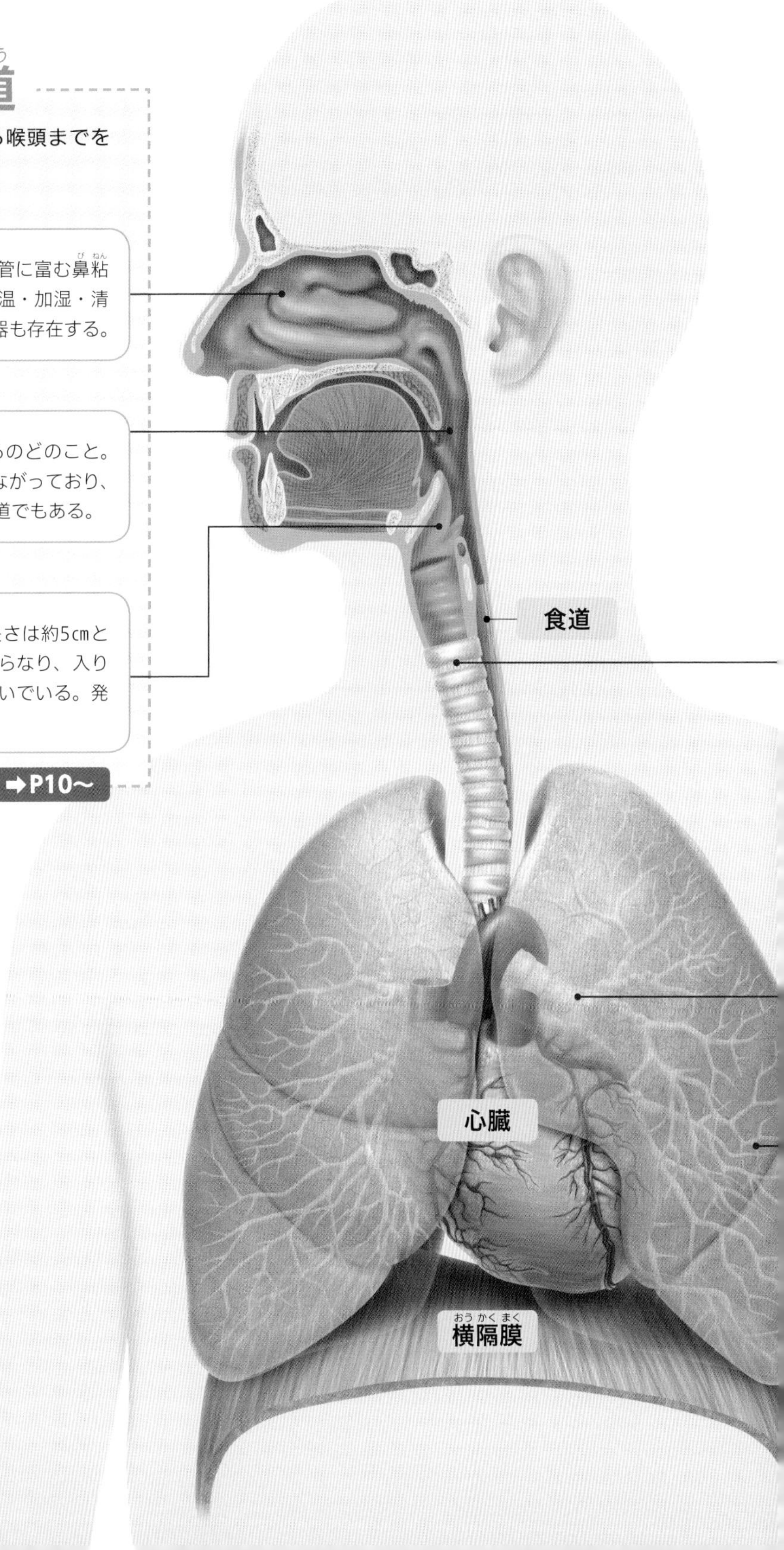

呼吸器の入り口として吸気をとりこむ

呼吸器のうち、鼻から喉頭までの「上気道」は、空気をとりこむ場所として働く。とりこんだ空気をきれいにし、加温・加湿する働きも重要である。

鼻腔から空気を吸い、不純物をとり除く

鼻腔に入った空気は気道粘膜の働きで、清浄化・加温・加湿される。

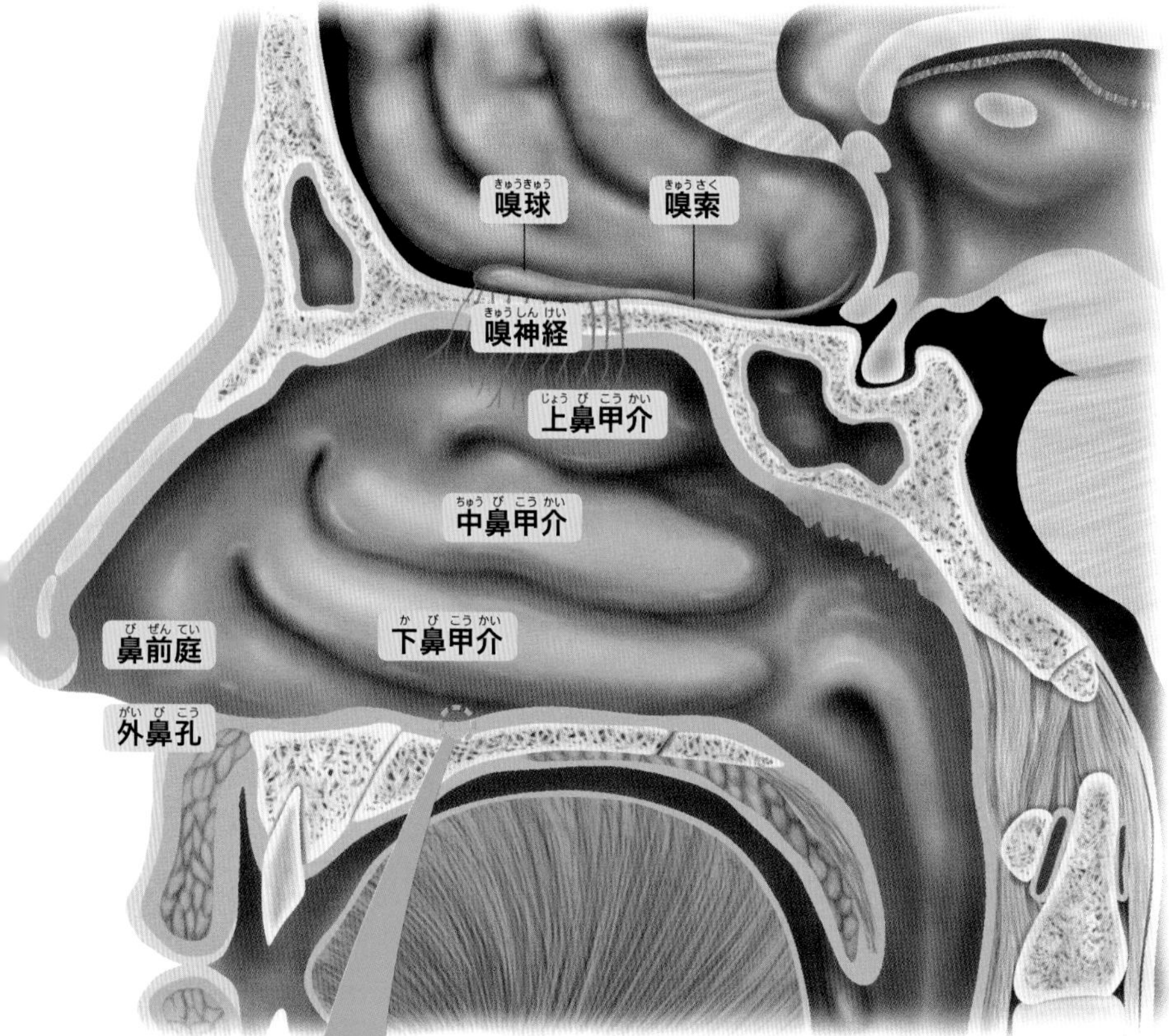

鼻腔は「鼻中隔《びちゅうかく》」で左右に分けられ、さらに手前から「鼻前庭」「呼吸部」「嗅覚部《きゅうかくぶ》」に分けられる。鼻腔に入った空気は、3つの「鼻甲介《びこうかい》」の下を通過するあいだに、効率よく清浄化・加温・加湿される。

呼吸上皮《こきゅうじょうひ》のしくみ

Zoom

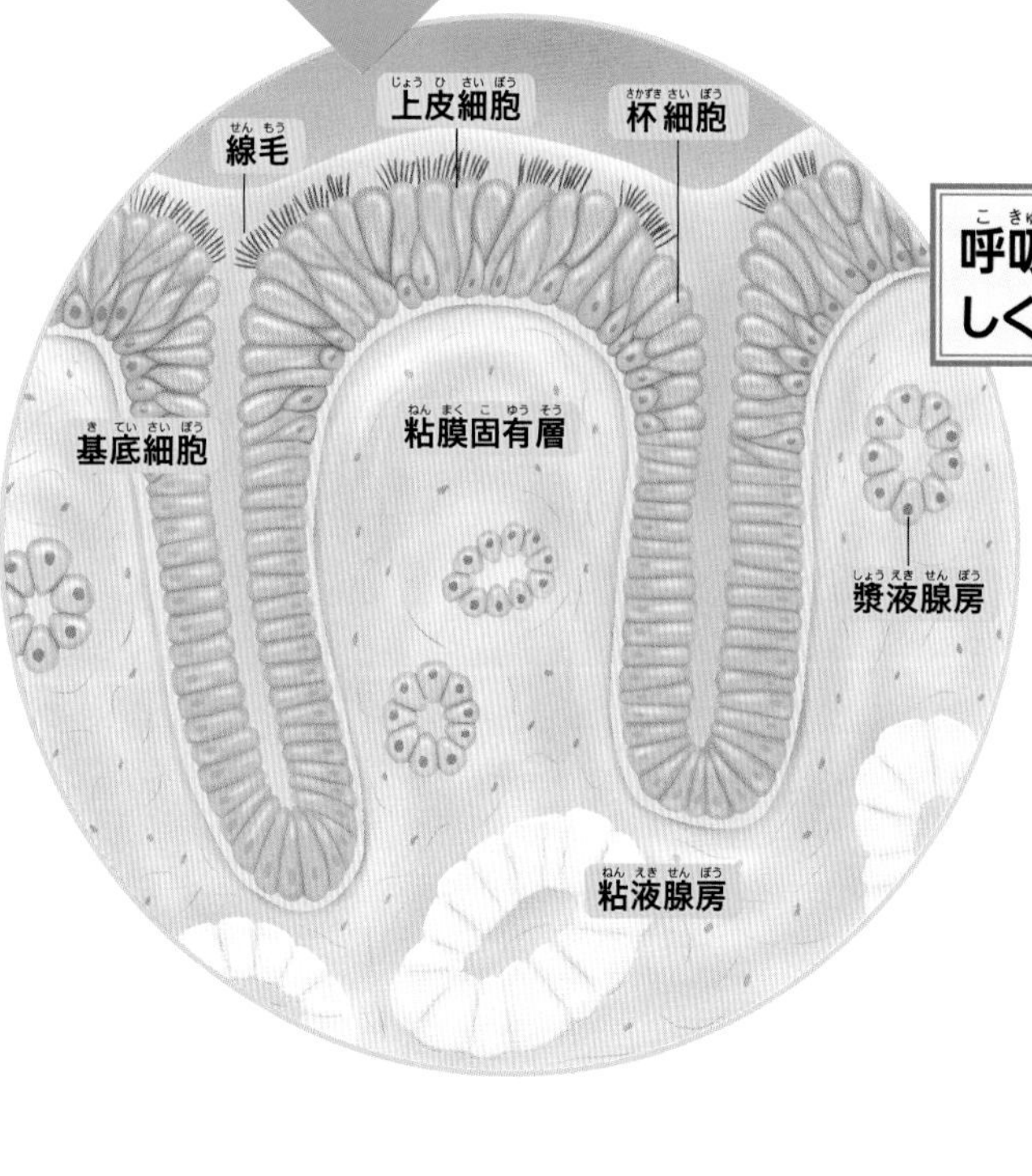

鼻腔を含む気道の大部分は「気道粘膜《きどうねんまく》」で覆われている。気道粘膜の最表層が「呼吸上皮」で、線毛と基底細胞、粘液を分泌する杯細胞がある。空気中の異物は、粘液にからめとられ、線毛運動により排出される。

鼻腔の奥の咽頭、喉頭を空気が通り抜けていく

鼻腔で清浄化・加湿・加温された空気は、咽頭から喉頭へと流れていく。

咽頭は耳管や口腔《こうくう》ともつながっているが、空気は咽頭から喉頭へ、食物は咽頭から食道へ入るしくみになっている。
咽頭にある「口蓋扁桃」などの扁桃腺《へんとうせん》は、免疫《めんえき》の役割も担う。また、喉頭には発声器官の「声帯」がある。

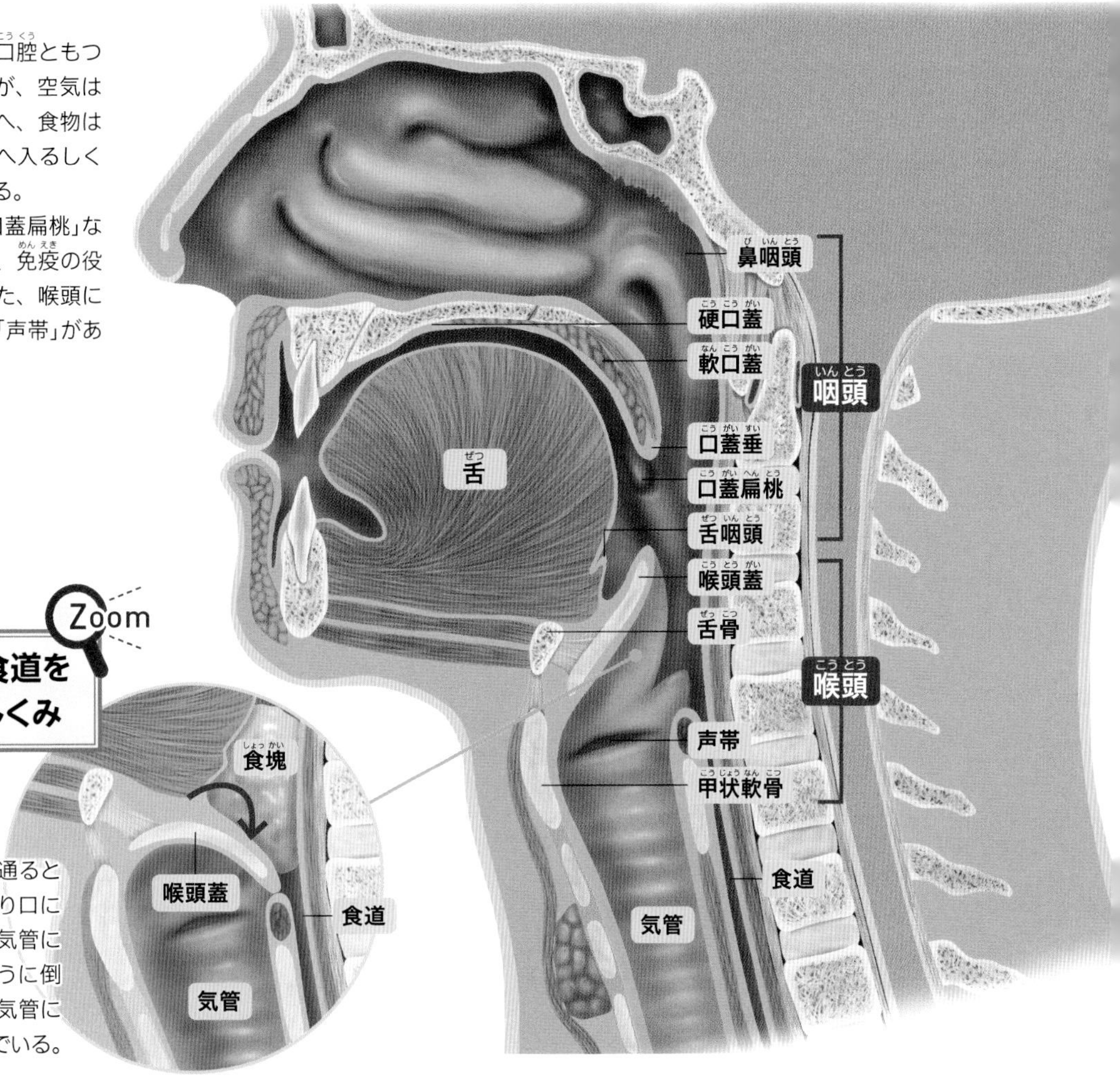

食物が咽頭を通るときは、喉頭入り口にある喉頭蓋が気管にフタをするように倒れて、食物が気管に入るのを防いでいる。

上気道の粘膜で空気の汚れをとり、湿度を高める

ヒトは通常、鼻で呼吸している。**外鼻孔**《がいびこう》から入った空気は**鼻腔**《びくう》から**咽頭**《いんとう》、**喉頭**《こうとう》へと流れるが、このときに空気中の異物がとり除かれ、加温・加湿されている。これは、気道内面を覆う**気道粘膜**《きどうねんまく》の働きによる。

気道粘膜の最表層を**呼吸上皮**《こきゅうじょうひ》という。一方向に動く**線毛**《せんもう》と、大量の粘液《ねんえき》を分泌する**杯細胞**《さかずきさいぼう》が存在し、気道内はつねに潤っている。また、粘膜には**毛細血管**《もうさいけっかん》が発達していて、温かい血液が流れている。そのため、粘膜面に空気がふれると、瞬時に加湿・加温される。そして、空気中の異物は粘液にからめとられて、線毛の運動で排出される。とくに鼻腔には「**上鼻甲介**《じょうびこうかい》」「**中鼻甲介**《ちゅうびこうかい》」「**下鼻甲介**《かびこうかい》」という3つのひだ（鼻甲介《びこうかい》）が突き出しており、粘膜の表面積が非常に大きい。そのため、効率的に空気を**清浄化**・**加温**・**加湿**することができる。

鼻腔から続く**咽頭**は、口ともつながる食物の通り道でもある。そこで、**喉頭**入り口にある**喉頭蓋**《こうとうがい》が機能し、食物が気管に入らないようになっている。

【下気道のしくみ】

気管が枝分かれをくり返し、肺胞に至る

上気道からとりこまれた空気は、下気道を通って肺に到達する。肺では気管支が樹木のように広がり、肺のすみずみにまで酸素を届けている。

主要な気管支は右に3本、左に2本ある

気管は23回の分岐をくり返して肺全体に分布し、肺胞《はいほう》に到達する。

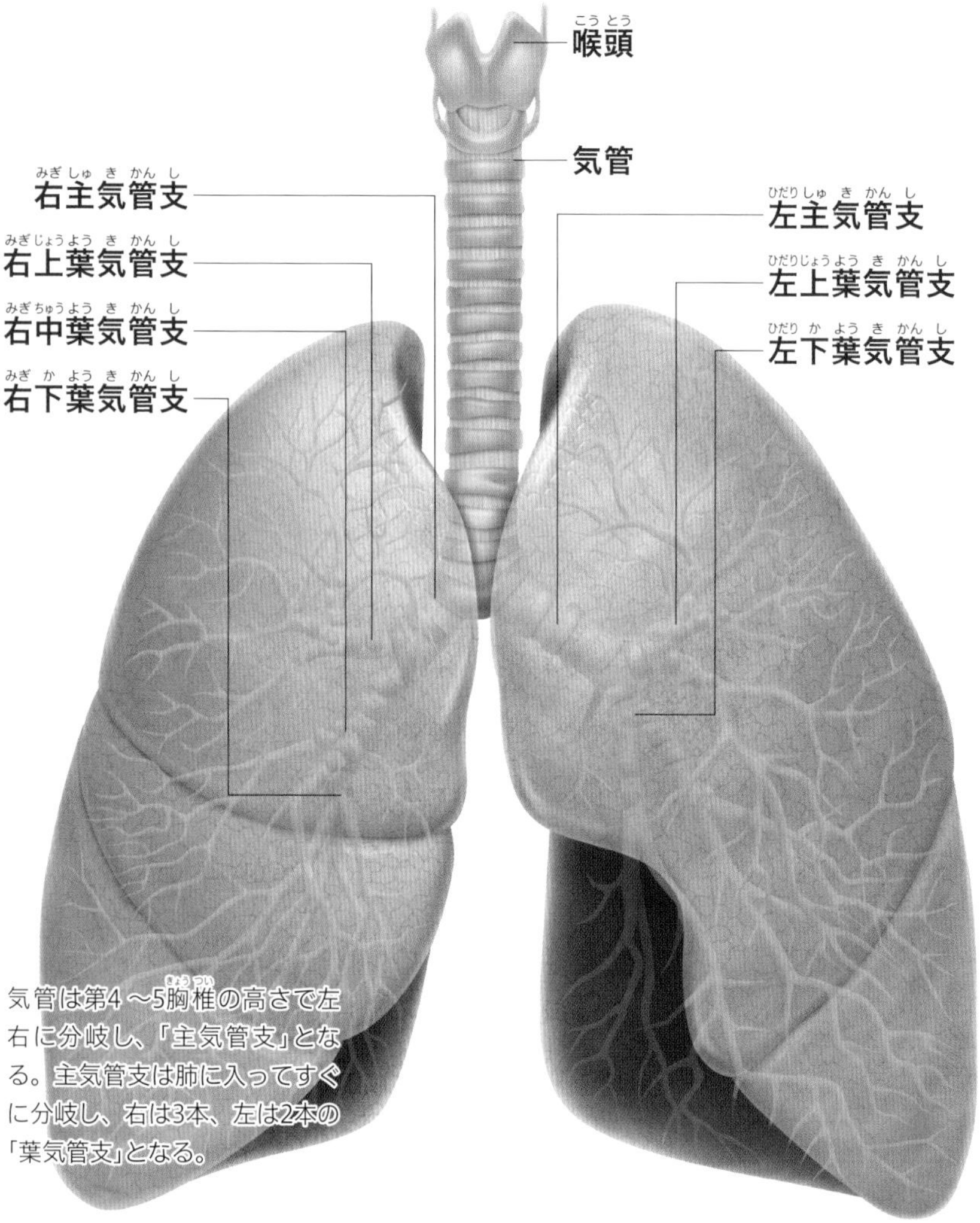

気管は第4～5胸椎《きょうつい》の高さで左右に分岐し、「主気管支」となる。主気管支は肺に入ってすぐに分岐し、右は3本、左は2本の「葉気管支」となる。

肺内で分岐をくり返し樹木のように枝を広げる

下気道《かきどう》は、さかさまにすると、広範囲に枝を伸ばす樹木のように見える。

樹木の太い幹が気管だ。気管は左右に分岐して**右主気管支《みぎしゅきかんし》**と**左主気管支《ひだりしゅきかんし》**となり、分岐をくり返しながら、肺内に空気の通り道をはりめぐらせていく。気管支の枝は肺内に無秩序に広がるのではなく、枝ごとに一定の領域に分布している。主気管支からは右肺の上・中・下、左肺の上・下に**葉気管支《ようきかんし》**が伸び、さらに**区域気管支《くいききかんし》**が分岐して、一定の領域に広がっている。

気管から区域気管支までは軟骨《なんこつ》をもつが、やがて軟骨のない**細気管支《さいきかんし》**となる。細気管支はさらに分岐して、**終末細気管支《しゅうまつさいきかんし》**、**呼吸《こきゅう》細気管支《さいきかんし》**、**肺胞管《はいほうかん》**と続き、最後は肺胞の集合体である**肺胞嚢《はいほうのう》**で終わる。

終末細気管支までは、通り道としてのみ機能する

下気道《かきどう》は機能面から、たんに空気の通り道である「導管領域」と、ガス交換に関与する「呼吸領域」とに分けられる。導管領域は、解剖学的死腔《かいぼうがくてきしくう》（→P21）ともいう。

導管領域（導管部）

気管から終末細気管支《しゅうまつさいきかんし》までの空気の通り道をさす。内径20㎜前後の気管は分岐をくり返すうちに細くなり、終末細気管支では内径0.5㎜前後となる。

断面図

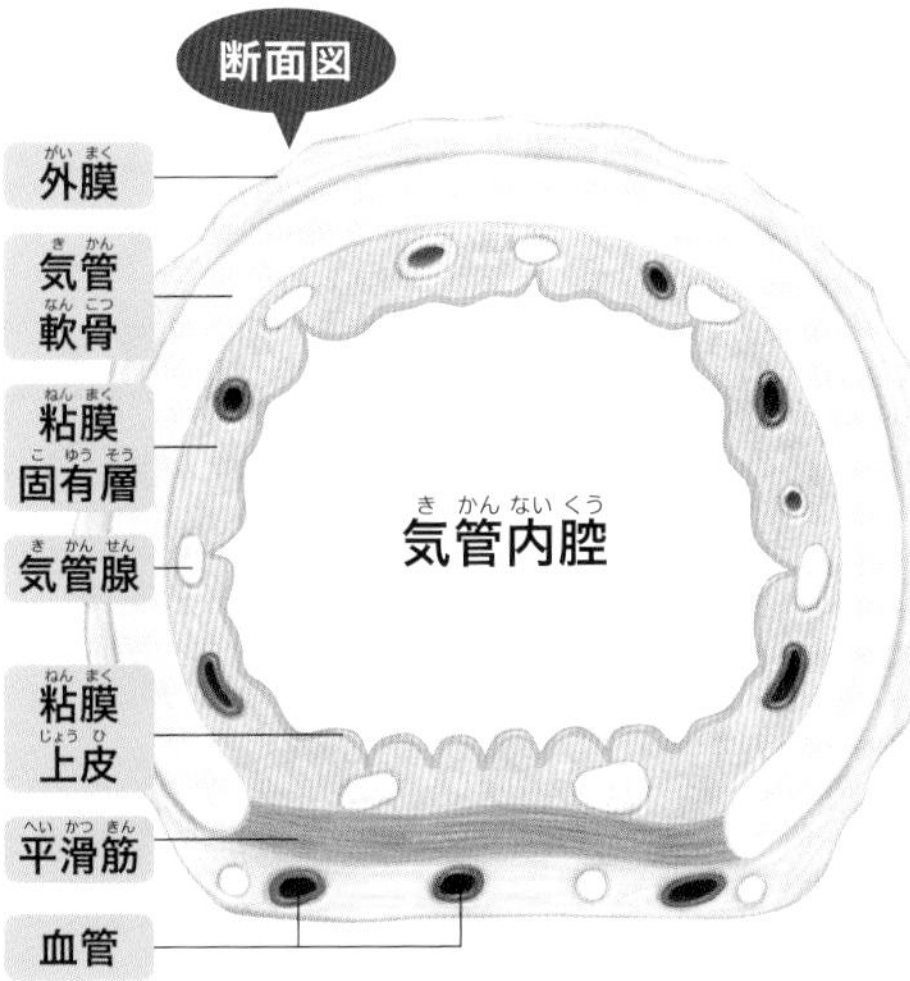

軟骨、平滑筋、外膜で構成されている。内面は粘膜で覆われ、粘膜上皮中の「杯《さかずき》細胞《さいぼう》」から粘液が出る。なお、末梢に向かうほど軟骨は減り、平滑筋が増える。

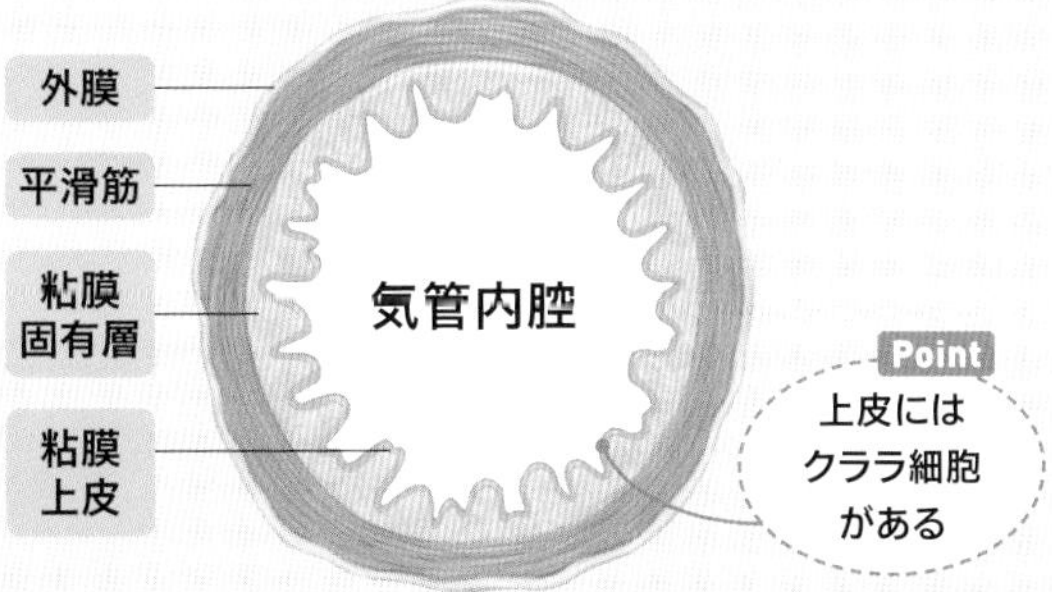

軟骨がなくなり、粘膜上皮には杯細胞のかわりに、気道の炎症・修復にかかわるクララ細胞が現れる。

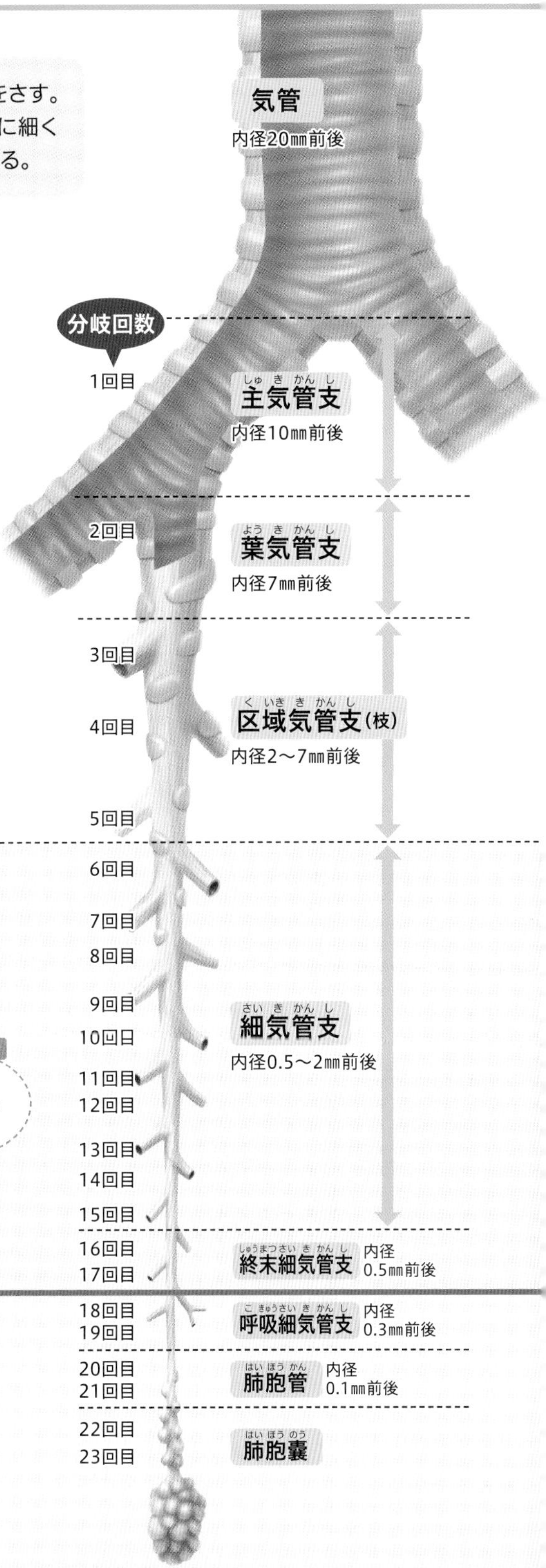

呼吸領域（呼吸部）

ガス交換を担う肺胞が、気道壁に出現する領域。呼吸細気管支や肺胞管、肺胞の集合体である肺胞嚢をさす。

拡散によるガス交換がおこなわれる

酸素をとり入れ、二酸化炭素を排出するのが「ガス交換」で、呼吸の最大の目的といえる。ガス交換は、気管支の先の肺胞でおこなわれる。

終末細気管支の先に、袋状の肺胞がある

終末細気管支の先の呼吸細気管支から、
袋状の肺胞が出現する。

肺胞は呼吸細気管支から出現し、肺胞管で増えていき、最後は肺胞嚢という、肺胞の集合体となる。肺胞の周囲には毛細《もうさい》血管網《けっかんもう》がはりめぐらされている（→P30）。

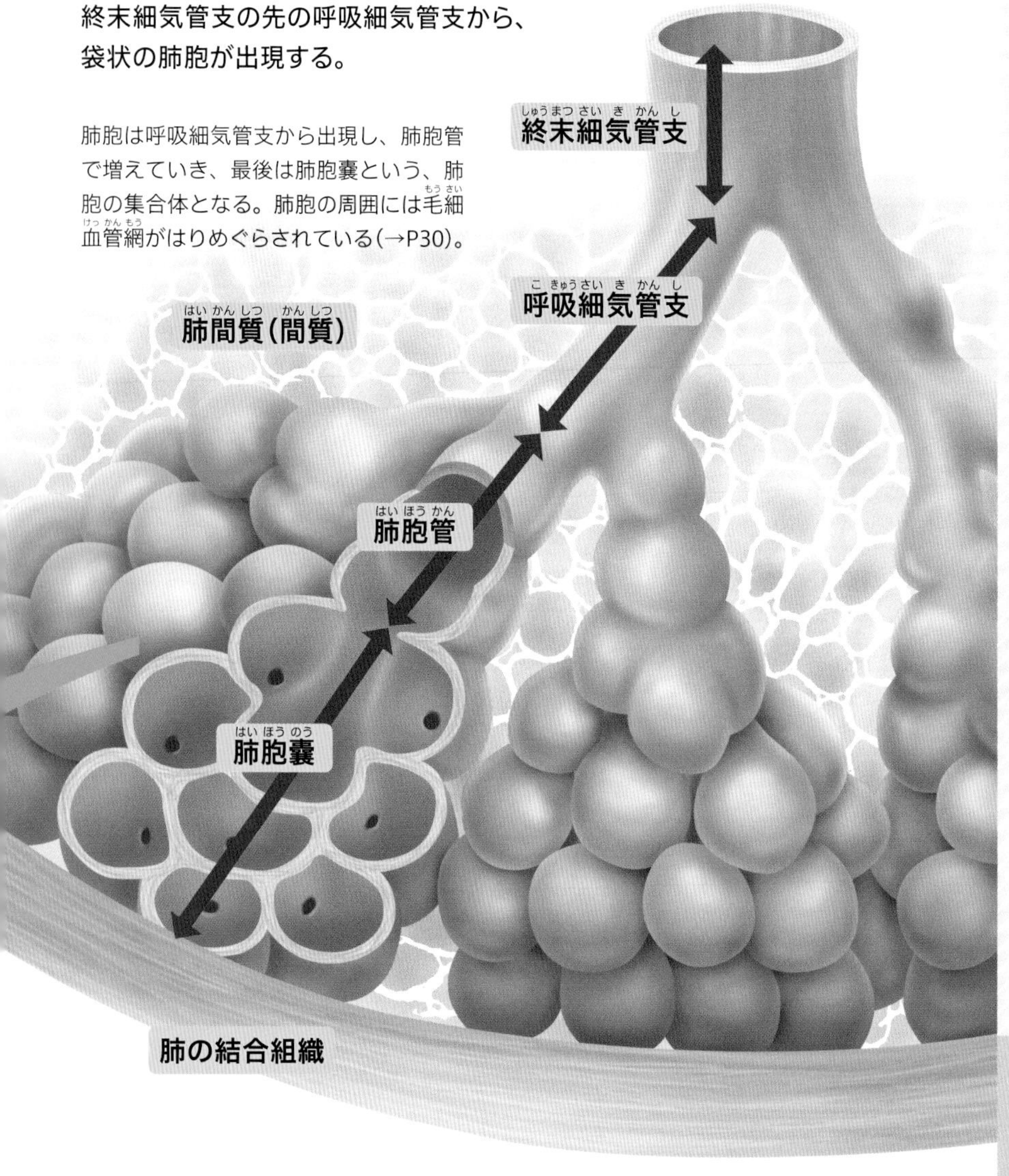

3億〜5億個もの肺胞がブドウの房状に連なっている

ガス交換を担っているのは肺だが、厳密には、呼吸細気管支《こきゅうさいきかんし》からの**呼吸領域**である。

気管支が枝分かれをくり返して、内径0・3㎜ほどの呼吸細気管支になると、ところどころに開口して**肺胞**《はいほう》という袋状の構造物がくっつく。さらに呼吸細気管支が分岐して、**肺胞管**《はいほうかん》になると、管の両側に肺胞が並んだような状態となる。そして最後は、肺胞がすき間なく連なった**肺胞嚢**《はいほうのう》で終わる。ここが、鼻腔《びくう》から咽頭《いんとう》、喉頭《こうとう》、気管、気管支に至る気道の最終地点であり、ガス交換の中心の場となる。

1つの肺胞は直径250〜300㎛ほどで、顕微鏡画像ではスポンジ状に見える。ブドウの房のようにびっしりと連なった肺胞の数は、両肺で3〜5億個にもおよぶ。

肺胞は上皮に覆われ、上皮内を毛細血管が通る

肺胞の壁は、一層のごく薄い**上皮細胞《じょうひさいぼう》**からなり、外側には**毛細血管《もうさいけっかん》**が網の目のようにはりめぐらされている。隣接する肺胞どうしは、たがいの上皮細胞の壁で、毛細血管や結合組織をはさみこんでいる。このような肺胞間の壁を**肺胞中隔《はいほうちゅうかく》**という。

個々の肺胞の壁を構成する上皮細胞には、**Ⅰ型肺胞上皮細胞《いちがたはいほうじょうひさいぼう》**と**Ⅱ型肺胞上皮細胞《にがたはいほうじょうひさいぼう》**があるが、約95％はⅠ型肺胞上皮細胞で、きわめて薄い壁を形成する。上皮細胞の壁と、一層の内皮細胞からなる毛細血管壁《もうさいけっかんへき》とは、1枚の基底膜《きていまく》をはさんで接する。この接触部分がガス交換の場で、**血液空気関門**（**呼吸膜**）とよばれる。その厚みは、平均わずか0・5㎛で、酸素や二酸化炭素が壁を通って移動する**拡散**が、効率よくおこなえる構造となっている。

両肺における肺胞の表面積は約100～140㎡と非常に大きい。それに対応して毛細血管がはりめぐらされているため、少なくとも約100～200㎖の血液を、一度にガス交換することができる。

肺胞のしくみ

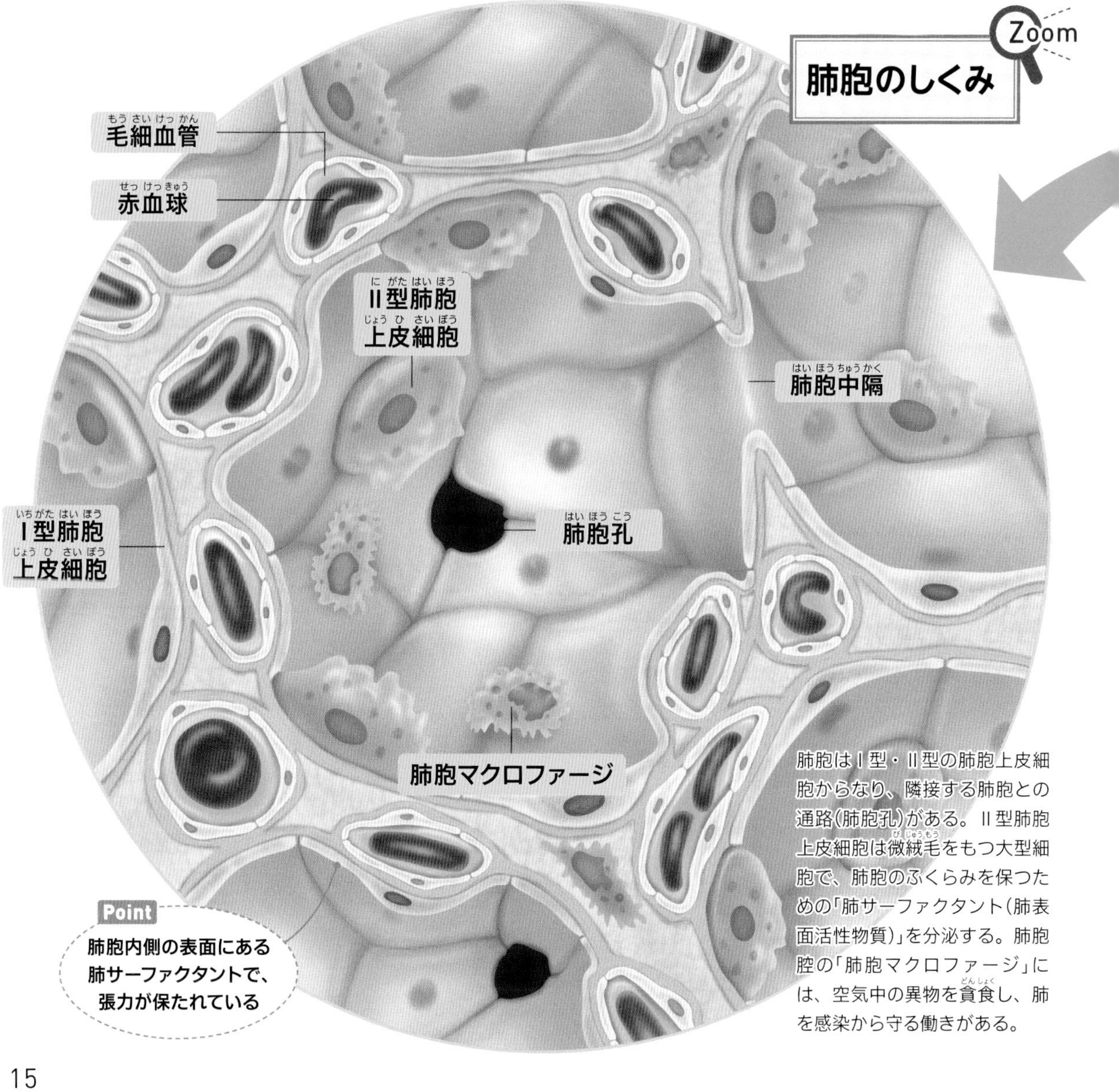

肺胞はⅠ型・Ⅱ型の肺胞上皮細胞からなり、隣接する肺胞との通路（肺胞孔）がある。Ⅱ型肺胞上皮細胞は微絨毛《びじゅうもう》をもつ大型細胞で、肺胞のふくらみを保つための「肺サーファクタント（肺表面活性物質）」を分泌する。肺胞腔の「肺胞マクロファージ」には、空気中の異物を貪食《どんしょく》し、肺を感染から守る働きがある。

【肺のしくみ】

気管支の分布にあわせ、18の領域がある

肺は、2L近い容積をもつ大きな臓器だ。大きな区分としては「上葉」「中葉」「下葉」に、細かい区分としては全部で18区域に分けられる。

右肺は3葉、左肺は2葉に分けられる

深い溝（裂《れつ》）が、肺を5つの葉《よう》に分けている。B^1〜B^{10}は肺を走行する区域気管支《くいききかんし》。

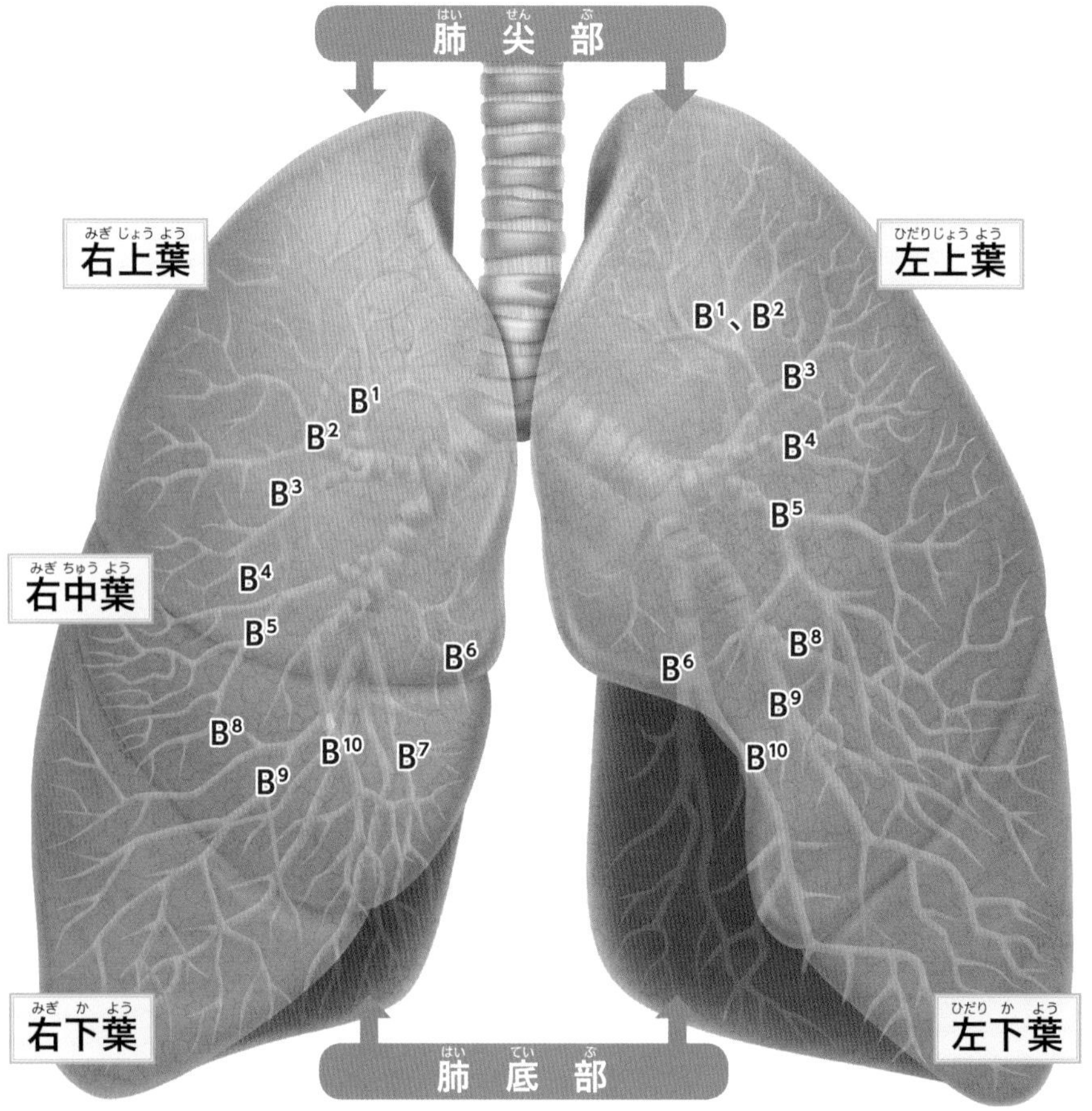

肺は半円錐形《はんえんすいけい》の臓器で、上端を肺尖部、下端を肺底部という。成人男性の場合、両肺の重さは約800gで、容積は右肺が約1000mL、左肺が約900mL。心臓で押されるために左肺はやや小さい。

肺胞（実質）と間質からなり、呼吸器の要として働く

肺は、**気管支**や**肺胞《はいほう》**、**血管**、**結合組織**、**リンパ管**、**神経**から構成されたユニットで、呼吸器の要として働いている。肺胞の**気腔《きくう》**（空気が存在する内腔《ないくう》）と肺胞壁《はいほうへき》をなす**肺胞《はいほう》上皮細胞《じょうひさいぼう》**を、ガス交換にかかわる**実質**とし、それ以外を**間質**とよぶ。

肺表面の**裂《れつ》**という溝により、右肺は3つ、左肺は2つに区分される。さらに、**区域《くいき》気《き》管支《かんし》**（↓P13）の分布に対応し、右肺は10区域、左肺は8区域に区分される。

肺内のおもな血管も、気管支に沿って走行する。ひとつは、静脈血《じょうみゃくけつ》が流れる**肺動脈《はいどうみゃく》**で、気管支に併走して分岐し、最後は肺胞をとり囲む**毛細血管《もうさいけっかん》**となる。もうひとつは、気管支や肺に酸素や栄養を送る**気管支動脈《きかんしどうみゃく》**で、大動脈《だいどうみゃく》や肋間動脈《ろっかんどうみゃく》から分岐する。

区域気管支との対応で、18区域に分けられる

肺は区域気管支の分布から、左右あわせて18区域に分けられ、これが診断・治療の基本単位となる。

前面

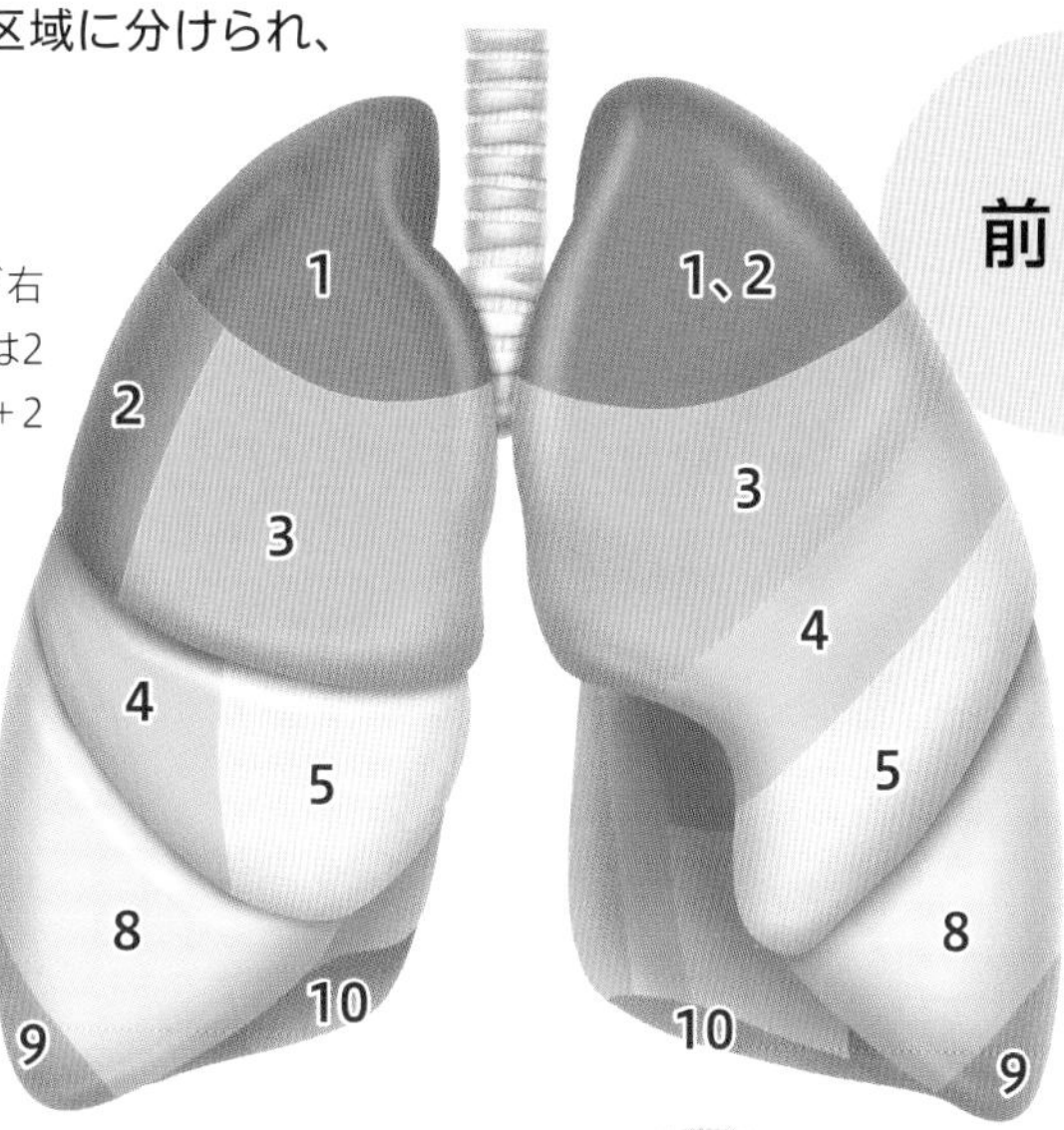

右側が左肺、左側が右肺。左肺の肺尖部では2本の区域気管支が、1＋2区域をつくる。

後面

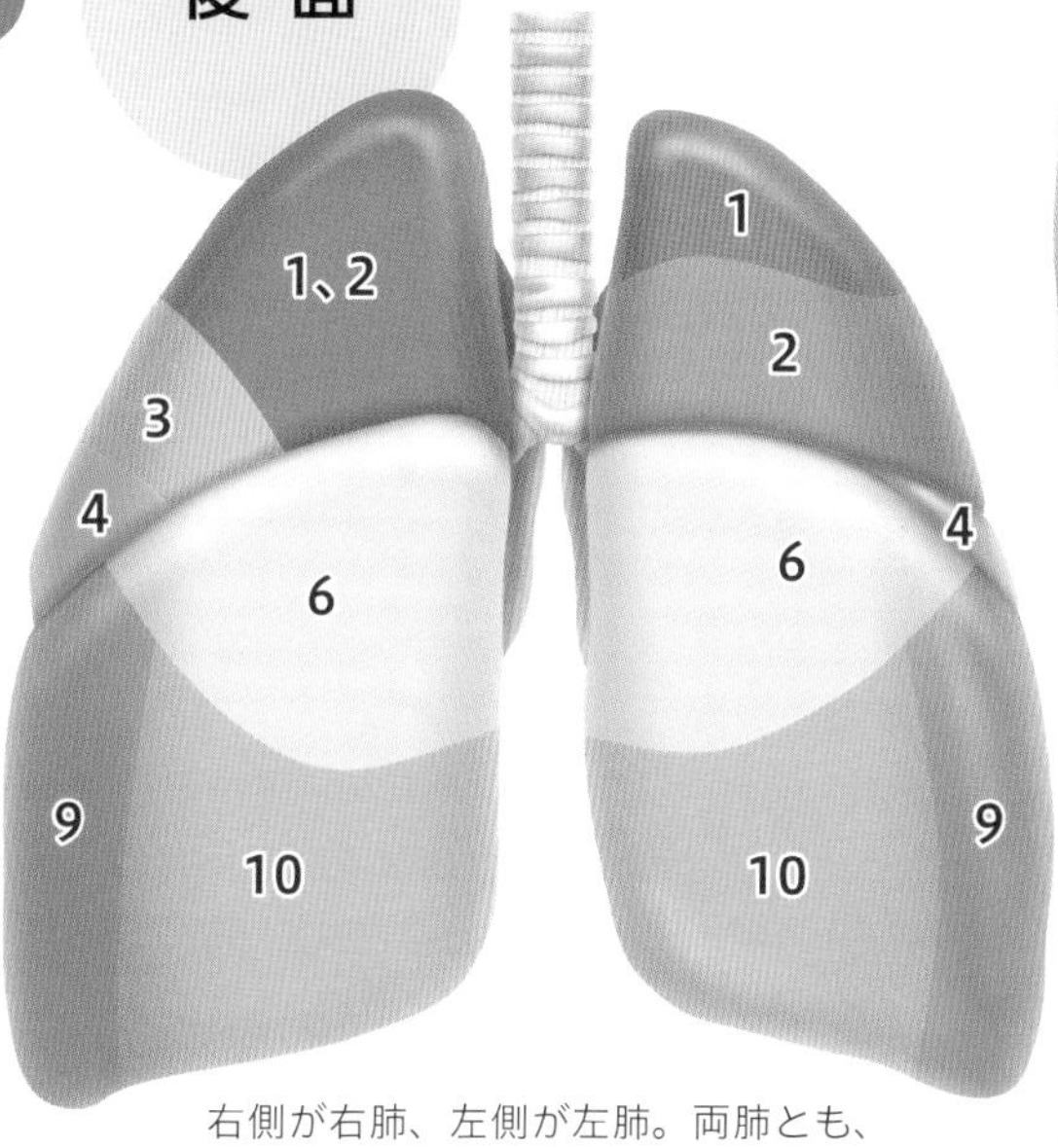

右側が右肺、左側が左肺。両肺とも、前面からは一部しか見えなかった下葉がよく見える。

内側面《ないそくめん》
(縦隔面《じゅうかくめん》)

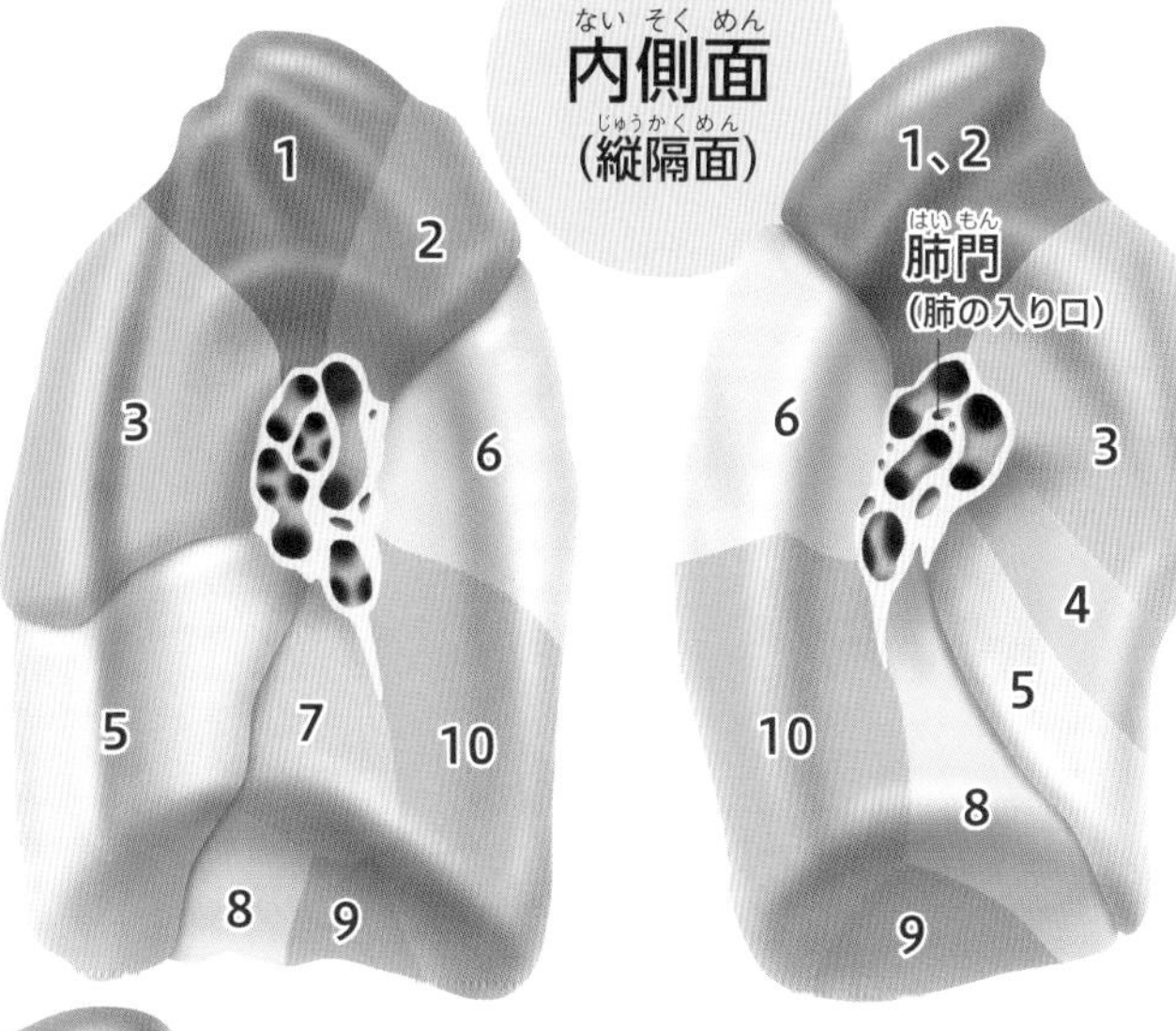

左右の肺のあいだの空間(縦隔)から肺を見た図。右側が左肺、左側が右肺。心臓があるため、左肺の7区域は欠けることが多い。肺門は気管支や血管、リンパ管、神経が肺に出入りする部位。

外側面《がいそくめん》

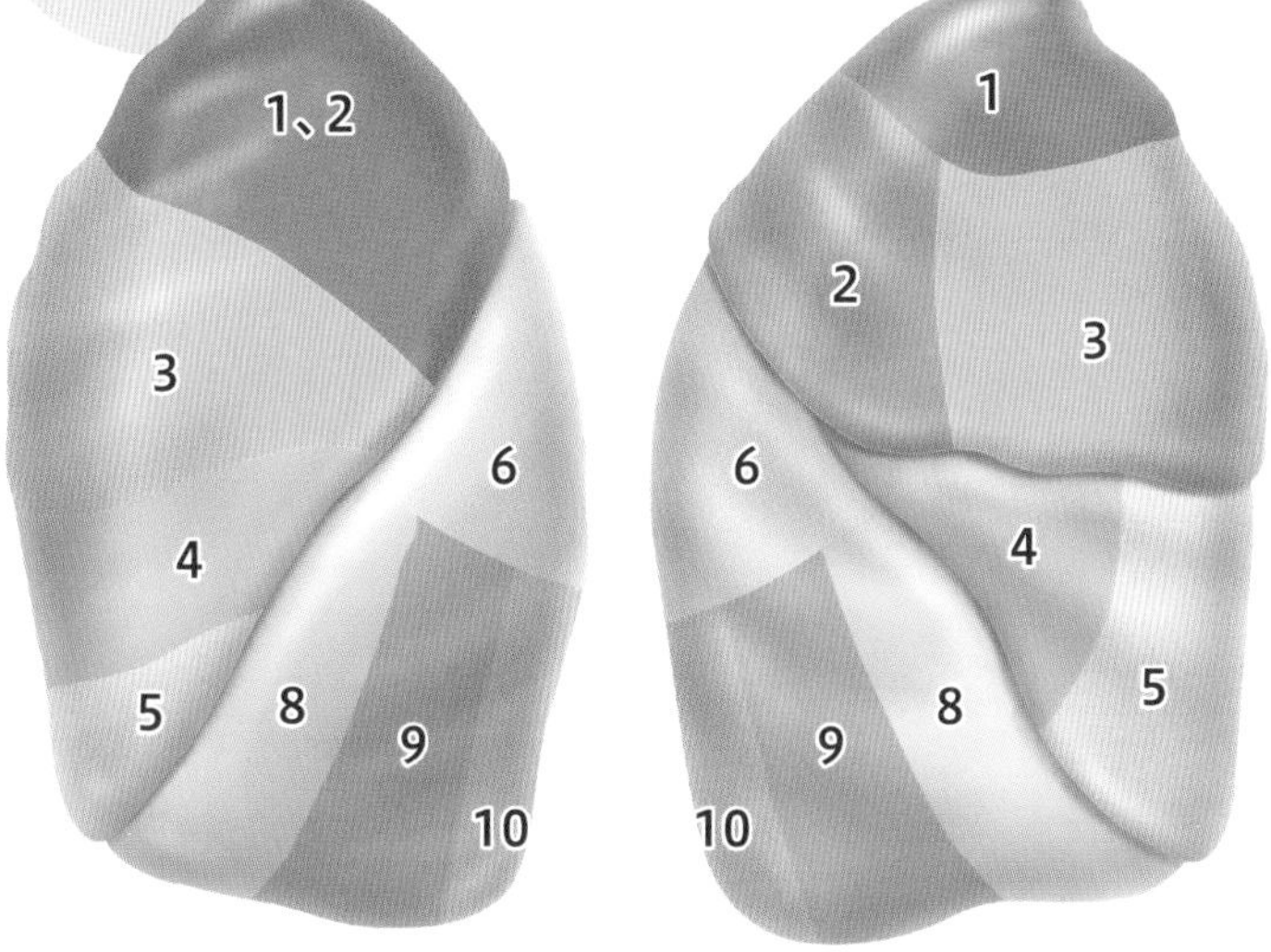

それぞれの肺を腕側から見た図。右側が右肺で、左側が左肺。

【胸郭のしくみ】

呼吸のたびに胸郭の形、大きさが変わる

肺がほかの臓器と異なるのは、大きさがつねに変化することだ。周囲の筋肉や横隔膜の働きで、吸気時には広いスペースができ、肺がふくらむ。

肋骨や胸膜に覆われ、肺が守られている

肺は、肋骨《ろっこつ》が組み合わさった「胸郭《きょうかく》」内にあり、胸膜《きょうまく》で覆われている。

胸郭は12対の肋骨と肋軟骨《ろくなんこつ》（肋骨の内側の部分）、胸骨、胸椎《きょうつい》からなる。胸郭の内腔《ないくう》を「胸腔《きょうくう》」といい、肺は胸腔の左右に位置する。胸腔の中央部（縦隔《じゅうかく》）には、心臓や大血管、気管、食道がある。また、肋骨に覆われた肺の下の空間は、肋骨横隔洞という。

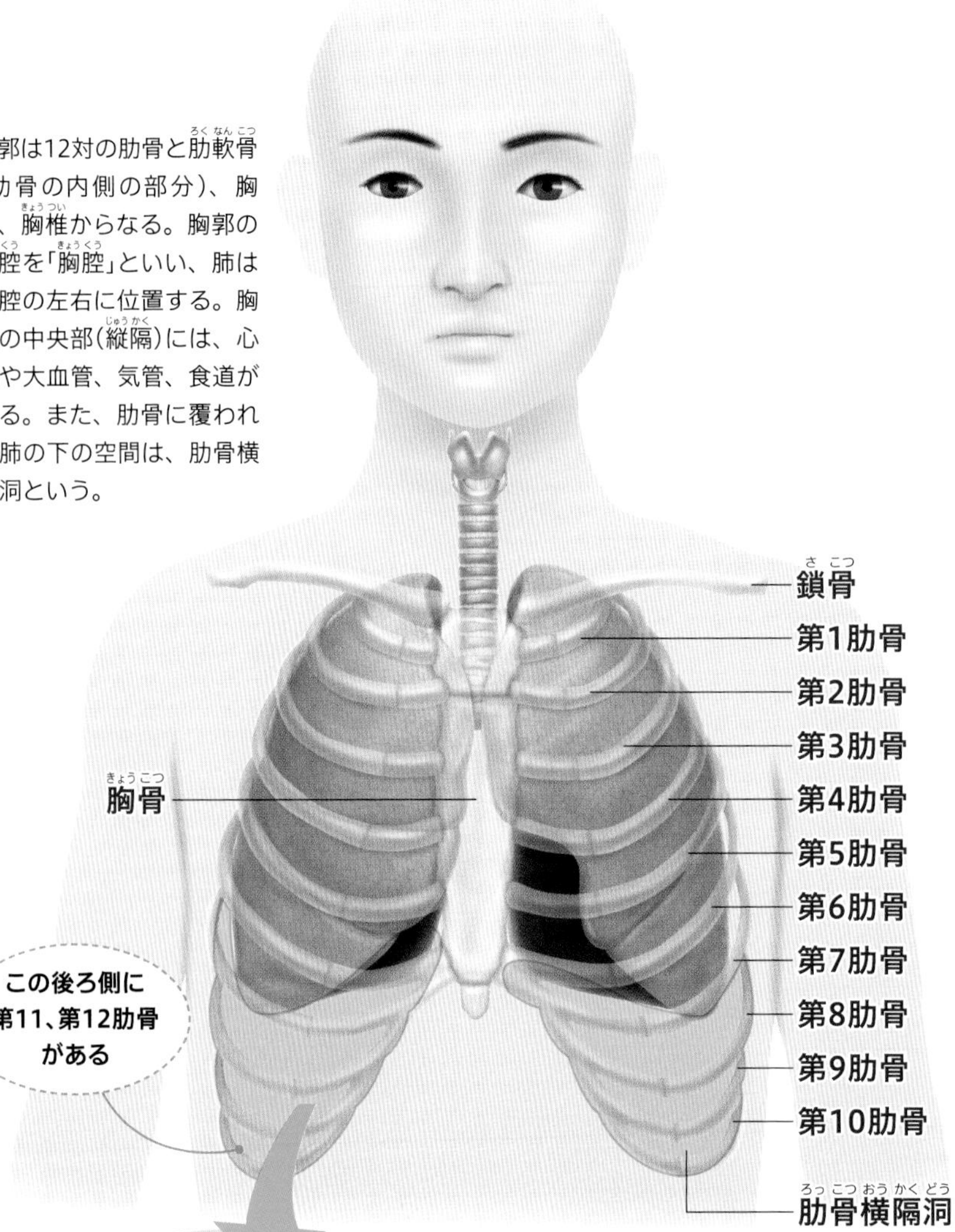

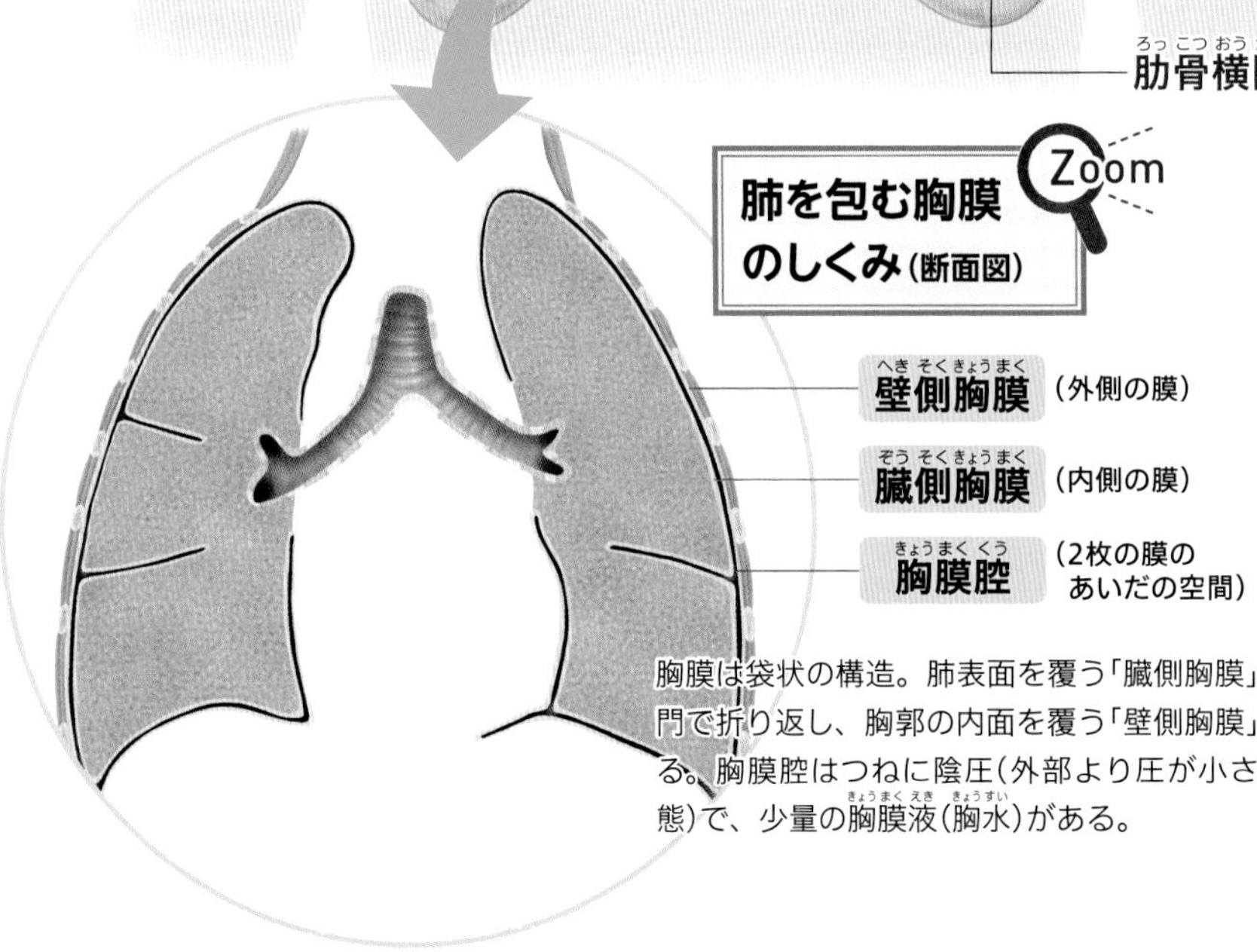

胸膜は袋状の構造。肺表面を覆う「臓側胸膜」が肺門で折り返し、胸郭の内面を覆う「壁側胸膜」となる。胸膜腔はつねに陰圧（外部より圧が小さい状態）で、少量の胸膜液《きょうまくえき》（胸水《きょうすい》）がある。

肋間筋と横隔膜が、呼吸運動を司る

吸気時には外側の「外肋間筋《がいろっかんきん》」が、呼気時には内側の「内肋間筋《ないろっかんきん》」が働き、肋骨が動く。

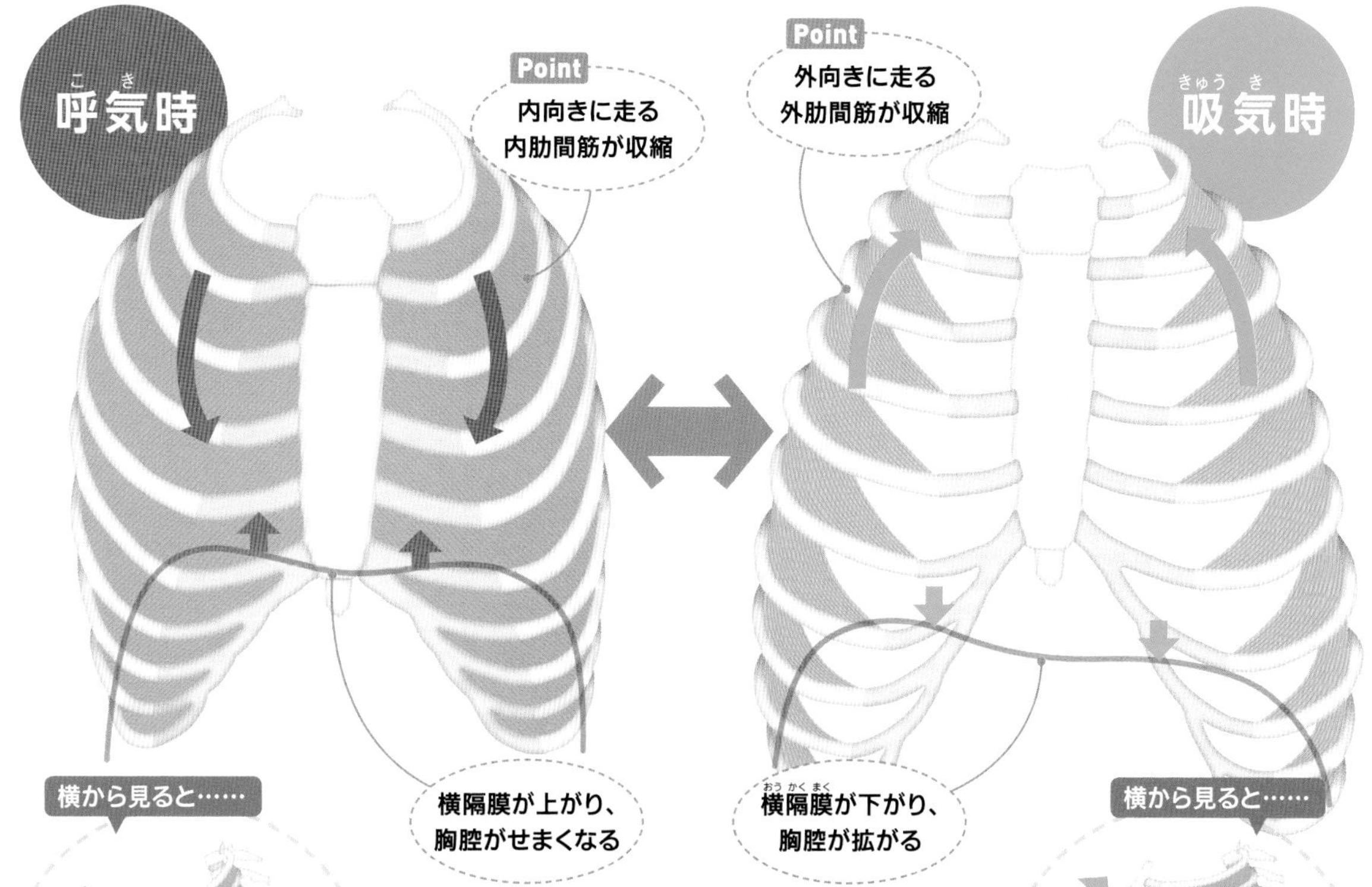

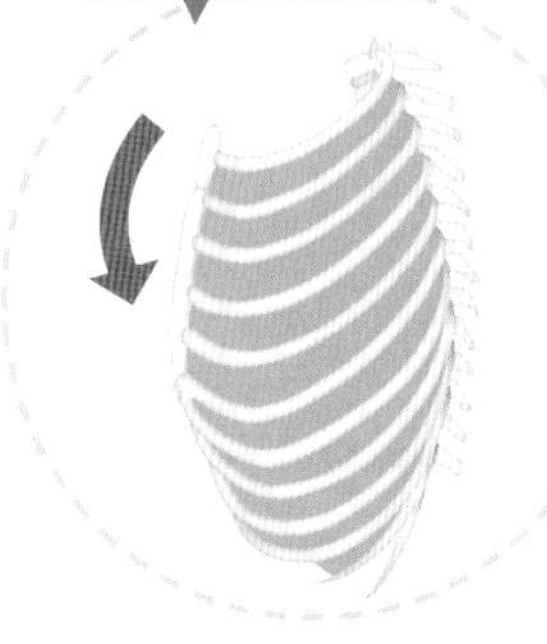

内肋間筋が収縮し、肋骨が引き下げられる

横隔膜が弛緩《しかん》し、内肋間筋が収縮すると、胸腔がせまくなる。胸膜腔の陰圧が弱まるため、肺自身の縮む力によって空気が押し出される。

外肋間筋が収縮し、肋骨が引き上げられる

横隔膜と外肋間筋が収縮すると、胸腔が拡がる。すると、胸膜腔の陰圧がさらに強まることで、肺がふくらんで空気が流入する。

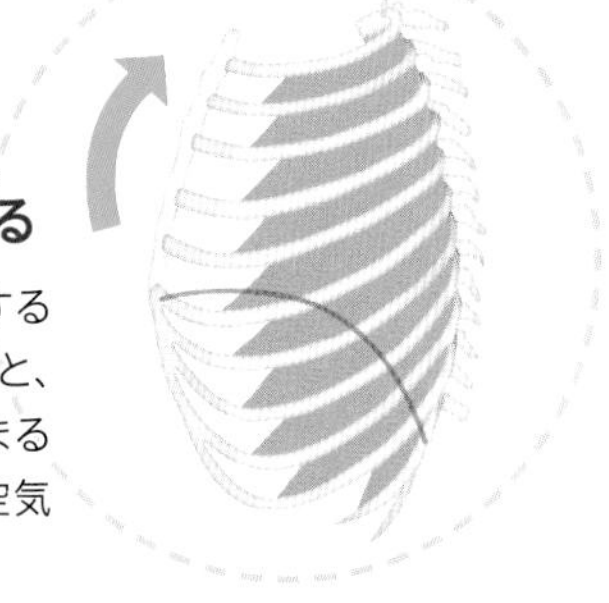

息を吸うときは肋骨が上がり 吐くときは肋骨が下がる

肺は呼吸にともなって容量を変えるが、肺自身に運動能力はない。**呼吸運動**を司っているのは、おもに**横隔膜**《おうかくまく》と**肋間筋**《ろっかんきん》である。

横隔膜は、**肋骨**《ろっこつ》などが組み合わさった**胸**《きょう》**郭**《かく》の下口に、ドーム状にはられている筋肉の膜だ。肋間筋は肋骨と肋骨のあいだ（肋《ろっ》間隙《かんげき》）にある筋肉で、**外肋間筋**《がいろっかんきん》と**内肋間筋**《ないろっかんきん》がある。肺は本来、小さな袋状の臓器だが、肺を覆う**胸膜**《きょうまく》の内腔《ないくう》（**胸膜腔**《きょうまくくう》）が陰圧のために、強く引き伸ばされた状態で、胸郭の内腔（**胸腔**《きょうくう》）におさまっている。

横隔膜や外肋間筋が収縮すると、胸腔が拡がり、胸膜腔の陰圧が強まる。肺はさらに引き伸ばされてふくらみ、空気が入ってくる。これが**吸気**《きゅうき》だ。一方、横隔膜が弛緩《しかん》し、内肋間筋が収縮すると、胸腔は小さくなる。肺を引き伸ばす力が弱まるので、肺は自然に縮んで空気を押し出す。これが**呼**《こ》**気**である。安静時の呼吸では、肋間筋よりも横隔膜の働きによるところが大きい。深呼吸時や運動時には、肋間筋のほか、胸鎖《きょうさ》乳突筋《にゅうとつきん》（→P64）などの**呼吸補助筋**が働く。

酸素と二酸化炭素の交換が呼吸の最大の目的

呼吸の要となるのが、酸素豊富な外気をとり入れ、二酸化炭素を多く含む呼気を出す「換気」である。換気量は、検査で呼吸機能を見るうえでも重要だ。

外気から酸素をとりこみ、呼気で二酸化炭素を出す

肺内に外気が出入りすることを「換気」といい、吸気《きゅうき》と呼気《こき》に分けられる。

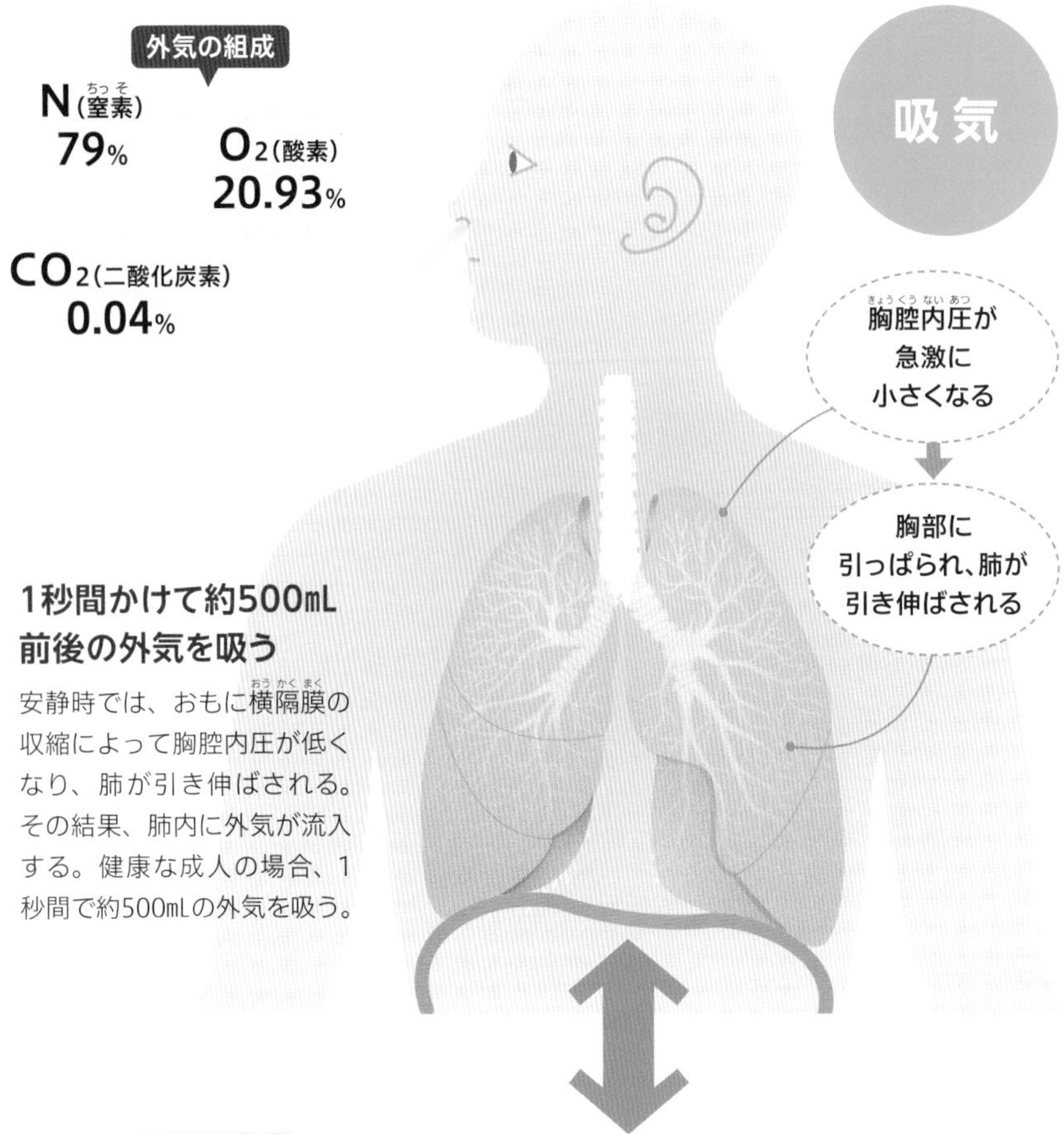

1秒間かけて約500mL前後の外気を吸う

安静時では、おもに横隔膜《おうかくまく》の収縮によって胸腔内圧が低くなり、肺が引き伸ばされる。その結果、肺内に外気が流入する。健康な成人の場合、1秒間で約500mLの外気を吸う。

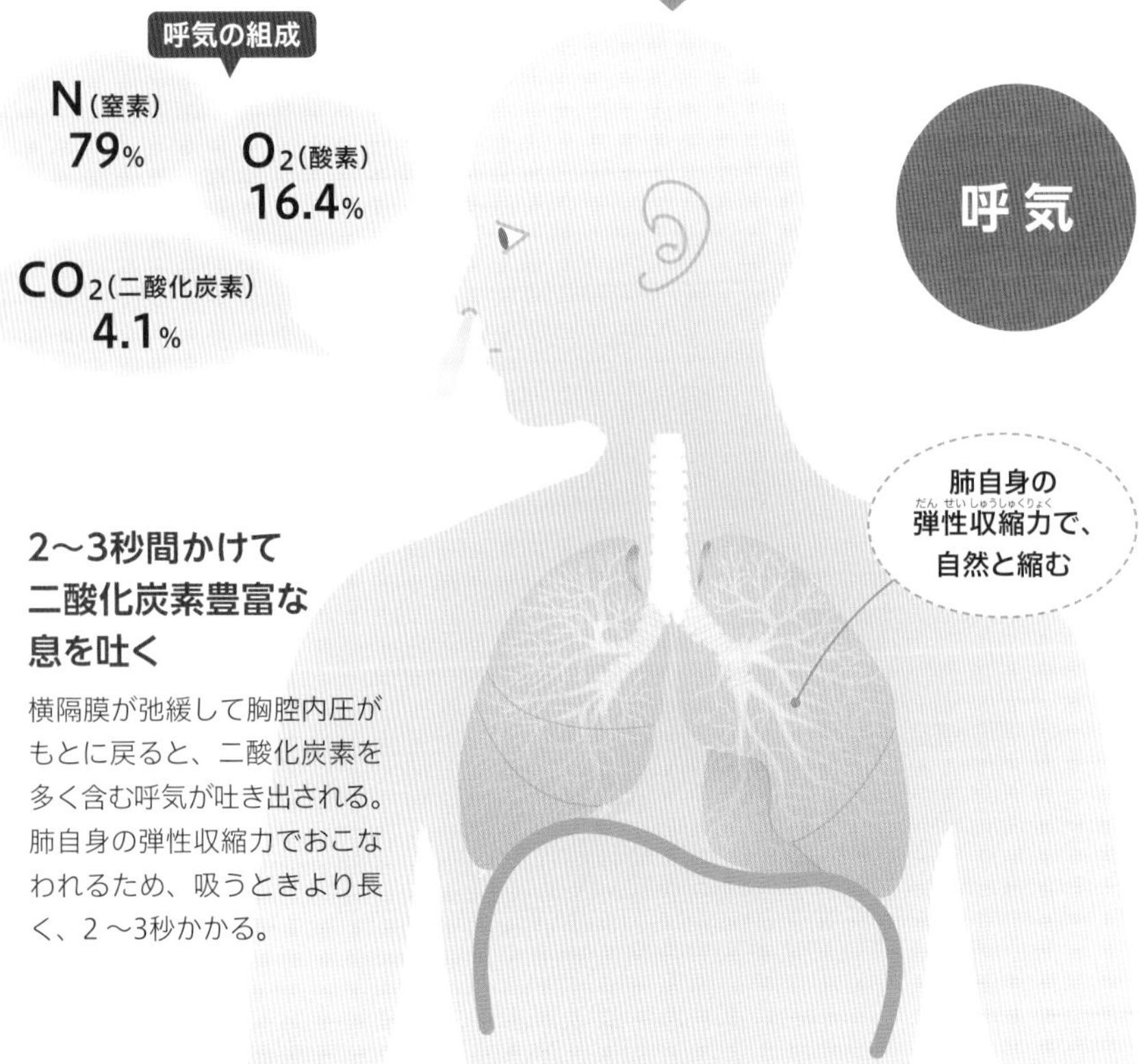

2～3秒間かけて二酸化炭素豊富な息を吐く

横隔膜が弛緩して胸腔内圧がもとに戻ると、二酸化炭素を多く含む呼気が吐き出される。肺自身の弾性収縮力でおこなわれるため、吸うときより長く、2～3秒かかる。

換気量から死腔容積を引いた分が、実質の換気量

換気機能を表す指標には、以下の4つがある。

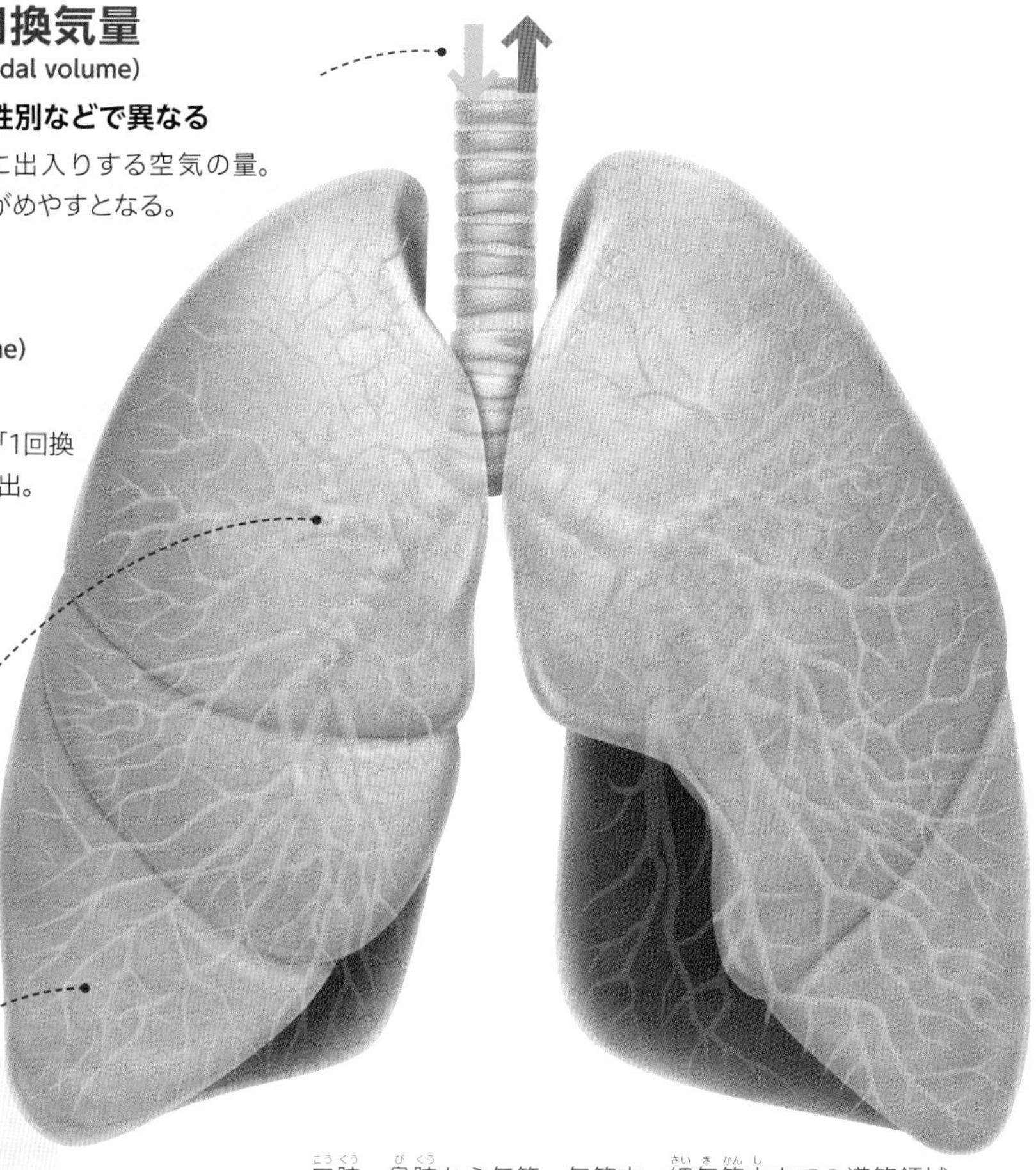

1回換気量
(V_T《ヴィーティー》:tidal volume)

➡ 体格、年齢、性別などで異なる

1回の換気で肺に出入りする空気の量。体重(kg)×10㎖がめやすとなる。

分時換気量《ふんじかんきりょう》
(V_E《ヴィーイー》:minute ventilatory volume)

➡ V_T×f《エフ》(呼吸数)で算出する

1分間に肺に出入りする空気の量。「1回換気量(V_T)×呼吸数(RR《アールアール》)/分」で算出。

解剖学的死腔《かいぼうがくてきしくう》
(V_D《ヴィーディー》:anatomical dead space)

➡ 体重1kgあたり2.2㎖がめやす

肺胞のない導管領域に入っている空気の量。体重(kg)×2.2㎖がめやす。

肺胞換気量《はいほうかんきりょう》
(V_A《ヴィーエー》:alveolar ventilation)

➡ (V_T-V_D)×f(呼吸数)でわかる

1分間に肺胞でガス交換される空気の量。解剖学的死腔(V_D)を除いて算出する。

口腔《こうくう》・鼻腔《びくう》から気管、気管支、細気管支《さいきかんし》までの導管領域を「解剖学的死腔」という。ここに入っている外気はガス交換されずに、吐き出されるため、換気量には含めない。

外気と血液とのガス交換を「外呼吸」という

呼吸とは、エネルギー産生に必要な酸素を外気から体内にとり入れ、不要な二酸化炭素を排出することをいう。単細胞生物ならば、外界と直接**ガス交換**できるが、数十億もの細胞からなる人間では不可能だ。そこで外気と、体内をめぐる血液が、接近できる場を提供しているのが肺である。肺における、外界と血液のガス交換を**外呼吸**《がいこきゅう》といい、一般に呼吸といえば外呼吸をさす。

呼吸をするには、肺に外気をとり入れて、出す運動が必要だ。この外気の出入りが**換気**である。1回の換気で出入りする外気量は約500㎖で、これを**1回換気量**(V_T)という。しかし、このすべてがガス交換されるわけではない。肺胞のない導管領域にある外気(**解剖学的死腔**《かいぼうがくてきしくう》V_D)も含まれるからだ。つまり実際にガス交換されるのは、1回換気量から解剖学的死腔を除いた外気量となり、これを**肺胞換気量**《はいほうかんきりょう》(V_A)という。

解剖学的死腔はほぼ一定なので、1回換気量が少ないほど、ガス交換されない空気の割合は高くなる。

コンプライアンスと気道抵抗で“呼吸しやすさ”が変わる

呼吸器の病気になると、換気量が低下しやすい。その原因となるのが、肺コンプライアンスの低下と気道抵抗の増大である。

コンプライアンスが高ければ、肺はすぐふくらむ

陽圧とは、物体内部の圧が周囲の圧より高い状態で、陰圧はその逆。陰圧にならなければ、肺胞《はいほう》はふくらまない。

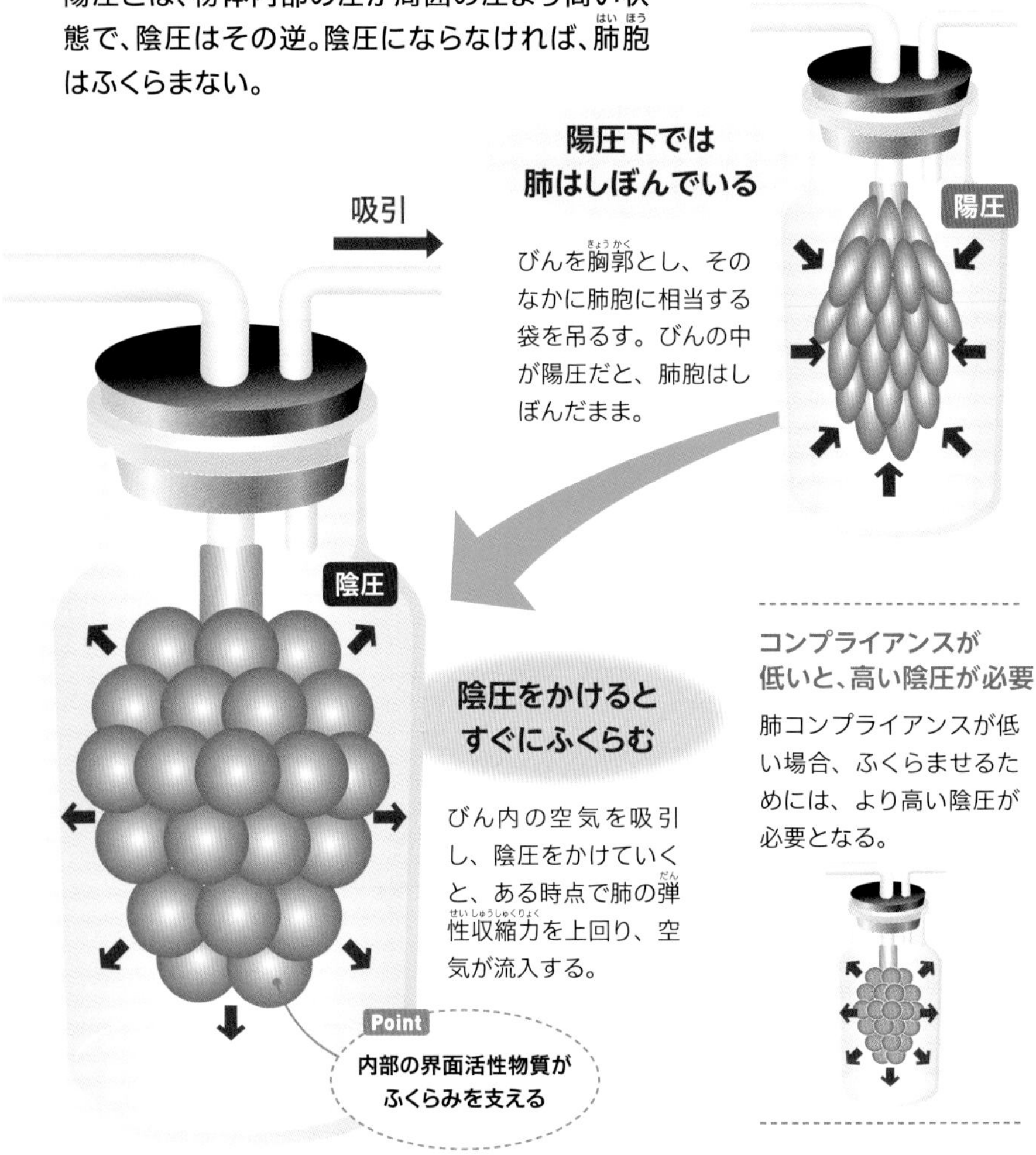

「肺コンプライアンス」とは、肺のふくらみやすさ

効率よく呼吸するには、1回の換気でより多くの外気をとりこみたい。そこで重要になるのが“**肺のふくらみやすさ**”だ。

ビニール袋は空気を入れるとふくらむが、空気を抜いても、自ら縮む弾力性はもたない。肺の“ふくらみやすさ”というのは、ゴム風船のような**膨張性**と**弾力性**で、これを**肺コンプライアンス**という。

肺をびんのなかに吊るした状態を考えてみよう。肺は**陽圧**下（大気圧下）では、小さく縮んだ状態となる。びんのなかの空気を吸引して少しずつ**陰圧**をかけると、ある時点で肺がふくらみ、一気に空気が流入する。肺コンプライアンスが高ければ、少しの陰圧ですぐにふくらむが、コンプライアンスが低ければ、高い陰圧が必要となる。

気道抵抗も、呼吸時の仕事量に影響している

気道抵抗が大きいほど、それを上回るだけの圧が必要となる。

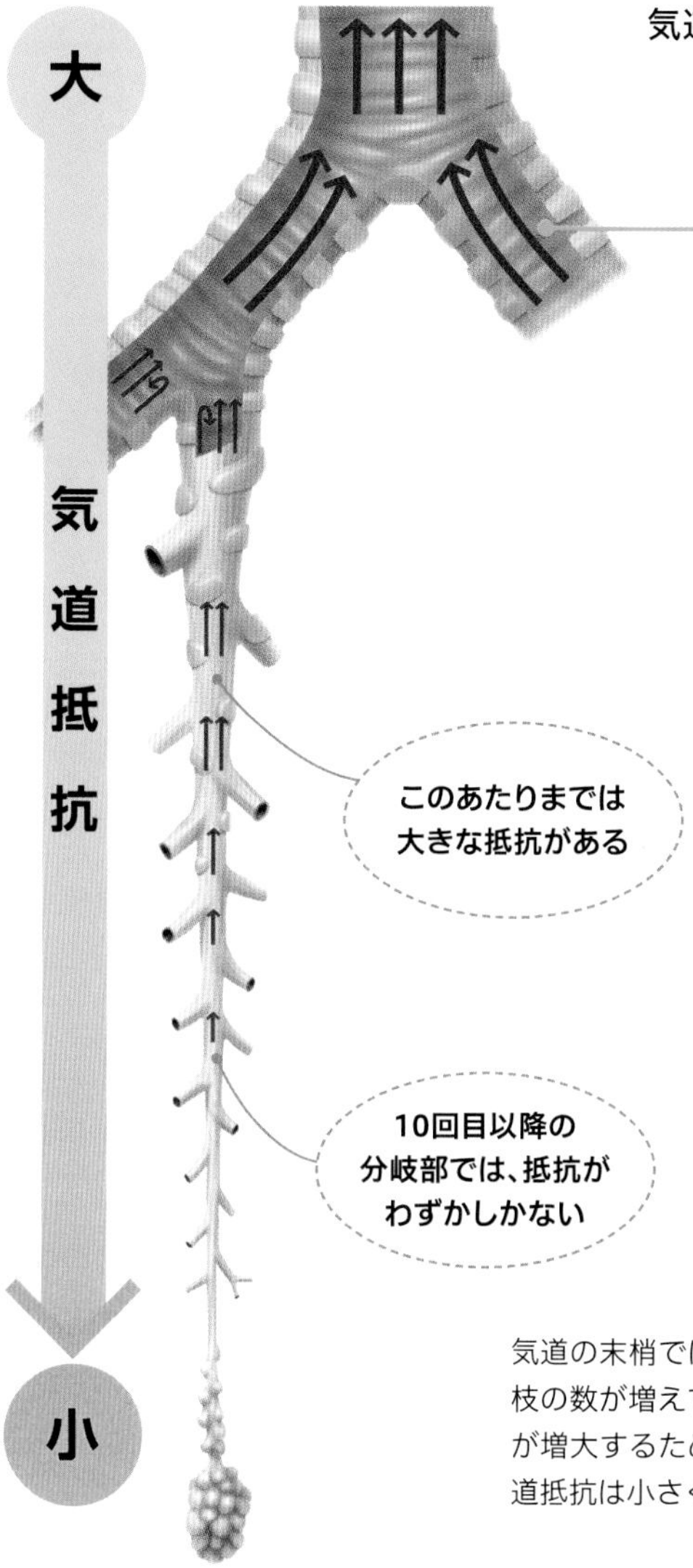

気道中枢に近いほど、抵抗が大きい

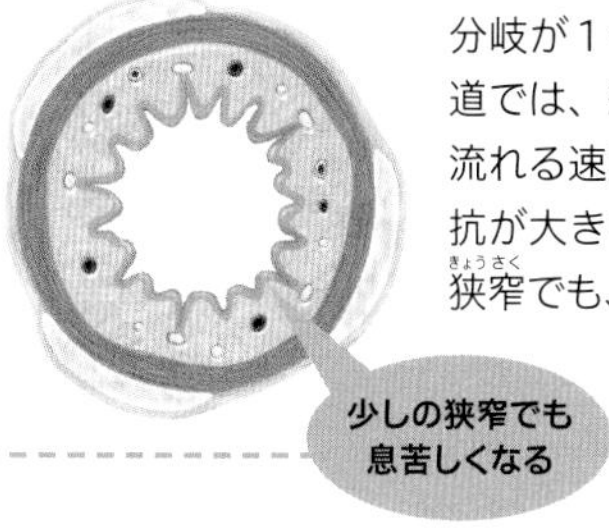

分岐が１～７回ほどまでの中枢気道では、総面積が小さく、呼気の流れる速度が速いために、気道抵抗が大きい。したがってわずかな狭窄《きょうさく》でも、呼吸困難になりやすい。

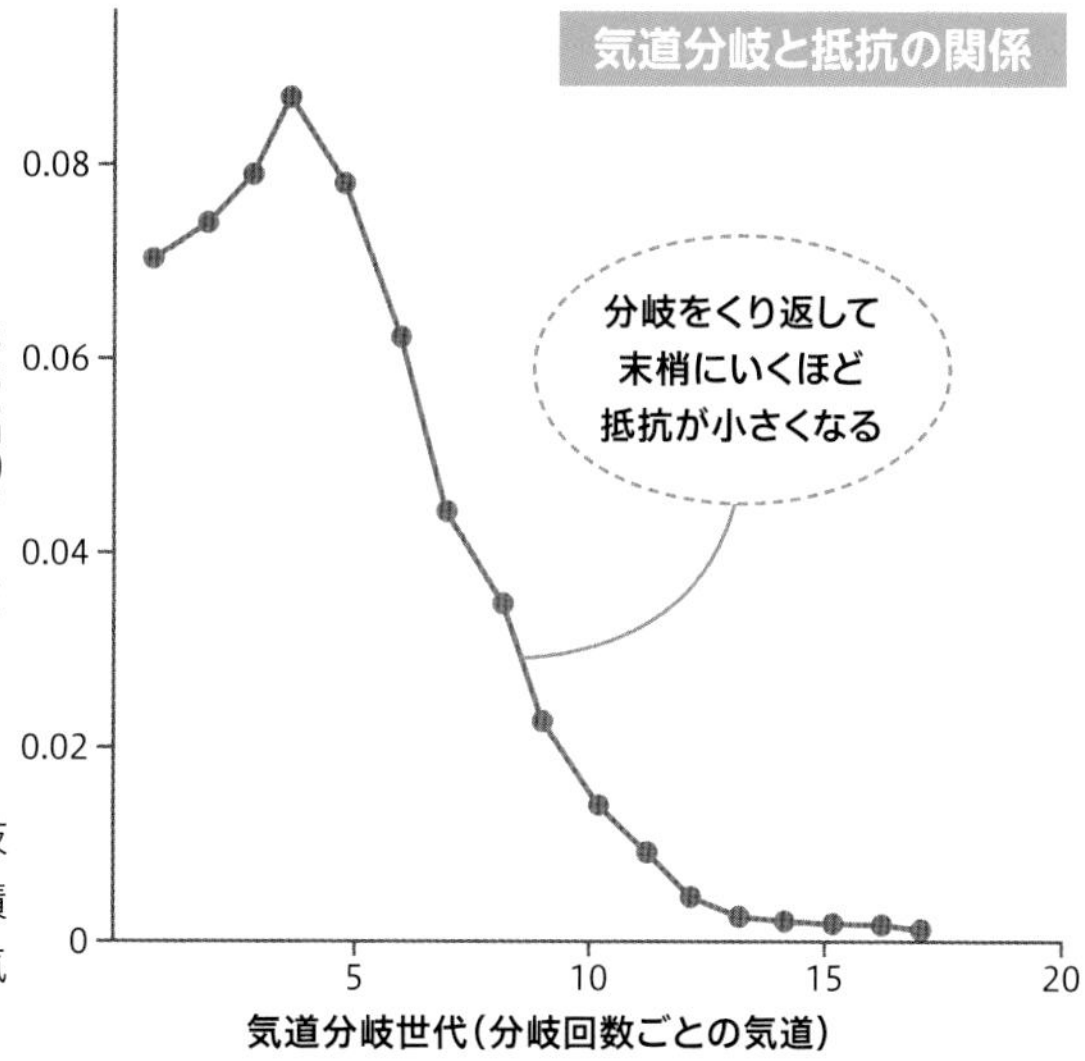

気道の末梢では、分岐枝の数が増えて総面積が増大するために、気道抵抗は小さくなる。

肺コンプライアンスは、肺の領域によって異なる。重力の影響から、**肺底部**《はいていぶ》は**肺尖部**《はいせんぶ》よりも肺コンプライアンスが高く、伸び縮みしやすいのだ。つまり、肺尖部よりも、肺底部のほうが**換気量**は大きくなる。

もうひとつ、効率よい呼吸の条件として、空気がスムーズに気道を通れるかどうかも大切だ。その指標が、気道における〝**空気の通りにくさ**〟で、**気道抵抗**とよばれる。

気道が閉塞すると、呼気の抵抗がとくに強まる

気道抵抗がとくに問題となるのは、**努力呼吸時**である。ふだんの安静時呼吸の場合、**胸腔内圧**《きょうくうないあつ》は、吸気《きゅうき》時も呼気《こき》時も**陰圧**のままである。しかし、呼吸補助筋が働く努力呼吸では強い圧がかかり、胸腔内圧が**陽圧**まで高まる。呼気時には気道内圧よりも胸腔内圧が高くなり、気道がつぶされるのだ。その結果、呼気時の気道抵抗が大きくなる。

気道閉塞のある気管支喘息《きかんしぜんそく》（↓Ｐ１２０）やＣＯＰＤ《シーオーピーディー》（↓Ｐ１１８）の人では、呼吸困難に陥りやすく、注意が必要だ。気道抵抗は、呼吸機能検査の**フローボリューム曲線**（↓Ｐ26）で調べることができる。

肺活量とは、予備能を含めた〝呼吸の力〟

呼吸機能を見るときに指標となるのが、肺活量だ。安静時の普通の呼吸と、めいっぱい息を吸ったり吐いたりする呼吸とで、肺活量を確かめる。

吸気・呼気ともに、肺には高い予備能がある

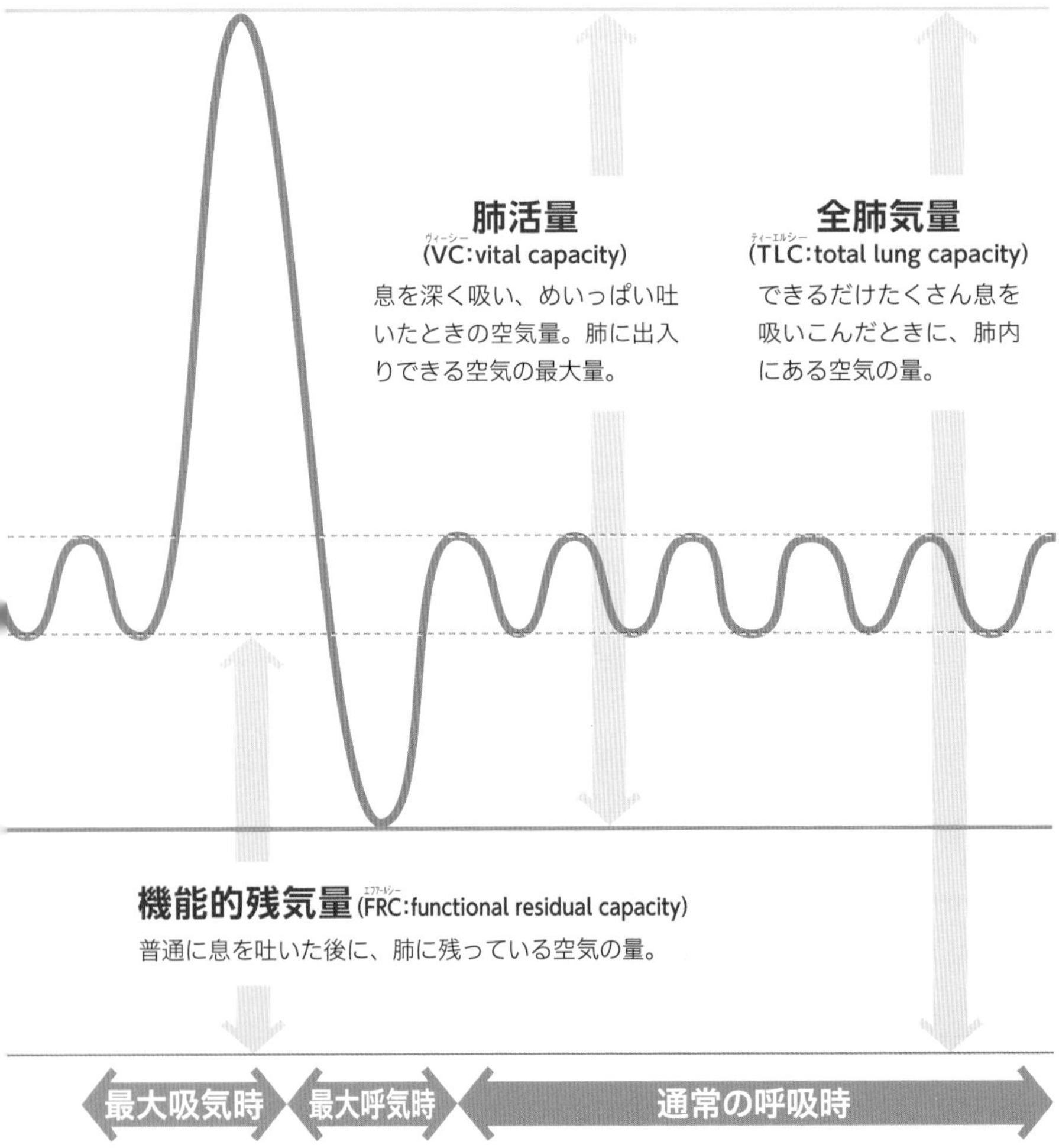

日常的に使っているのは肺容量のごく一部

肺に出入りする空気の量を**肺気量**というが、ふだんの呼吸と深呼吸のそれとでは大きく異なる。そこで、呼吸レベルによる肺気量が上図のように区分されている。

ふだんの自然な呼吸の肺気量は**1回換気量**（V_T）といい、成人でおよそ500㎖だ。一方、めいっぱい息を吸って最大限まで吐いた場合の肺気量は**肺活量**（**VC**）という。肺活量は4～5Lで、1回換気量の8～10倍にも上る。つまり、ふだんの呼吸で使っているのは、肺容量全体のごく一部なのだ。

普通に息を吸った後、さらに強制的に吸いこめる空気量を**予備吸気量**《よびきゅうきりょう》（**IRV**）、普通に吐いた後に強制的に吐き出せる量を**予備**《よび》**呼気量**《こきりょう》（**ERV**）という。これらと1回換気量をあわせたものが、肺活量となる。

以下は肺気量を見るためのグラフ。縦軸が肺気量で、上向きは吸気、下向きは呼気を示す。安静時の呼吸か、めいっぱいの呼吸かによって肺気量は大きく異なる。

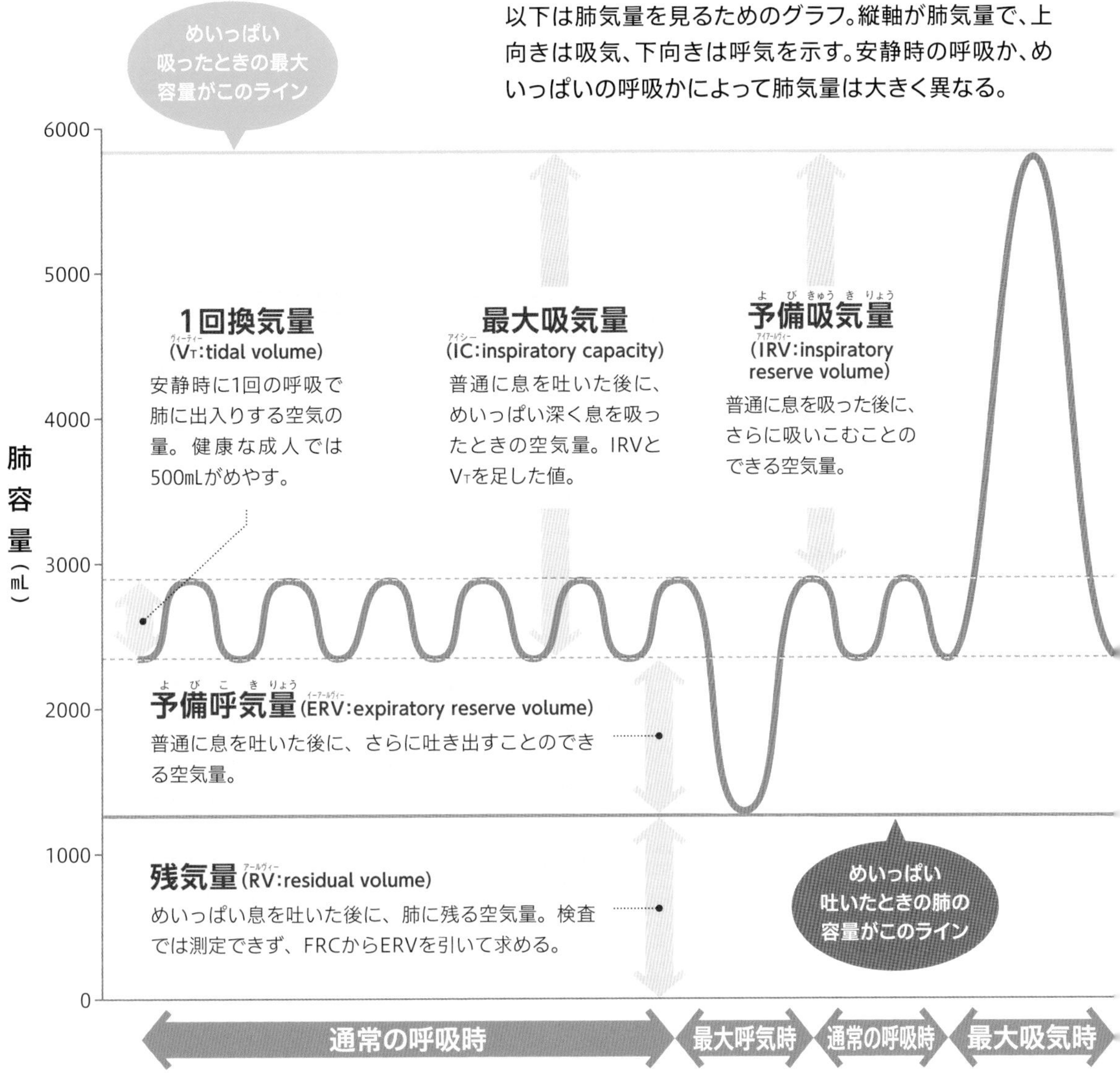

あわせて知っておきたい

呼吸機能の検査法

肺活量のほか、呼気流速もわかる

呼吸機能検査は、「スパイロメータ」という機器を用いておこなわれる。マウスピースをくわえ、検査技師の指示にあわせて息を吸ったり吐いたりしてもらうと、肺活量などを測定できる。呼吸時の空気の速さ（流速）も測定することができる（→P26）。

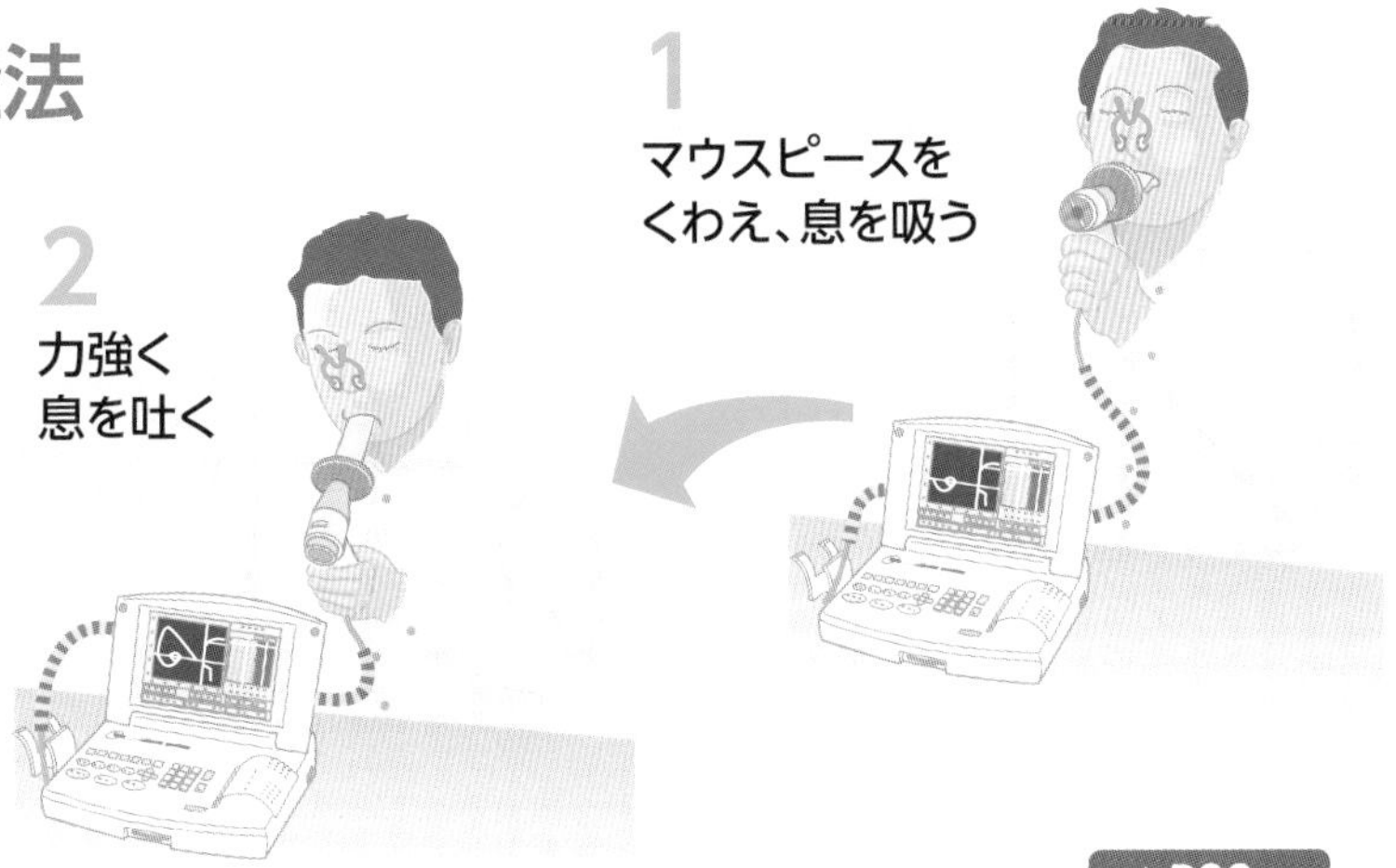

➡P88～

努力呼吸時には呼気の抵抗がさらに高まる

呼吸機能を見るうえで、肺活量と同じく重要なのが、ピークフローだ。思いきり息を吐いたとき、どのくらいの速さで吐けるかを示す指標である。

呼気の流速は、フローボリューム曲線でわかる

思いきり息を吐いたときの流速は、末梢の気道抵抗を反映する。
これを「フローボリューム曲線」といい、呼吸機能検査でも重要な指標となる。

フローボリューム曲線のなりたち

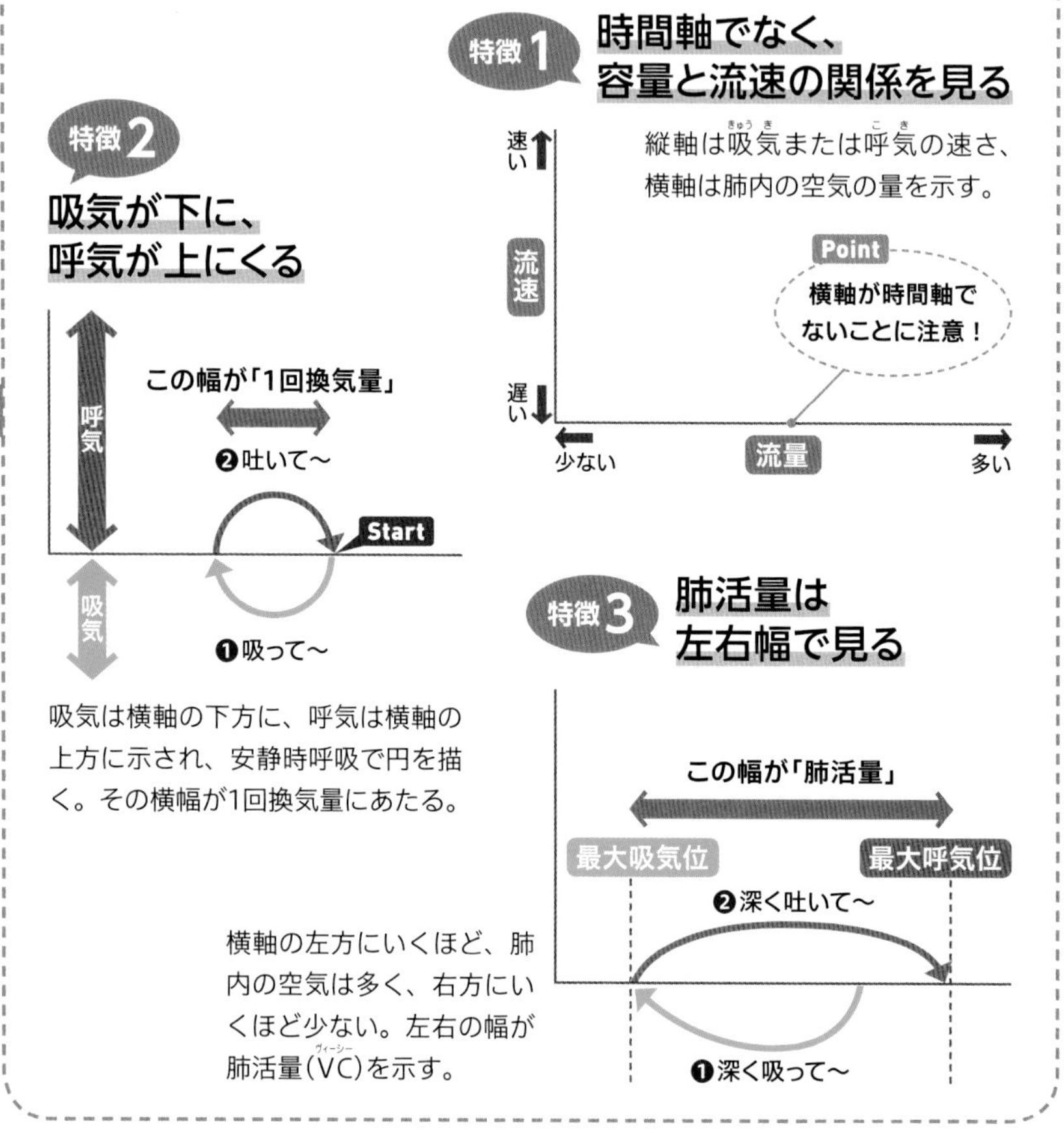

息をめいっぱい吐き出したときの流量も重要

肺活量とともに、呼吸機能の重要な指標となるのが**流速**だ。吸気《きゅうき》または呼気《こき》の気流速度のことをいう。

気道は分岐をくり返してしだいに細くなるが、その数が飛躍的に増えるため、全体の断面積は増加する。したがって、ゆっくり息を吐いた場合は、気道末梢の抵抗は小さく、流速への影響も少ない。しかし、思いきり息を吐いた場合は、気道内の圧が高まり、気道末梢の抵抗は大きくなる。つまり、息が吐きにくくなるのだ。何らかの異変で気管支がせまくなっていれば、さらに抵抗が高まり、流速も影響を受ける。

こうした**〝息の吐きにくさ〟**を調べるのが**努力肺活量**（**FVC**）で、上図の**フローボリューム曲線**で表示される。

努力肺活量の測定

マウスピースを口にくわえ、息を大きくゆっくり吸いこんでもらう。限界まで吸いこんだら、合図をきっかけに思いきり強く息を吐いて、限界まで吐ききってもらう。

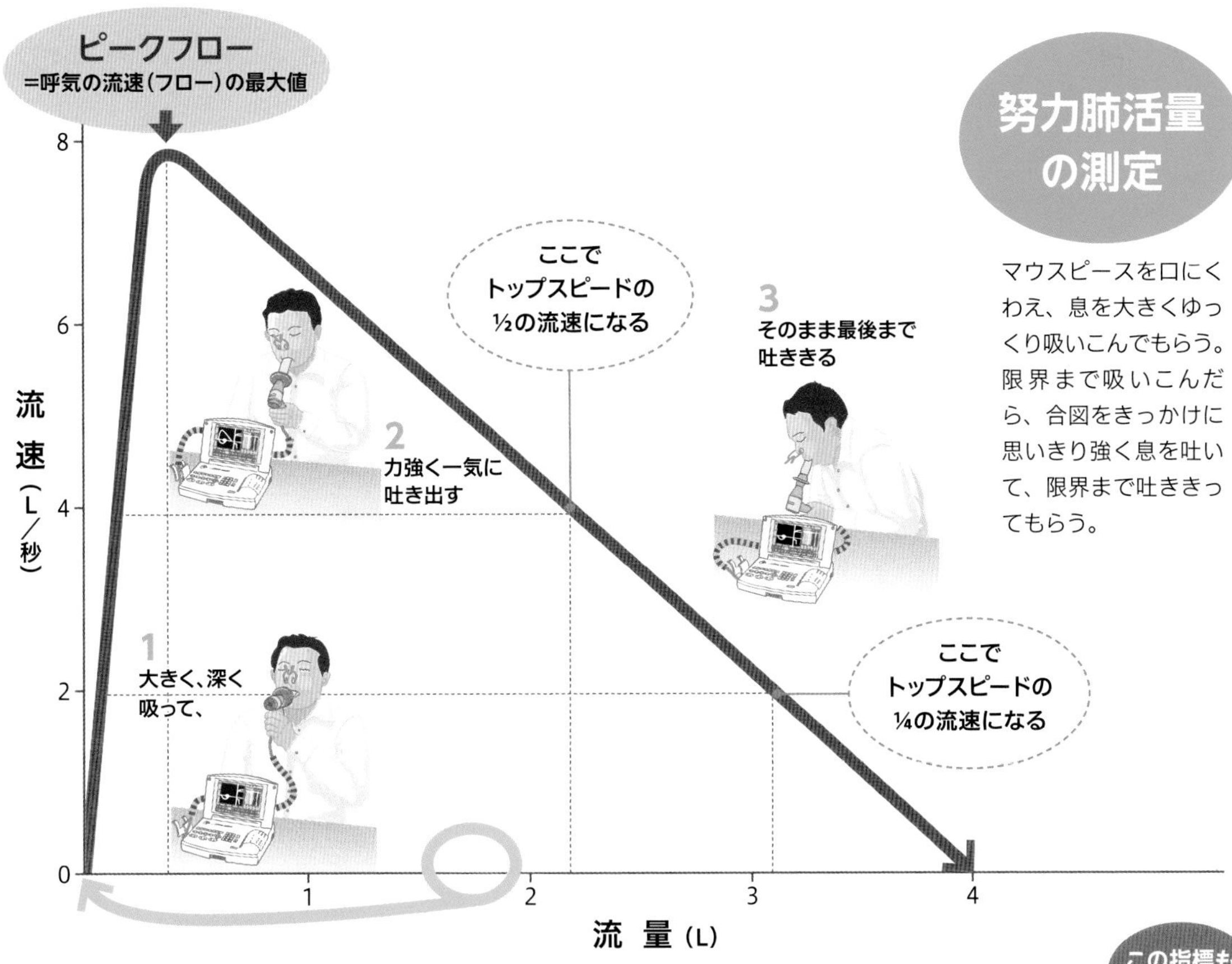

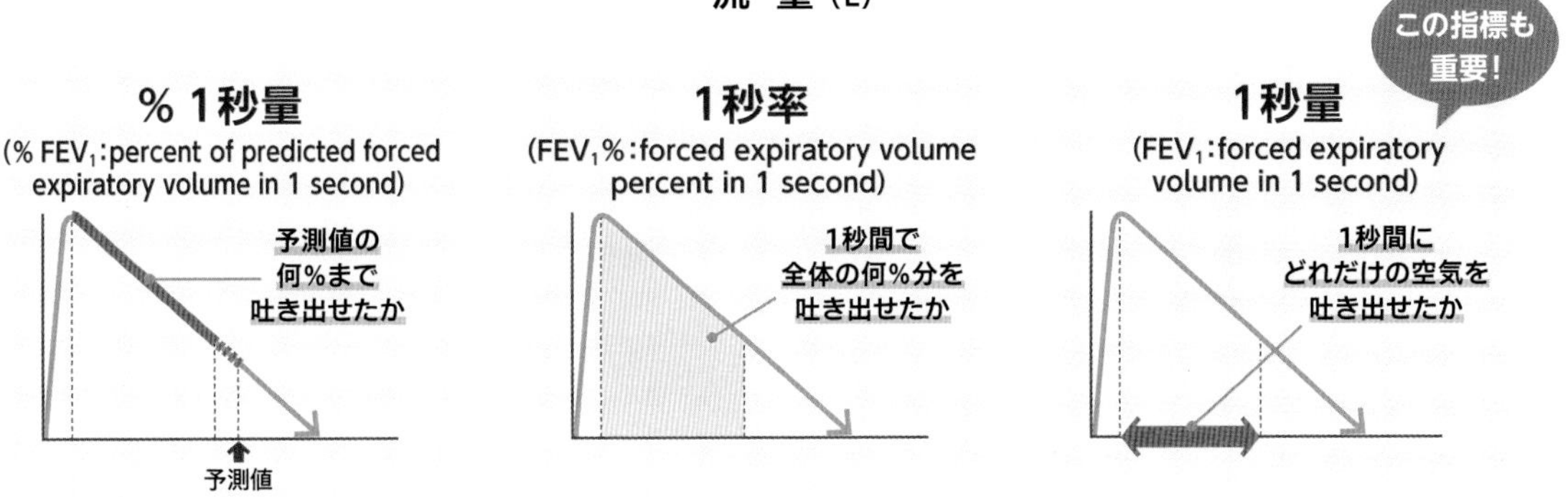

フローボリューム曲線の形と3つの指標を覚えておく

フローボリューム曲線の基本形を見ていこう。まず、ゆっくり大きく息を吸いこんでもらうと、横軸下の吸気を表すグラフが、左方へ大きくふくらむ。最大限に吸い終わったところが、**最大吸気位**だ。そこから、思いきり強く息を吐き出してもらうと、呼気のグラフはほぼ垂直に立ち上がる。呼気の流速がすぐさまトップスピードに達するからだ。ここを**ピークフロー**とよぶ。

さらに吐き続けていくと、肺内の空気の量が少なくなるにつれ、流速も落ちていく。息をすべて吐ききったところで、流速はゼロになる。これが**最大呼気位**で、最大吸気位と最大呼気位の差が、**努力肺活量**となる。

また、努力肺活量以外にも、「**1秒量（FEV_1）**」「**1秒率（FEV_1%）**」「**%1秒量（%FEV_1）**」という3つの指標がある。1秒量は、努力肺活量のうち、最初の1秒間で吐いた空気の量だ。この1秒量が、努力肺活量全体に占める割合を示したのが、1秒率である。%1秒量は、標準的な1秒量に対し、その人の1秒量が何%かを表す。

全身をめぐった血液は肺で酸素を補給する

換気によってとりこまれた酸素は、肺血管と心臓、全身の血管を経て、全身の細胞に届けられる。まずはその基本となる血液循環を覚えておこう。

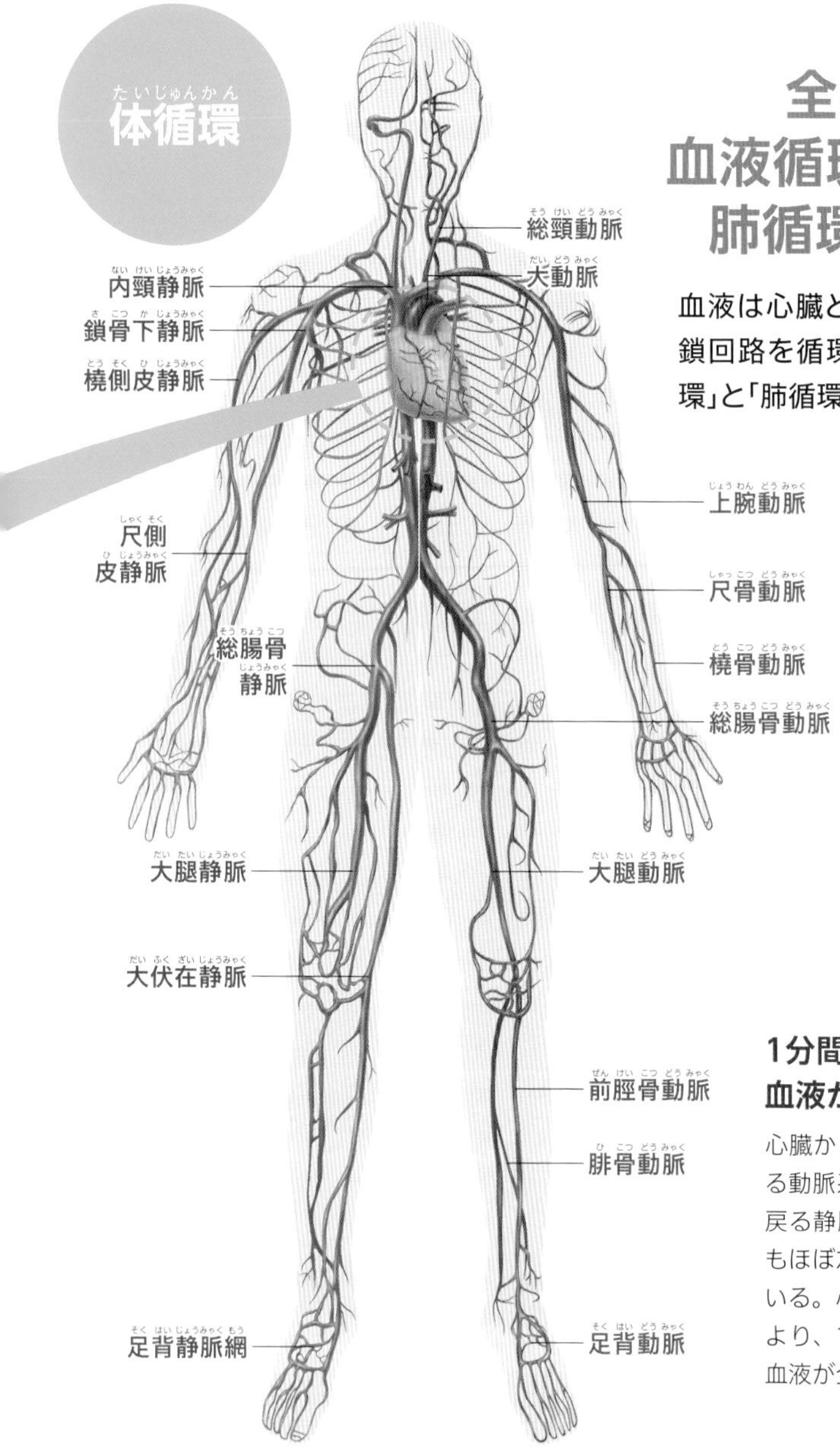

全身の血液循環ののち、肺循環に入る

血液は心臓と血管からなる閉鎖回路を循環しており、「体循環」と「肺循環」がある。

1分間で4～5Lの血液が全身をめぐる

心臓から血液が送り出される動脈系と、心臓へ血液が戻る静脈系があり、どちらもほぼ左右対称に走行している。心臓の力強い拍動により、1分間に約4 ～5Lの血液が全身を一巡する。

ガス交換は肺の血管でおこなわれる

呼吸で交換した酸素と二酸化炭素を運ぶのが、心臓を中心とした**血管系**である。血管系は、左心室《さしんしつ》から始まって全身をめぐり、右心房《うしんぼう》に戻る**体循環**《たいじゅんかん》と、右心室《うしんしつ》から肺をめぐって左心房《さしんぼう》へ戻る**肺循環**《はいじゅんかん》に分けられる。

肺循環には、全身をめぐった**静脈血**《じょうみゃくけつ》のほぼすべてが入り、肺の**毛細血管**《もうさいけっかん》を流れるあいだに、酸素を補給して**動脈血**《どうみゃくけつ》となる。

肺循環は広大な**毛細血管床**《もうさいけっかんしょう》が発達しているうえに、肺動脈は伸び縮みしやすい性質をもつ。そのため運動時などの血流量の変化にも柔軟に対応できる。また、肺循環は、体循環に比べて**動脈圧**が非常に低いのも特徴だ。血管内の圧が低いぶん、肺胞腔《はいほうくう》にしみ出る滲出液がわずかですみ、ガス交換を効率よくおこなうことができる。

肺循環《はいじゅんかん》

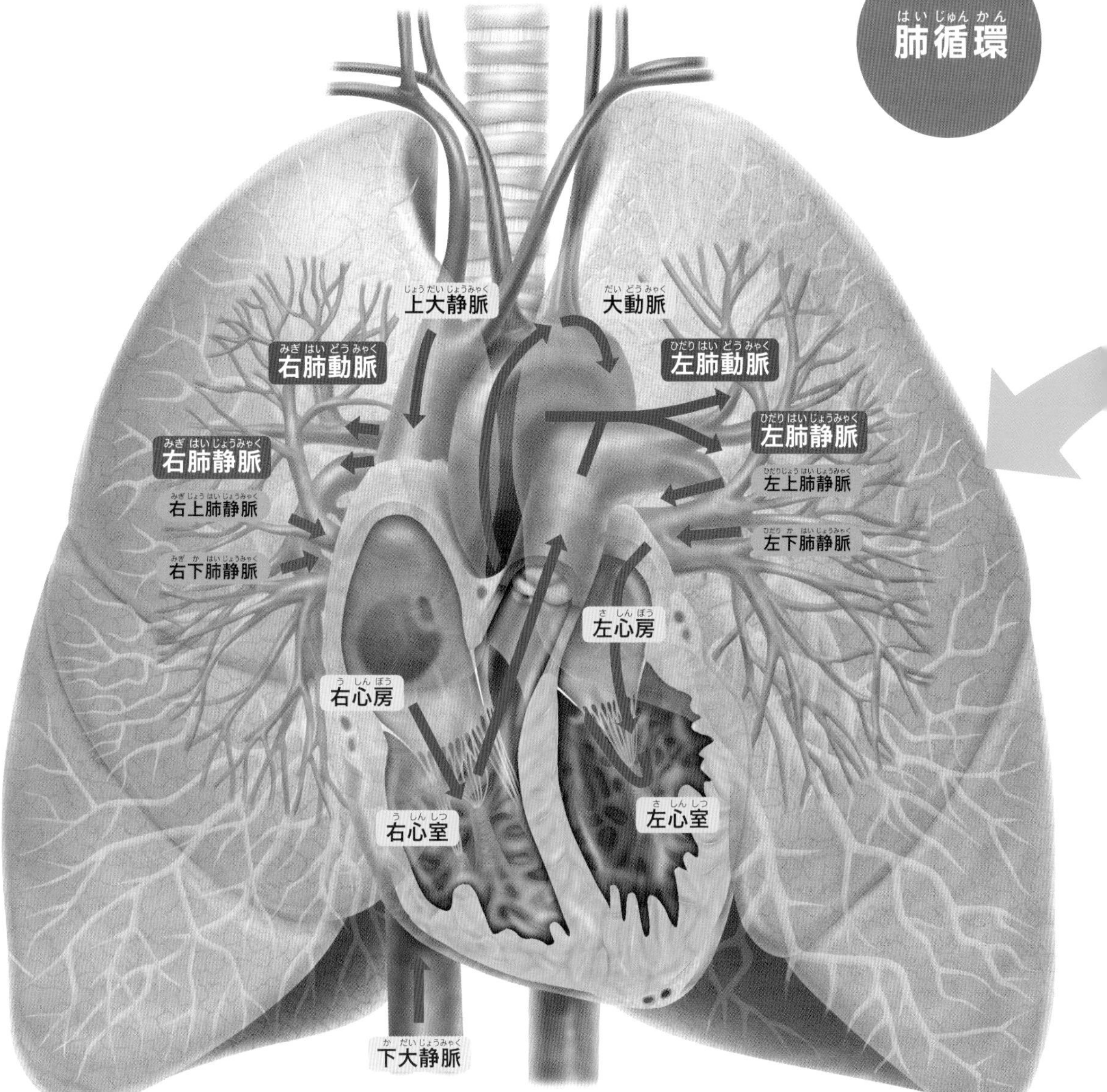

心臓に戻ってきた血液は、肺でガス交換をする

全身から心臓に戻った静脈血《じょうみゃくけつ》(酸素濃度が低い血液)は、肺動脈を経て左右の肺に入る。肺の毛細血管《もうさいけっかん》でガス交換がおこなわれると、動脈血《どうみゃくけつ》(酸素濃度の高い血液)となり、肺静脈を介して左心房に至る。

Point
肺底部《はいていぶ》では肺尖部《はいせんぶ》より血流量が多い

肺静脈の役割

気管支とは別に走行し、酸素豊富な血液を運ぶ

肺胞をとり巻く毛細血管が、細動脈を経て肺静脈となり、酸素を補給した動脈血を左心房まで運んでいる。気管支とは別に独立して走行し、左右の肺から上肺静脈・下肺静脈として出て、左心房に注ぐ。

肺動脈の役割

気管支に沿って走行し、肺で酸素を受けとる

肺動脈は、右心室から出て左右の肺に入る。分岐をくり返しながら気管支に沿って走行し、肺胞をとり巻く毛細血管となる。全身を循環した静脈血を、ガス交換をおこなう肺胞《はいほう》まで運んでいる。

肺胞に入った酸素は、血管経由で全身の細胞に届く

ガス交換の過程を、さらにくわしく見ていこう。肺胞と毛細血管とのあいだで酸素や二酸化炭素が行き来し、酸素豊富な血液として全身に送られる。

肺胞でガス交換した血液が、全身に送られる

毛細血管と肺胞《はいほう》、または細胞とのあいだでガス交換がおこなわれる。

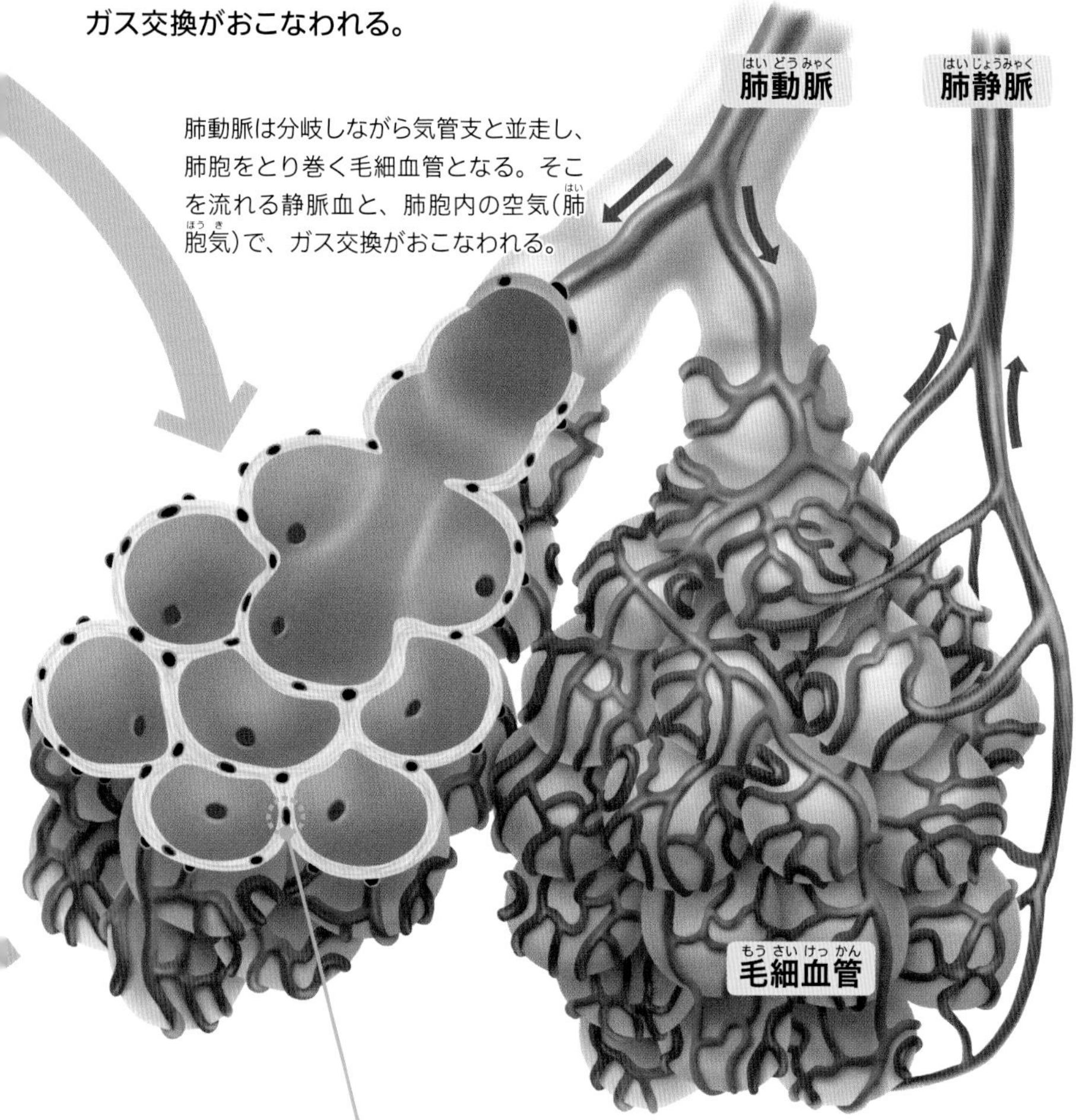

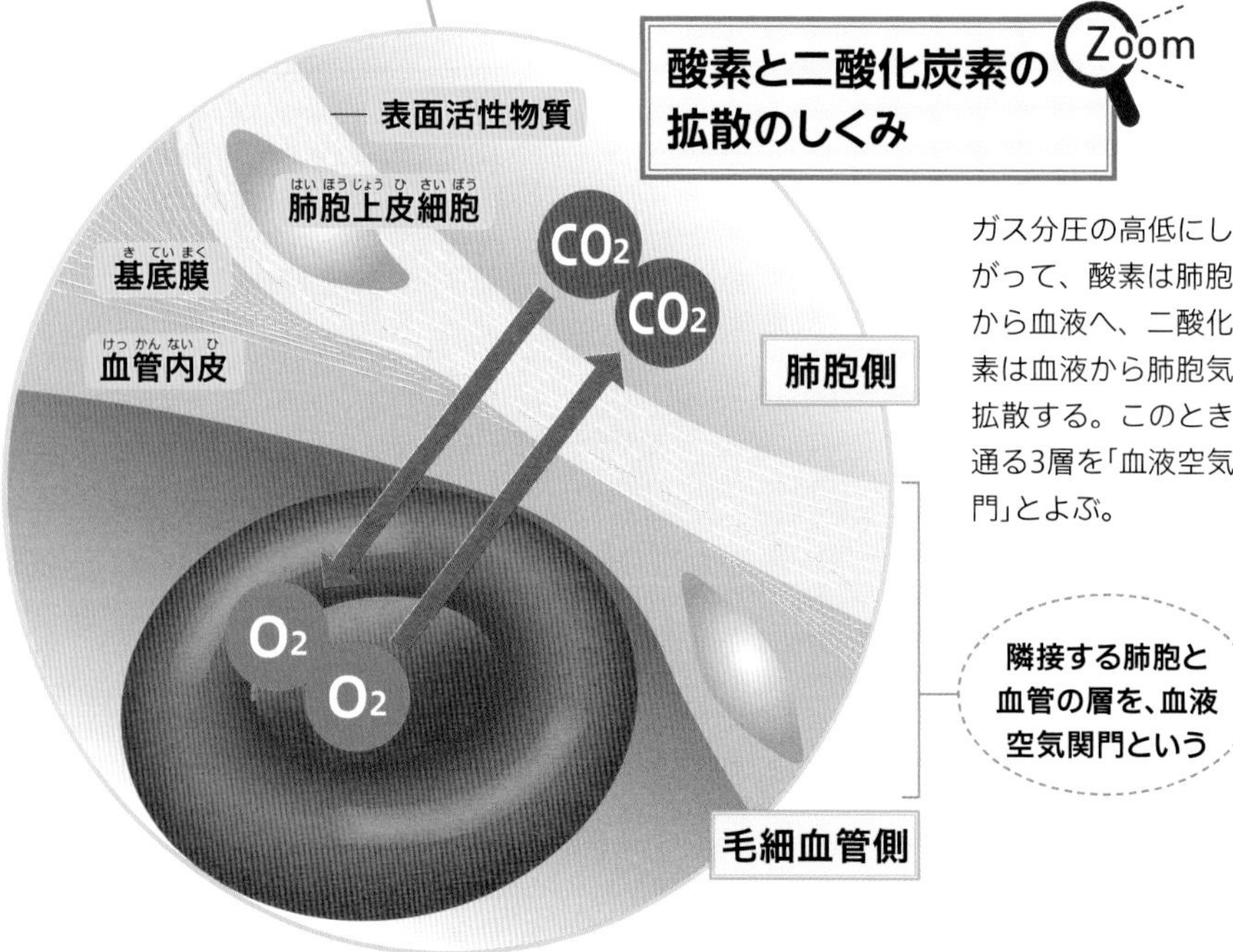

ガス分圧の高低にしたがって、酸素は肺胞気から血液へ、二酸化炭素は血液から肺胞気へ拡散する。このときに通る3層を「血液空気関門」とよぶ。

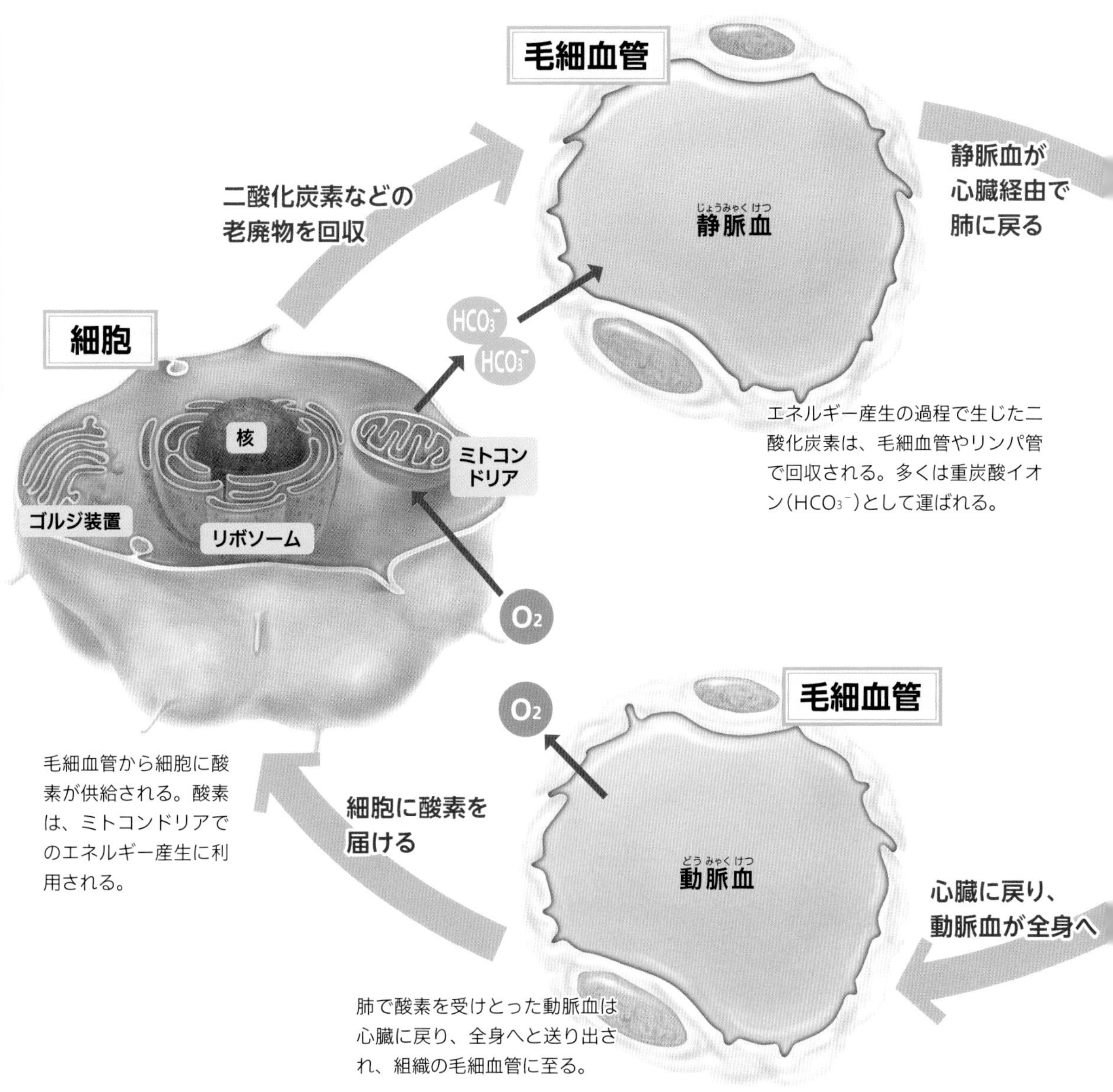

エネルギー産生の過程で生じた二酸化炭素は、毛細血管やリンパ管で回収される。多くは重炭酸イオン(HCO_3^-)として運ばれる。

毛細血管から細胞に酸素が供給される。酸素は、ミトコンドリアでのエネルギー産生に利用される。

肺で酸素を受けとった動脈血は心臓に戻り、全身へと送り出され、組織の毛細血管に至る。

酸素や二酸化炭素は血液空気関門を通過する

肺循環系《はいじゅんかん》の血流速度は、末梢にいくほど遅くなる。肺胞《はいほう》周囲の毛細血管《もうさいけっかん》を、血液が通過するのにかかる時間は、安静時で約0・75秒。この時間を利用して、**ガス交換**がおこなわれる。肺胞内の空気（肺胞《はいほう》気《き》）は、**酸素濃度**が高く、毛細血管を流れる静脈血《じょうみゃくけつ》は酸素濃度が低い。この濃度差をエネルギーとして、自然に酸素分子が移動するのだ。これを**拡散**という。**二酸化炭素**は逆に、静脈血から肺胞気へと拡散する。

拡散のとき、酸素や二酸化炭素が通り抜けなければならないのは、「**肺胞上皮細胞**《はいほうじょうひさいぼう》」「**基底膜**《きていまく》」「**血管内皮**《けっかんないひ》」の3層で、これを**血液空気関門**とよぶ。酸素の大半は、**ヘモグロビン**（→P32）と結合するため、3層に加えて赤血球膜《せっけっきゅうまく》も通過することになる。

酸素を補給した血液が組織に到達すると、今度は細胞とのあいだでガス交換がおこなわれる。これを**内呼吸**《ないこきゅう》という。細胞内に拡散した酸素は**エネルギー代謝**に利用される。その過程で生じた二酸化炭素は、血液中に拡散され、心臓から肺へと運ばれる。

ヘモグロビンの酸素飽和度は解離曲線からわかる

血管にとりこまれた酸素は、ヘモグロビンと結合し、全身の組織に運ばれる。どの程度のヘモグロビンが酸素と結合しているかの指標が、酸素飽和度である。

酸素や二酸化炭素はヘモグロビンと結合し、移動する

赤血球中のヘモグロビンは、グロビン蛋白と、4つのヘム鉄からなる。

動《どう》脈《みゃく》血《けつ》中の赤《せっ》血《けっ》球《きゅう》

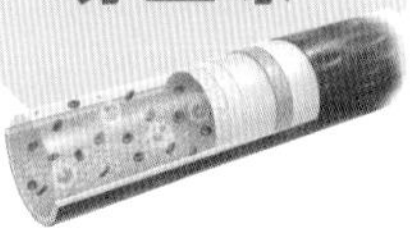

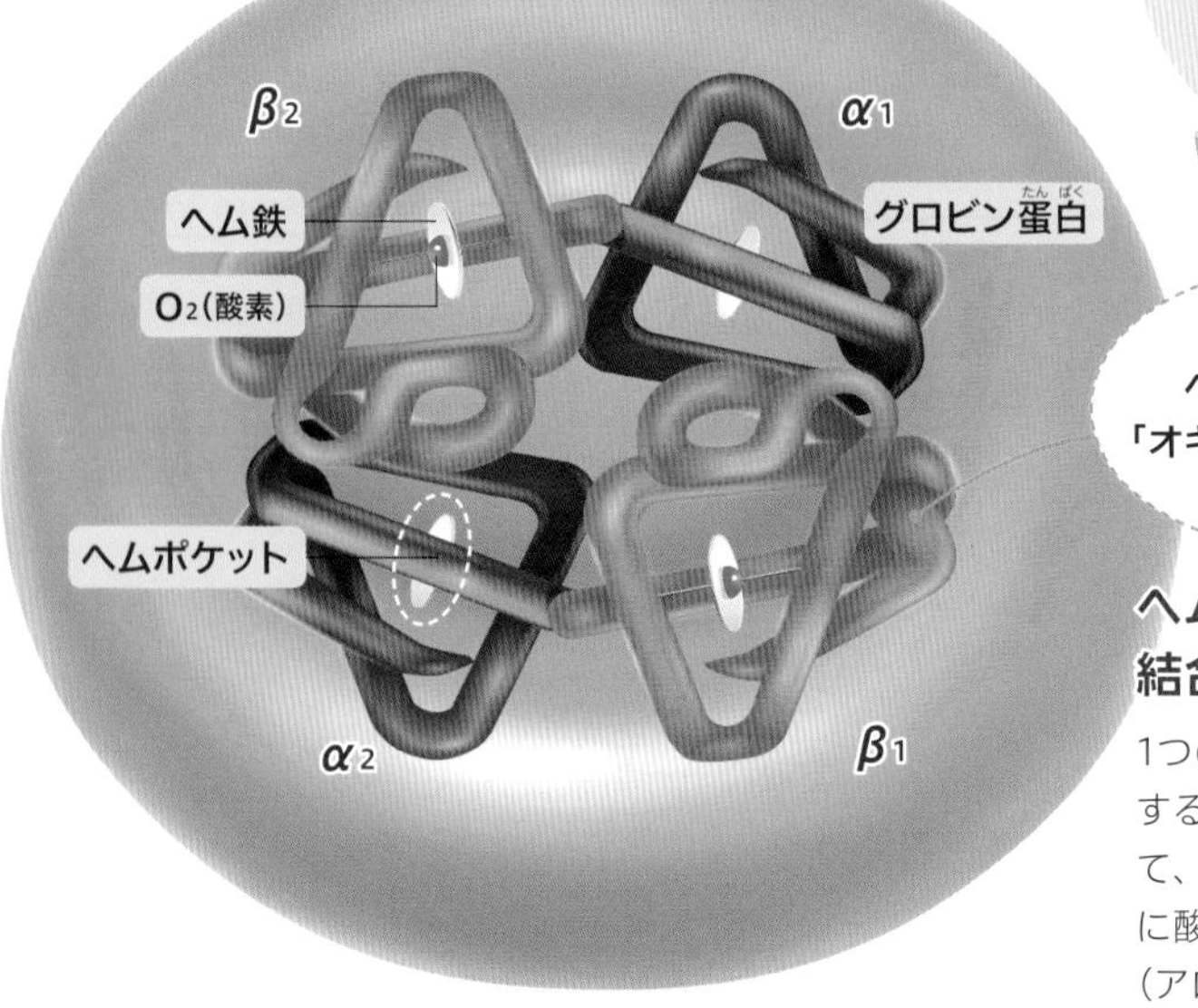

Point
酸素化したヘモグロビンを「オキシヘモグロビン」という

ヘム鉄に酸素が結合している

1つのヘム鉄に酸素が結合すると、全体構造が変化して、残りのヘム鉄にも次々に酸素が結合し、飽和する(アロステリック効果)。

静脈《じょうみゃく》血《けつ》中の赤血球

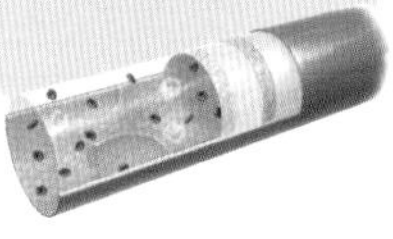

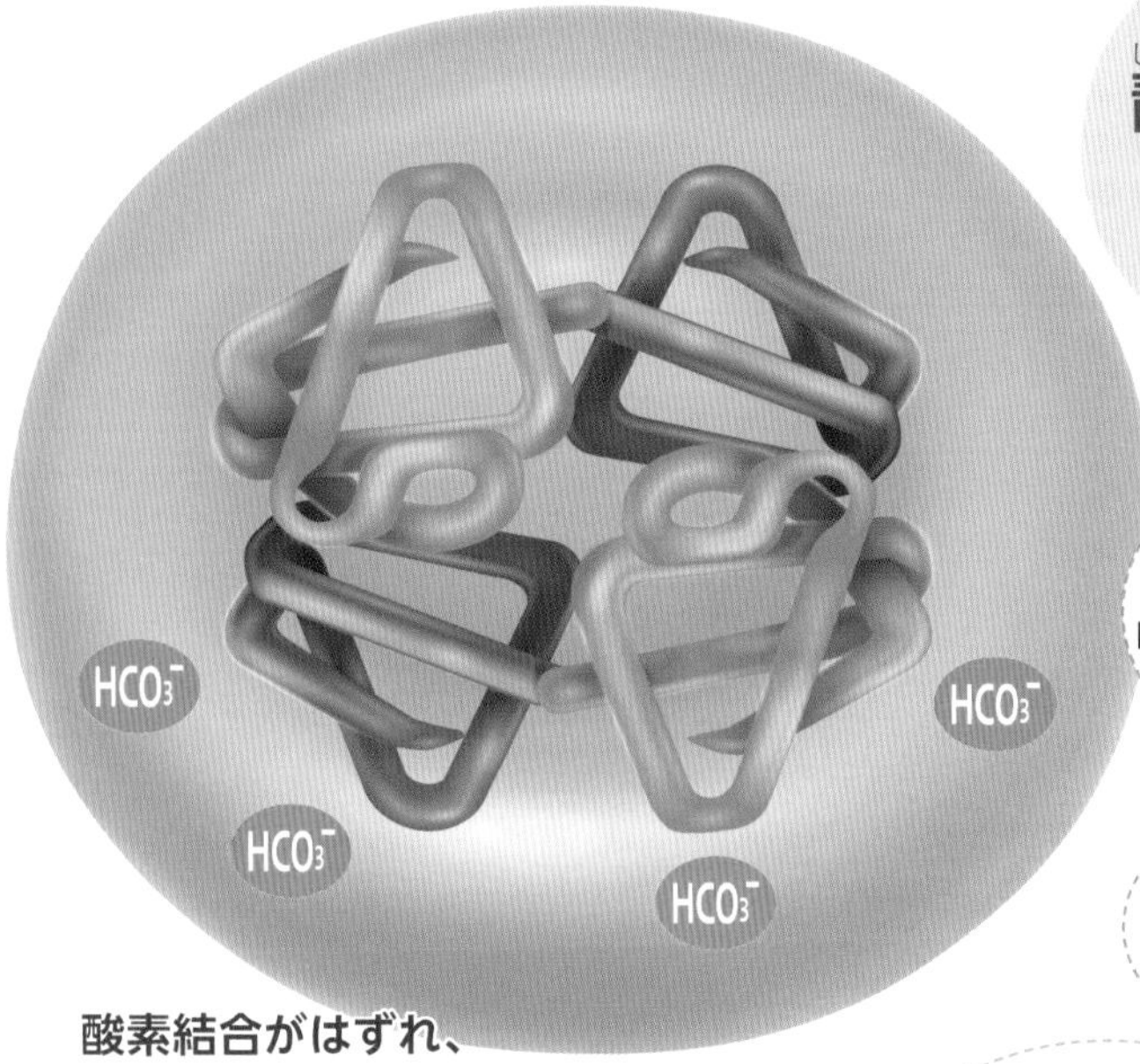

赤血球外では、二酸化炭素は HCO_3^-(重炭酸イオン)として存在

赤血球内では、一部がヘモグロビンに結合

重炭酸イオンとして赤血球内に存在している分も多い

酸素結合がはずれ、重炭酸イオン(HCO_3^-)を多く含む

酸素の結合がはずれ、二酸化炭素がとりこまれる。大半は重炭酸イオンとなるが、一部はヘモグロビンと結合して「カルバミノ化合物」となる。

ヘモグロビンの酸素解離曲線は、S字カーブを描く

ヘモグロビン酸素飽和度と酸素分圧の関係を示すグラフを、「ヘモグロビン酸素解離曲線」という。

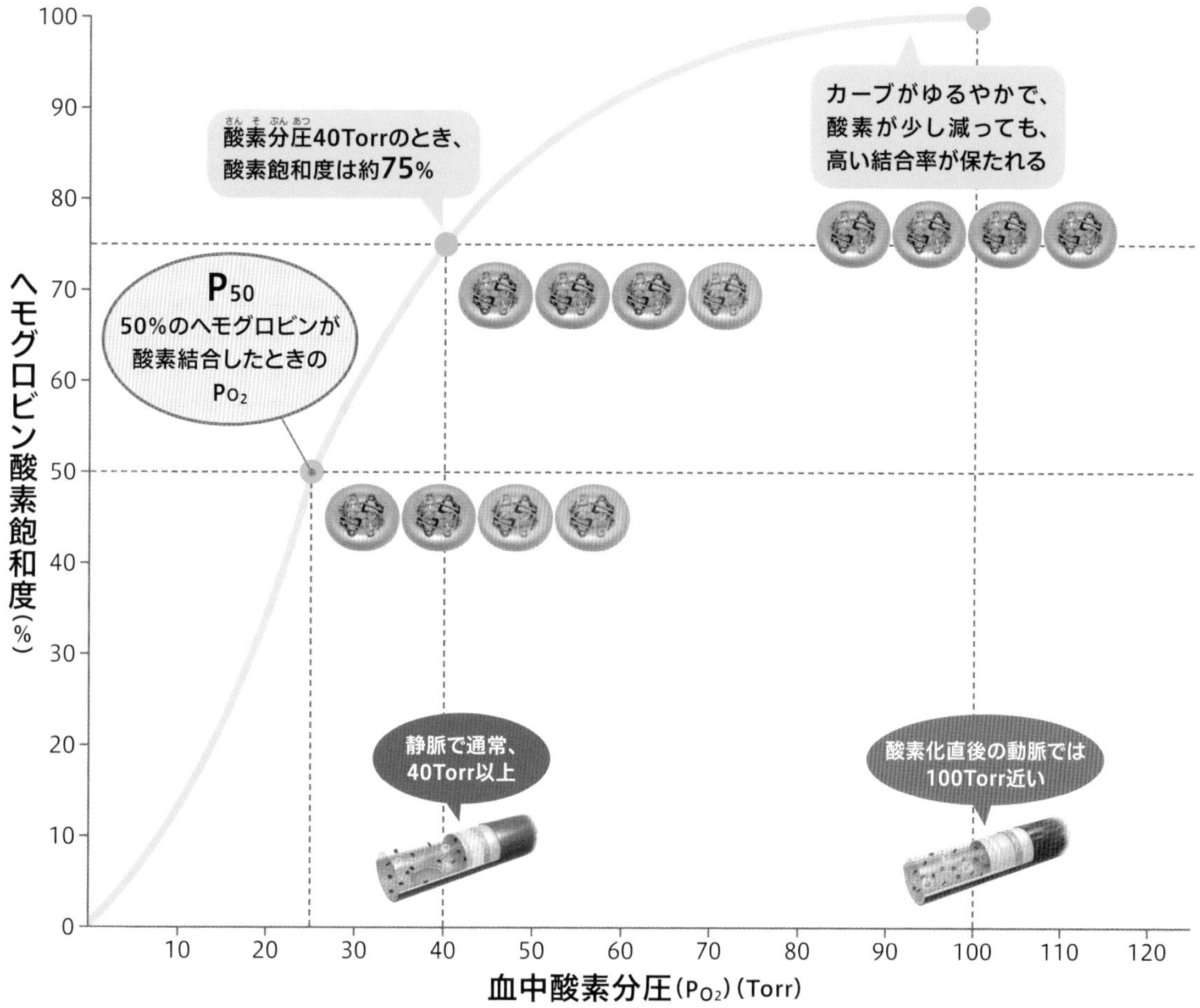

酸素分圧（P_{O_2}）が60Torrを超えるところでは酸素と結合しやすく、酸素飽和度90%を維持できる。酸素分圧が40Torrより低くなると、酸素を手放しやすくなって酸素飽和度は一気に下がり、組織に酸素が供給される。

血中の酸素濃度を酸素分圧（P_{O_2}）という

ガス交換で体内に入った酸素は、血液を介して運ばれるが、酸素は非常に水（血《けっ》漿《しょう》）に溶けにくい。そこで酸素運搬を担うのが、赤血球《せっけっきゅう》中の**ヘモグロビン**である。

1つのヘモグロビン分子には、最大4つの酸素分子が結合できる。この飽和状態のヘモグロビンの割合を示したのが**ヘモグロビン酸素飽和度**だ。酸素飽和度は、血中の**酸素濃度**で変動する。血中の酸素濃度は**酸《さん》素《そ》分《ぶん》圧《あつ》（P_{O_2}）**という圧力で表される。

酸素分圧の高い肺胞《はいほう》周辺では、ヘモグロビンは最大限の酸素を運べるよう、酸素と結合しやすい状態となり、酸素飽和度が高まる。しかし、酸素の少ない組織周辺に到達したときは、酸素を手放さなければならない。そこで酸素分圧の低い場所では、酸素との結合が弱まり、酸素飽和度が急激に低くなる。このようにヘモグロビンは酸素分圧で〝**酸素との結合しやすさ**〟を変え、多量の酸素の運搬と供給を実現している。

なお、筋細胞《きんさいぼう》内では**ミオグロビン**という蛋白《たんぱく》が酸素と結合し、酸素を貯蔵する。

pHや二酸化炭素濃度が酸素解離曲線に影響する

酸素解離曲線には個人差はなく、基本的に一定の曲線を描く。しかし血液のpHが変動したり、二酸化炭素が増えたりすると、曲線の位置が変わる。

4つの要因が、ヘモグロビンの酸素結合に影響

以下の4つの要因が、ヘモグロビンと酸素のくっつきやすさに影響している。

Ⅰ 血中の水素イオン（H^+）が増える

増加した水素イオンがヘモグロビンと結合

増加した水素イオンは、ヘモグロビンと結合する。すると、ヘモグロビンの全体構造が変化して、酸素と結合しにくくなる。

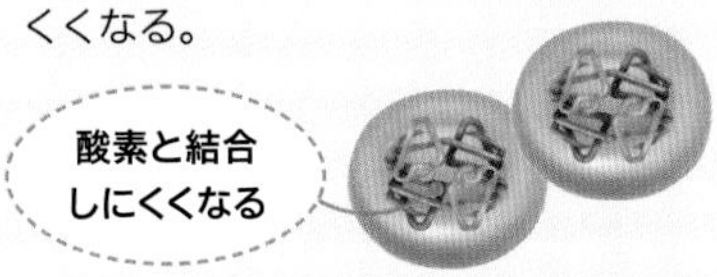

Ⅱ 血中の二酸化炭素（CO_2）が増える

呼吸不全のほか運動時などにも増加する

血中の二酸化炭素が増えると、赤血球《せっけっきゅう》内に重炭酸イオン（HCO_3^-）と水素イオン（H^+）が増える。その結果、酸素とヘモグロビンは結合しにくくなる。

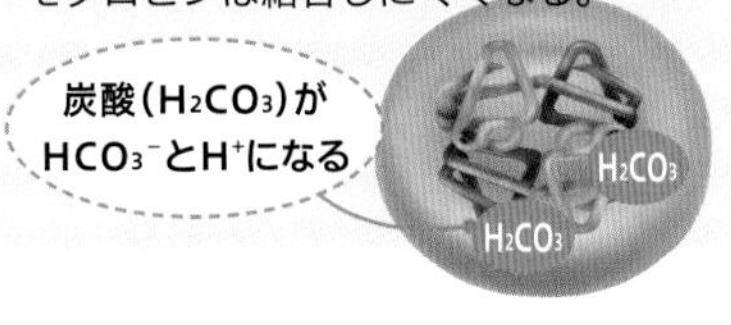

Ⅲ 体温が上がる

体温上昇により酸素消費量が増える

運動などで体温が上昇すると、組織の酸素消費量が増える。より多くの酸素を供給するために、ヘモグロビンから酸素が放出される。

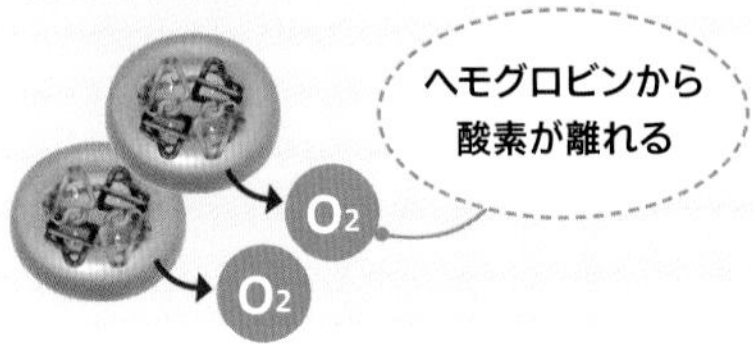

Ⅳ 赤血球中の2,3-DPG《ディーピージー》が増える

2,3-DPGとは、赤血球の中間代謝産物

2,3-DPG（ジホスホグリセレート）は赤血球内の代謝過程で生じる物質。低酸素状態で増える。この物質がヘモグロビンと結合し、酸素の結合を妨げる。

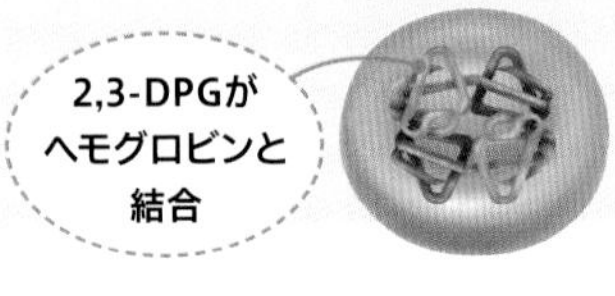

血液の正常なpHは7・35〜7・45まで

酸素分圧以外にヘモグロビン酸素解離曲線を左右するのが、血液の**pH**《ピーエイチ》だ。power of H^+の略で、溶液の**水素イオン濃度**を意味する。pH7が**中性**、7未満は**酸性**、7を超えると**アルカリ性**とよぶ。

通常、血液は弱アルカリ性で、7・35〜7・45というせまい範囲に調節されている（**酸塩**《さんえん》**基**《き》**平衡**《へいこう》）。しかし**水素イオン**や**二酸化炭素**が増加すると、pHが低下。**体温**の上昇や**2，3‐DPG**《ディーピージー》という代謝物質の増加も、pH低下の要因となる。pHが低下すると、酸素がヘモグロビンに結合しにくく、同じ酸素分圧でも酸素飽和度が低くなる。つまり、ヘモグロビン酸素解離曲線が右側にずれる。このように、酸素解離曲線が右にシフトすることを、**ボーア効果**という。

pHによる曲線の偏位を「ボーア効果」という

酸素解離曲線は、pH《ピーエイチ》上昇により左方へ、pH低下により右方へ偏位する。

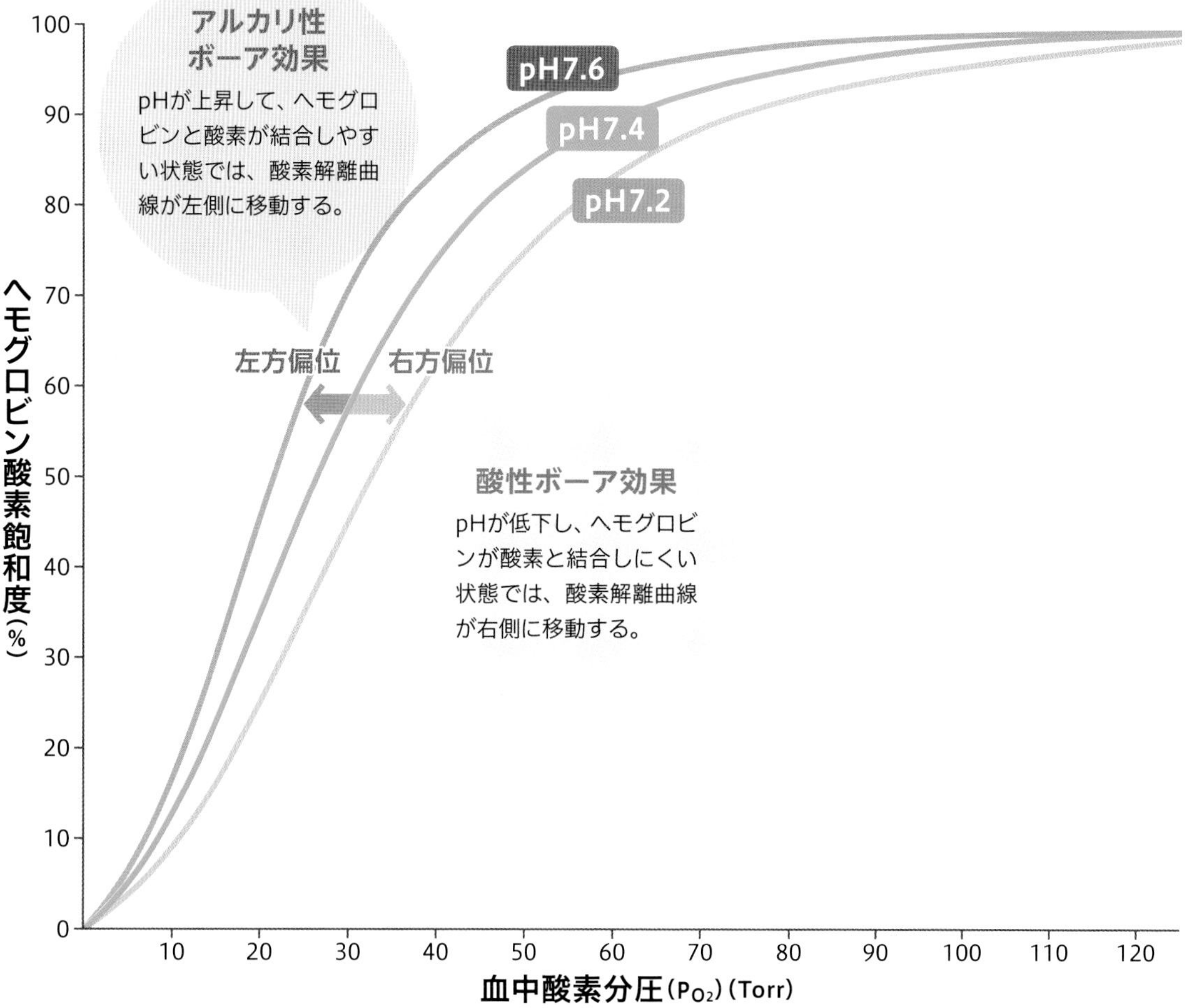

pHが高くなると、ヘモグロビンと酸素は結合しやすくなり、pHが低くなると、結合しにくくなる。それにともなって、酸素解離曲線が左右に偏位する。

pHを正常に保つための調節機構が備わっている

血液のpHが正常範囲から逸脱すると、体内の酵素がうまく反応せず、細胞が正常に機能しなくなる。そこで、生体にはpHを正常範囲内に保つ調節機構が備わっている。**「血液」「呼吸」「腎臓」**の3つである。

このうち、真っ先に働くのが血液だ。これを**血液の緩衝《かんしょう》作用**といい、とくに重要なのが**重炭酸系**である。代謝の過程で強い酸性物質や強いアルカリ性の物質が生じると、血中の**炭酸水素ナトリウム**（$NaHCO_3$）や**炭酸**（H_2CO_3）などの**緩衝物質**がすぐに化学反応を起こし、**水素イオン**（H^+）などの酸性物質を減らす。pHの変動を最小限に抑えるのだ。

それでもpHが安定化しなければ、呼吸による調節がおこなわれる。呼吸数を増やして二酸化炭素の排泄を促し、pHを調節する。さらに腎臓は、尿中に酸性物質を排出し、アルカリ性の**重炭酸イオン**（HCO_3^-）の再吸収を促す。調節効果はもっとも高いが、血液や呼吸による調節に比べて時間がかかり、最低24時間ほど要する。

【呼吸生理の基本③ 調節機能】

呼吸リズムやパターンは脳でコントロールされている

呼吸機能を状況に応じてコントロールするのは、脳の役割だ。肺周辺の化学受容器などから届く情報をキャッチし、呼吸数やパターンを変える。

延髄にある呼吸中枢がリズムやパターンを司る

私たちはふだん意識しなくても、1分間に12～18回、呼吸している。これは、**呼吸中枢**とよばれる神経細胞の集団が、呼吸のリズムやパターンを司っているからだ。

呼吸中枢は脳の最下部の**延髄**《えんずい》にあり、とくに重要なのが**腹側**《ふくそく》**呼吸ニューロン群**（**VRG**）と**背側**《はいそく》**呼吸ニューロン群**（**DRG**）である。延髄上部の**橋**《きょう》にも、呼吸にかかわるニューロン群が存在する。

また、呼吸は「潜水時に息を止める」「歌唱時に息を伸ばす」などのように、意識的なコントロールもできる。これは、**大脳皮質**《だいのうひしつ》が延髄の呼吸中枢に働きかけることで、調節されている。ただし、大脳皮質よりも、延髄の呼吸中枢のほうが強い調節機能をもち、優位となっている。

酸素分圧などの情報も呼吸中枢に伝えられる

呼吸中枢のうち、横隔膜《おうかくまく》や肋間筋《ろっかんきん》などに直接指令を出しているのは、VRGだ。では、DRGは何をするかというと、さまざまな**受容器**からの情報を統合してVRGに伝え、呼吸を調節している。

たとえば、大動脈《だいどうみゃく》や頸動脈《けいどうみゃく》には**化学受容器**があり、**二酸化炭素分圧**《にさんかたんそぶんあつ》や**酸素分圧**《さんそぶんあつ》をモニターしている。また、気管支の**伸展受容器**は、肺の伸び具合を感知し、吸気《きゅうき》と呼気《こき》の切り換えを促す。さらに、肺血管付近の**J**《ジェイ》**受容器**は、肺の伸び具合のほか、ヒスタミンなどの化学物質にも反応する。これらの受容器からの情報は、おもに**迷走神経**《めいそうしんけい》を介してDRGに送られている。

このほか、肋間筋には、筋肉の伸び具合を感知する**筋紡錘**《きんぼうすい》という受容器もある。

酸素や二酸化炭素の量が変わると、換気量が変化する

酸素や二酸化炭素の濃度で呼吸が調節され、換気量が変化する。

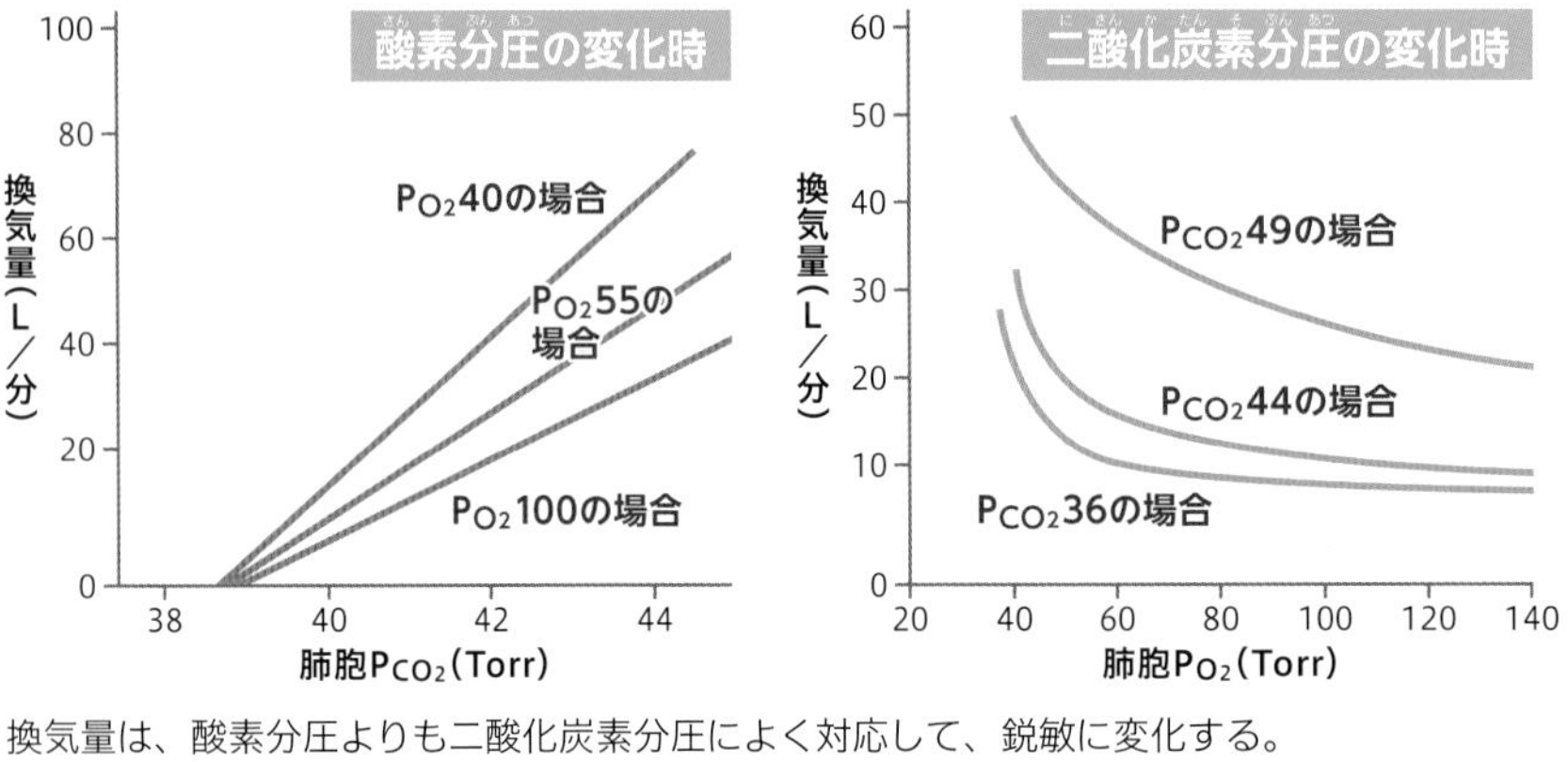

換気量は、酸素分圧よりも二酸化炭素分圧によく対応して、鋭敏に変化する。

（Loeschke HH,Gertz KH：Arch Ges Physiol vol.267：460, 1958より作成）

神経性と化学性、2系統の調節機能がある

大脳や橋、受容器からの情報を延髄の
呼吸中枢で統合し、呼吸を調節している。

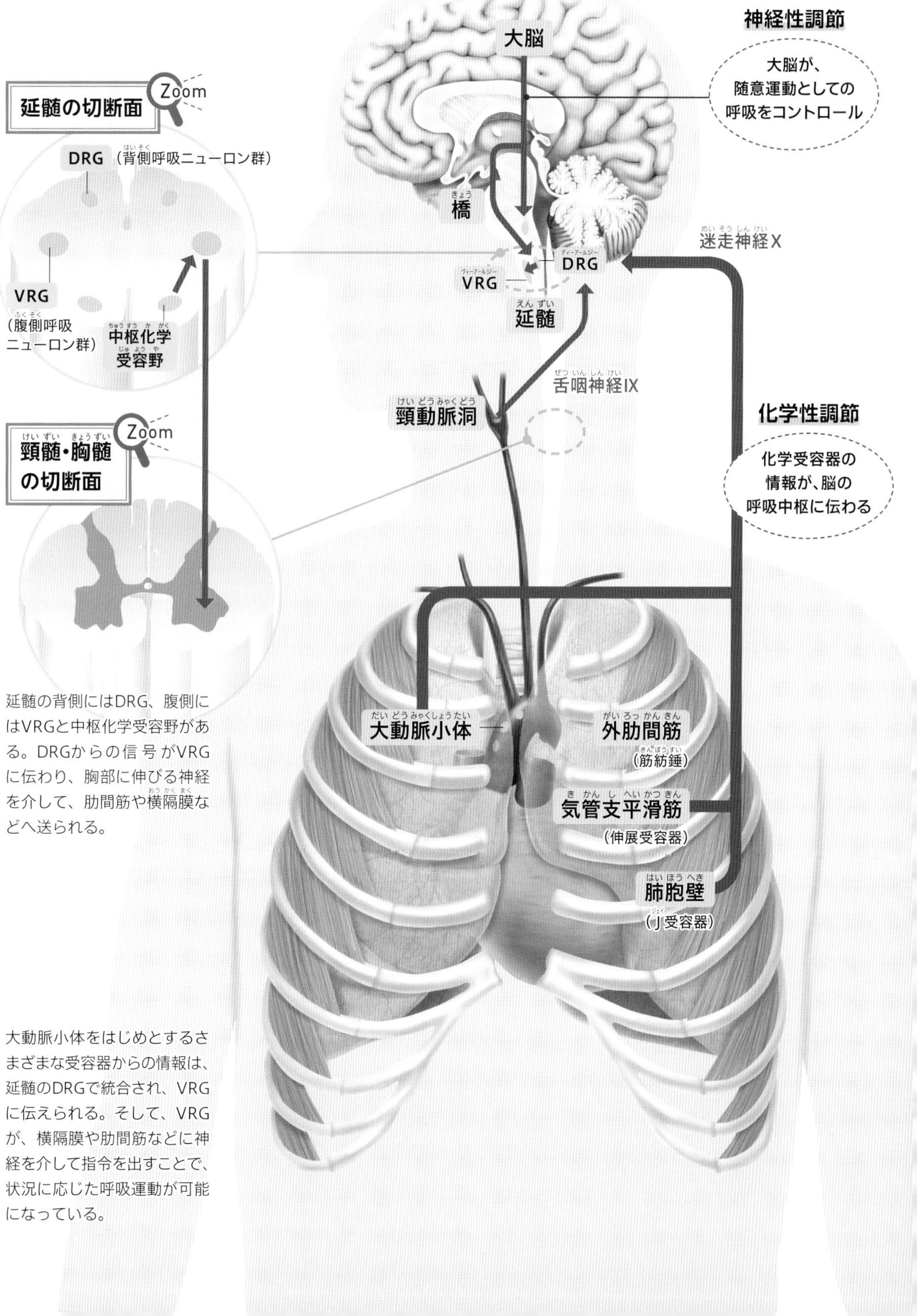

延髄の背側にはDRG、腹側にはVRGと中枢化学受容野がある。DRGからの信号がVRGに伝わり、胸部に伸びる神経を介して、肋間筋や横隔膜《おうかくまく》などへ送られる。

大動脈小体をはじめとするさまざまな受容器からの情報は、延髄のDRGで統合され、VRGに伝えられる。そして、VRGが、横隔膜や肋間筋などに神経を介して指令を出すことで、状況に応じた呼吸運動が可能になっている。

【代表的な呼吸の異常① 低酸素血症】

動脈血に酸素が十分供給されなくなる

呼吸器とその機能の代表的な異常についても知っておきたい。低酸素血症は、肺胞でのガス交換がうまくいかず、血液中の酸素が不足する病態だ。

呼吸不全の一種で血液・組織が酸素不足になる

肺で酸素を受けとった動脈血《どうみゃくけつ》には、酸素がたっぷり含まれている。普通、動脈血の酸素濃度（**動脈血酸素分圧《どうみゃくけつさんそぶんあつ》Pa_{O_2}**）は100Torrだ。しかし、呼吸器や脳の疾患などで酸素供給が不十分になると、動脈血酸素分圧は低下する。動脈血酸素分圧が**60Torr以下**の状態を**低酸素血症《ていさんそけっしょう》**といい、「**換気血流ミスマッチ**」「**シャント**」「**拡散障害**」「**肺胞低換気《はいほうていかんき》**」の4つが原因となる。

低酸素血症では、全身の組織が正常に働けなくなり、命にもかかわる。この状態は**呼吸不全**ともよばれ、**I型呼吸不全**と**II型呼吸不全**に分けられる。I型は低酸素血症のみだが、II型は、二酸化炭素の排出にも異常をきたし、**高二酸化炭素血症《こうにさんかたんそけっしょう》**をあわせもった病態をさす。

Pa_{O_2}が低下し、チアノーゼなどの症状が出る

低酸素血症《ていさんそけっしょう》になると、おもに下記のような症状が現れる。

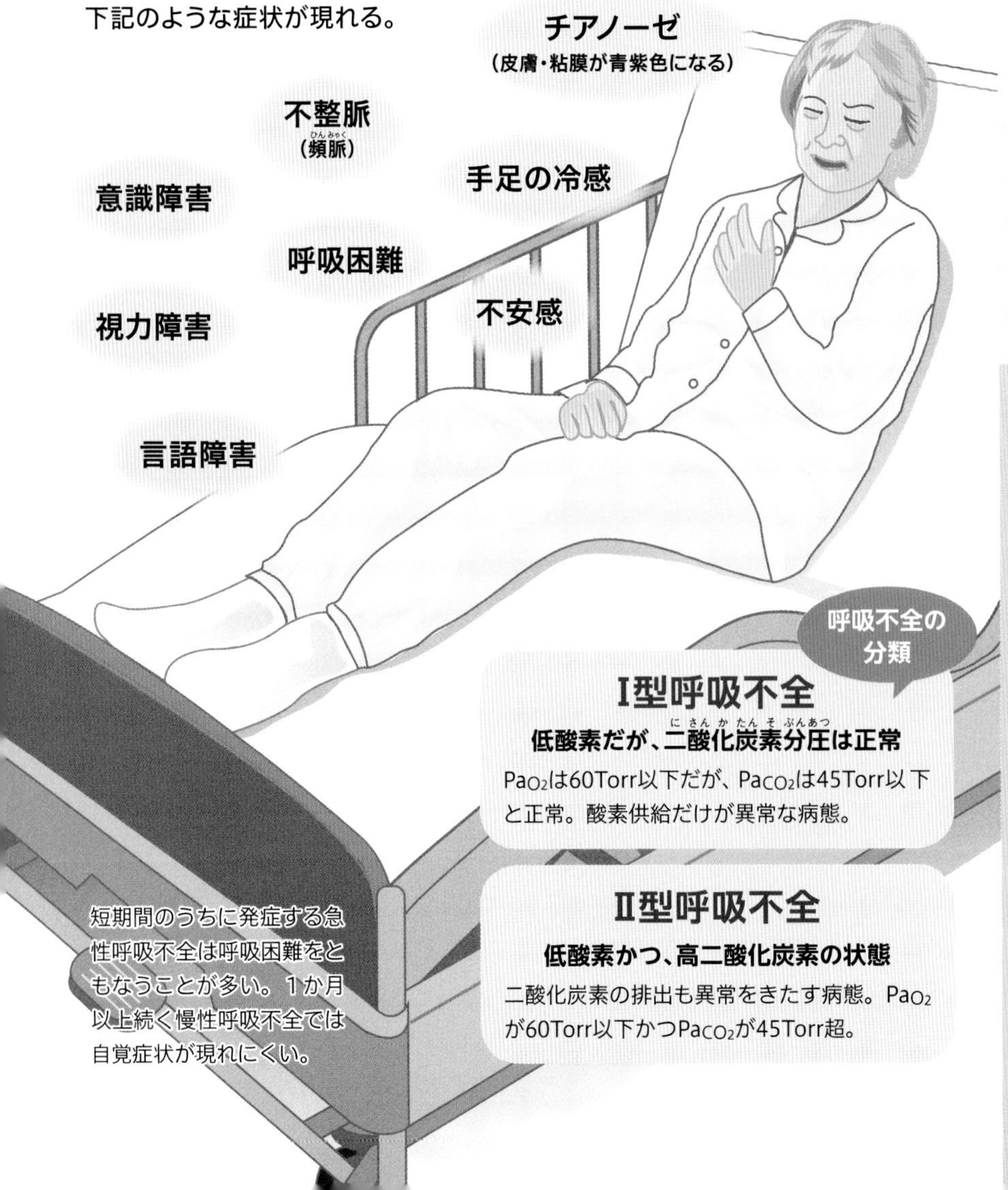

呼吸不全の分類

I型呼吸不全

低酸素だが、二酸化炭素分圧《にさんかたんそぶんあつ》は正常

Pa_{O_2}は60Torr以下だが、Pa_{CO_2}は45Torr以下と正常。酸素供給だけが異常な病態。

II型呼吸不全

低酸素かつ、高二酸化炭素の状態

二酸化炭素の排出も異常をきたす病態。Pa_{O_2}が60Torr以下かつPa_{CO_2}が45Torr超。

短期間のうちに発症する急性呼吸不全は呼吸困難をともなうことが多い。1か月以上続く慢性呼吸不全では自覚症状が現れにくい。

低酸素血症は、4つの原因で起こる

原因は下記の4つ。低酸素血症だけでなく、高二酸化炭素血症を合併することもある。

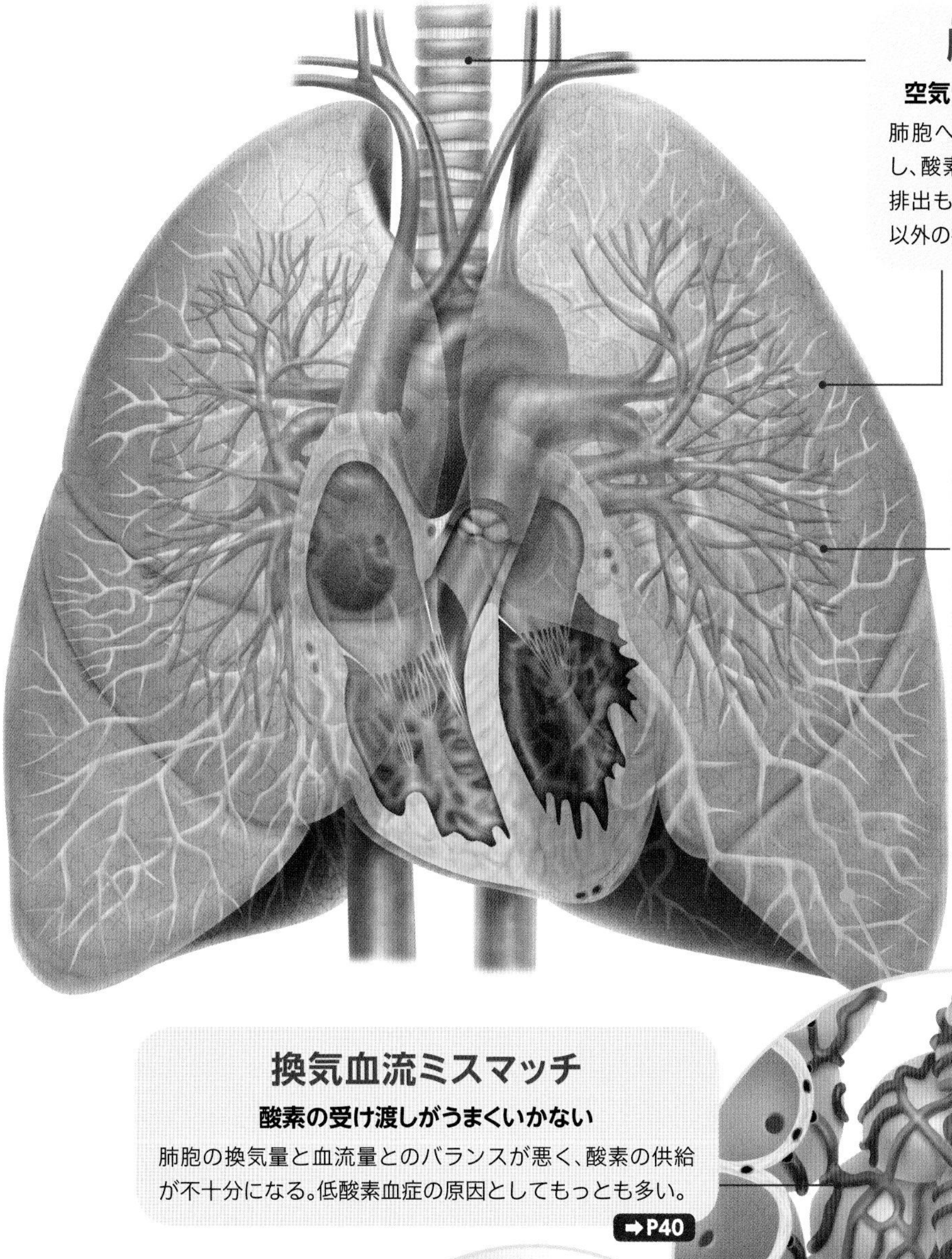

肺胞低換気《はいほうていかんき》

空気がうまく出入りしない

肺胞への空気の出入りが減少し、酸素の供給も二酸化炭素の排出も不十分になる。一般に肺以外の疾患で起こる。

➡P43

シャント

機能していない血管がある

肺内でガス交換がおこなわれない血管（シャント）があるために、肺全体の動脈血《どうみゃくけつ》酸素《さんそ》分圧《ぶんあつ》が低下する。

➡P42

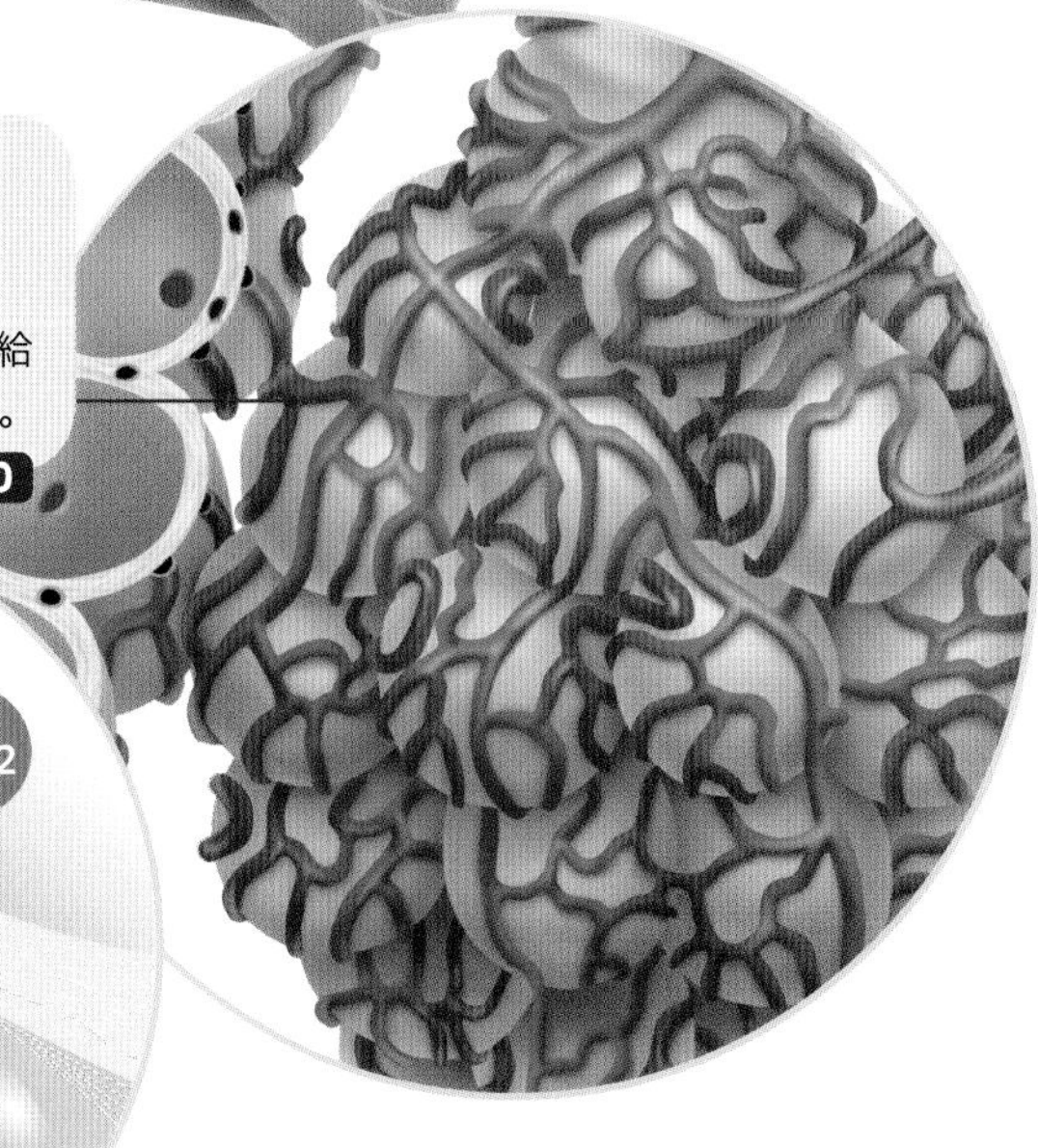

換気血流ミスマッチ

酸素の受け渡しがうまくいかない

肺胞の換気量と血流量とのバランスが悪く、酸素の供給が不十分になる。低酸素血症の原因としてもっとも多い。

➡P40

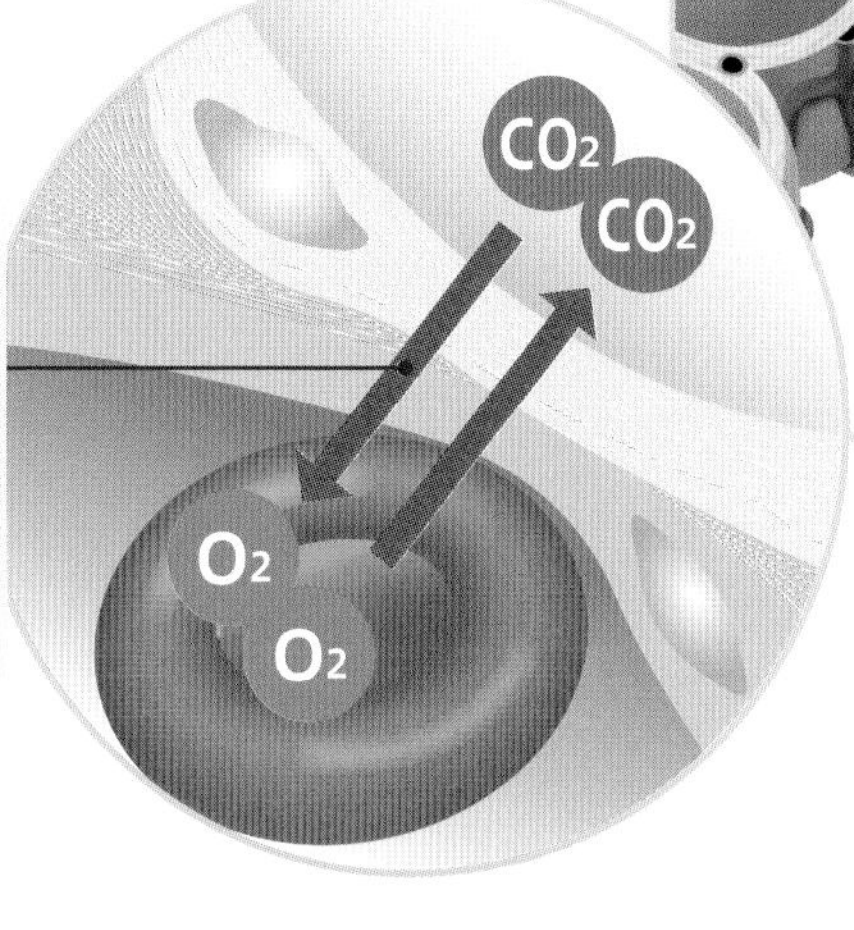

拡散障害

拡散に時間がかかりすぎる

肺胞と動脈血《どうみゃくけつ》を隔てる「血液空気関門」が厚くなって、拡散に時間がかかり、ガス交換が不十分になる。

➡P43

換気血流ミスマッチが最大の原因

低酸素血症の原因としてもっとも多いのが換気血流ミスマッチだ。換気か血流のどちらかに問題が生じ、そのバランスが崩れてしまう。

換気量か血流量、どちらかに異常が起きる

換気が不十分な場合と、血流が不十分な場合の両方があるが、とくに多いのは前者である。

I 換気が不十分な場合

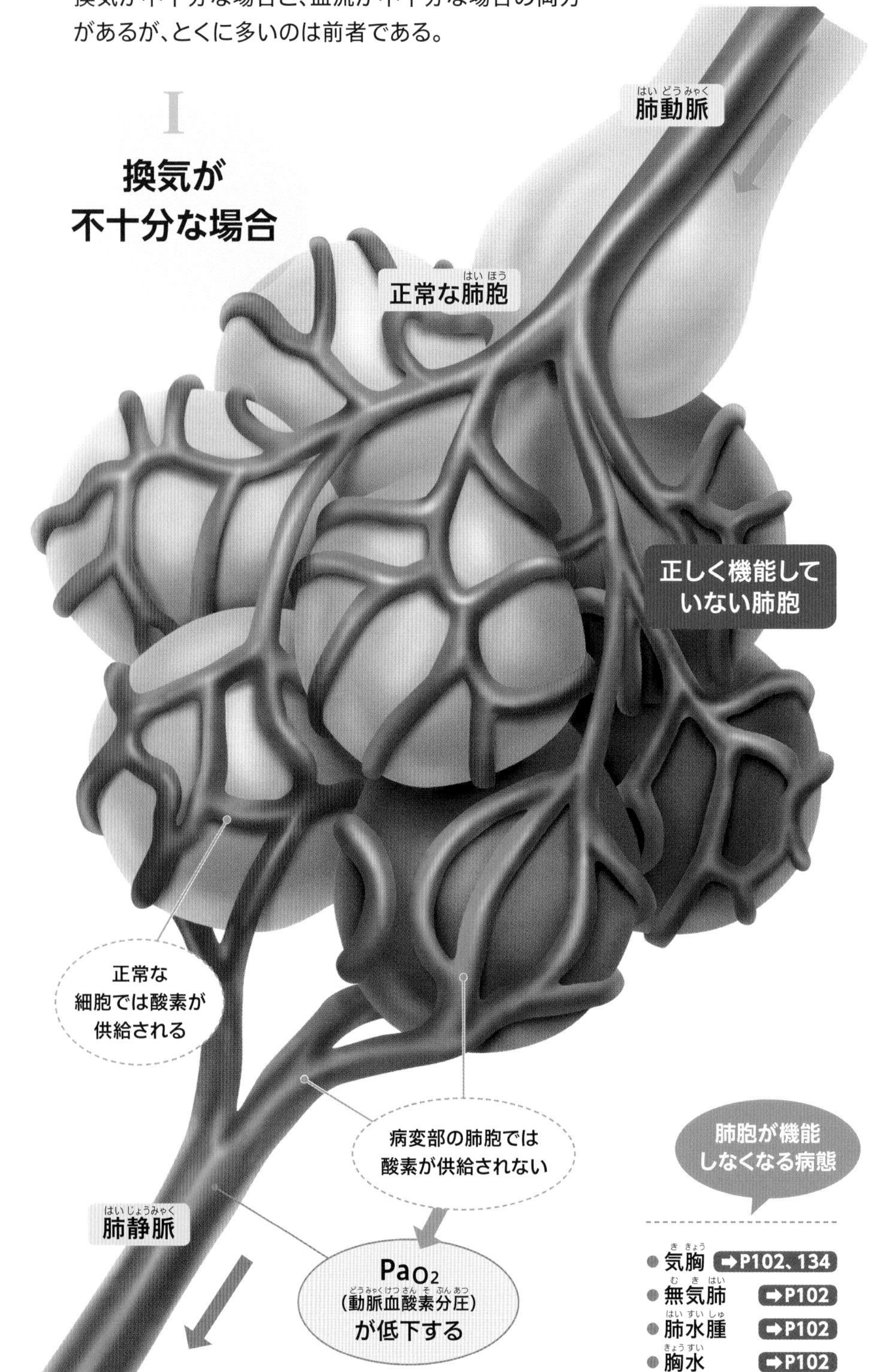

肺胞に水がたまったり、肺胞がつぶれたりすると、病変部の換気ができなくなるが、血流量は変わらない。すると、肺全体の換気量と血流量のバランスが崩れて、動脈血酸素分圧が低下する。

肺胞が機能しなくなる病態

- 気胸《ききょう》 ➡P102、134
- 無気肺《むきはい》 ➡P102
- 肺水腫《はいすいしゅ》 ➡P102
- 胸水《きょうすい》 ➡P102
- 肺炎 ➡P138〜
- COPD《シーオーピーディー》 ➡P118
- NTM《エヌティーエム》症 ➡P144

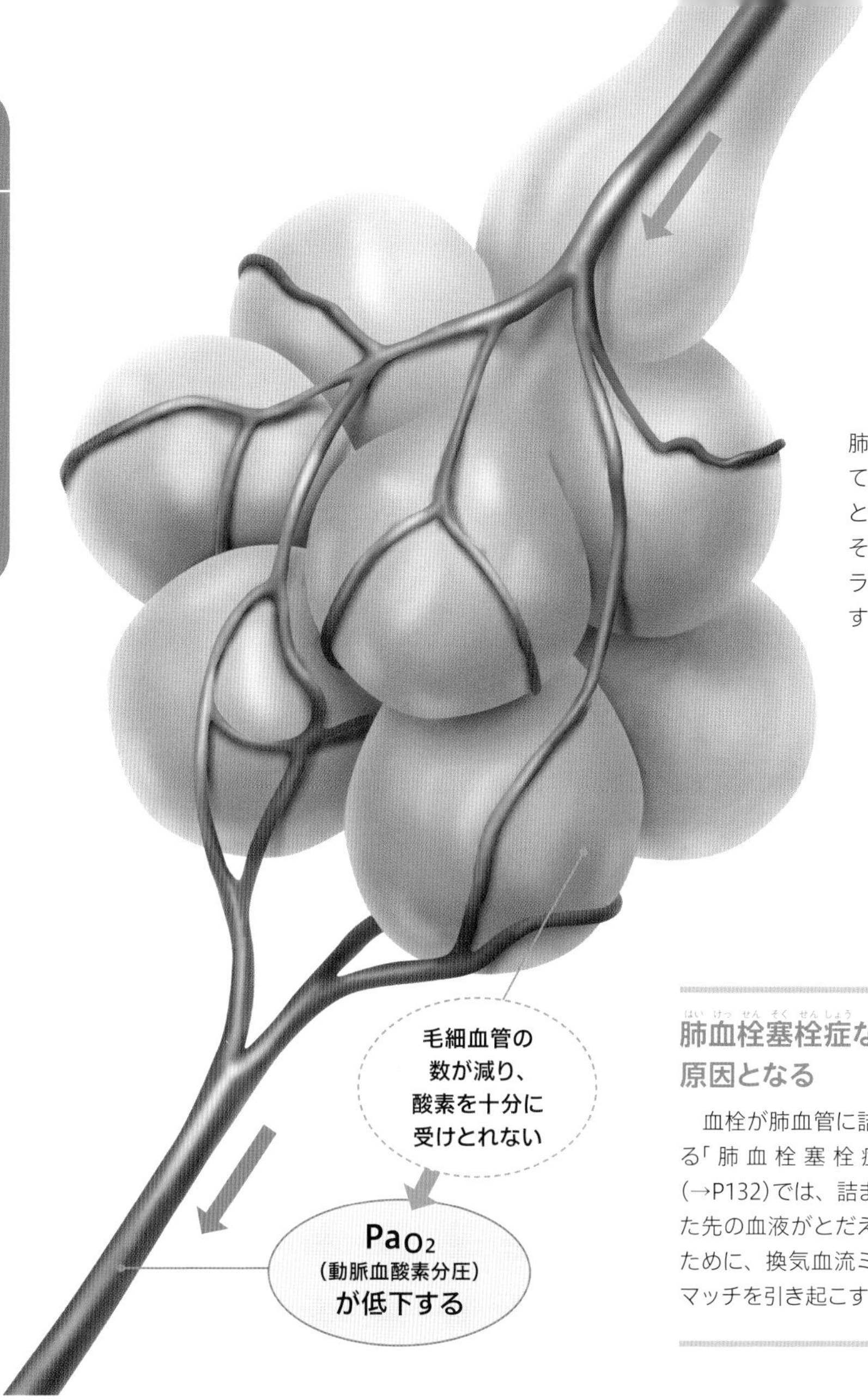

Ⅱ 血流が不十分な場合

肺胞の換気量が正常でも、血流が不足していると、病変部では十分な酸素を受けとることができなくなる。
その結果、肺全体の換気量と血流量のバランスが崩れて、動脈血酸素分圧が低下する。

肺血栓塞栓症《はいけっせんそくせんしょう》などが原因となる

血栓が肺血管に詰まる「肺血栓塞栓症」(→P132)では、詰まった先の血液がとだえるために、換気血流ミスマッチを引き起こす。

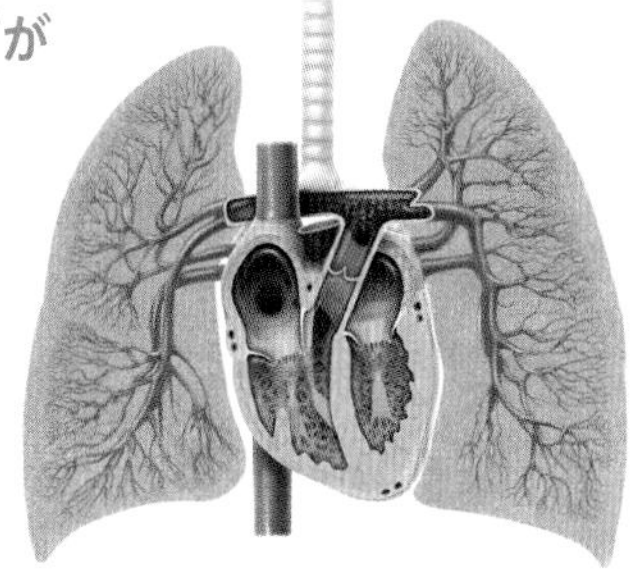

病変部では換気血流比が低下する

肺の血流量に対する換気量の割合を、**換気血流比**（**V/Q**）という。換気血流比は重力の影響を受けるため、肺の部位によって異なる。肺尖部《はいせんぶ》で大きく、肺底部《はいていぶ》では小さくなっているが、通常は、肺全体で必要な換気量をまかなえているので問題ない。

しかし、換気血流比の低い部分が増加して、肺全体の換気量と血流量のバランスが大きく崩れると、**低酸素血症**《ていさんそけつしょう》に陥る。これが**換気血流ミスマッチ**（**VQミスマッチ**）で、低酸素血症の最大の原因だ。

換気血流ミスマッチは、**換気量**または**血流量**の異常で起こるが、多いのは換気量の異常だ。肺の炎症で滲出液がたまったり、肺胞《はいほう》がつぶれたりすると、換気ができなくなる。その周囲の血流量は変わらないので、病変部の換気血流比は低下する。病変部と健常部の血流が混ざりあった結果、肺全体の換気血流比が大きく低下し、低酸素血症を引き起こすのだ。

なお、血流量の異常が問題となるのは、肺血栓塞栓症などの発症時である。

「シャント」「拡散障害」「肺胞低換気」も原因となる

低酸素血症のそのほかの原因をくわしく見てみよう。呼吸器疾患だけでなく、脳神経系の異常で低酸素血症に至ることもある。

血管の短絡路のことを「シャント」という

シャント（**shunt**）は、もともと〝回避する〟という意味で、**短絡路**《たんらくろ》と訳される。

代表的なシャントが、先天性心疾患で見られる**右 - 左シャント**だ。肺循環《はいじゅんかん》を経由せず、右心室《うしんしつ》から直接、左心室へと血液が流れる。肺では**肺動静脈瘻**《はいどうじょうみゃくろう》がこれにあたる。**肺動脈**《はいどうみゃく》と**肺静脈**《はいじょうみゃく》が直接つながっていて、ガス交換がおこなわれないまま混ざるため、動《どう》脈血《みゃくけつ》酸素《さんそ》分圧《ぶんあつ》が下がってしまう。

この狭義のシャントに加え、より広い意味でも使われている。何らかの疾患により、機能していない肺胞《はいほう》と接している毛細血管《もうさいけっかん》のことも、シャントとよぶのだ。肺動静脈瘻のような解剖学的なシャントは**解剖学的シャント**、広義の意味のシャントは、**生理学的シャント**として区別される。

血管や拡散能の異常などで、低酸素血症をきたす

シャントと拡散障害は肺の異常、肺胞低換気《はいほうていかんき》はおもに肺以外の異常で起こる。

シャント

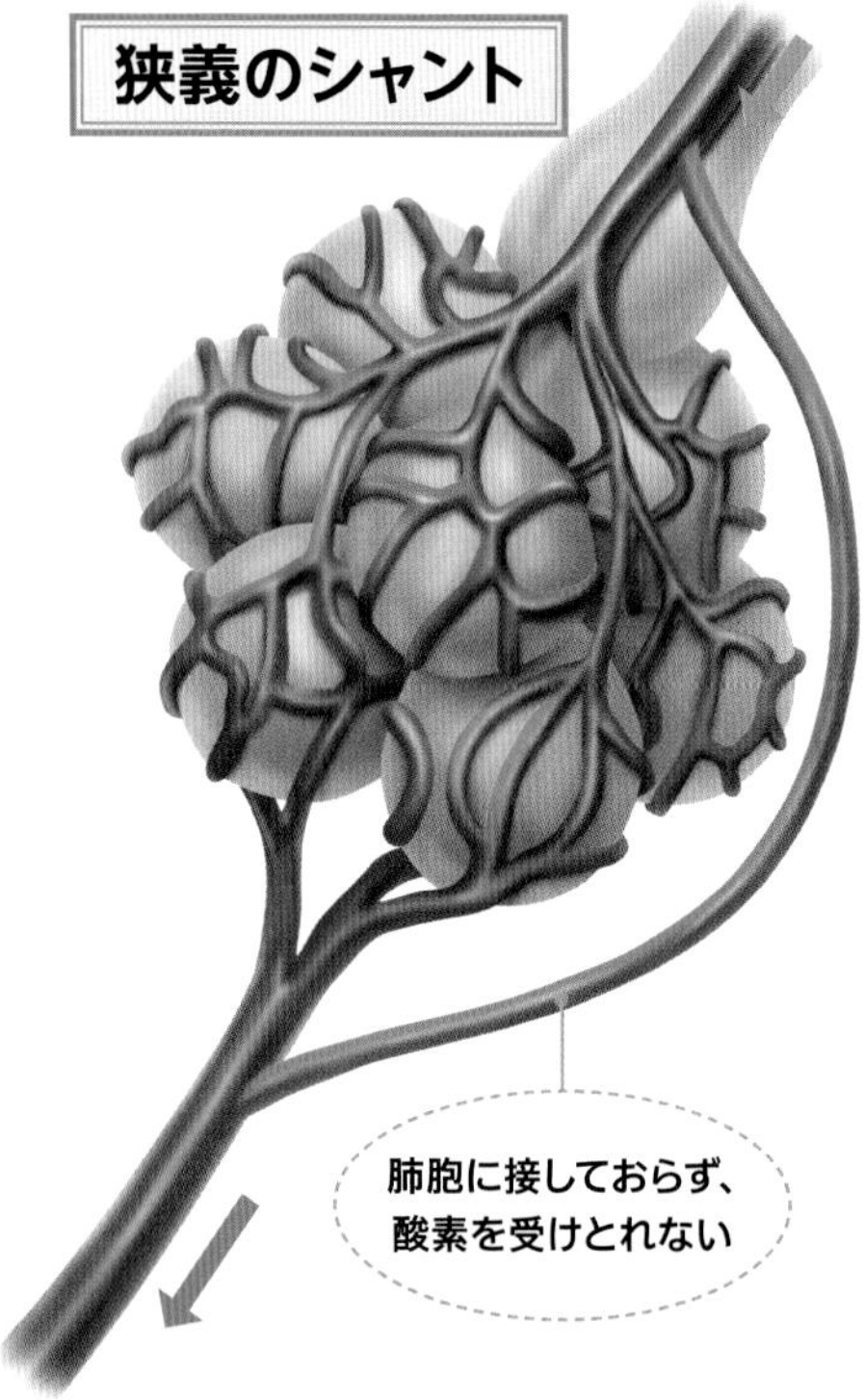

肺動脈《はいどうみゃく》と肺静脈《はいじょうみゃく》が直接つながった肺《はい》動静脈瘻《どうじょうみゃくろう》のこと。肺胞に接しておらず、ガス交換がおこなわれない。

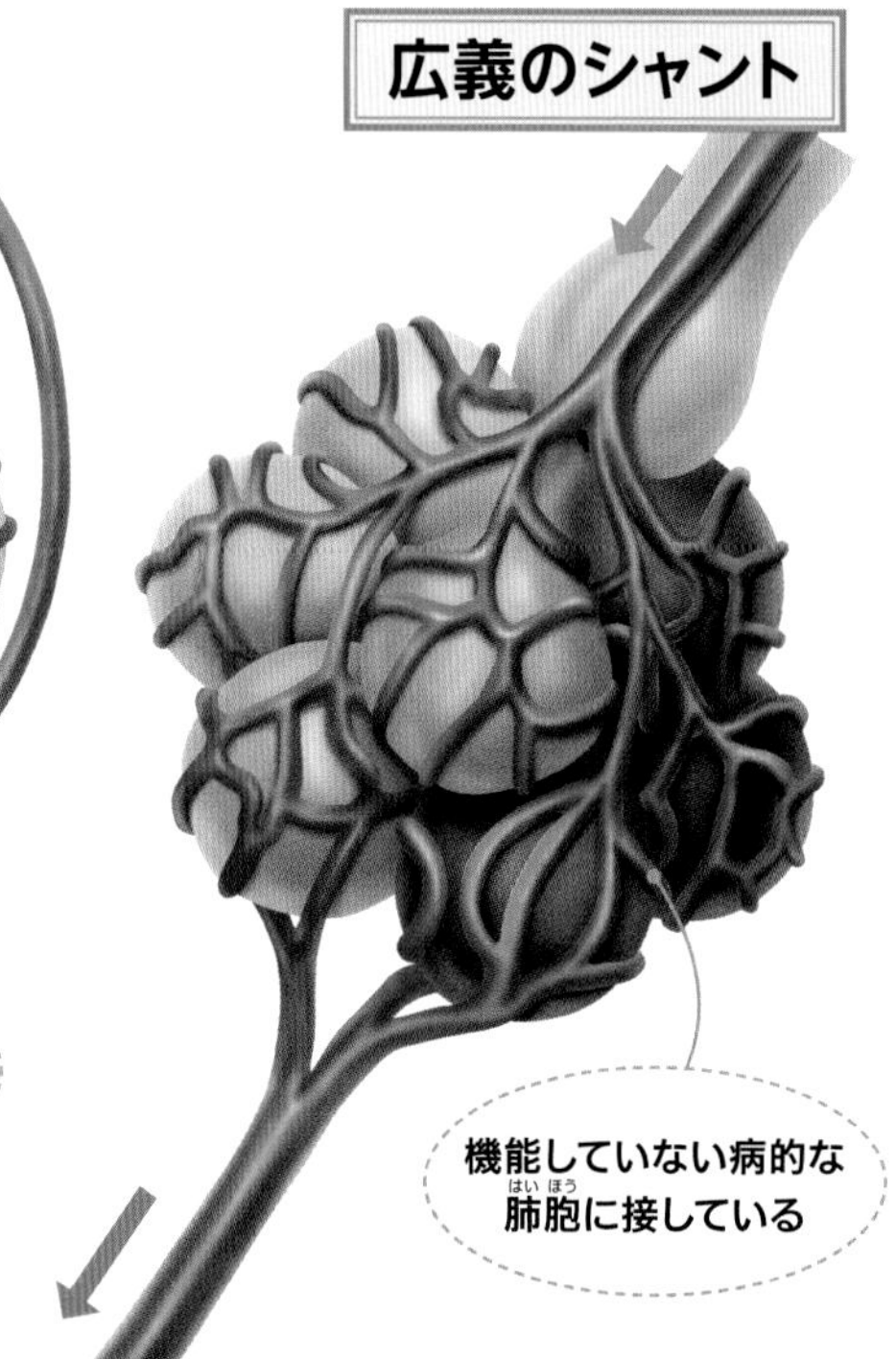

肺炎や肺気腫などで機能していない肺胞と接している血管のこと。結果的にガス交換がおこなわれていない。

肺胞《はいほう》低換気《ていかんき》

呼吸数や換気量の減少により、酸素の供給と二酸化炭素の排出が不十分になる。脳血管障害や薬物による呼吸中枢の異常、神経筋疾患などが原因になる。

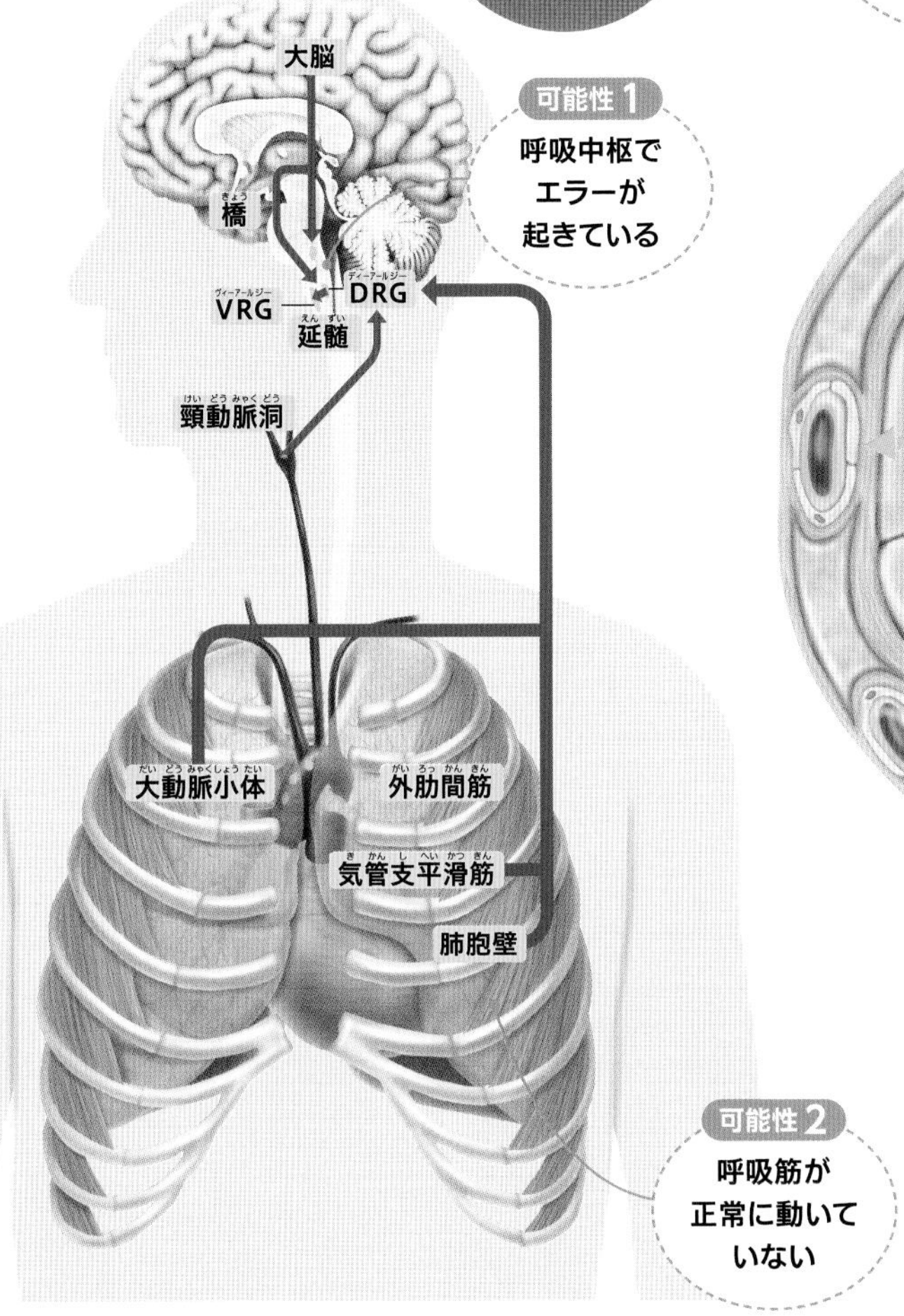

拡散障害

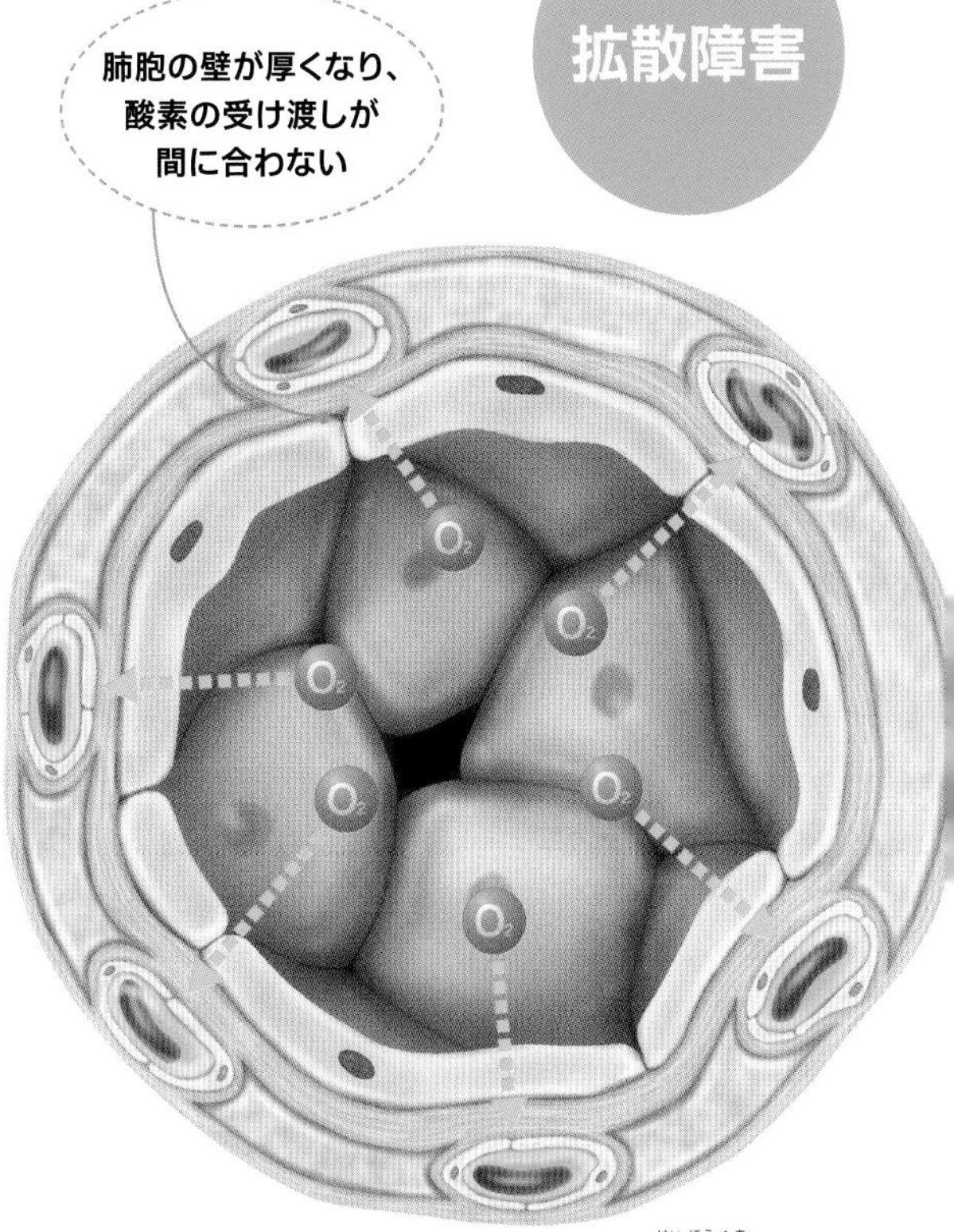

血液空気関門を構成する肺胞壁《はいほうへき》が肥厚すると、拡散の速度が血流の速度に追いつかず、酸素の受け渡しが十分できなくなる。間質性肺炎（→P130）と肺《はい》水腫《すいしゅ》（→P102、136）が代表的な原因。

換気や血流が正常でも酸素不足に陥ることがある

肺胞の換気や血流の異常はないのに、低《てい》酸素《さんそ》血症《けっしょう》をきたすこともある。

そのひとつが**拡散障害**だ。酸素や二酸化炭素は、**血液空気関門**（↓P30）という3層の障壁を通り抜けて拡散する。この障壁に異常が生じて肥厚すると、通り抜けるのに時間がかかってしまう。血液が毛細血管を通り抜ける時間内に、十分な酸素の受け渡しができなくなるのだ。とくに血流が速くなる運動時に、低酸素をきたしやすい。

もうひとつは、呼吸数や換気量が減少する**肺胞低換気**《はいほうていかんき》だ。**呼吸中枢の異常**や**神経筋疾患**、**重度のCOPD**《シーオーピーディー》（↓P118）による**CO_2ナルコーシス**（↓P46）が原因となる。

肺胞低換気では、低酸素血症だけでなく、高二酸化炭素血症《こうにさんかたんそけっしょう》も起こるのが問題だ。二酸化炭素は拡散能力が非常に高く、酸素の20倍もの速さで拡散する。そのため、換気血流ミスマッチや拡散障害があっても、すぐ蓄積することはない。しかし**呼吸数**や**換気量**自体が減少すると、排出が追いつかず、高二酸化炭素血症をまねいてしまう。

肺胞低換気のために二酸化炭素を排出できない

低酸素血症とともに、動脈血中の二酸化炭素が増加する「高二酸化炭素血症」が起こることもある。直接の原因は、換気が十分にできないことだ。

3つの障害が、高二酸化炭素血症を引き起こす

下記のいずれかの障害があると、肺胞への空気の出入りが減少して、高二酸化炭素血症をまねく。

Ⅰ 呼吸ドライブの障害

脳幹《のうかん》の呼吸ニューロンの異常

- 球型《きゅうけい》ポリオ、脳炎《のうえん》
- 脳幹梗塞《のうかんこうそく》、出血、外傷、腫瘍《しゅよう》
- 脳幹の脱髄《だつずい》、変性
- 薬剤の慢性服用
- 肺炎
- サルコイドーシス（指定難病。全身に肉芽腫《にくげしゅ》ができる）
- 原発性肺胞低換気《げんぱつせいはいほうていかんき》 など

化学受容器の異常

- 頸動脈体《けいどうみゃくたい》の機能不全、外傷
- 持続する低酸素血症《ていさんそけっしょう》 ➡P38〜
- 代謝性アルカローシス ➡P53

など

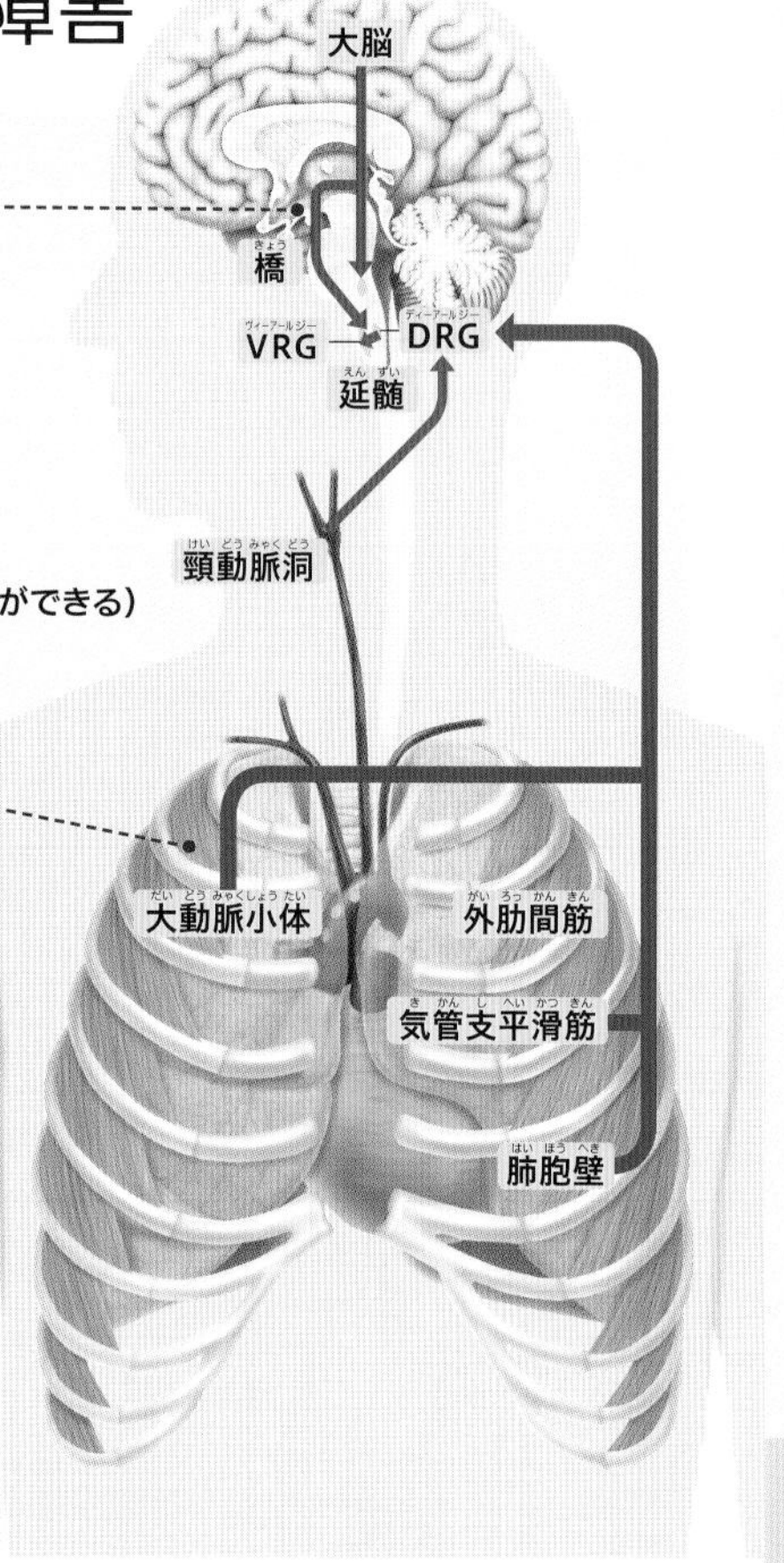

呼吸ドライブとは、呼吸中枢からの指令のこと。呼吸中枢自体の異常だけでなく、O_2やCO_2レベルを感知する化学受容器の異常も問題になる。COPD《シーオーピーディー》では、CO_2受容体《じゅようたい》の働きが低下することがよく知られている。

Ⅱ型呼吸不全はⅠ型より診断が遅れやすい

Ⅱ型呼吸不全では、低酸素血症《ていさんそけっしょう》に**高二酸化炭素血症**《こうにさんかたんそけっしょう》をともなう。高二酸化炭素血症とは、**動脈血二酸化炭素分圧**《どうみゃくけつにさんかたんそぶんあつ》（Pa_{CO_2}）が**45Torr**を超える状態をいい、ほとんどは**肺胞低換気**《はいほうていかんき》（↓P43）が原因だ。

肺胞低換気は、「呼吸ドライブ」「呼吸神経筋系」「換気装置系」のいずれかの障害で起こる。とくに多いのが、換気装置系の異常である**COPD**《シーオーピーディー》と、**閉塞性睡眠時無呼吸**である。

急性の高二酸化炭素血症における症状の出現は、Pa_{CO_2}の数値ではなく、その上昇程度と速度に左右される。慢性の場合は症状自体が出にくい。そのため低酸素血症に比べて診断が遅れ、CO_2ナルコーシス（↓P46）に至ることもあり、注意を要する。

II 呼吸神経筋系の障害

脊髄《せきずい》・末梢神経《まっしょうしんけい》の異常

- 高位頸髄《こういけいずい》の外傷
- ポリオ
- 運動ニューロン疾患
- 末梢性ニューロパチー（末梢神経障害） など

呼吸筋の異常

- 重症筋無力症《じゅうしょうきんむりょくしょう》
- 筋ジストロフィー
- 慢性ミオパチー など

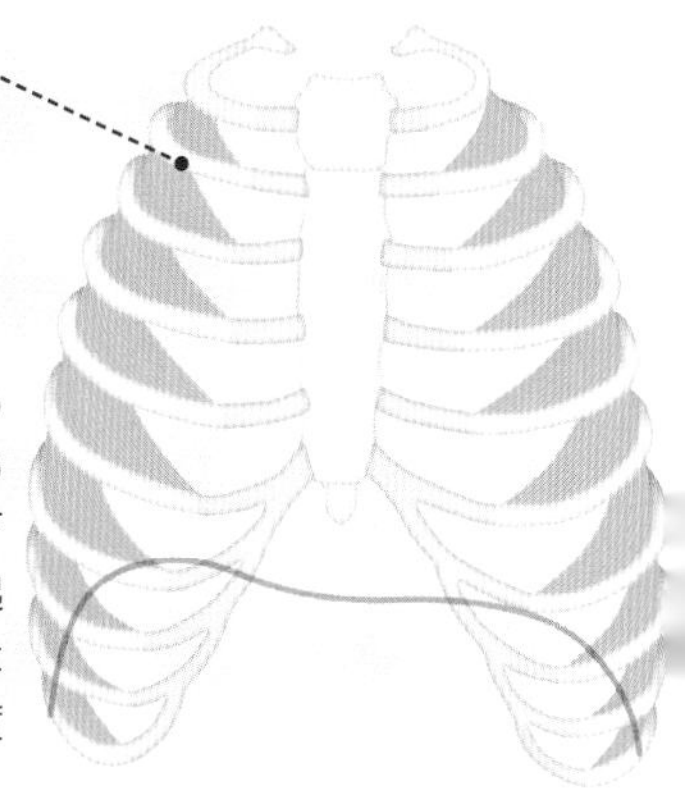

呼吸中枢の指令を伝える神経や呼吸筋に異常があると、呼吸運動が低下し、肺胞低換気《はいほうていかんき》を引き起こすことがある。原因は呼吸器疾患以外で、頻度としては高くない。

III 換気装置系の障害

胸郭《きょうかく》の異常

- 脊柱後側弯症《せきちゅうこうそくわんしょう》
- 線維胸《せんいきょう》
- 胸郭形成術《きょうかくけいせいじゅつ》
- 強直性脊椎炎《きょうちょくせいせきついえん》
- 肥満低換気 など

気道・肺の異常

- 慢性閉塞性肺疾患《まんせいへいそくせいはいしっかん》（COPD《シーオーピーディー》） ➡P118
- 閉塞性睡眠時無呼吸（OSA《オーエスエー》） ➡P124
- 喉頭《こうとう》・気管狭窄《きかんきょうさく》
- 嚢胞性線維症《のうほうせいせんいしょう》 など

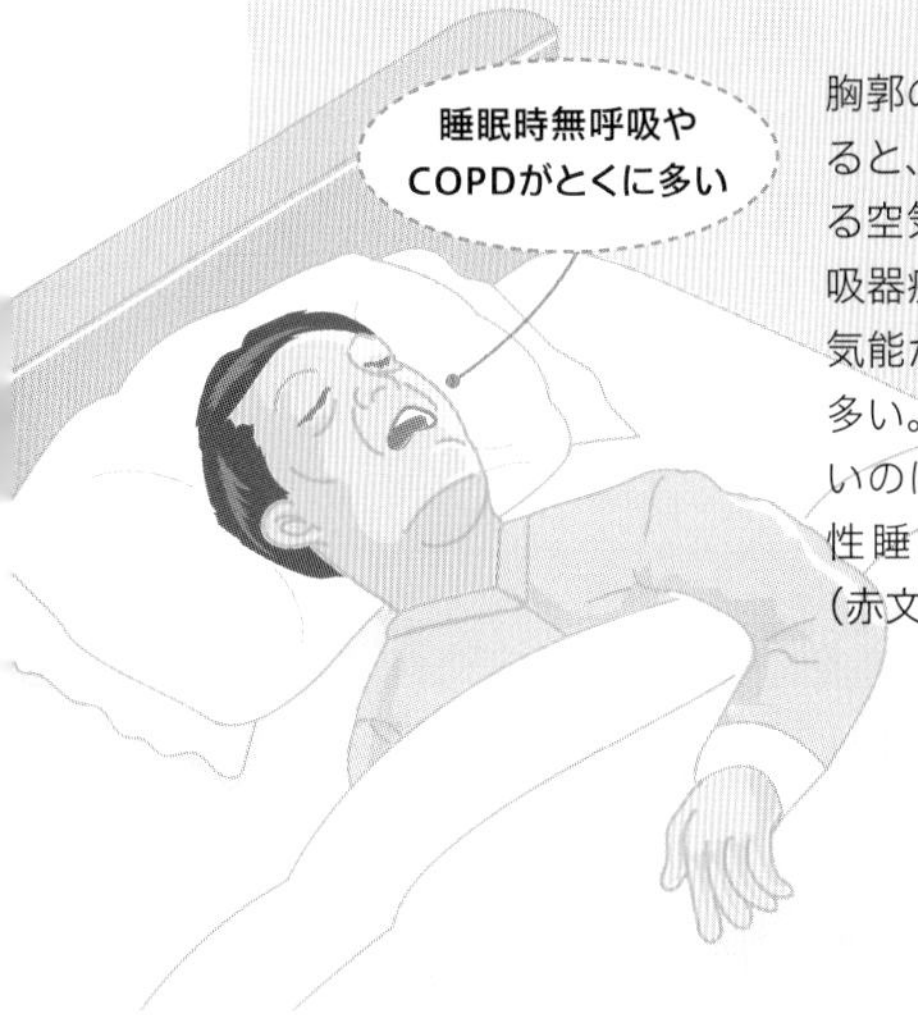

胸郭の器質的異常があると、肺胞に出入りする空気の量が減る。呼吸器疾患によって、換気能が低下することも多い。とくに頻度が高いのは、COPDや閉塞性睡眠時無呼吸など（赤文字部分）。

肺胞低換気

高二酸化炭素血症《こうにさんかたんそけっしょう》

疲労感などの症状はあるが自覚しにくく、発見が遅れやすい

高二酸化炭素血症の症状には右のようなものがあるが、初期には頭痛や発汗、羽ばたき振戦（四肢《しし》の不随意運動）がよく見られる。本人は自覚しにくいため、これらの症状の有無や呼吸数、胸郭の動きなどから、低換気を疑うことが大切。NPPV《エヌピーピーヴィー》（非侵襲的陽圧換気《ひしんしゅうてきようあつかんき》→P152）で二酸化炭素を強制的に排出すると、症状が改善される。

- 頭痛
- 睡眠障害
- 発汗
- チアノーゼ
- 疲労感
- 顔面潮紅《がんめんちょうこう》
- 肺高血圧症
- 心不全
- 羽《は》ばたき振戦《しんせん》

など

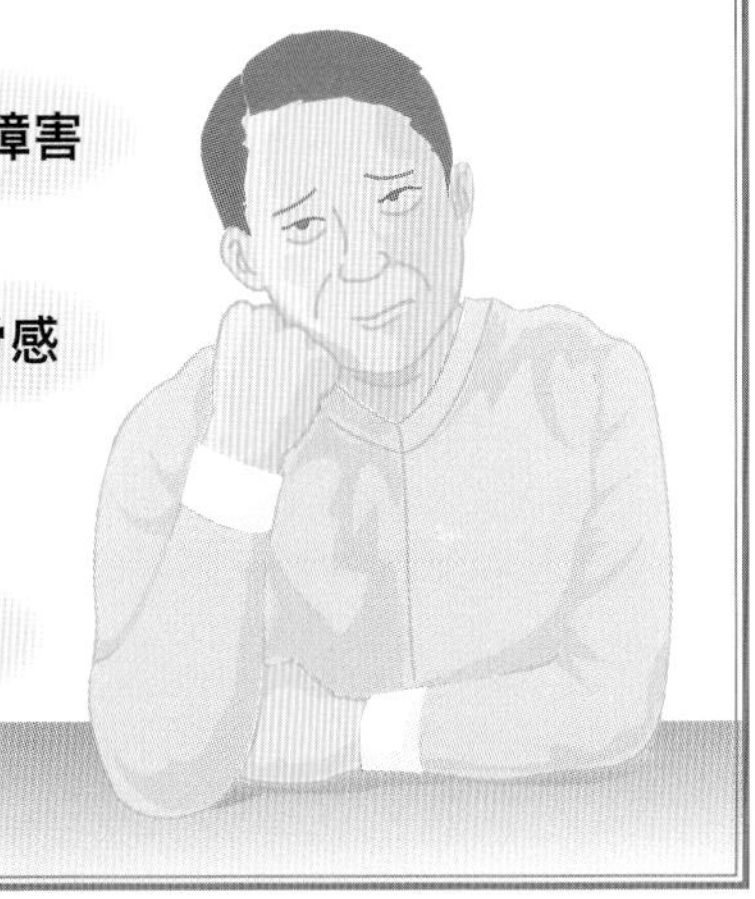

（「呼吸器疾患と脳神経障害」松永和人・一ノ瀬正和，日本内科学会雑誌 vol.101（8），2012より作成）

CO_2ナルコーシスで意識障害を起こすことも

Pa_{CO_2} 80以上は危険！ 呼吸が抑制されてしまう

一般に、血中の**二酸化炭素**が増えてくると、呼吸中枢は二酸化炭素を排出させようとし、**換気量**が増大する。しかし、**動脈血《どうみゃくけつ》二酸化炭素分圧《にさんかたんそぶんあつ》**（Pa_{CO_2}）が**80Torr**を超えると、呼吸中枢に対して麻酔効果が生じ、呼吸が抑制されてしまう。すると、さらに二酸化炭素がたまり、**意識障害**をまねく。この病態を**CO_2ナルコーシス**という。

意識障害は、高濃度の二酸化炭素そのものではなく、**pH《ピーエイチ》**の低下で生じる。pHが低下して血液が酸性になると、脳が正常に働けなくなり、CO_2ナルコーシスが起こるのだ。ただしpHは、肺以外に腎臓でも調節されている。腎臓による代償（↓P49）がきちんと機能しているうちは、高二酸化炭素血症《こうにさんかたんそけっしょう》でも、CO_2ナルコーシスは起こらない。

動脈血中の二酸化炭素濃度が上がりすぎるとCO_2ナルコーシスとなり、意識障害などを起こす。命にかかわるため、早急に対処しなくてはならない。

CO_2ナルコーシスの症状は、いずれも緊急度が高い

ナルコーシスとは「麻酔、昏睡」の意味。意識障害から死に至るおそれがある。

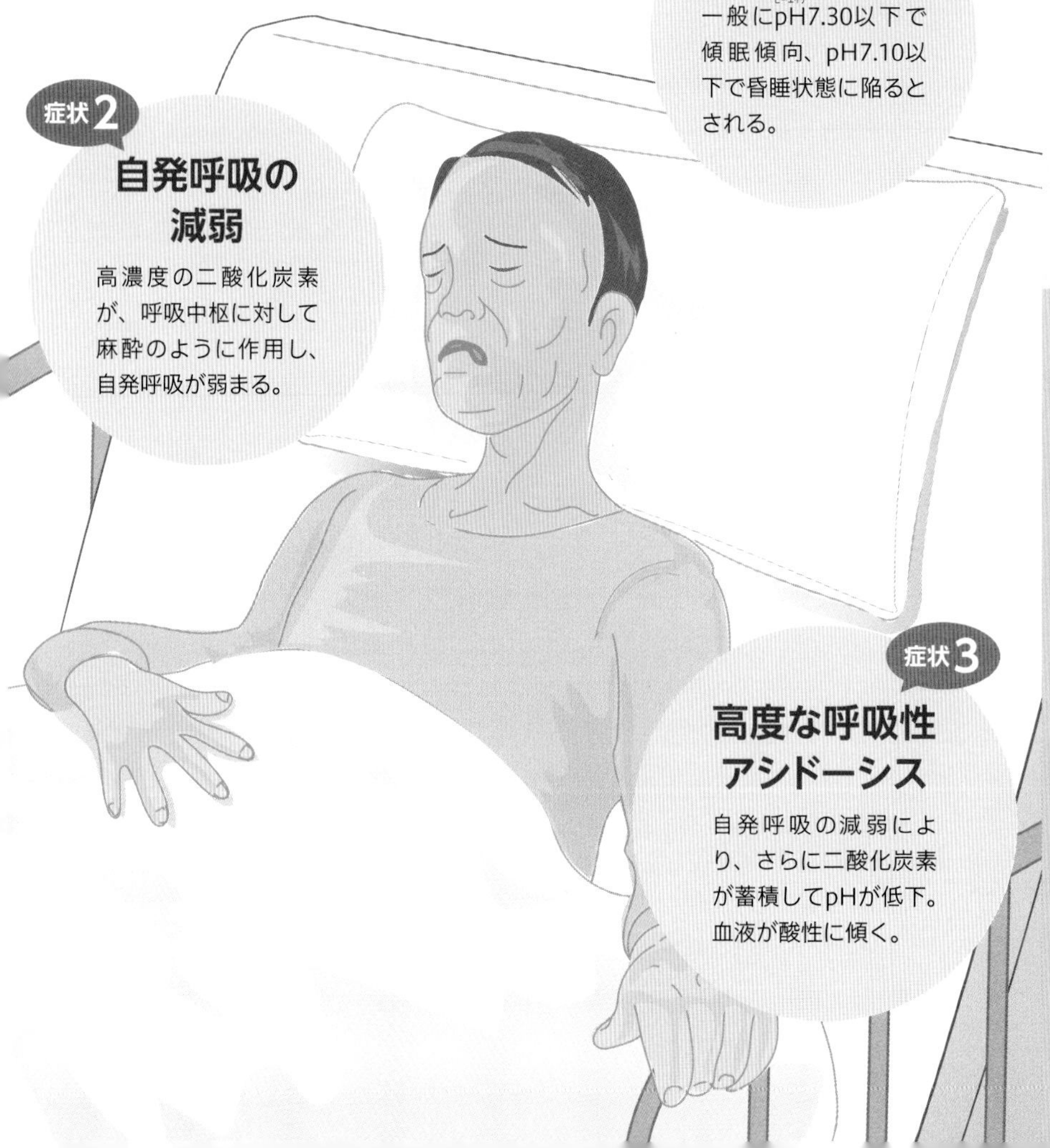

Sp_{O_2} 90%を目標に、酸素投与をおこなう

予防的には厳密な酸素療法を、治療としては人工呼吸をおこない、低酸素血症《ていさんそけっしょう》の改善をはかる。誘因の除去と治療も必要。

予防的対処

ハイフローシステムで酸素を投与

CO_2ナルコーシスのリスクが高い例では、吸気《きゅうき》酸素濃度を厳密に設定でき、高流量で酸素を投与できる「ハイフローシステム」が向いている。Sp_{O_2}90％をめやすに、ベンチュリマスクや高流量鼻カニュラなどで、必要最低限の投与をする。

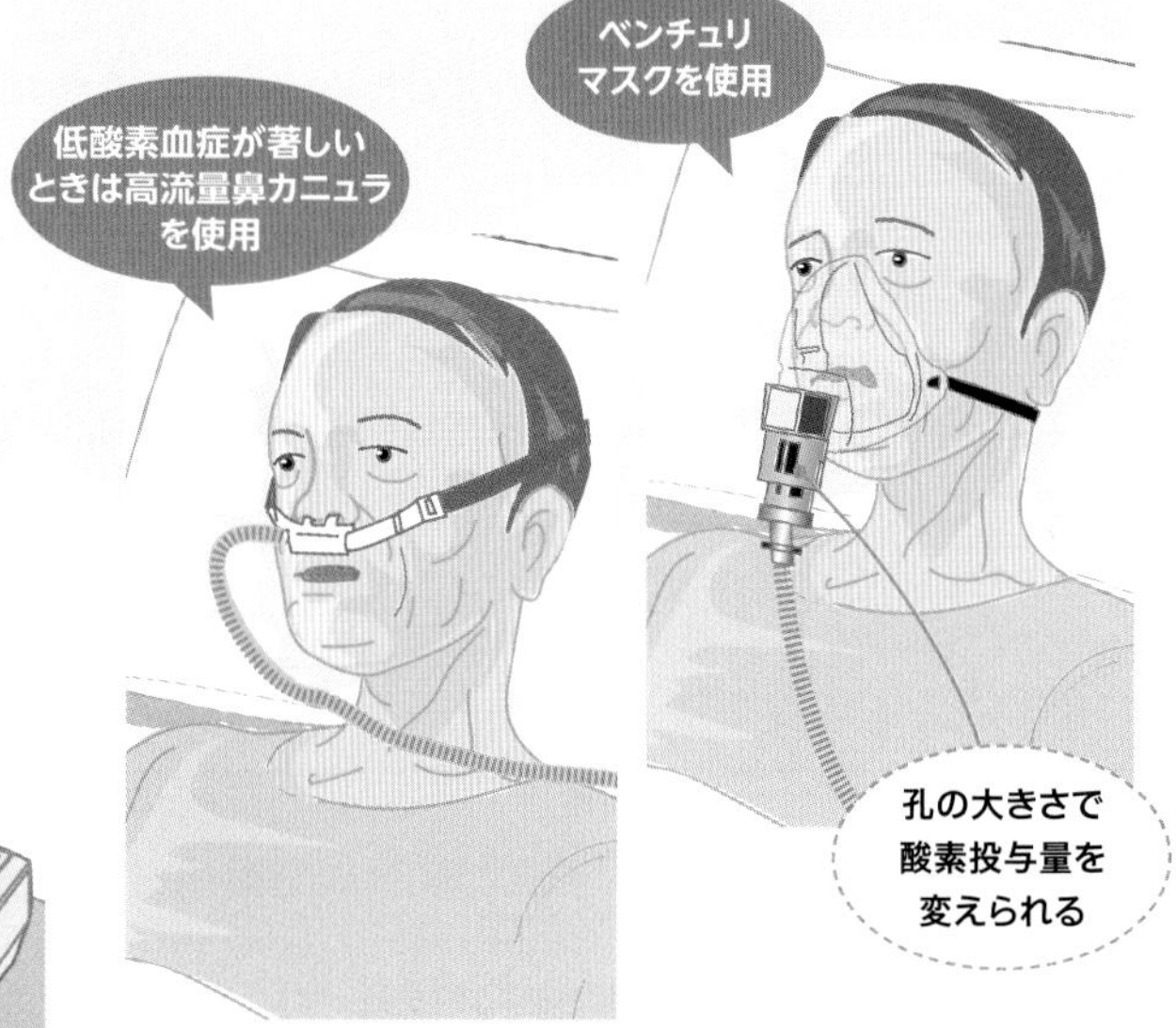

治療的対処

NPPV《エヌピーピーヴィー》で人工呼吸にする

人工呼吸のなかでも、気管切開や挿管をともなわないNPPV（非侵襲的陽圧換気《ひしんしゅうてきようあつかんき》）が主流。強制的にCO_2を排出する。装着のめやすはpH7.25未満。ただし、CO_2の急激な排出は、代謝性アルカローシスをまねくこともあり、注意を要する（→P49）。

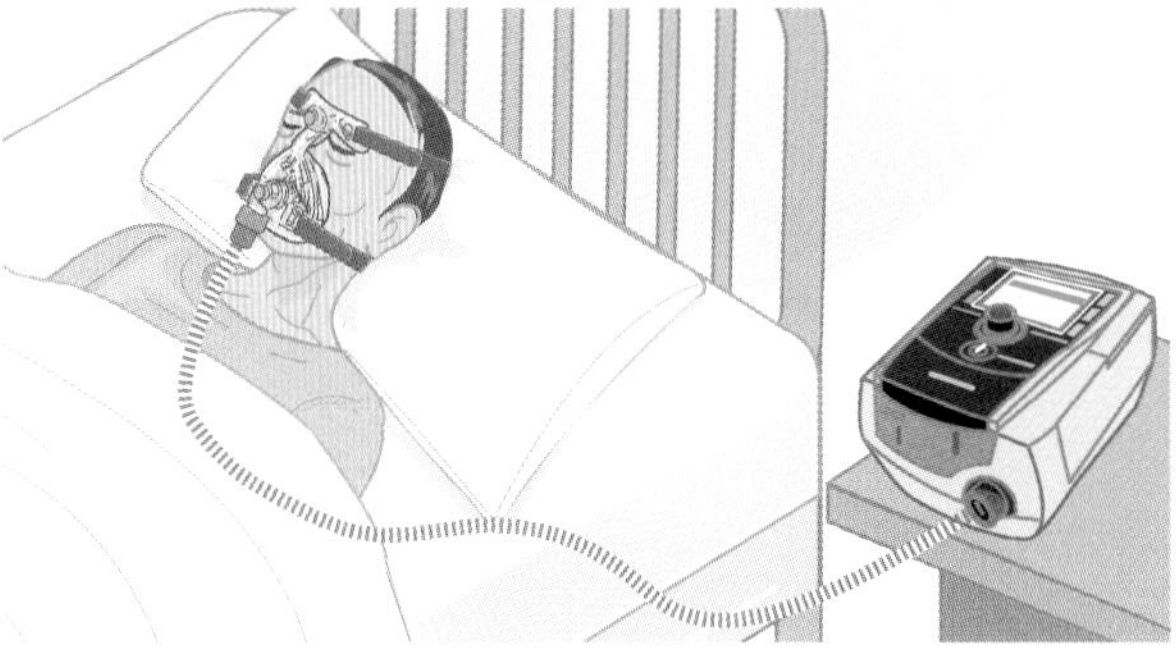

適切な酸素投与と換気でCO_2ナルコーシスを防ぐ

CO_2ナルコーシスの最大の誘因は、**高濃度の酸素投与**だ。COPD《シーオーピーディー》（↓P118）などで慢性的な呼吸不全があると、つねに二酸化炭素がたまりがちで、**呼吸中枢**を刺激する**CO_2受容体《じゅようたい》**が鈍くなる。その代わりに**O_2受容体**が低酸素を感知し、呼吸中枢を刺激している。この状態で高濃度の酸素を急に投与すると、O_2受容体は「もう呼吸の必要はない」と判断し、呼吸中枢を刺激しなくなってしまう。その結果、呼吸が抑制され、CO_2ナルコーシスに至る。

だからといって、酸素投与を避けていては生命が維持できない。まずは低酸素血症《ていさんそけっしょう》の改善が必要だ。呼吸数やpH、腎機能などを慎重に観察しながら、**Sp_{O_2}90％**をめやすに、必要最低限の酸素を投与する。

呼吸数が減少して、CO_2ナルコーシスに陥ったら、**NPPV《エヌピーピーヴィー》（非侵襲的陽圧換気《ひしんしゅうてきようあつかんき》**↓P152）で強制的に二酸化炭素を排出する。感染症や鎮静剤・睡眠薬投与による呼吸刺激の低下も、CO_2ナルコーシスの誘因となるため、これらの治療や除去もおこなう。

呼吸性アシドーシスでは頭痛や傾眠、錯乱が起きる

呼吸器疾患に関連する酸塩基平衡の異常として、代表的なのが「呼吸性アシドーシス」だ。高二酸化炭素血症により、血液が酸性に傾く。

pH低下はアシドーシス、pH上昇はアルカローシス

pH《ビーエイチ》が低下して酸性に向かうことをアシドーシス、上昇してアルカリ性に向かうことをアルカローシスという。

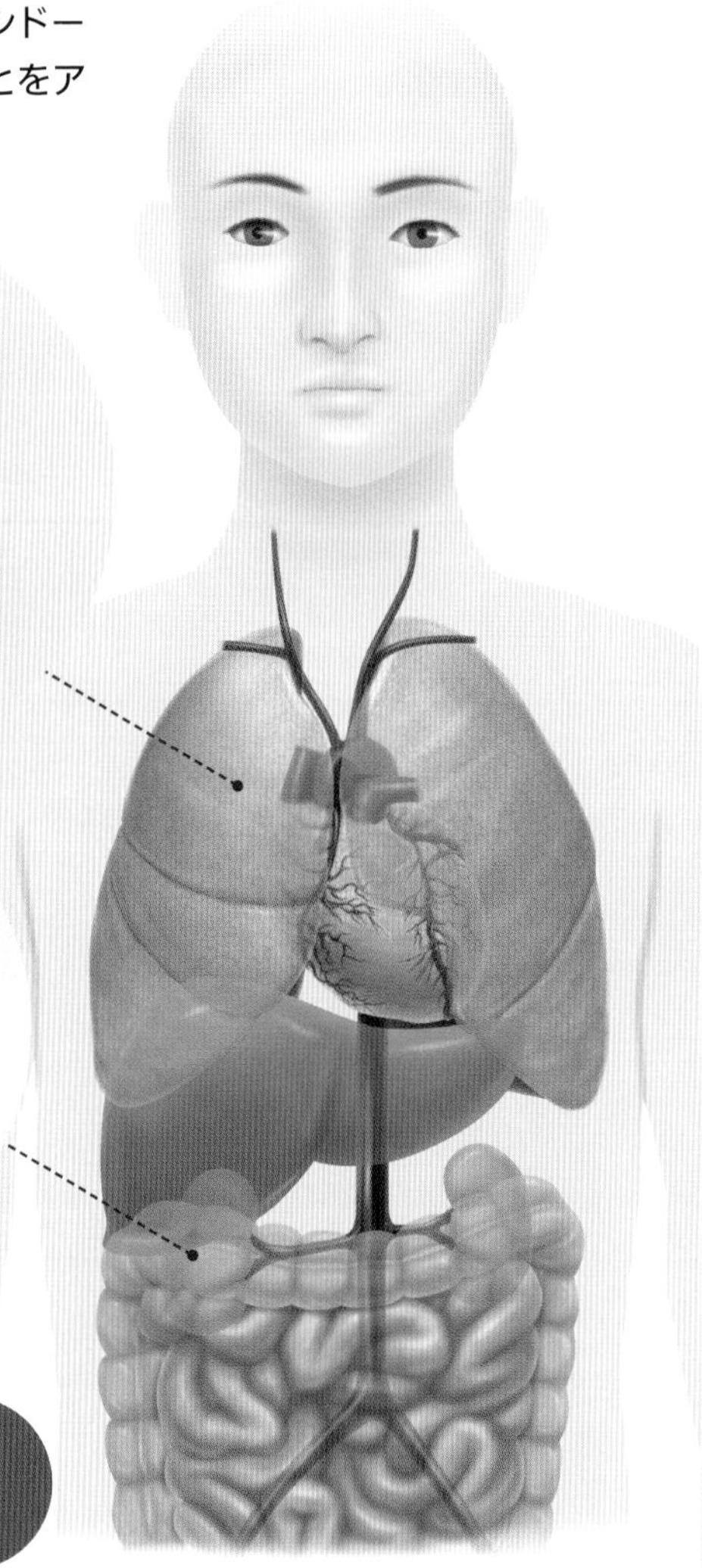

肺でのpH調節

CO_2増加 ➡ 呼吸性アシドーシス
CO_2減少 ➡ 呼吸性アルカローシス

換気により血中の二酸化炭素量を変え、pHを調節。二酸化炭素が増えると、pHは低下（呼吸性アシドーシス）。二酸化炭素が減ると、pHは上昇する（呼吸性アルカローシス）。

腎臓でのpH調節

HCO_3^-増加 ➡ 代謝性アルカローシス
HCO_3^-減少 ➡ 代謝性アシドーシス

水素イオンと重炭酸イオンの量で、pHを調節。重炭酸イオンが増えると、pHは上昇（代謝性アルカローシス）。重炭酸イオンが減るとpHが低下する（代謝性アシドーシス）。

⬇

pHが異常になるとたがいに代償しようとする

肺が原因のpH低下を呼吸性アシドーシスという

通常、血液のpH《ピーエイチ》は7・35～7・45の範囲に保たれており、その調節は血液、肺、腎臓が担っている（酸塩基平衡《さんえんきへいこう》↓P34）。**pHが7・35未満**の酸性になった状態を**アシデミア**といい、アシデミアに向かっている状態を**アシドーシス**とよぶ。一方、pHが7・45より高い、アルカリ性になった状態が**アルカレミア**で、アルカレミアに向かっている状態を**アルカローシス**という。その時点において〝酸性か、アルカリ性か〟ということと、〝酸性とアルカリ性のどちらの方向に向かっているか〟を、区別して考えることが重要だ。

アシドーシスとアルカローシスのうち、肺が原因のものを**呼吸性アシドーシス**、または**呼吸性アルカローシス**という。

呼吸性アシドーシスに続いて、代謝性代償が起きる

pHを変動させた原因と、それに続いて起こる代償反応を分けて考えることが大切。

原因

COPD《シーオーピーディー》などの基礎疾患

気道閉塞などで換気量が減る

気道閉塞などによって、換気量が減る。二酸化炭素が十分に排出できず、高二酸化炭素血症《こうにさんかたんそけっしょう》となる。

異常

呼吸性アシドーシス

二酸化炭素が、Pa_{CO_2}>45Torrまで増加

Pa_{CO_2}が45Torrを超えるとpHは低下し、酸性へと向かう。肺が原因で起こるため、呼吸性アシドーシスという。

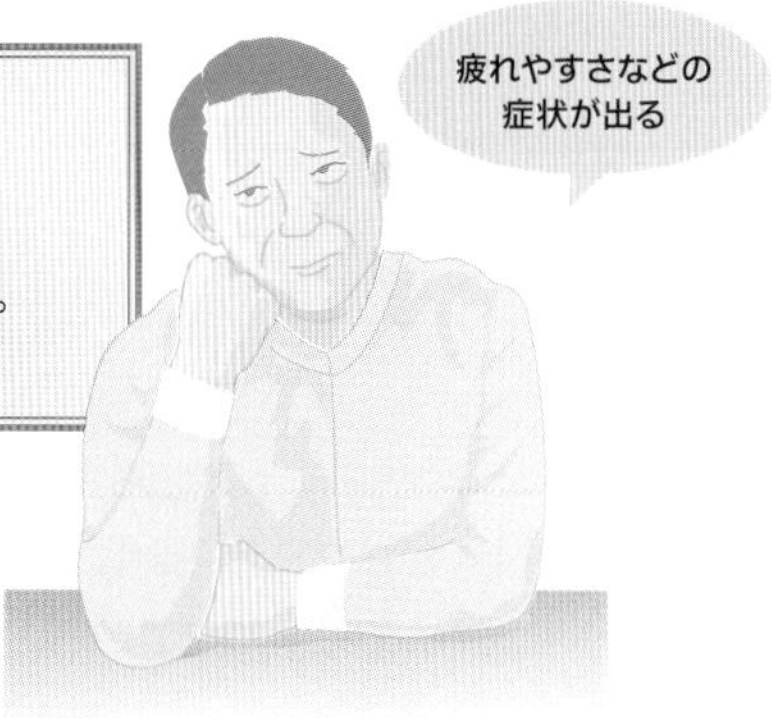

数日後

代償反応

代謝性アルカローシス

重炭酸イオン（HCO_3^-）>26mEq/Lまで増加

腎臓による代償反応が起こる。重炭酸イオンの再吸収を促してアルカリ性に向かわせ、pHを正常範囲内に引き戻す。

代償しきれなければ……

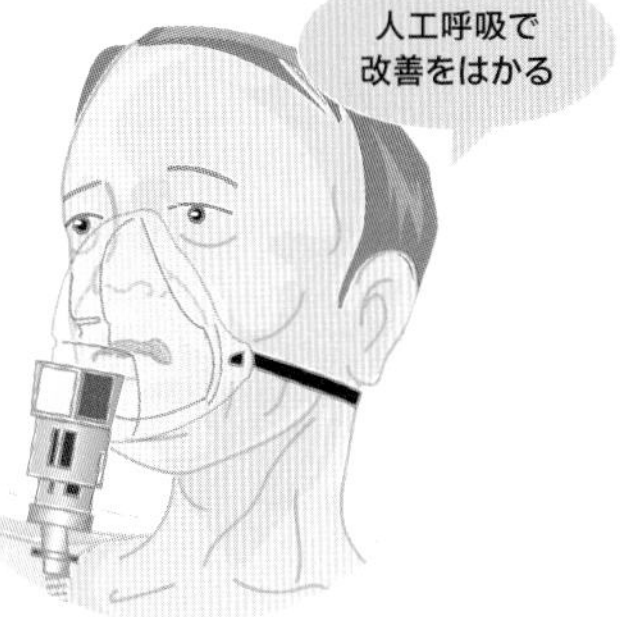

重大な異常

アシデミア

血液が酸性に傾き、pH<7.35となる

代謝性アルカローシスで代償しきれない場合は、血液が酸性に傾いたアシデミアとなる。人工呼吸による強制換気が必要。

代償がきいていないときは人工呼吸で早急に対処

肺とともにpHを調節しているのが、**腎臓**だ。肺と腎臓は、シーソーのようにたがいにバランスをとり、pHを調節している。

たとえば、呼吸性アシドーシスが起きた場合を考えてみよう。血中の二酸化炭素（酸）が増えてpHは低下し、頭痛や傾眠、錯乱などが現れてくる。すると腎臓は、重炭酸イオン（塩基《えんき》）の再吸収を促進し、pHを上昇させる（**代謝性アルカローシス** ↓P53）。このように逆向きの反応を起こして、pHを正常範囲内に引き戻す働きを**代償**とよぶ。腎臓による代償は数日~5日間ほどかかるが、きちんと代償できれば、pHは正常範囲内におさまる。しかし、急性期や重度の呼吸性アシドーシスだと、代償が追いつかず、**アシデミア**となってしまう。この場合は、人工呼吸による強制換気が必要だ。

ただ、慢性的に呼吸性アシドーシスがあると、強制換気でアシドーシスを改善しても、すでに始まっている腎臓の代償反応を止められない。代謝性アルカローシスだけが残り、アルカレミアに陥ることがある。

呼吸性アルカローシスは呼吸数増加、過換気が原因

呼吸器疾患に関連して起こる酸塩基平衡として、「呼吸性アルカローシス」のしくみも覚えておこう。直接の原因となるのは通常、低酸素血症である。

低酸素血症が原因で起こることが多い

呼吸性アルカローシスが起こると、その代償として、代謝性アシドーシスが生じる。

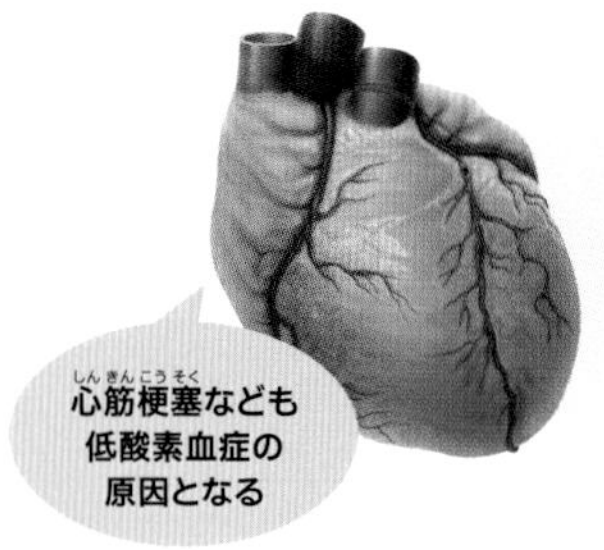

原因

低《てい》酸《さん》素《そ》血《けっ》症《しょう》

呼吸刺激が増えると、換気量も増える

低酸素血症になると呼吸中枢が刺激されて呼吸数・換気量が増え、二酸化炭素量が減る。呼吸器疾患や心疾患、肺《はい》血《けっ》栓《せん》塞《そく》栓《せん》症《しょう》（→P132）、ショック、貧血、高地低酸素などが原因に。

異常

呼吸性アルカローシス

二酸化炭素が、Pa_{CO_2}<35Torrまで減少

Pa_{CO_2}が35Torr未満になると、pH《ピーエイチ》は上昇し、アルカリ性へと向かう。肺が原因で起こるため、呼吸性アルカローシスという。

数日後

代償反応

代謝性アシドーシス

重炭酸イオン（HCO_3^-）が<22mEq/Lまで減少

腎臓による代償反応が起こる。重炭酸イオンの再吸収を減らして酸性に向かわせ、pHを正常範囲内に引き戻す。

代償しきれなければ……

重大な異常

アルカレミア

血液がアルカリ性に傾き、pH>7.45になる

代謝性アシドーシスで代償しきれない場合は、血液がアルカリ性に傾いたアルカレミアとなる。
原因疾患の治療で過換気を抑えるとともに、酸素投与もおこなう。

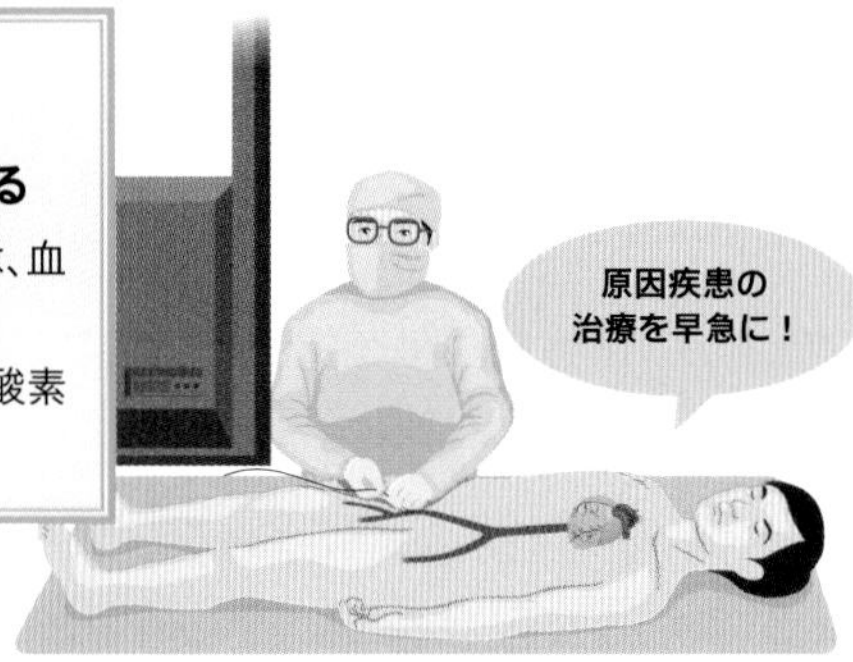

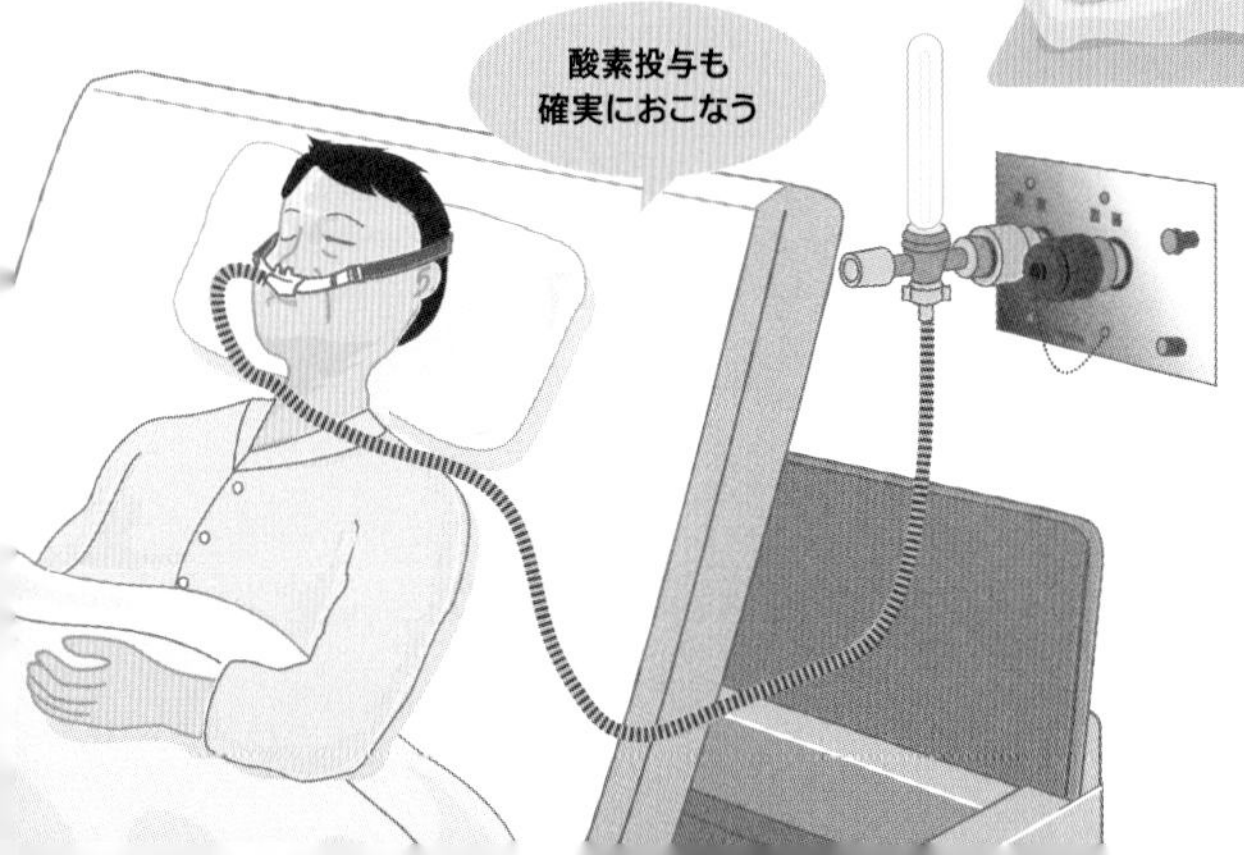

過換気症候群や、人工呼吸での過換気なども原因となる

過換気は、呼吸器疾患以外にもさまざまな原因で起こる。

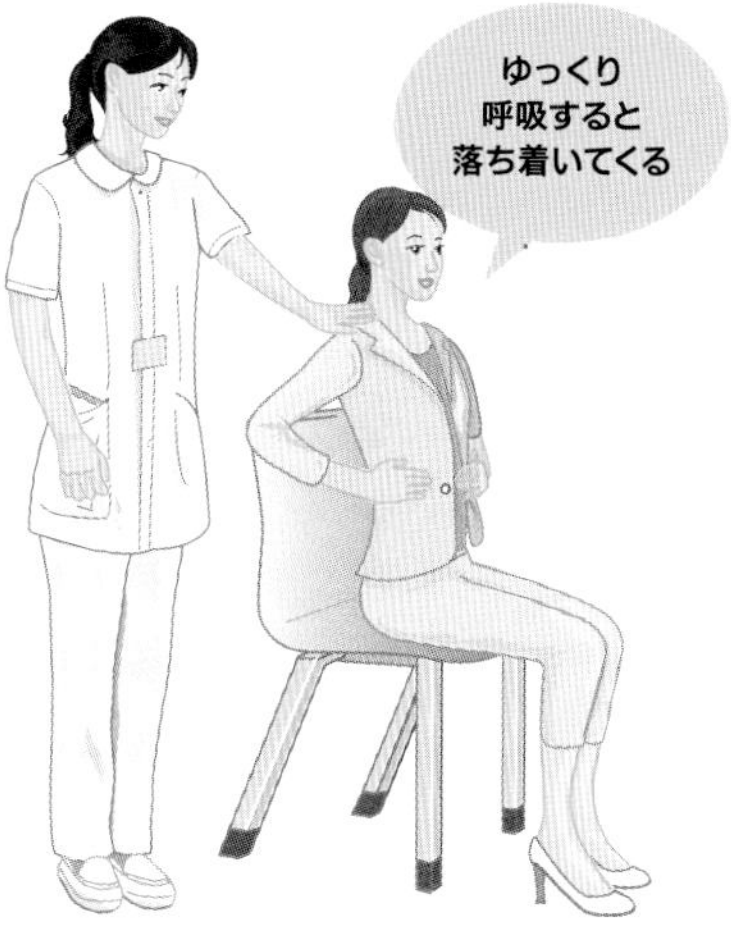

その他の要因 I

過換気症候群

不安やパニック発作などで過剰に換気してしまう

極度の不安や緊張、パニック発作などにともなって、呼吸が速くなり、換気量が過剰になる。
呼吸困難のほか、テタニー（顔面や手指の筋肉のけいれん）などが現れることも。

その他の要因 II

人工呼吸時の過換気

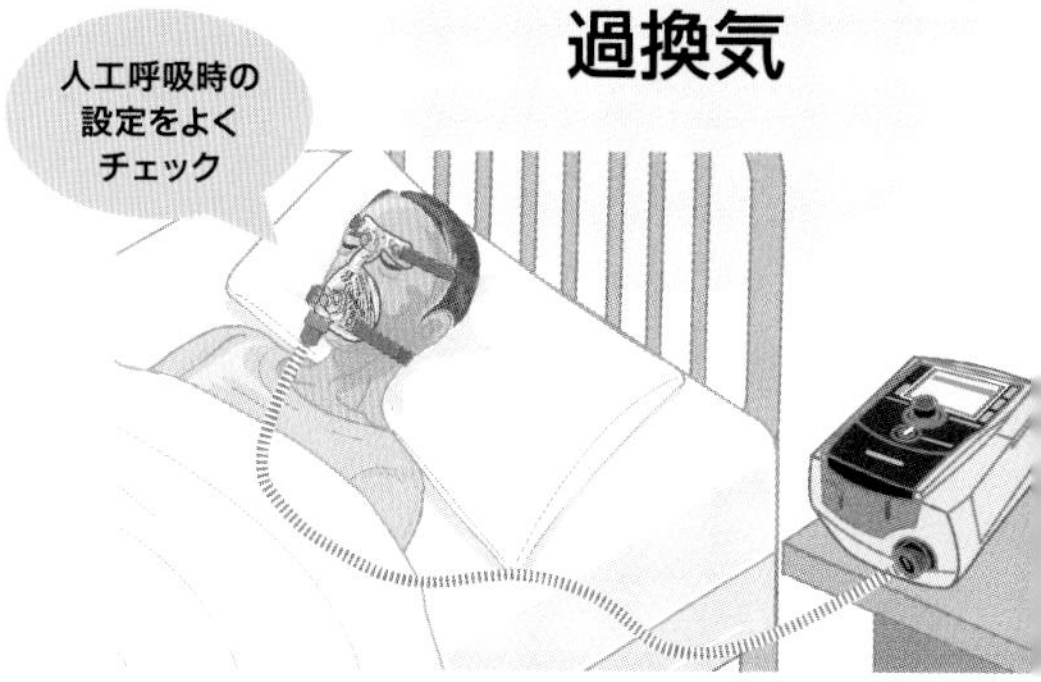

換気の量や回数、気道内圧の管理不足で起こる

人工呼吸の換気量や換気回数、気道内圧などの設定が不適切だと、分時換気量《ふんじかんきりょう》（VE《ヴィーイー》）が過剰になり、呼吸性アルカローシスを引き起こすことがある。

その他の要因 III

外傷などによる痛み

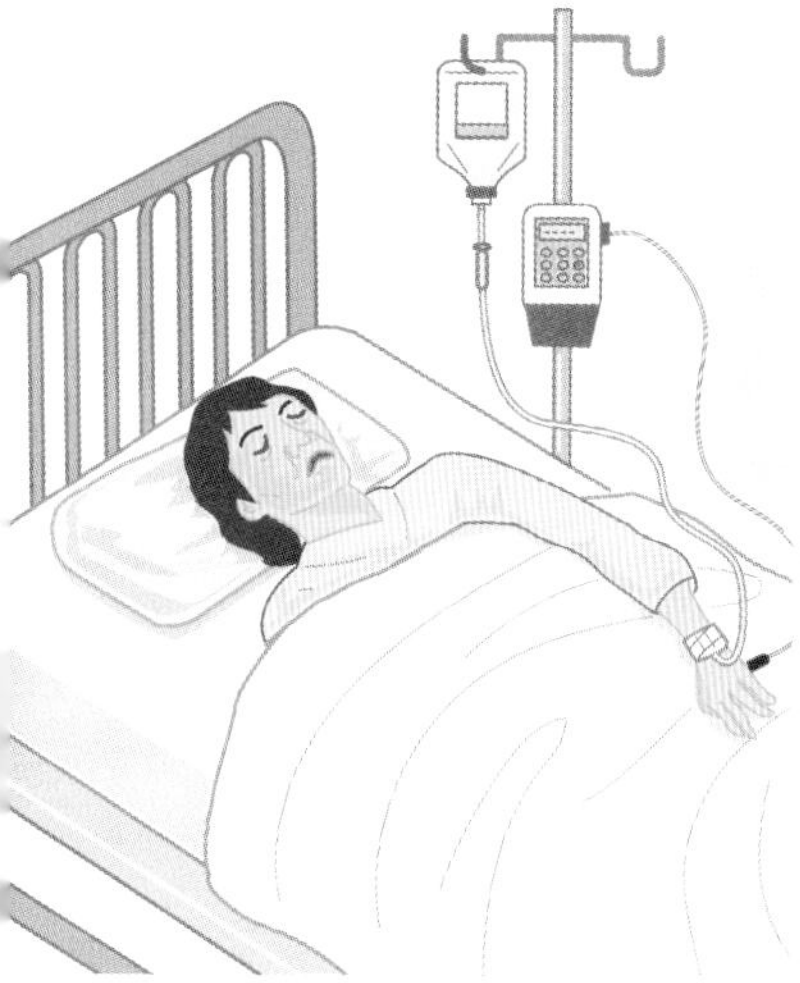

呼吸中枢が刺激されて、過換気に

強い痛みは、傷害受容経路を刺激して過換気をまねく。脳出血、脳炎、肝不全、発熱、炎症、薬物中毒なども過換気の原因になる。

呼吸器疾患以外で発症することも少なくない

呼吸性アルカローシスは、肺が原因でpH《ピーエイチ》が上昇し、血液が**アルカリ性**に向かう状態をさす。代表的な原因は、**低酸素血症**《ていさんそけつしょう》（→P38）だ。呼吸器疾患などで、動脈血《どうみゃくけつ》中の酸素が少なくなると、末梢から呼吸中枢に対して、〝酸素が足りないから呼吸数を増やせ〟という強い刺激が送られる。すると、**呼吸数**とともに**換気量**も増大し、**二酸化炭素**（**酸**）が過剰に排出されてしまうのだ。その結果、血液はアルカリ性に向かう。

この代償反応として、腎臓は**代謝性アシドーシス**を起こす。数日間かけて、重炭酸イオン（塩基《えんき》）の血中への再吸収を減らし、pHを上昇させるのだ。それでも代償しきれなければ、アルカレミアとなる。

呼吸性アルカローシスは、低酸素血症以外にも、さまざまな原因で起こる。しばしば見られるのが、**過換気症候群**や**人工呼吸時の過換気**だ。また、痛みや薬物中毒、発熱、炎症なども、過換気の原因になる。さらに、**敗血症**《はいけつしょう》などによる代謝性アシドーシスの代償として生じることもある。

他臓器の影響で起こる代謝性の異常にも注意

「代謝性アシドーシス」「代謝性アルカローシス」は、さまざまな代謝の異常が原因で起こる。その代償として、呼吸に異常が出ることも多い。

代謝性アシドーシスの原因は、アニオンギャップから判断

代謝性アシドーシスの原因は、「重炭酸イオン（HCO_3^-）の減少」と「代謝性の酸の増加」がある。そのどちらかを判断する指標がAG《エージー》だ。

血液中の陽イオン&陰イオンを測定

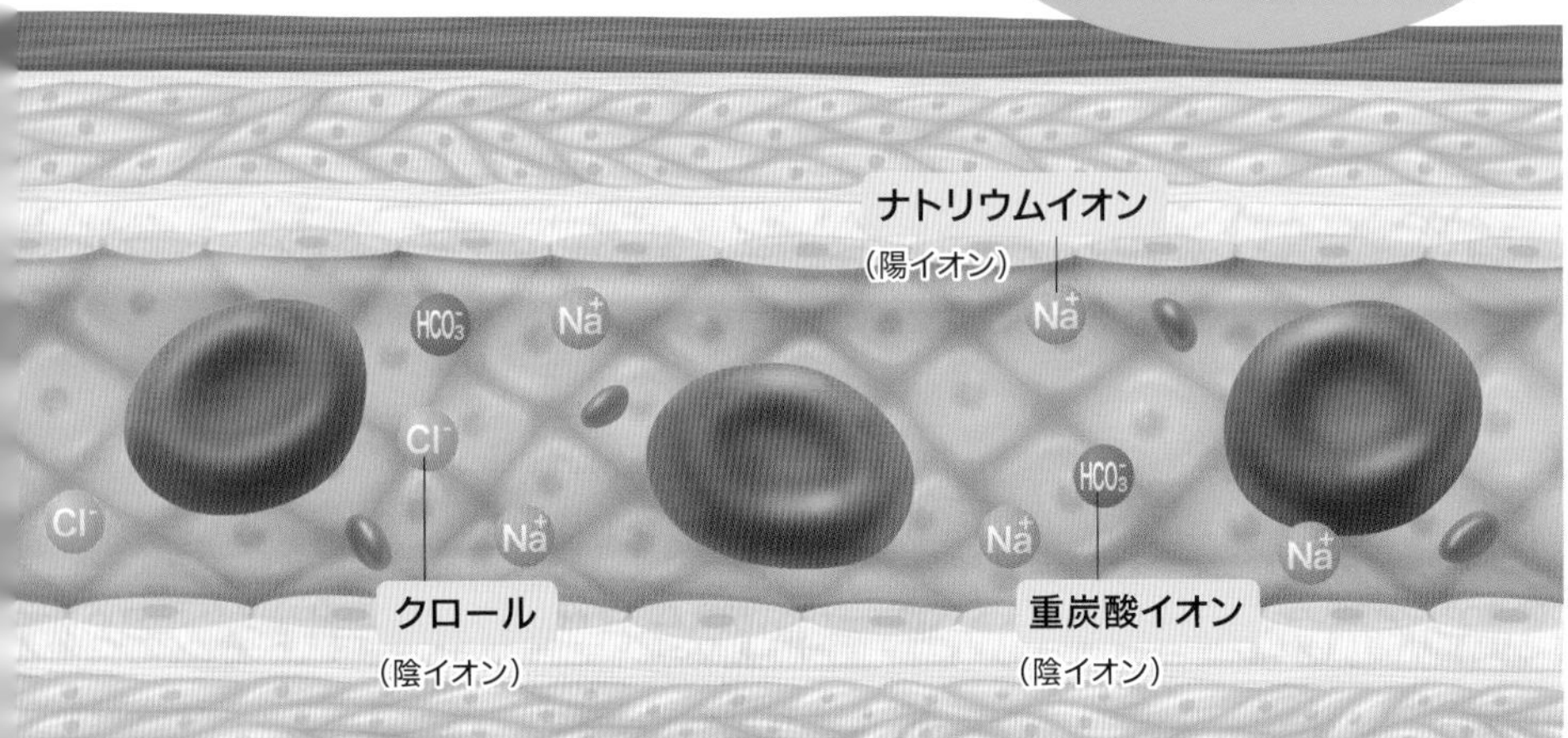

血中の陽イオンはNa^+（ナトリウムイオン）、陰イオンはHCO_3^-（重炭酸イオン）とCl^-（塩《えん》化物《かぶつ》イオン）が大半を占める。ほかに、通常は測定できない陽イオンと陰イオンもあり、代謝性の酸は測定できない陰イオンである。

AG（アニオンギャップ）＝（測定できる陽イオン）−（測定できる陰イオン）

$$= Na^+ - (Cl^- + HCO_3^-)$$

＊正常値は12±2mmol/L

総陽イオンと総陰イオンは等しいことから、「測定できない陰イオン」と「測定できない陽イオン」の差が、左の式で求められる。

AG変動なし

考えられる病態

- 下痢 ➡ 消化液とともにHCO_3^-を喪失
- 尿細管性アシドーシス
  ➡ 尿細管でのHCO_3^-再吸収が阻害される

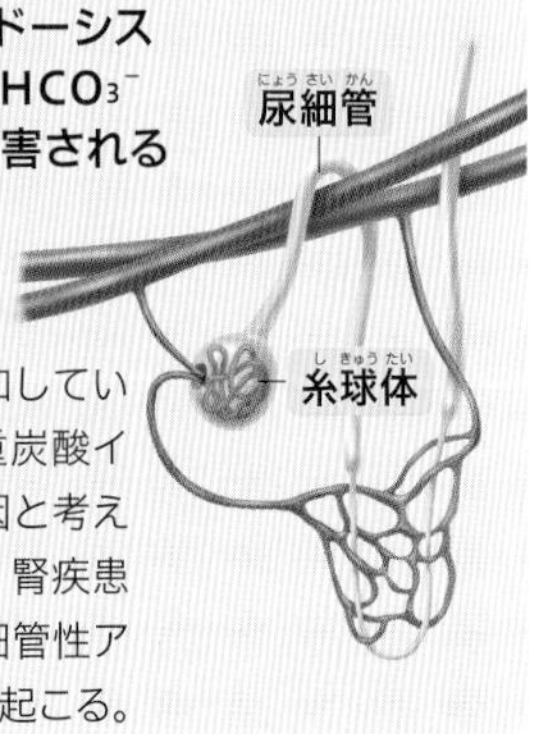

代謝性の酸は増加していないことから、重炭酸イオンの減少が原因と考えられる。下痢や、腎疾患の一種である尿細管性アシドーシスなどで起こる。

AG上昇

考えられる病態

- 敗血症《はいけつしょう》・乳酸アシドーシス
  ➡ 乳酸の増加
- 糖尿病性ケトアシドーシス
  ➡ ケトン体の増加
- 飢餓状態 ➡ ケトン体の増加
- 尿毒症 ➡ リン酸の増加
- 中毒 ➡ メタノールの増加

測定できない陽イオンはごく少量なので、AG上昇は、測定できない陰イオンの増加、すなわち代謝性の酸の増加と推定できる。この変化は上記の病態で生じる。

代謝性アルカローシスの原因は、おもに4つある

原因としてとくに多いのが、利尿薬《りにょうやく》による低カリウム血症と、嘔吐による胃酸の喪失だ。

原因1 低カリウム血症

利尿薬などが原因で血液中のカリウムが減る

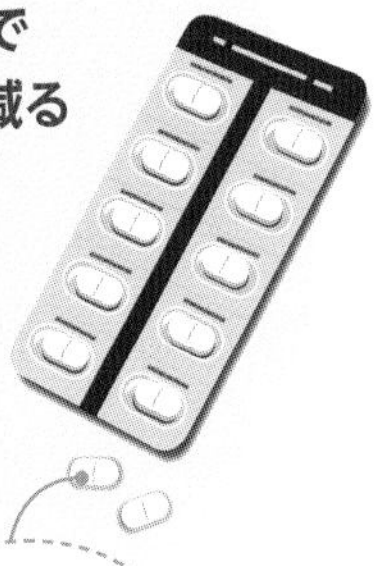

血液中のカリウム（K^+）が減ると、それを補おうと細胞内のK^+が細胞外へ出て、代わりに血中の水素イオン（H^+）が細胞内に入る。また、腎臓からのH^+の排泄も促進され、pH《ピーエイチ》が上昇する。

原因2 胃酸の喪失（嘔吐など）

嘔吐や薬の影響で酸が減ってアルカリ性に

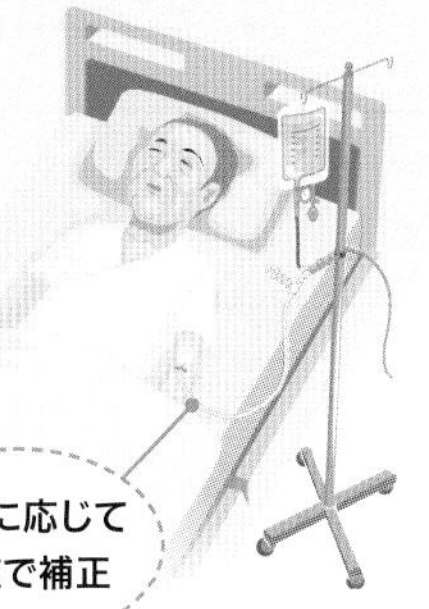

嘔吐や胃液の吸引によって、H^+やCl^-、水分が失われると、血中のHCO_3^-濃度が高まり、pHが上昇する。

原因3 低クロール血症

尿細管での、重炭酸イオンの再吸収を促す

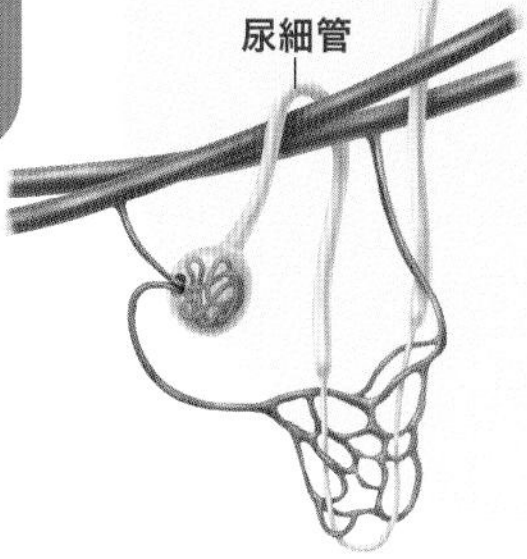

クロールは、Cl^-（塩化物イオン）のこと。血液中のクロールと細胞外液が減少すると、腎臓でのHCO_3^-の再吸収が促進され、pHが上昇する。

原因4 副腎皮質《ふくじんひしつ》ホルモンの異常

内分泌疾患などで起こることもある

副腎皮質で産生されるアルドステロンというホルモンが過剰になると、低カリウム血症からpHが上昇。原発性アルドステロン症、クッシング症候群などが原因となりうる。

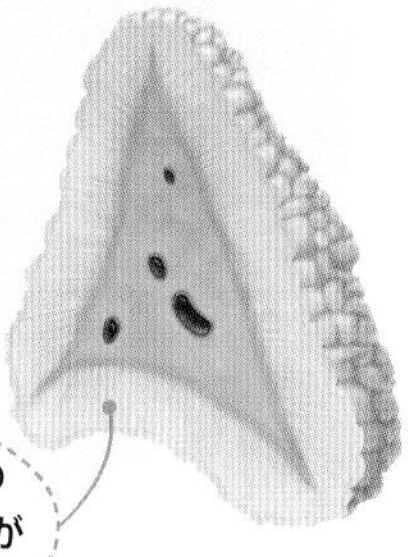

代謝性のアシドーシス、アルカローシスも呼吸に影響

代謝性障害によるpH《ピーエイチ》の低下が**代謝性アシドーシス**で、その原因には「**重炭酸イオンの減少**」と、「**酸の増加**」の2つがある。

この〝酸〟は二酸化炭素ではなく、代謝性の酸性物質のことだ。乳酸、ケトン体、リン酸、メタノールなどがあり、血中では陰イオンとして存在する。これらは通常の検査では測定できないが、**アニオンギャップ（AG）**から推定できる。AGが**正常値（12±2mmol/L）**より高ければ、酸の増加による代謝性アシドーシスだと考えられる。

代謝性アルカローシスも、「重炭酸イオンの増加」と「酸の減少」により起こる。おもな原因は**低カリウム血症**、**胃酸の喪失**、**低クロール血症**、**副腎《ふくじん》皮質《ひしつ》ホルモンの異常**の4つだ。そのほか、胃薬（制酸剤）や下剤の乱用が原因になることもある。

代謝性のpH変動には、すぐに**呼吸性の代償**が生じる。代謝性アシドーシスでは呼吸性アルカローシス、代謝性アルカローシスでは呼吸性アシドーシスが起こり、その成立は12～24時間後といわれている。

Part 1 呼吸器の構造と呼吸生理 Summary

呼吸器のしくみ

- 呼吸器は**上気道**、**下気道**、**肺**からなる
- 上気道で空気をとりこみ、**加温・加湿**、**清浄化**する
- 下気道では、**主気管支**《しゅきかんし》が分岐して細い枝を広げる
- 気管支の先の**肺胞**《はいほう》で、ガス交換がおこなわれている
- 肺は左右あわせて**5つの葉**《よう》と、**18区域**に分けられる
- 呼吸時には、**肋間筋**《ろっかんきん》などが動き、肺の大きさを変える

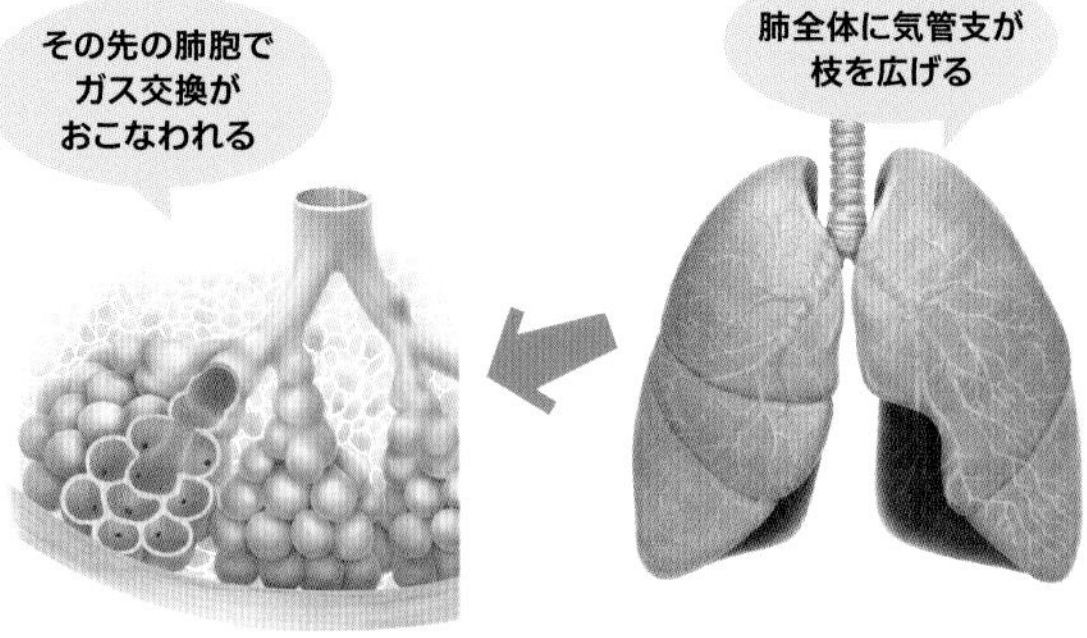

呼吸生理の基本

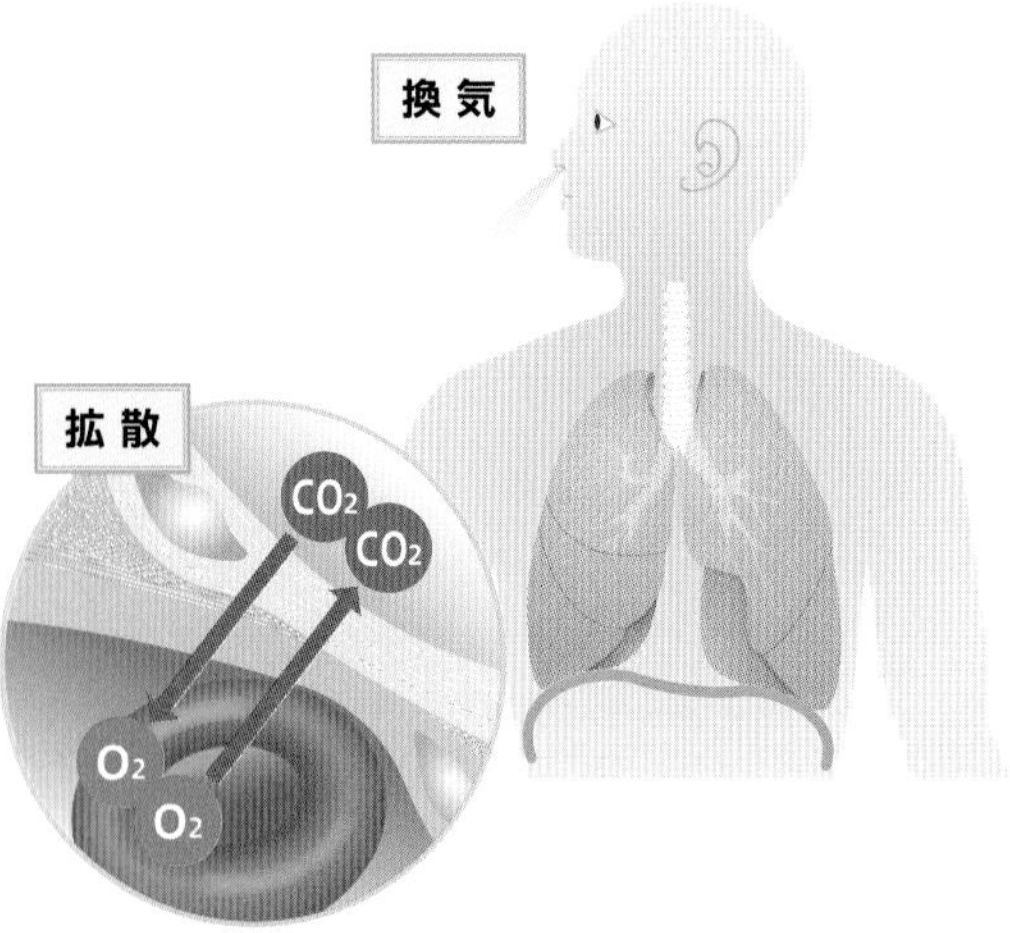

- 外気と血液との気体のやりとりを、**外呼吸**《がいこきゅう》という
- 酸素をとり入れ、二酸化炭素を出す**換気**が呼吸のもっとも大きな役割である
- **肺コンプライアンス**と**気道抵抗**で、換気量が変わる
- 呼吸機能の重要な指標には、**肺活量**や**ピークフロー**、**1秒量**、**1秒率**などがある
- 毛細血管《もうさいけっかん》を流れる血液と全身の細胞のあいだで**ガス交換**がおこなわれる。これを**内呼吸**《ないこきゅう》という
- 血中の酸素は**ヘモグロビン**と結合し、全身に運ばれる
- ヘモグロビン酸素飽和度は、**酸素解離曲線**で表される

代表的な呼吸の異常

- 動脈血酸素分圧《どうみゃくけつさんそぶんあつ》(Pa_{O_2})≦60Torrの状態を**低酸素血症**《ていさんそけっしょう》といい、多くの疾患で認められる
- 低酸素血症のおもな原因は、**「換気血流ミスマッチ」「シャント」「拡散障害」「肺胞低換気」**《はいほうていかんき》の4つである
- COPD《シーオーピーディー》、睡眠時無呼吸などの基礎疾患があると、**高二酸化炭素血症**《こうにさんかたんそけっしょう》に陥りやすい
- 酸塩基平衡《さんえんきへいこう》異常には、血液が酸性に向かう**アシドーシス**、アルカリ性に向かう**アルカローシス**がある
- 呼吸性**アシドーシス**では、代償として代謝性アルカローシスが、呼吸性**アルカローシス**では、代償として代謝性アシドーシスが起こる

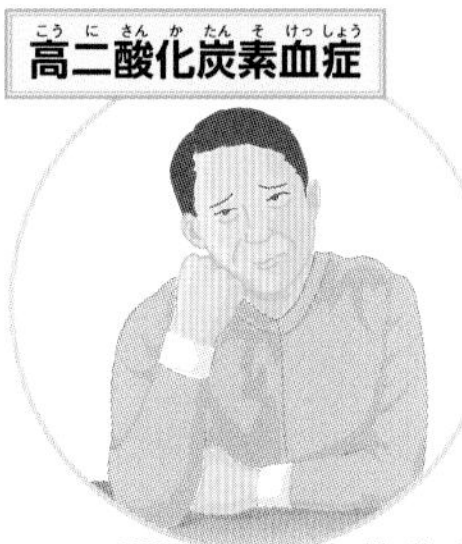

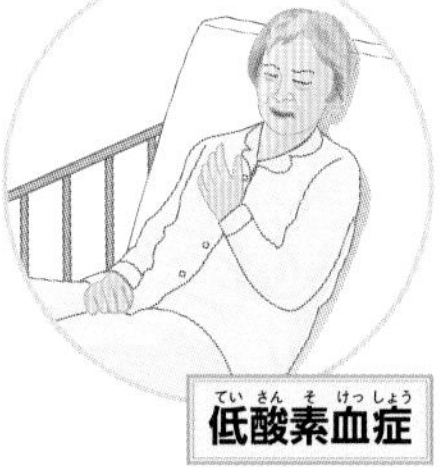

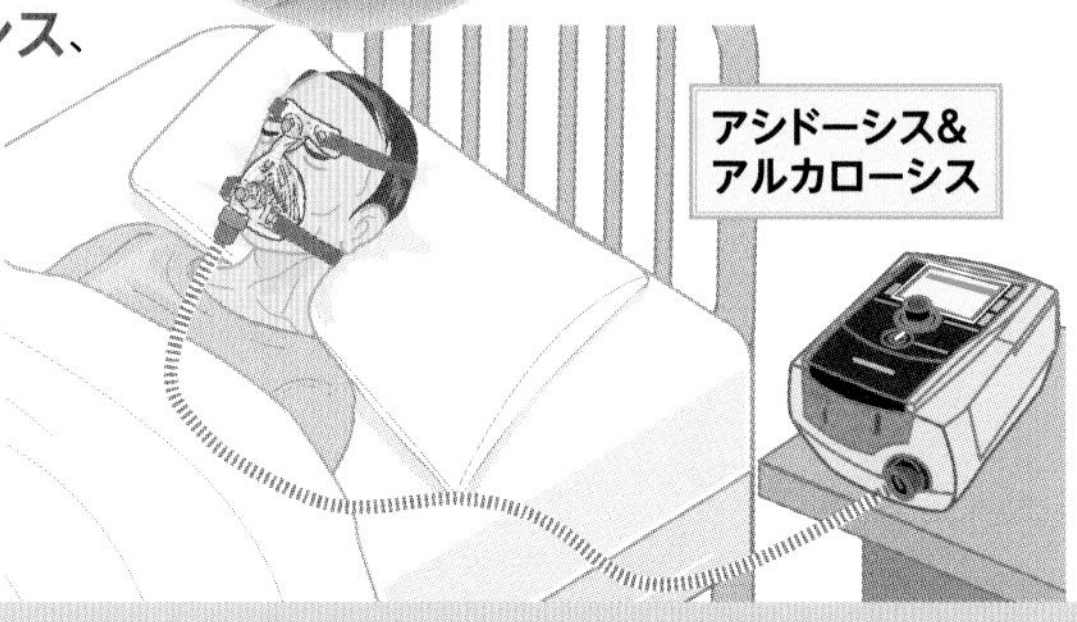

Part
2

呼吸器疾患の
診断と検査

呼吸器疾患でもっともよく見られるのが、
「咳《せき》」「痰《たん》」「息切れ」の3大症状だ。
ここから疾患を推測し、必要な検査に結びつける。
その考えかたと、検査の実際、
結果の見かたについても理解しておきたい。

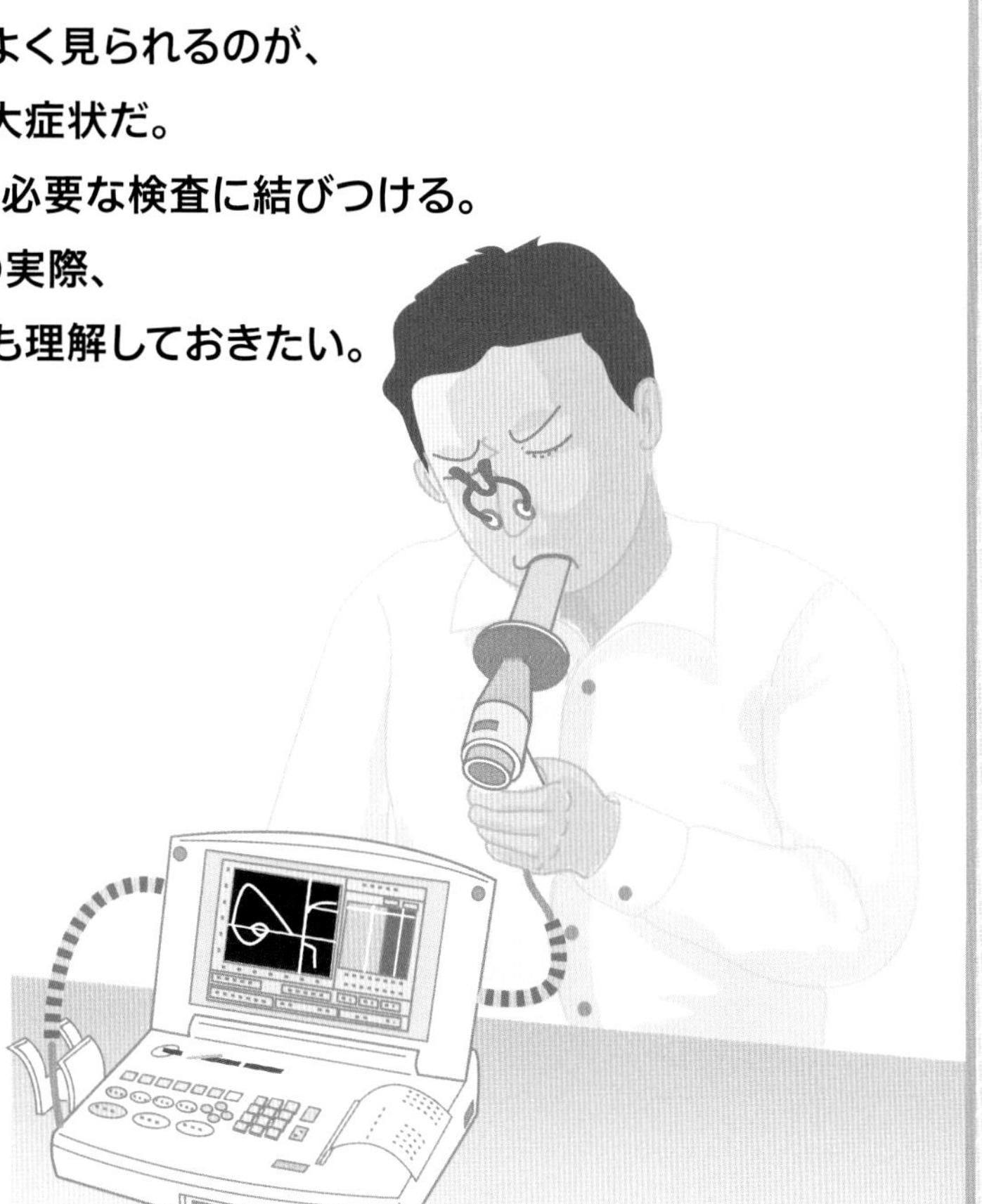

問診と診察で見当をつけ、呼吸機能検査や画像検査へ

診断の基本は、問診と身体診察から。この段階で疾患の予測をある程度つけてから、検査をする。問診では病歴のほか、生活歴などの確認も重要だ。

3つのステップを経て、最終的な診断へ

問診と身体診察（視診、触診、打診、聴診）で、原因疾患をしぼってから
検査をおこない、最終的な診断をする。

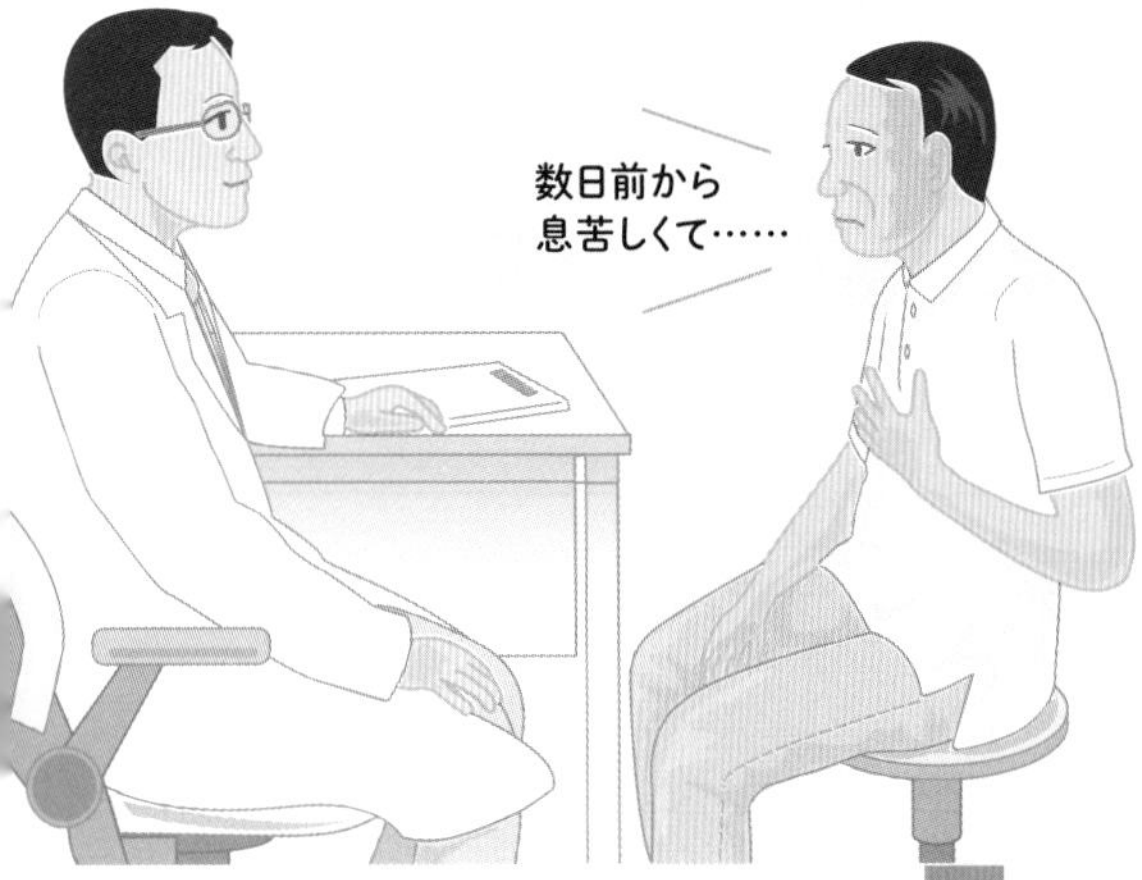

Ⅰ 問診

主訴や病歴から臨床推論をする

症状の経過が重要。「突然か、数日程度か（急性）」「数日〜数週間か（亜急性）」「数週間から数年か（慢性）」を聞く。既往歴や家族歴、生活歴などとあわせ、原因疾患を予測する。

➡P57〜

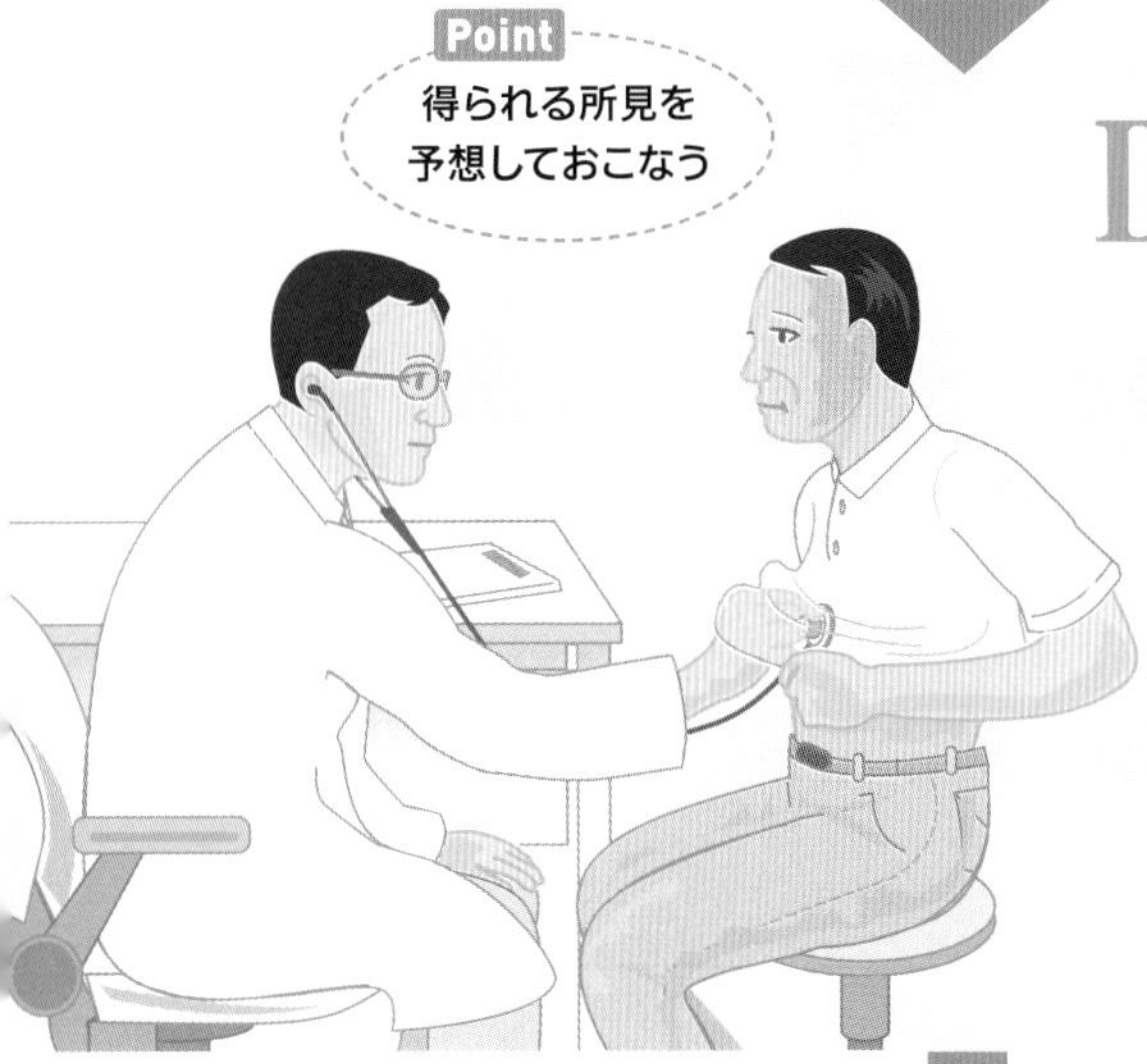

Ⅱ 身体診察

目で見てふれて、音を聞いて確かめる

問診の情報と合致するかどうか、確認しながら進める。視診では顔色や呼吸パターン、胸郭《きょうかく》の動きなどを確認。打診や聴診で鑑別診断できる疾患が多いため、慎重におこなう。また、疼痛《とうつう》を訴える部位は必ず触診を。

➡P64〜

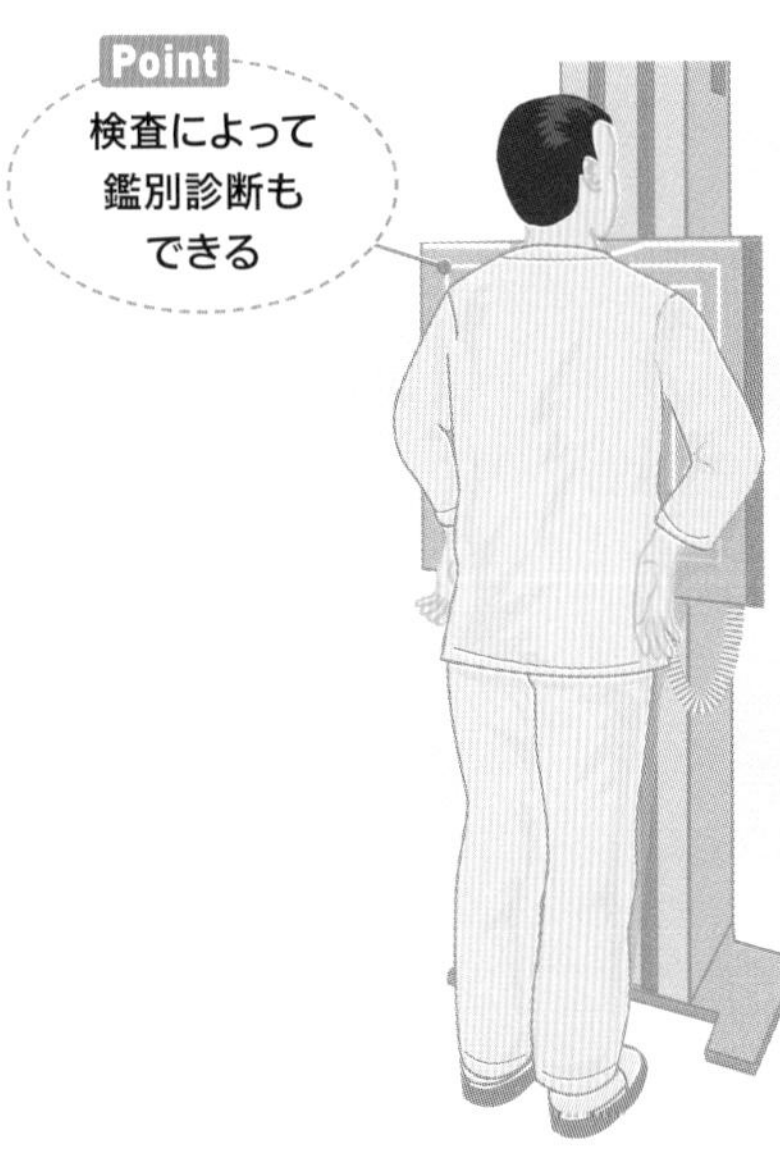

Ⅲ 検査

各種検査で裏づけし、最終的な診断へ

問診と身体診察から原因疾患を推測し、確証を得るために必要な検査を実施する。画像で陰影があれば、さらに喀痰《かくたん》検査や気管支鏡《きかんしきょう》検査などで、原因を確かめるのが一般的。

➡P76〜

問診では、症状以外のバックグラウンドも把握

問診は情報収集とともに、患者との信頼関係を築く場でもある。共感的態度でのぞむ。

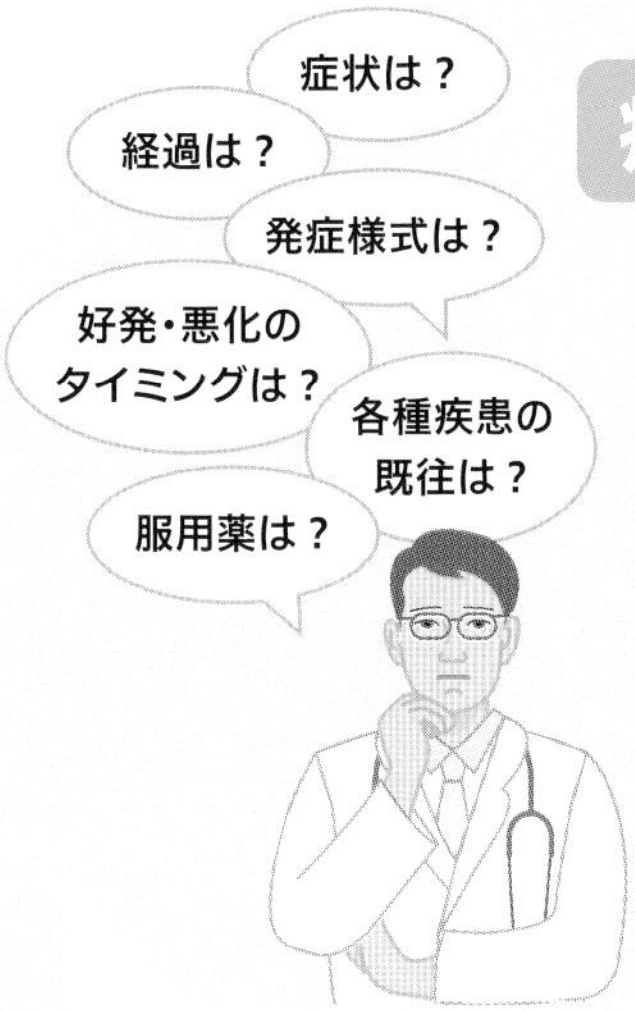

病歴&家族歴

主訴や発症様式、経過などをくわしく聞く

症状とその経過をくわしく聞く。代表的な「咳《せき》」「痰《たん》」「息切れ」の症状は、P58からの流れに沿って確認していく。呼吸器疾患の既往歴、治療歴のほか、同居家族の感染症の有無、類似の症状が出ていないかなども確認を。

生活歴

呼吸器疾患では、とりわけ重要な情報

喫煙歴は、1日の本数と喫煙年数を確認。住環境やペット飼育の有無、旅行歴、地理的環境から、原因物質の曝露《ばくろ》・接触の可能性を探る。循環式浴槽など、水中微生物が繁殖しやすい環境にも注意。

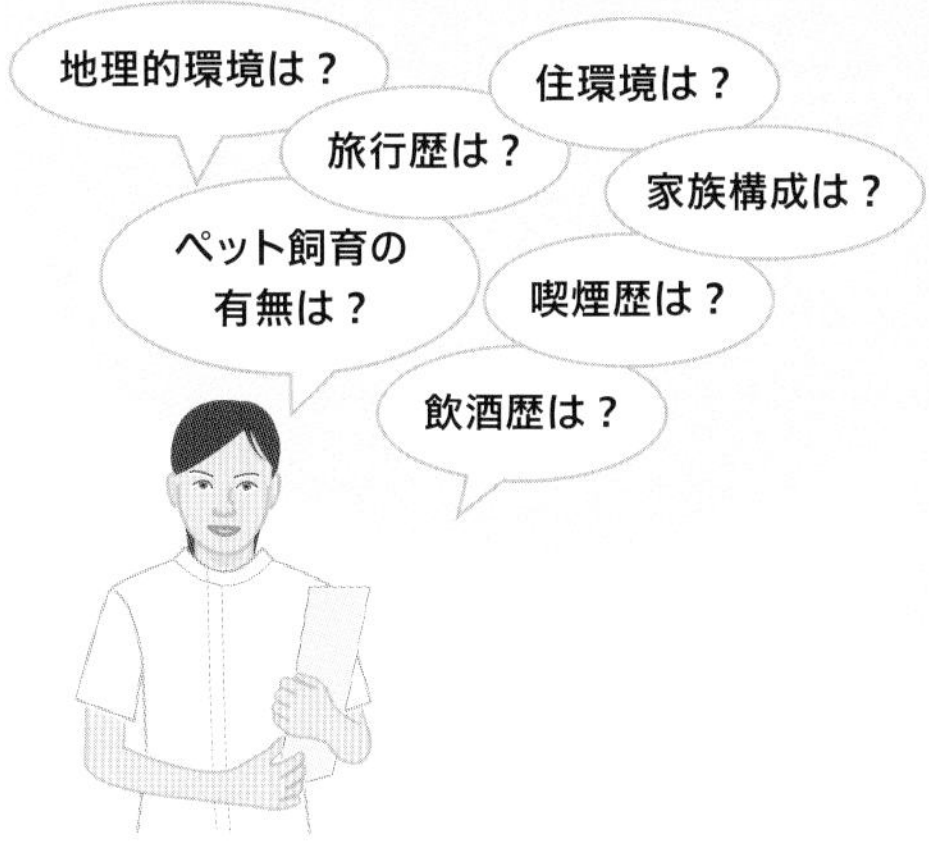

職歴

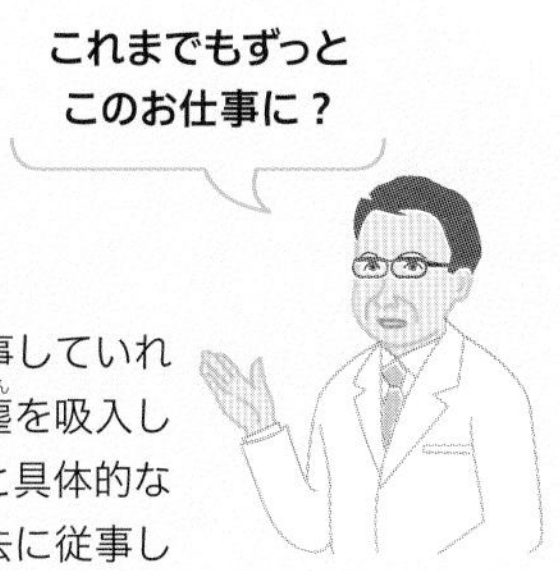

現職を聞くだけではわからないこともある

過去に建築の仕事などに従事していれば、石綿《いしわた》（アスベスト）や粉塵《ふんじん》を吸入している可能性がある。職業と具体的な職務内容、職場環境を、過去に従事していた仕事も含めて確認する。

問診で得られた情報から原因疾患を推測する

検査法は日々進歩しているが、すべての**診断**が検査だけでつくわけではない。まずは問診と身体診察で、患者の訴える症状がなぜ起こっているかを考える。これが、臨床推論だ。自らの目と耳と手で情報を集め、可能性のある疾患を、頻度の高いものから順に、鑑別していく。疾患をしぼりこんだら、裏づけをとるために検査をするというのが、一般的な診断の流れだ。

問診では、鑑別につながるヒントがないかを意識しながら、**病歴**や**家族歴**、**生活歴**、**職歴**などを聴取する。たとえば、抗がん剤の使用歴や糖尿病などがあれば、感染症にかかりやすく、職場や住環境によっては、何らかの物質を吸入している可能性もある。専門用語は避け、「○○のようなことはありますか?」など、具体的に尋ねるとよい。

問診後の**身体診察**や**検査**で、予測と異なる結果が出た場合は、もう一度、病歴や身体所見を確認し直して、矛盾点を洗い出す。いくつかの病態を合併している可能性も念頭に置いておきたい。

咳の経過から、原因疾患を推定する

呼吸器関連の診察で、もっとも多く聞かれるのが咳の症状だ。問診で経過を聞くだけでも、感染症かそれ以外かなど、疾患のおおよその見当がつく。

急性咳嗽か慢性咳嗽かを、まずチェック

咳《せき》がいつから始まったのかが、鑑別のポイント。
感染症かそれ以外かの見立てにつながる。

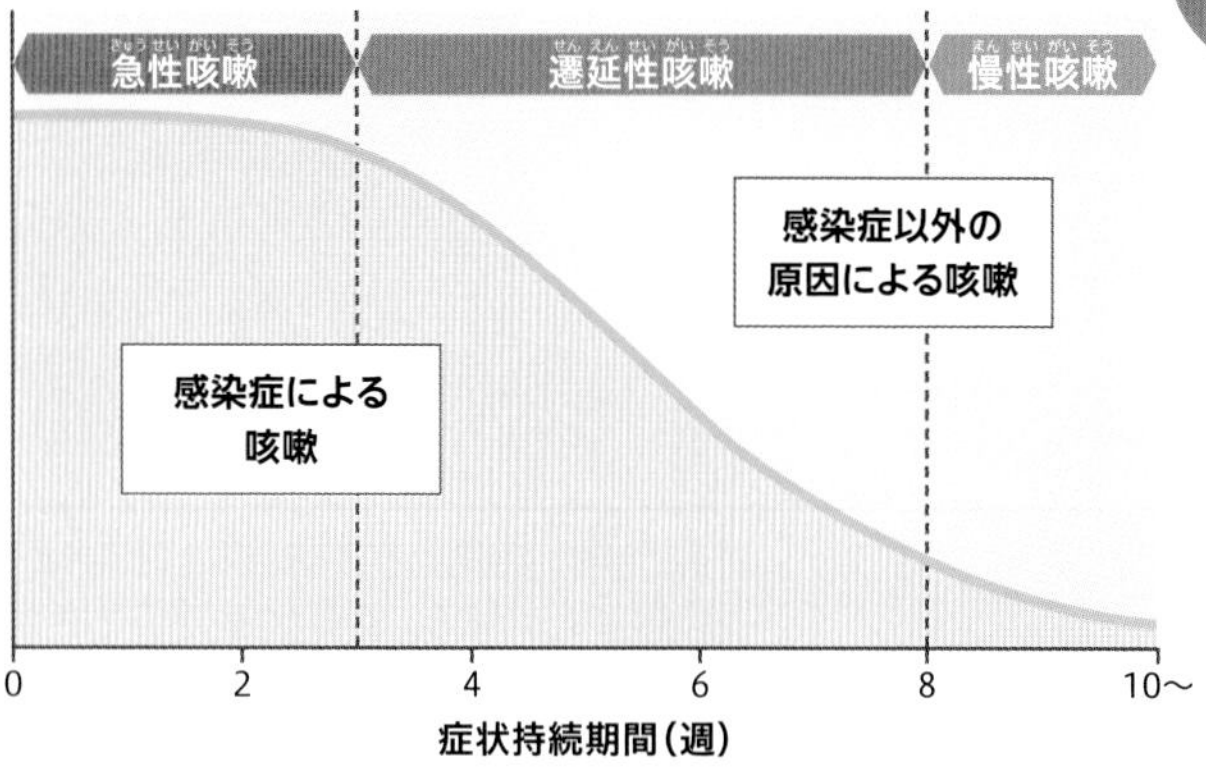

症状の持続期間は？

持続期間が3週間未満だと「急性咳嗽」、8週以上は「慢性咳嗽」といい、その中間に位置づけられるのが「遷延性咳嗽」。期間が長いほど、感染症の可能性は低くなる。

急性咳嗽への対応

医療面接・身体所見で、急を要する、または明らかに精密検査・治療を要する状態 ※1、2

※1：遷延性・慢性咳嗽の原因となる疾患の発症早期での来院や、これらの疾患への感染合併等による、咳嗽・喀痰《かくたん》の出現や増悪での来院もある

※2：バイタルサインの異常（体温38℃以上、脈拍100回/分以上、呼吸数24回/分以上のいずれか1つ）または胸部聴診所見の異常があれば特に肺炎を疑う

いいえ ↓ / はい →（精密検査へ）

「狭義の感染性咳嗽」を疑う目安

［ 咳嗽以外に以下の症状を伴う、または先行 ］
発熱、鼻汁《びじゅう》、くしゃみ、鼻閉《びへい》、咽頭痛《いんとうつう》、嗄声《させい》、頭痛、耳痛《じつう》、全身倦怠感《ぜんしんけんたいかん》など

［ 参考所見 ］
周囲に同様の症状の人がいる、咳嗽に好発時間はないことが多い

はい ↓ / いいえ →（精密検査へ）

咳嗽がピークを過ぎている

いいえ ↓ / はい →

対症療法、抗菌薬不要

マイコプラズマ感染症、百日咳《ひゃくにちぜき》、クラミジア感染症が疑われる

はい ↓ / いいえ →

マクロライド系抗菌薬、あるいはレスピラトリーキノロンを投与

軽快傾向なし →

胸部X《エックス》線写真、胸部CT《シーティー》検査、喀痰検査も含めた精密検査を行う

専門医への紹介も考慮する

↓

異常所見

あり ↓

特異的治療

まずは診察で肺炎などの重篤な疾患を除外することが大切。マイコプラズマ感染症などは、特定の薬剤を投与して診断的治療をする。

急性の咳では肺炎などに注意。慢性の咳にはまずX線検査を

呼吸器関連の主訴のほとんどは「**咳《せき》**（**咳嗽《がいそう》**）」「**痰《たん》**」「**息切れ**」で、なかでも多いのが咳だ。咳は気道内の異物や分泌物を体外に排出する防御反応で、あらゆる呼吸器疾患で現れる。適切な早期介入が、疾患の進行にも生活の質にもかかわるため、咳の診断は非常に重要である。診断のポイントは、咳の持続期間と痰の有無だ。

急性咳嗽の原因は**感冒《かんぼう》**（**かぜ**）がもっとも多いが、なかには重篤な疾患もある。**肺炎**（↓P138～）や**急性間質性肺炎**（↓P130）、**肺血栓塞栓症《はいけっせんそくせんしょう》**（↓P132）など、急を要する疾患の除外が大切だ。呼吸数と酸素飽和度（SpO_2 ↓P76）を必ず確認し、高齢者や喫煙者、基礎疾患のある人では、胸部X《エックス》線検査もおこなう。

慢性咳嗽の原因としては、**咳喘息《せきぜんそく》**、**CO《シーオー》PD《ピーディー》**（↓P118）、**肺がん**（↓P126～）などが代表的だ。「**感染症**」「**悪性疾患**」「**アレルギー**」「**薬剤性**」「**胃食道逆流症《いしょくどうぎゃくりゅうしょう》**」の5つを念頭に置いて、病歴をていねいに聴取し、まずX線検査を実施する。

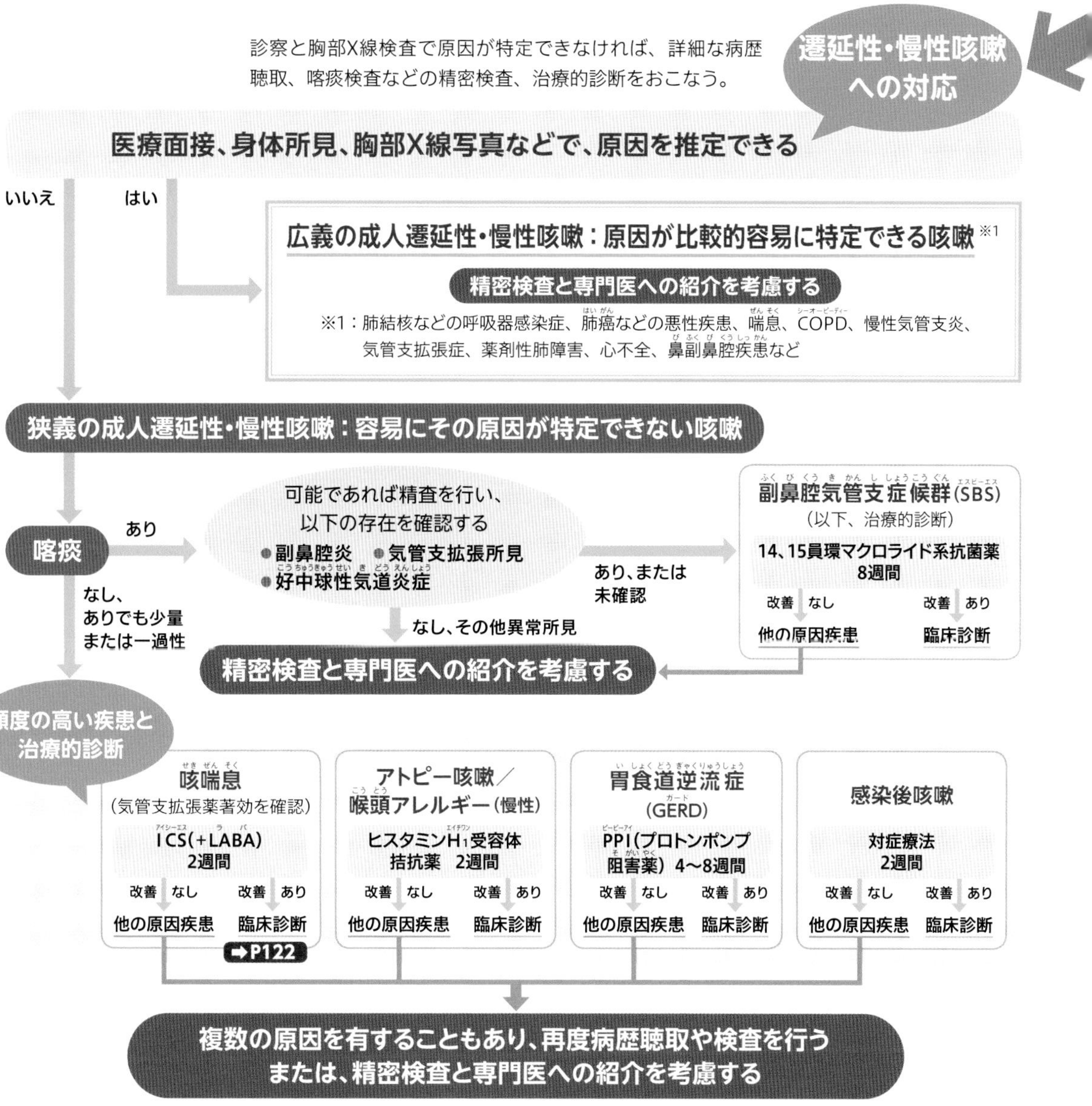

（『咳嗽・喀痰の診療ガイドライン 2019』日本呼吸器学会 咳嗽・喀痰の診療ガイドライン 2019作成委員会編、2019、日本呼吸器学会より一部引用）

痰の色、性状、出血などで疾患を予測する

痰は、健康な人の気道でもつねに分泌されている。しかし、粘性の痰がつねにたまっていたり、色が変化しているときは、呼吸器疾患の可能性が高い。

痰は、気道と肺の防御機構でつくられる

気道や肺には、吸気《きゅうき》とともに体内に侵入した異物を排出するしくみが備わっている。

太い気管支の防御機構

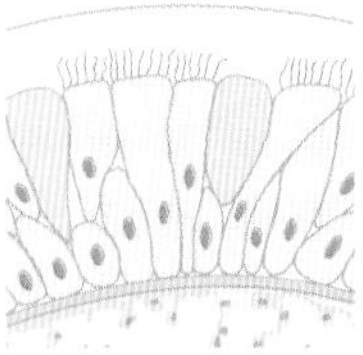

直径数μm ～10μmの粒子を気道《きどう》分泌物《ぶんぴつぶつ》でからめとり、呼吸上皮《こきゅうじょうひ》の線《せん》毛《もう》運動と咳嗽《がいそう》で排出。

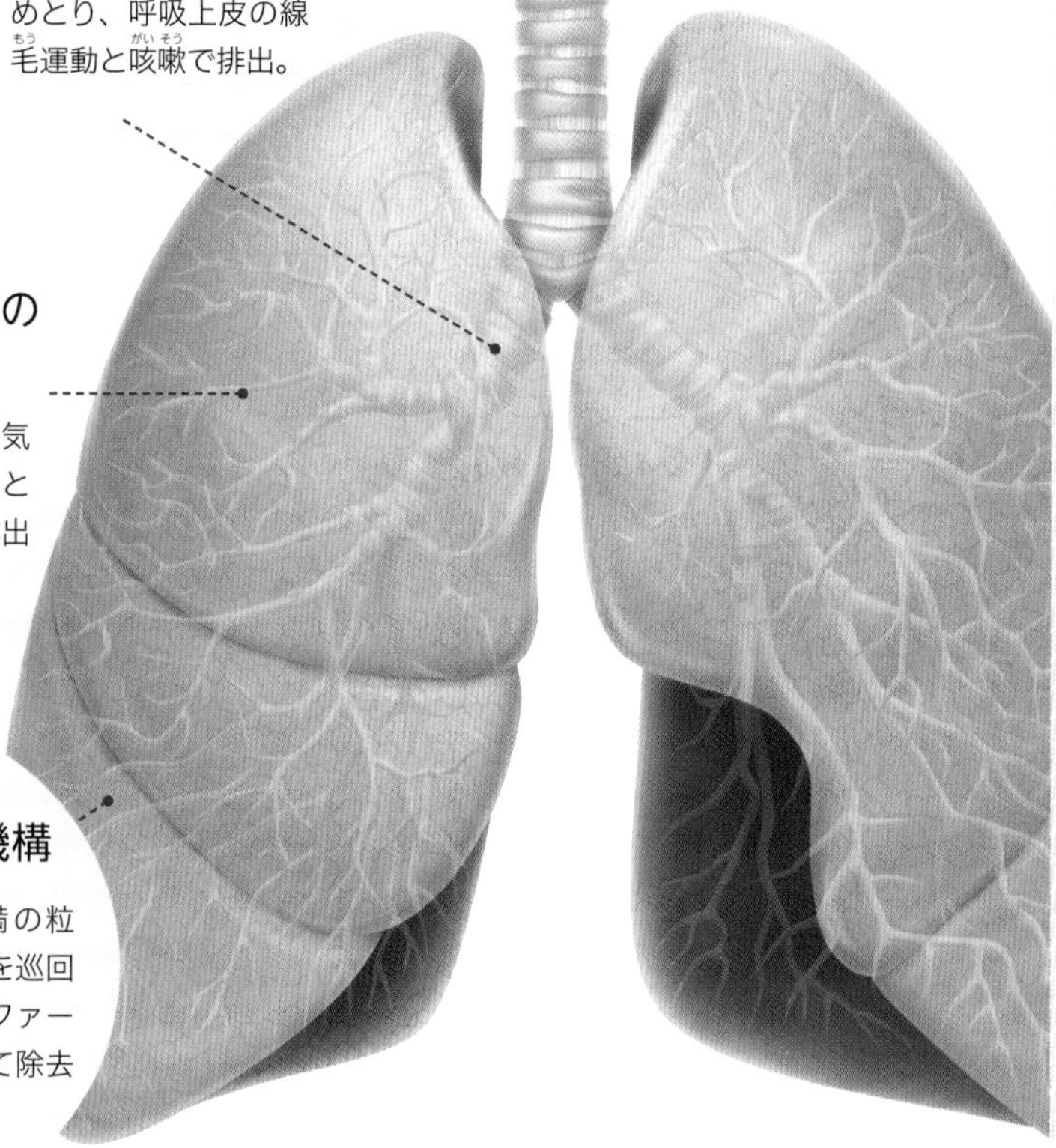

細気管支《さいきかんし》の防御機構

直径数μmの粒子を気道分泌物でからめとり、線毛運動で排出する。

肺胞《はいほう》の防御機構

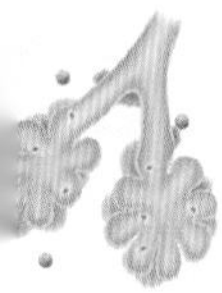

直径2μm未満の粒子を、肺内を巡回するマクロファージが貪食《どんしょく》して除去する。

痰は身体を守る役割を担っている

痰《たん》は気道粘膜から分泌される粘液で、気道表面を覆って、体を守っている。

機能1 恒常性《こうじょうせい》保持機能

吸気を加温・加湿し、気道表面を保護している。線毛運動をしやすくする働きもある。

機能2 バリア機能

鼻腔《びくう》から入った比較的大きな粒子をからめとり、気道の奥への侵入を防ぐ。また、捕捉した粒子を体外に運ぶ媒体でもある。

機能3 生体防御機能

免疫《めんえき》機能や抗菌作用を活性化する物質や、酵素《こうそ》活性にかかわる物質が含まれており、生体を守るように働く。

おおよその見当をつけてから喀痰検査を実施する

痰《たん》は、気道粘膜の**杯細胞**《さかずきさいぼう》や**粘液腺**《ねんえきせん》から分泌される**粘液**《ねんえき》が、気道外に排出されたものだ。通常は、サラサラで無色の粘液が1日100㎖ほど分泌されていて、自然に吸収されたり、飲みこんだりしている。

しかし、何らかの病的刺激があると、咳《せき》とともに排出される痰の量が増えたり、性状や色が変化したりする。痰はほとんどの呼吸疾患で現れることから、その**性状や色**、**含有成分**の解析は、診断に有用である。問診では、痰の出現時期や性状、色、量、経時的な変化、喀出《かくしゅつ》困難度などを確認する。

たとえば、サラサラの**漿液性**《しょうえきせい》の痰が増えた場合は、**喫煙**や**アレルギー**、**ウイルス感染**による分泌亢進《ぶんぴつこうしん》が多い。**粘液性**でにごった痰は白血球《はっけっきゅう》や細菌などを含むもので、**細菌感染**が疑われる。また、赤色や茶色～黒色の痰は気道内の出血を示唆する。

このように痰の変化から疾患を予測したうえで、**喀痰検査**（↓P108）を実施する。痰の色や性状を確認しておくと、経時的変化から治療効果も判定できる。

痰の性状と色から考えられる疾患は？

もともとの痰は無色透明の粘液だが、病的刺激によって、量や性状、色が変化する。

Ⅰ 痰の性状は？

漿液性《しょうえきせい》

サラッとした透明の痰。喫煙やアレルギーなどで粘液の分泌が亢進《こうしん》すると出やすくなる。感染症の場合も、重症ではないウイルス感染の可能性が高い。

粘液性《ねんえきせい》

ドロッとした粘液性の痰は、おもに細菌感染が原因。蛋白《たんぱく》や白血球《はっけっきゅう》を多く含んでいる。そのほかに含有する成分によって、下記のように色が変わる。

Ⅱ 痰の色は？

黄～緑系

黄～緑色（膿性《のうせい》）

細菌性・化膿性《かのうせい》病変のことが多い。細菌や白血球、壊死《えし》組織が混じると、黄～緑色っぽくにごった感じになる。ある種の酵素や緑膿菌《りょくのうきん》が多いと緑色に。

黄色

通常の粘液が濃縮されたり、白血球のなかでも好中球《こうちゅうきゅう》が増えたりすると、黄色っぽくなりやすい。ウイルス感染などでよく認められる。

褐色～赤系

ピンク色

肺水腫《はいすいしゅ》(→P136)では、空気と血液が混じった水分がピンクの泡状に。

鮮赤色《せんせきしょく》

慢性気管支炎、肺炎、肺がん(→P126～)などで血液が混ざることも。

茶色

肺の古い出血や食物、タバコの混入などによるものが多い。

オレンジジェリー様《よう》

オレンジ色で粘度の高い痰は、クレブシエラ肺炎(→P139)が疑われる。

鉄さび色

古い出血を含む痰。肺炎球菌性肺炎《はいえんきゅうきんせいはいえん》(→P138)、肺吸虫症《はいきゅうちゅうしょう》などが原因。

息切れの症状は、低酸素かそれ以外かを見極める

息切れの症状があるときは、重大な疾患が隠れている可能性が高い。とくに突然の発症時は早急に治療しないと、手遅れになることがある。

経過とともに、特徴的な病歴がないかも確認しておく

息切れ（**呼吸困難**）とは、不快感をともなう呼吸状態をいう。**低酸素血症**《ていさんそけっしょう》（↓P38）の代表的な症状だが、それ以外でも現れる。経皮的酸素飽和度《けいひてきさんそほうわど》（SpO_2）をチェックし、低酸素血症による症状か、それ以外かを見極めることが大切だ。低酸素血症があれば、診察で左右対称性を確認する。

経過は「**突然**」「**急性**」「**慢性**」の3つに分けて考える。そして、既往歴や症状の現れかた、増悪因子などをよく聞き、疾患をしぼりこむ。基礎疾患のない若い人で、喫煙を始めた後に生じたなら、**急性好酸球性**《きゅうせいこうさんきゅうせい》**肺炎**《はいえん》が考えられる。若い女性で気管支喘息《きかんしぜんそく》（↓P120）が除外できれば、**過換気発作**の可能性が高い。このように、特徴的な病歴から原因疾患が推測できるものもある。

急性か慢性かで、原因疾患の見当をつける

多様な疾患が息切れの原因となる。まずは「突然」「急性〜亜急性」「慢性」の経過から、原因疾患をしぼりこむ。なお、咳の経過の「急性」「慢性」とは時間的区分が異なるので注意する。

I

突然の呼吸困難
（数時間）

突然、肺に孔があいたり、血管が詰まる疾患が疑われる。気道狭窄《きどうきょうさく》も原因になるため、虫刺されや誤飲・誤嚥の有無、特定食物の摂取をまず確認しておく。同時に、バイタルサインとSpO_2もチェックする。

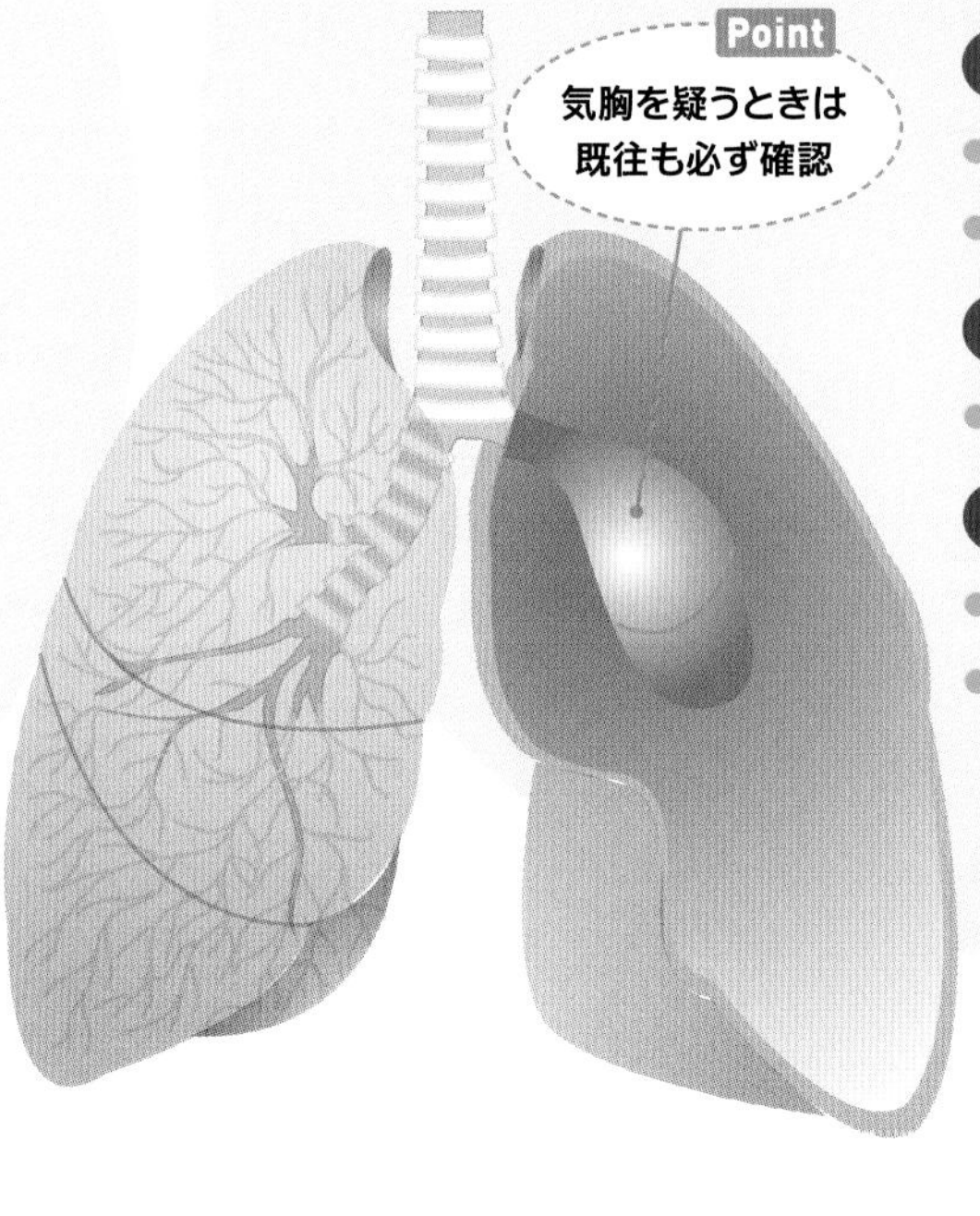

呼吸器疾患

- 気胸《ききょう》 ➡P102、134
- 肺血栓塞栓症《はいけっせんそくせんしょう》 ➡P132

循環器疾患

- 急性心筋梗塞《きゅうせいしんきんこうそく》

その他の疾患・異常

- アナフィラキシーショック
- 誤飲《ごいん》・誤嚥《ごえん》（気道異物）

など

➡ 赤色の疾患・異常ではP68〜の聴診を確実に！

修正MRC質問票(mMRC)で、労作時呼吸困難もチェック

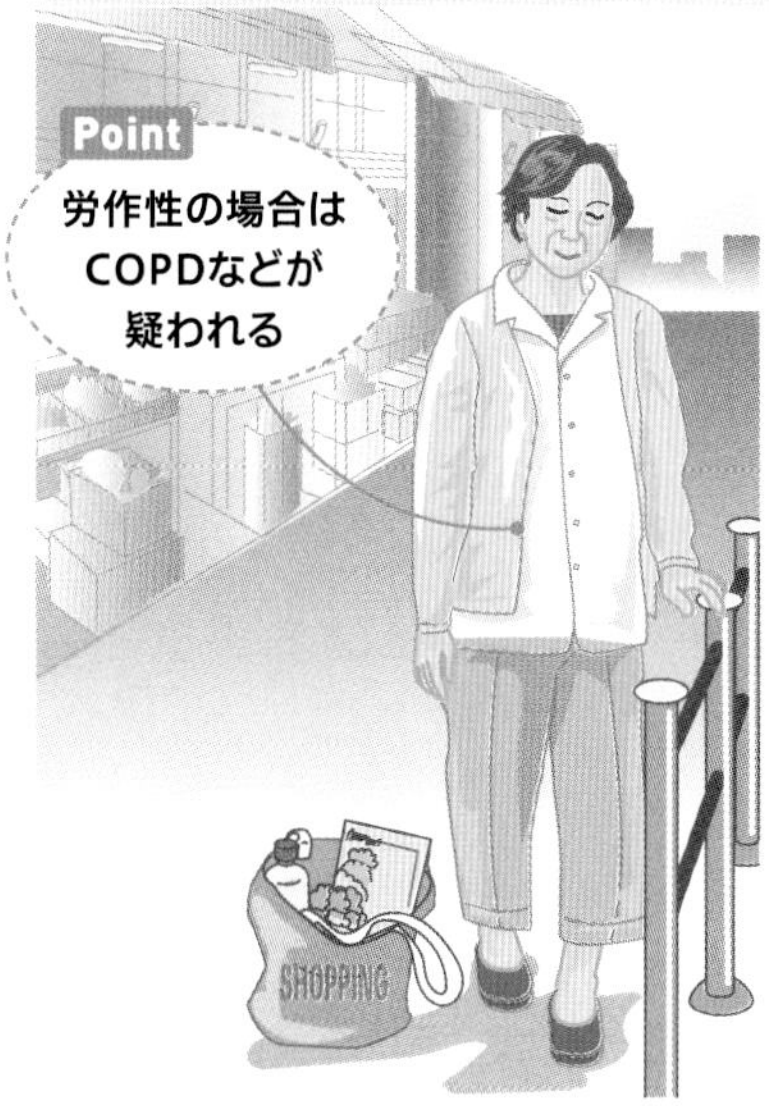

労作《ろうさ》時の呼吸困難の重症度判断には、mMRC《エムエムアールシー》を用いるのが一般的。

グレード分類	あてはまるものにチェックしてください(1つだけ)
0	はげしい運動をしたときだけ息切れがある
1	平坦な道を早足で歩く、あるいはゆるやかな上り坂を歩くときに息切れがある
2	息切れがあるので、同年代の人よりも平坦な道を歩くのが遅い、あるいは平坦な道を自分のペースで歩いているとき、息切れのために立ち止まることがある
3	平坦な道を100m、あるいは数分歩くと息切れのために立ち止まる
4	息切れがひどく家から出られない、あるいは衣服の着替えをするときにも息切れがある

あてはまるものを1つだけチェックしてもらい、労作時の息切れがどの程度あるかを確かめる。

Ⅲ

慢性の呼吸困難(数週間以上)

喫煙歴や特徴的な身体的所見から、COPDや間質性肺炎の可能性を探る。呼吸器疾患以外に、心不全や貧血、肥満、筋障害が原因の可能性もある。

呼吸器疾患

- COPD
- 間質性肺炎
- 肺結核
- 非結核性抗酸菌症《ひけっかくせいこうさんきんしょう》(NTM《エヌティーエム》症) ➡P144
- 胸水《きょうすい》、無気肺《むきはい》(肺がんなどが原因) ➡P102
- 気管支拡張症 ➡P144
- 肺化膿症《はいかのうしょう》、膿胸《のうきょう》

循環器疾患

- 心不全
- 肺高血圧症 ➡P132

その他の疾患・異常

- 貧血
- 肥満
- 筋障害(神経筋疾患、廃用性萎縮《はいようせいいしゅく》)

など

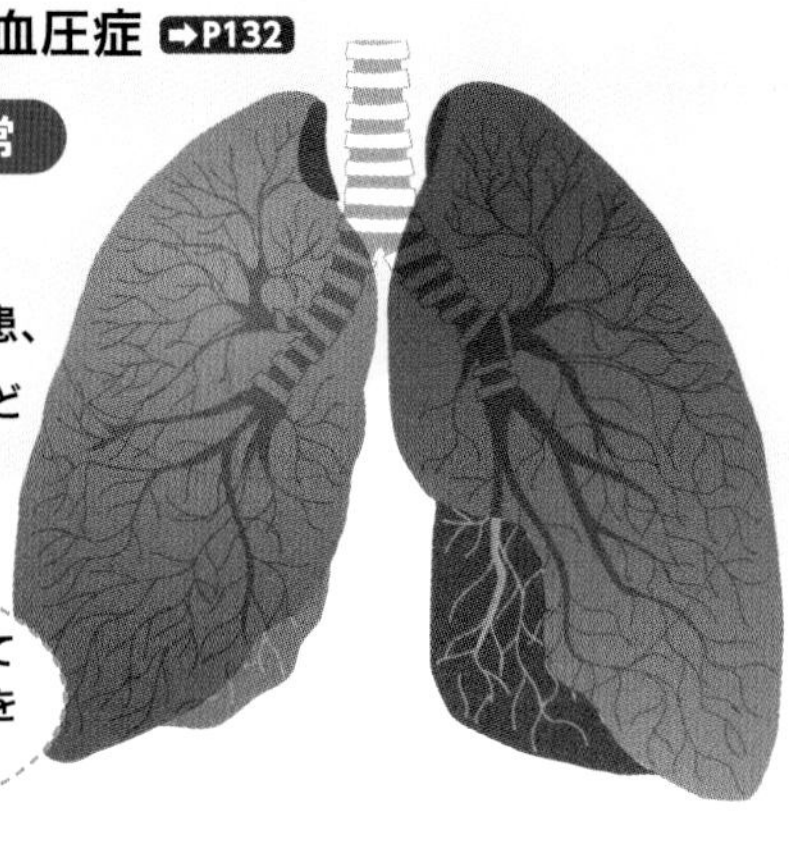

Point
喫煙歴とあわせて
COPDの可能性を
検討

Ⅱ

急性～亜急性の呼吸困難(数日～数週間)

発熱や頻脈《ひんみゃく》、倦怠感《けんたいかん》があれば、感染症にともなう呼吸困難を疑う。喫煙で増悪する場合は、気管支喘息やCOPDを考える。急性喉頭蓋炎ははげしい咽頭痛が特徴。

呼吸器疾患

- 気管支喘息《きかんしぜんそく》の発作 ➡P120
- COPD《シーオーピーディー》(慢性閉塞性肺疾患《まんせいへいそくせいはいしっかん》)の増悪 ➡P118
- 間質性肺炎の急性増悪 ➡P130
- 急性間質性肺炎 ➡P130
- 急性気管支炎
- 肺炎(誤嚥性肺炎を含む) ➡P138～
- 胸膜炎《きょうまくえん》
- 過換気症候群 ➡P51

循環器疾患

- 狭心症《きょうしんしょう》
- 心不全

その他の疾患・異常

- 急性喉頭蓋炎《きゅうせいこうとうがいえん》

など

【診断の流れ③ 視診】

呼吸数やパターンのほか、呼吸補助筋もチェック

問診の次におこなうのは、視診・触診・聴診などのフィジカルアセスメントだ。とくに胸部の視診は重要で、呼吸数や呼吸パターンの異常がわかる。

頭部〜胸部を順に見て、異変に気づく

問診で得た情報と照らし合わせながら、頭部から頸部、胸部の視診をおこなう。

Ⅰ 眼の視診

眼瞼結膜《がんけんけつまく》の色、
眼瞼下垂《がんけんかすい》の有無をチェック

眼瞼結膜の蒼白は貧血のサイン。片側の瞳が小さく（縮瞳《しゅくどう》）、眼瞼下垂をともなう場合は、肺の腫瘍《しゅよう》などで起こる交感神経障害である「Horner《ホルネル》症候群」の可能性がある。

Ⅱ 副鼻腔《ふくびくう》の視診

上顎洞《じょうがくどう》に炎症がないか、
光をあてて見る

上顎洞のやや上あたりにライトをあて、口腔《こうくう》内から観察する。左右どちらかの透過性が低い場合は副鼻腔の炎症やポリープが疑われる。

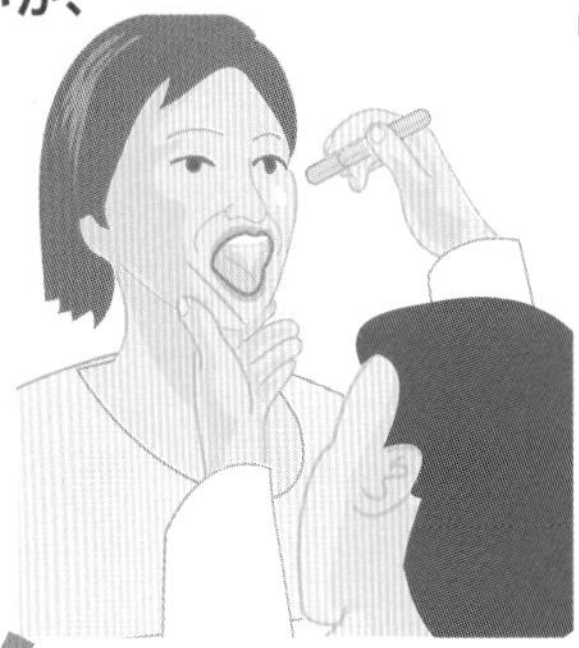

Ⅲ 咽頭《いんとう》の視診

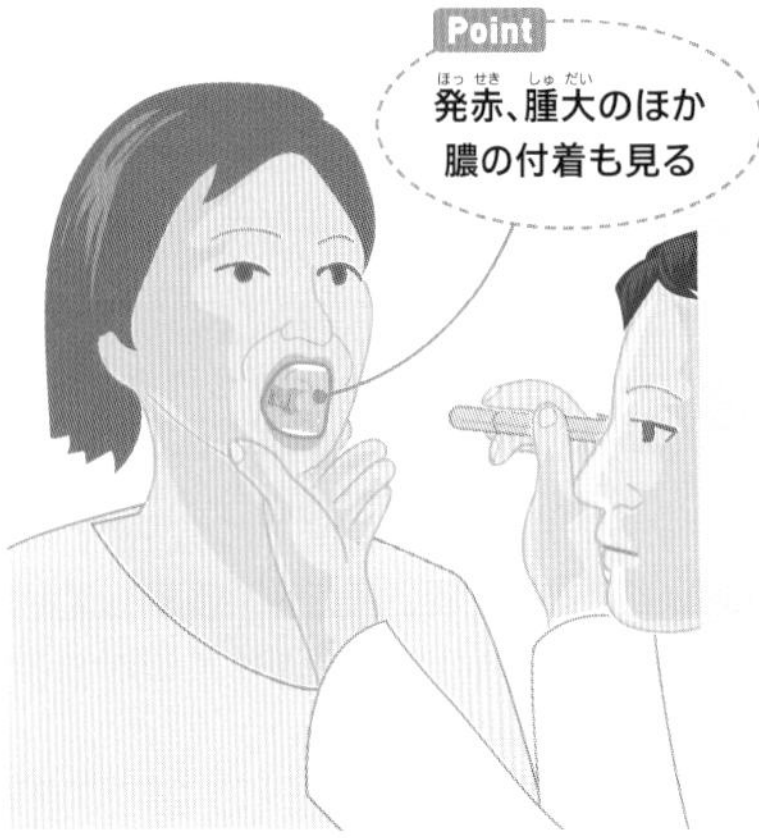

咽頭の発赤、扁桃《へんとう》の腫れなど
上気道感染症の症状がわかる

咽頭の発赤や扁桃の腫れ、膿の付着などは上気道感染のサイン。肥満の人で扁桃肥大があったり、咽頭がせまい場合は、睡眠時無呼吸症候群（→P124）を疑い、昼間の眠気やいびきの確認を。

Ⅳ 頸部《けいぶ》の視診

頸静脈《けいじょうみゃく》の拍動とともに
胸鎖乳突筋《きょうさにゅうとつきん》もチェック

頸静脈の拍動から右心不全《うしんふぜん》の有無を調べる。また、胸鎖乳突筋の肥厚や呼吸時の動き、また気管短縮は、COPD《シーオーピーディー》（→P118）の重症例の所見。甲状軟骨の下から胸骨上切痕までの距離が2横指より短ければ、気管短縮とする。

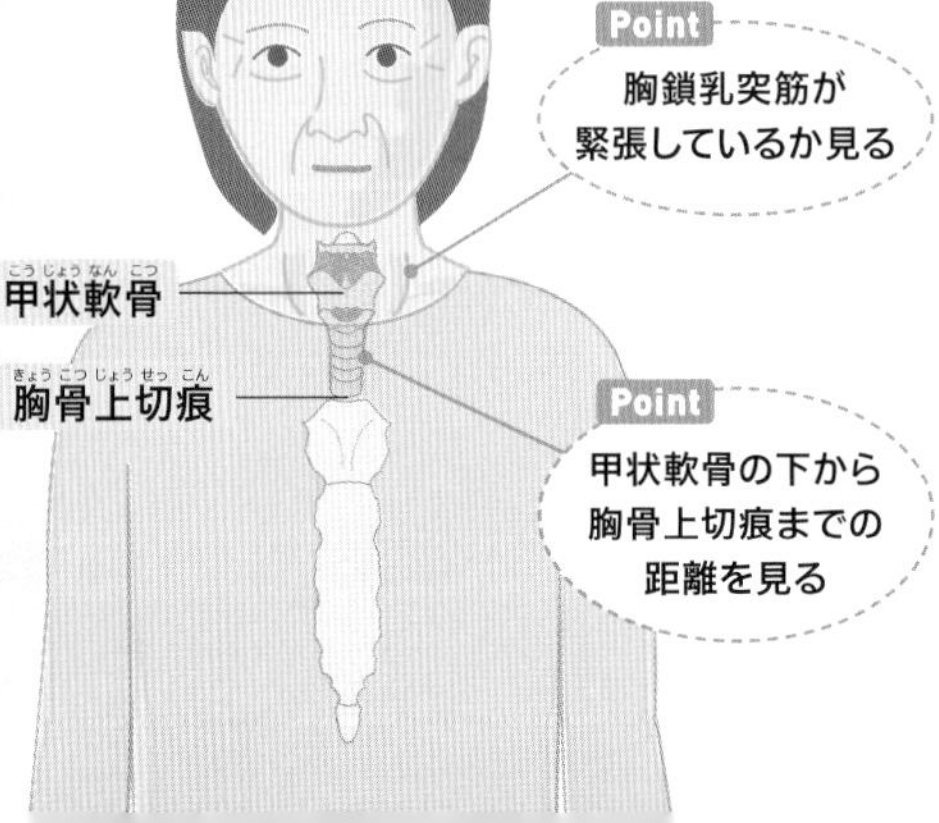

疑われる疾患によって見るべきポイントも変わる

視診は文字どおり「見る」だけだが、多くの情報を得ることができる。まず患者をパッと見たときは「苦しそう」「痛みが強そう」などの印象を抱く。その印象を大事にして、頭部、頸部《けいぶ》、胸部を順に見ていく。

頭部の視診では**意識状態**、唇の**チアノーゼ**の有無、**眼瞼結膜**《がんけんけつまく》をチェックする。また、副鼻腔《ふくびくう》や咽頭《いんとう》の**炎症**の有無も見ておく。

頸部の視診は、とくにCOPD《シーオーピーディー》が疑われる症例で重要だ。重症COPDでは、**気管短縮**や**胸鎖乳突筋**《きょうさにゅうとつきん》**の肥厚**が見られる。**樽状**《たるじょう》**胸郭**《きょうかく》や**口すぼめ呼吸**、**ばち指**も、COPDに多い所見として、よく知られている。

胸部の視診ですぐわかるのが、胸郭の変形だ。**漏斗胸**《ろうときょう》や**脊柱側弯症**《せきちゅうそくわんしょう》などがあると胸郭の運動が妨げられやすい。呼吸運動の視診では、まず**呼吸数**、**リズム**、**パターン**をチェックする。呼吸数は、25回／分以上なら頻呼吸《ひんこきゅう》として**低酸素血症**《ていさんそけっしょう》や代謝性アシドーシスを疑う。さらに「胸郭の動きに左右差はないか」「呼吸時に胸鎖乳突筋が緊張していないか」も重要なポイントだ。

ばち指の有無もチェック

ばち指とは、爪床《そうしょう》のつけ根の軟部組織の増殖により、爪床の角度が180°以上になった状態。COPDや間質性肺炎（→P130）、肺がん（→P126～）などの可能性がある。

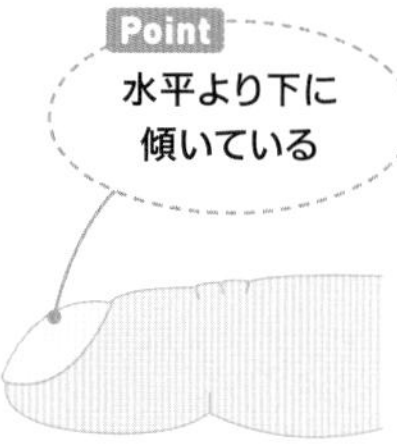

V 胸部の視診

形を見る

胸郭《きょうかく》の変形があると、換気能が低下する

漏斗胸（胸骨部《きょうこつぶ》の陥凹《かんおう》）や脊柱側弯症（脊柱が片側に弯曲《わんきょく》した状態）があると、拘束性障害や換気障害を起こしやすい。COPDの特徴的所見である樽状胸郭（胸郭の前後径が樽のように丸くなった状態）も確認する。

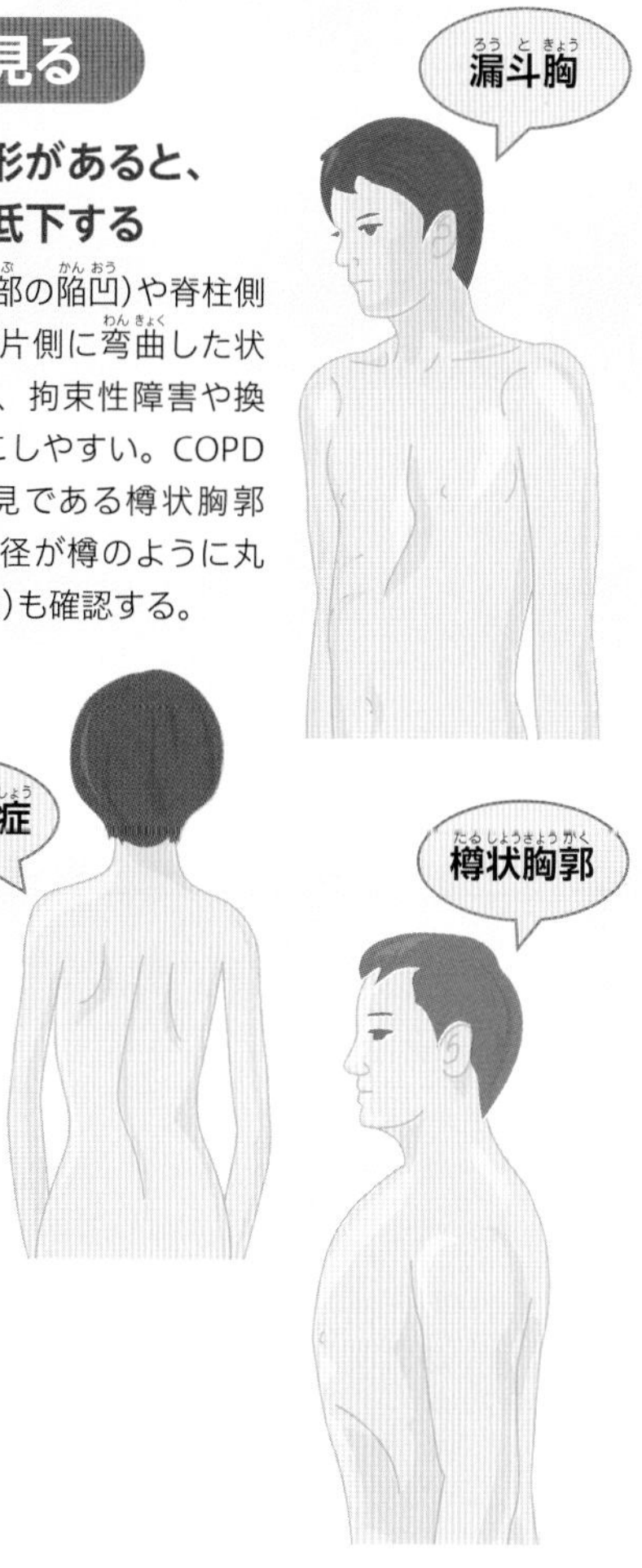

呼吸を見る

呼吸数、リズム、パターンのほか胸腹部の動きも見ておく

呼吸数、リズム、パターン、呼吸運動の左右差を確認する。呼吸補助筋の使用の有無もあわせて見る。チェーンストークス呼吸は呼吸中枢の障害や心不全、ビオー呼吸は呼吸中枢の障害や髄膜炎《ずいまくえん》などで起こる。クスマウル（大）呼吸は糖尿病ケトアシドーシスや尿毒症で見られる。

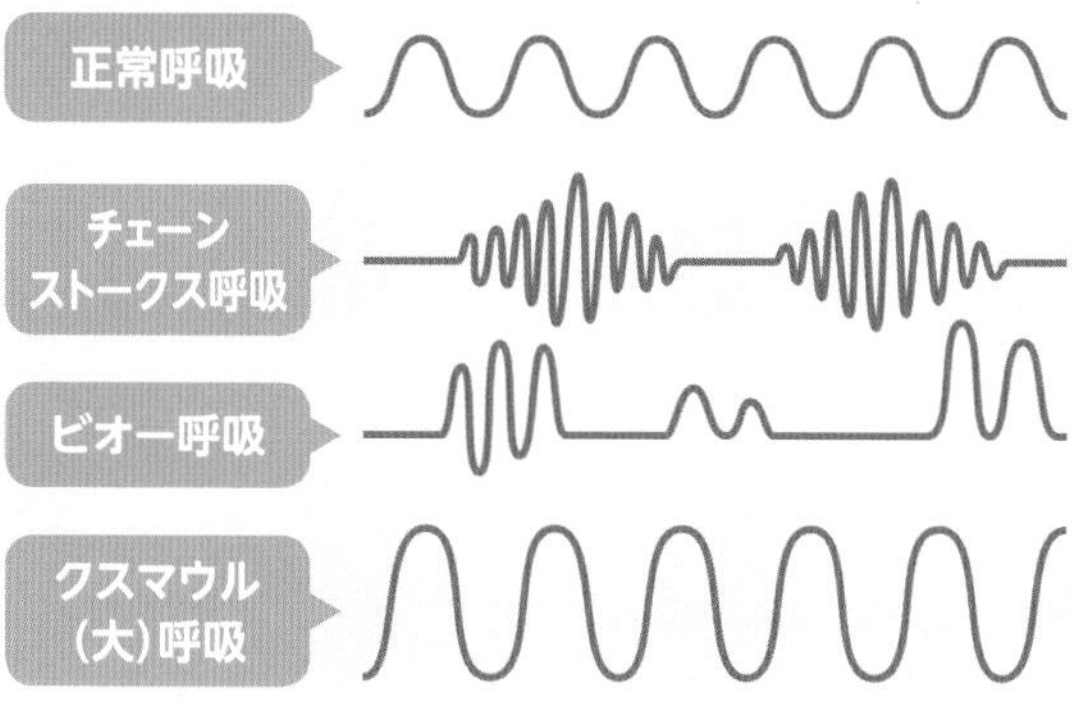

低酸素血症のときは触診、打診もおこなう

胸部の触診では、呼吸運動時の胸の動きなどを手で確かめる。胸部の打診も重要で、胸膜腔に水がたまる「胸水」などの異常を確認できる。

左右対称性を意識して触診、打診をおこなう

胸郭《きょうかく》の**触診**は、座位《ざい》で背面からおこなう。母指を脊椎《せきつい》中央に向け、両手を背部に密着させる。息を深く吸ってもらい、肺の動きにともなう**両母指の動き**と**左右差**を確認する。両母指がそれぞれ1㎝程度外側に動けば正常で、ほとんど動かなければ、呼吸運動制限があるといえる。**声音振盪**《せいおんしんとう》、体表面の**握雪感**《あくせつかん》、**心尖拍動**《しんせんはくどう》の確認も不可欠だ。

打診では、前面・背面各8か所に加え、横隔膜《おうかくまく》の高さも確認する。背面の肩甲線《けんこうせん》から下方に打診していき、共鳴音（清音《せいおん》）が濁音《だくおん》に変わるのが横隔膜の位置だ。上昇していれば**腹腔内圧**《ふくくうないあつ》**上昇**や**間質性肺炎**（↓P130）、左右差があれば**胸水**《きょうすい》（↓P102）や**胸膜炎**《きょうまくえん》などを疑う。さらに、脊柱に沿って軽くたたき、痛みの有無も確認する。

触診では、胸郭の動きや感触を確かめる

触診のポイントには以下の3つがある。胸郭《きょうかく》の動きの左右差も、手でふれて確かめておく。

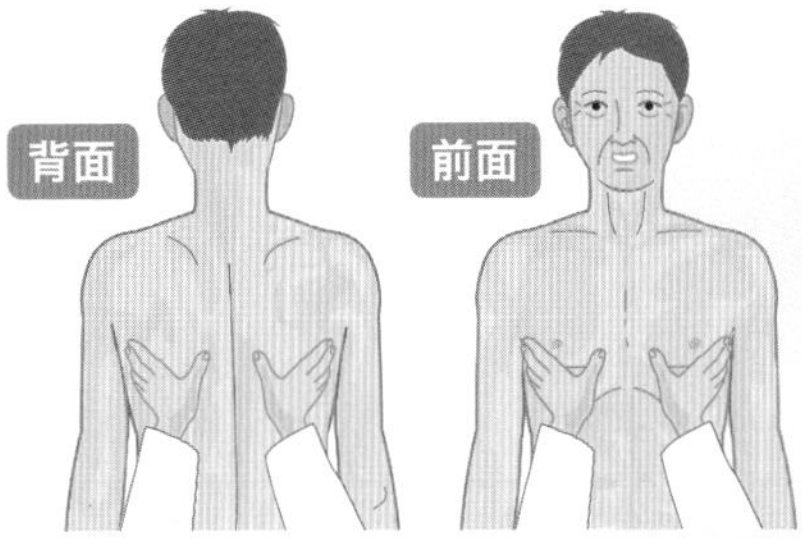

ここをチェック

☑ 声音振盪《せいおんしんとう》

➡ **肺炎では亢進《こうしん》し、胸水《きょうすい》などでは弱くなる**

胸壁《きょうへき》に左右対称に手のひら、または小指の尺骨面《しゃっこつめん》をあてる。患者に「ひと一つ」などと発声してもらい、手に伝わる振動の左右差を確認する。振動の亢進では肺炎(→P138 ～)、振動の減弱では気胸《ききょう》、胸水、無気肺《むきはい》(→P102)などを疑う。

ここをチェック

☑ 圧迫時の握雪感《あくせつかん》

➡ **雪をぎゅっと握る感覚があれば皮下気腫《ひかきしゅ》を疑う**

体表面の隆起部分に、圧をかけてふれる。雪をぎゅっと握るときのような感覚があれば皮下気腫を疑う。気胸やドレーン留置、手術の後は必ず確認を。

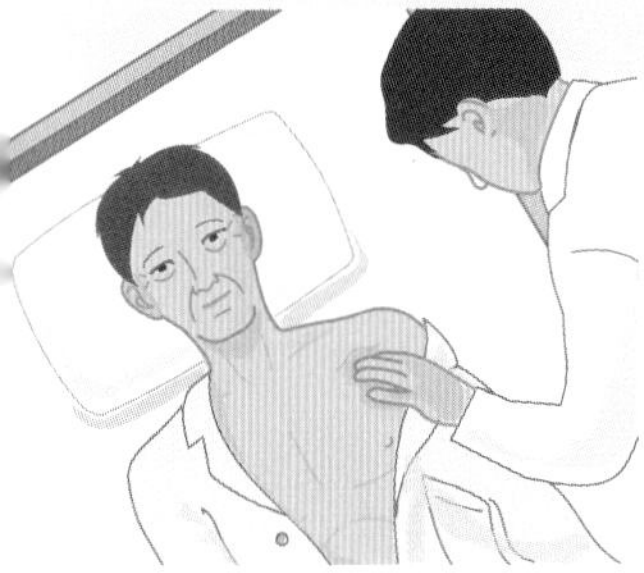

ここをチェック

☑ 心尖拍動《しんせんはくどう》

➡ **心不全やCOPD《シーオーピーディー》の可能性がないか見る**

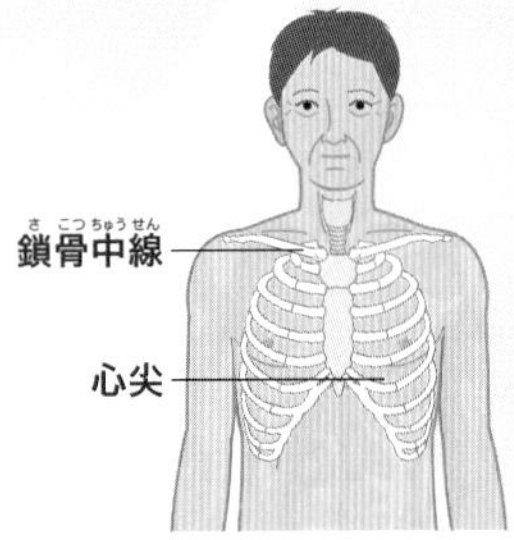

手のひらを心尖部(鎖骨中線上の第5肋間部《ろっかんぶ》)にあて、母指(親指)のつけ根で拍動を触知。
本来の位置より極端に外側で拍動を感じるときは心拡大、内側で感じられる場合はCOPD (→P118)を疑う。

打診では、気胸や胸水などの異常がわかる

打診で発生する音は、共鳴音、濁音、鼓音の3つに分けられる。左右差を意識して聞き分けを。

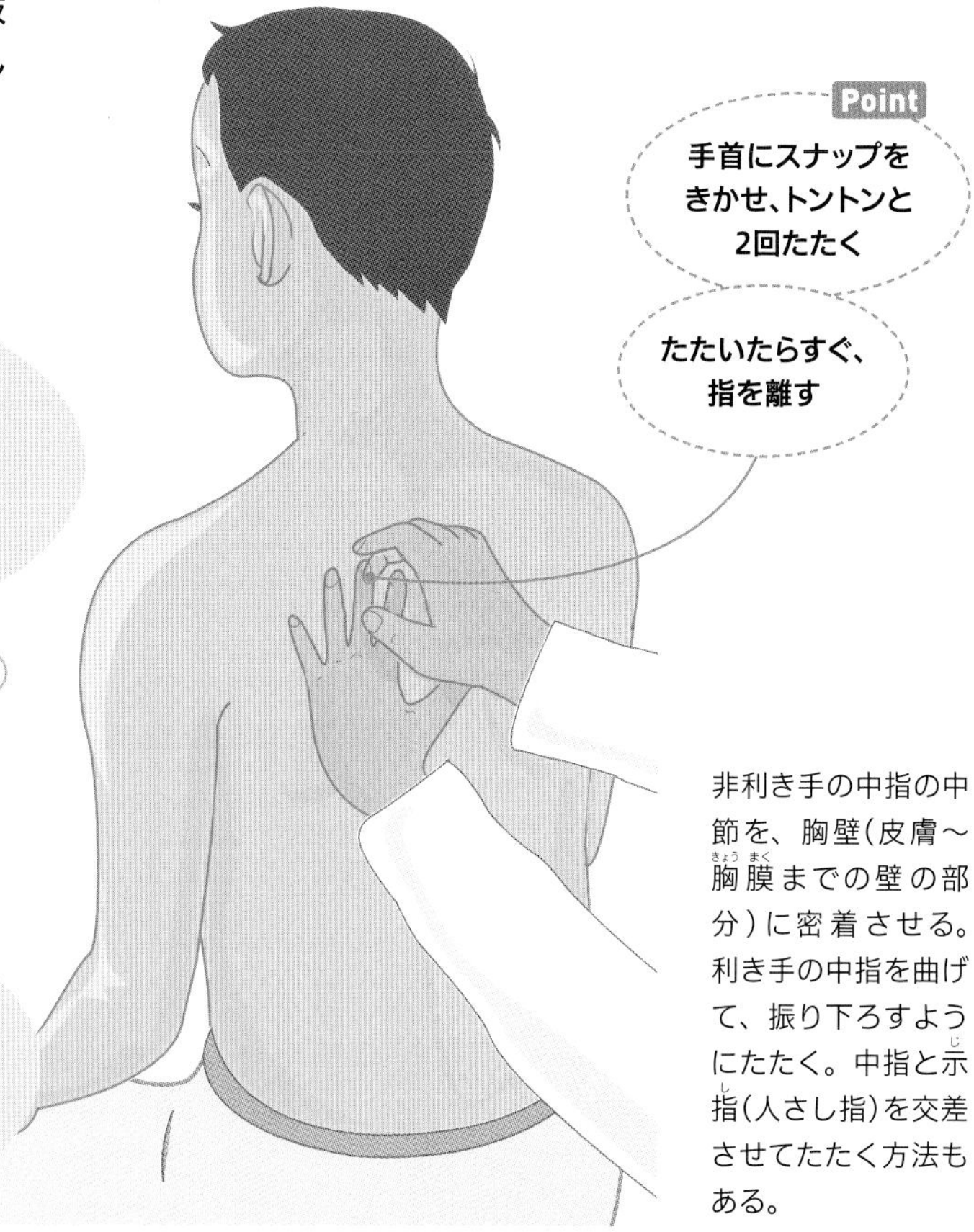

非利き手の中指の中節を、胸壁(皮膚～胸《きょう》膜《まく》までの壁の部分)に密着させる。利き手の中指を曲げて、振り下ろすようにたたく。中指と示《じ》指《し》(人さし指)を交差させてたたく方法もある。

【代表的な音の種類】

ポン
ポン
ドゥン
ドゥン

共《きょう》鳴《めい》音《おん》

正常な肺の上で聞こえる、共鳴した音。実質組織と空気が存在していると推測できる。

濁《だく》音《おん》

ドッ
ドッ

肝臓など、空気のないところで聞こえる、共鳴しない音。肺の打診時に聞こえたら胸水を疑う。

ポン
ポン
トン
トン

鼓《こ》音《おん》

胃など、空気が多くあるところで聞こえる、よく共鳴する音。気胸や巨大肺《はい》嚢《のう》胞《ほう》を疑う。

はしご状に下りていき、8か所ずつ打診

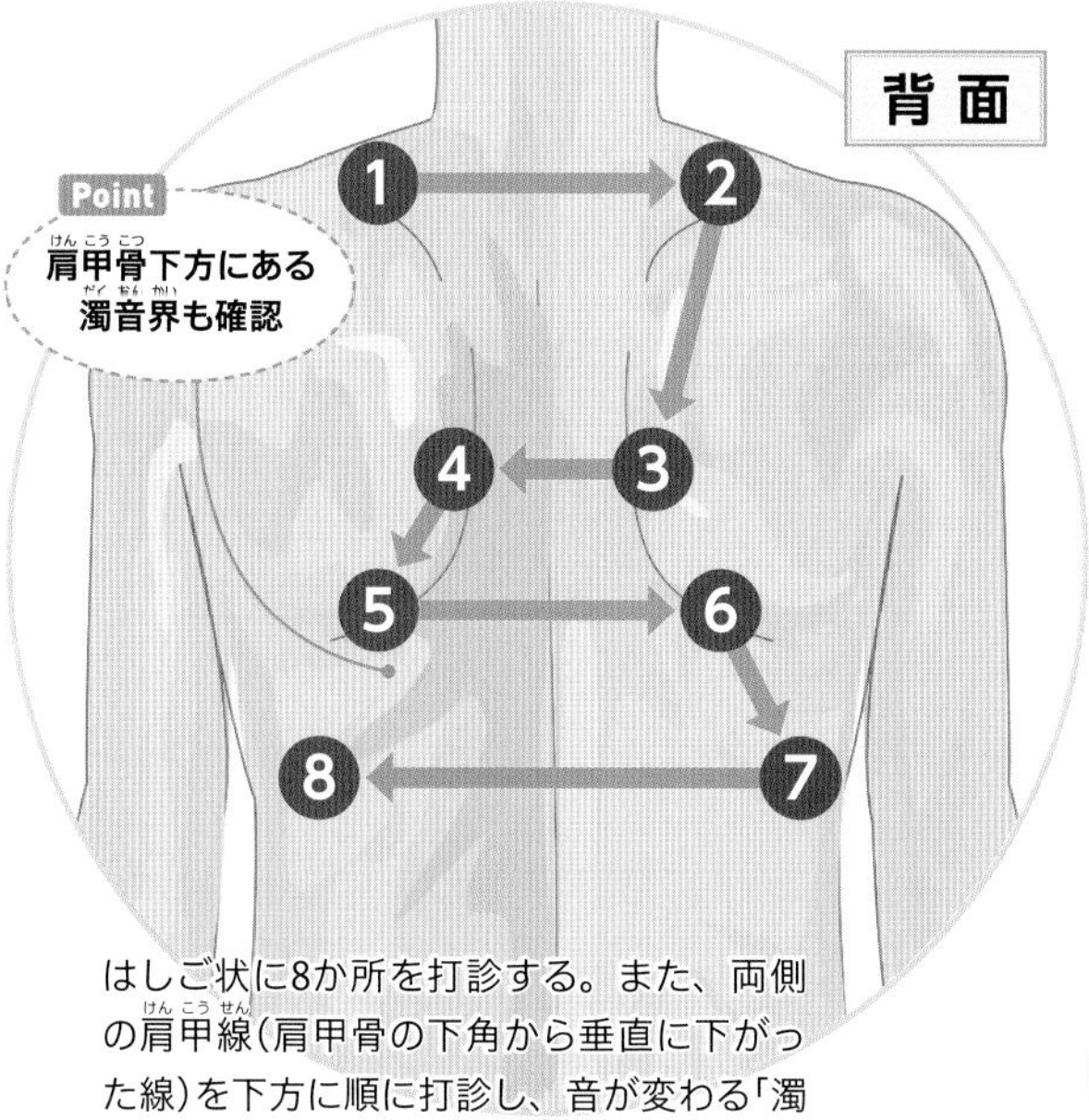

はしご状に8か所を打診する。また、両側の肩《けん》甲《こう》線《せん》(肩甲骨の下角から垂直に下がった線)を下方に順に打診し、音が変わる「濁音界」を確認する。ここが横《おう》隔《かく》膜《まく》となる。

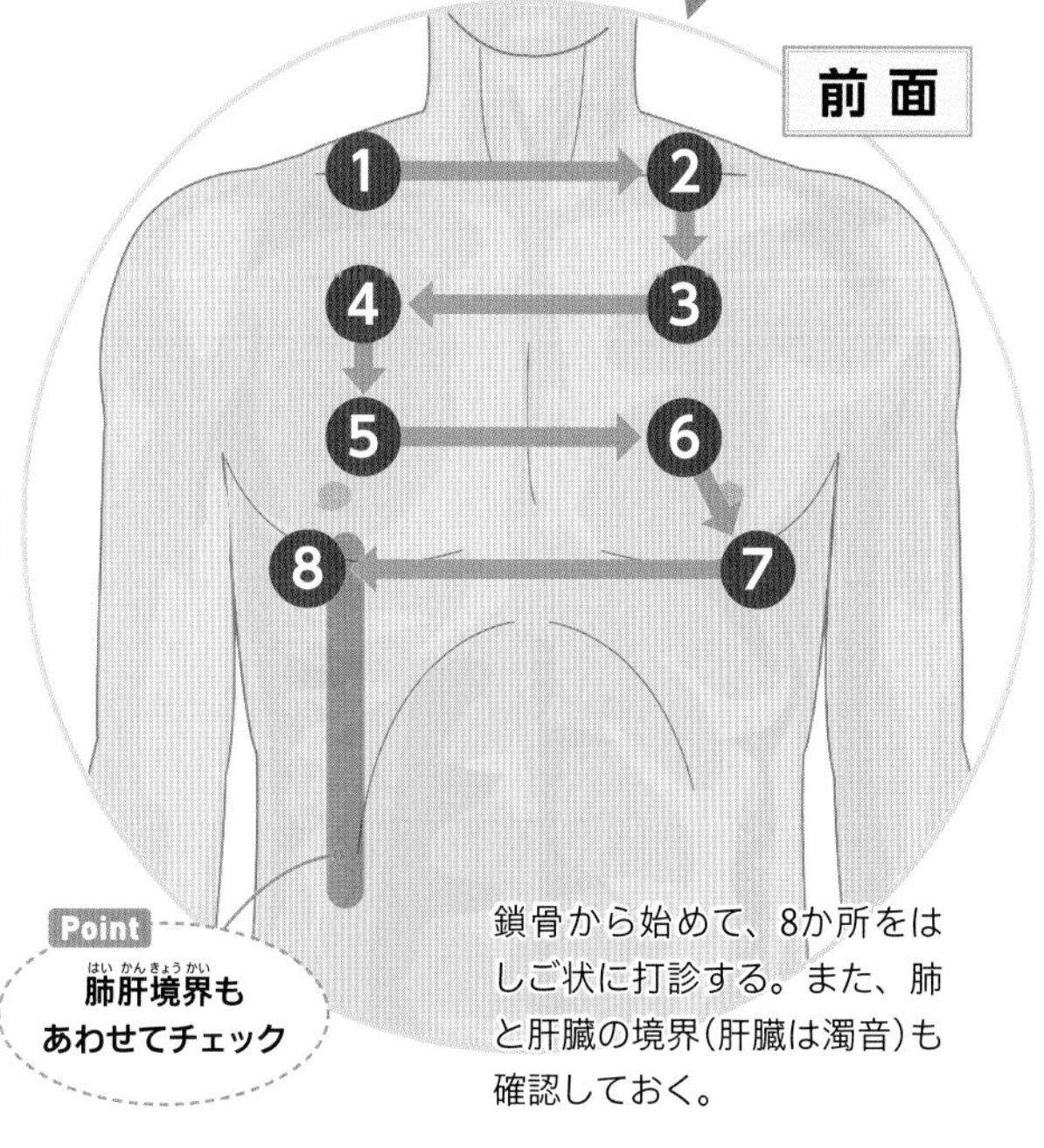

鎖骨から始めて、8か所をはしご状に打診する。また、肺と肝臓の境界(肝臓は濁音)も確認しておく。

聴診では、気管支呼吸音と肺胞呼吸音を聞く

呼吸音の聴診は、呼吸器疾患の診断に不可欠だ。練習をくり返し、気管支で聞こえる音、肺の末梢で聞こえる音を聞き分けられるようにしたい。

チェストピースを胸壁に押しあて、音を聞く

衣服の上からでは摩擦音が大きく、また音が減弱するため、皮膚に直接聴診器をあてておこなうのが原則。

聴診器の構造

チェストピースで音を集め、イヤーピースで聞く。呼吸音の聴診には、中～高音をよく拾える膜面を使う。

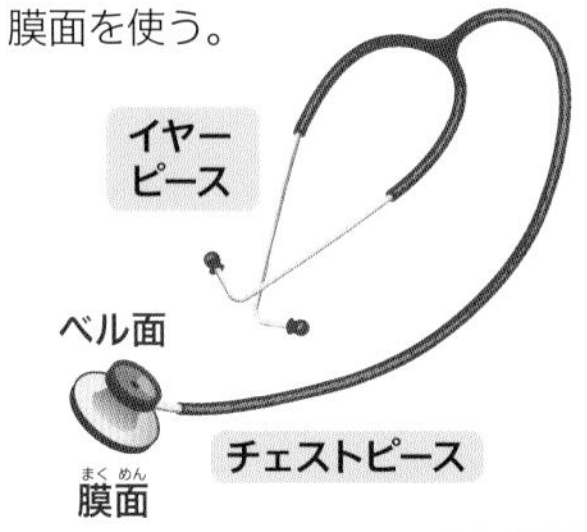

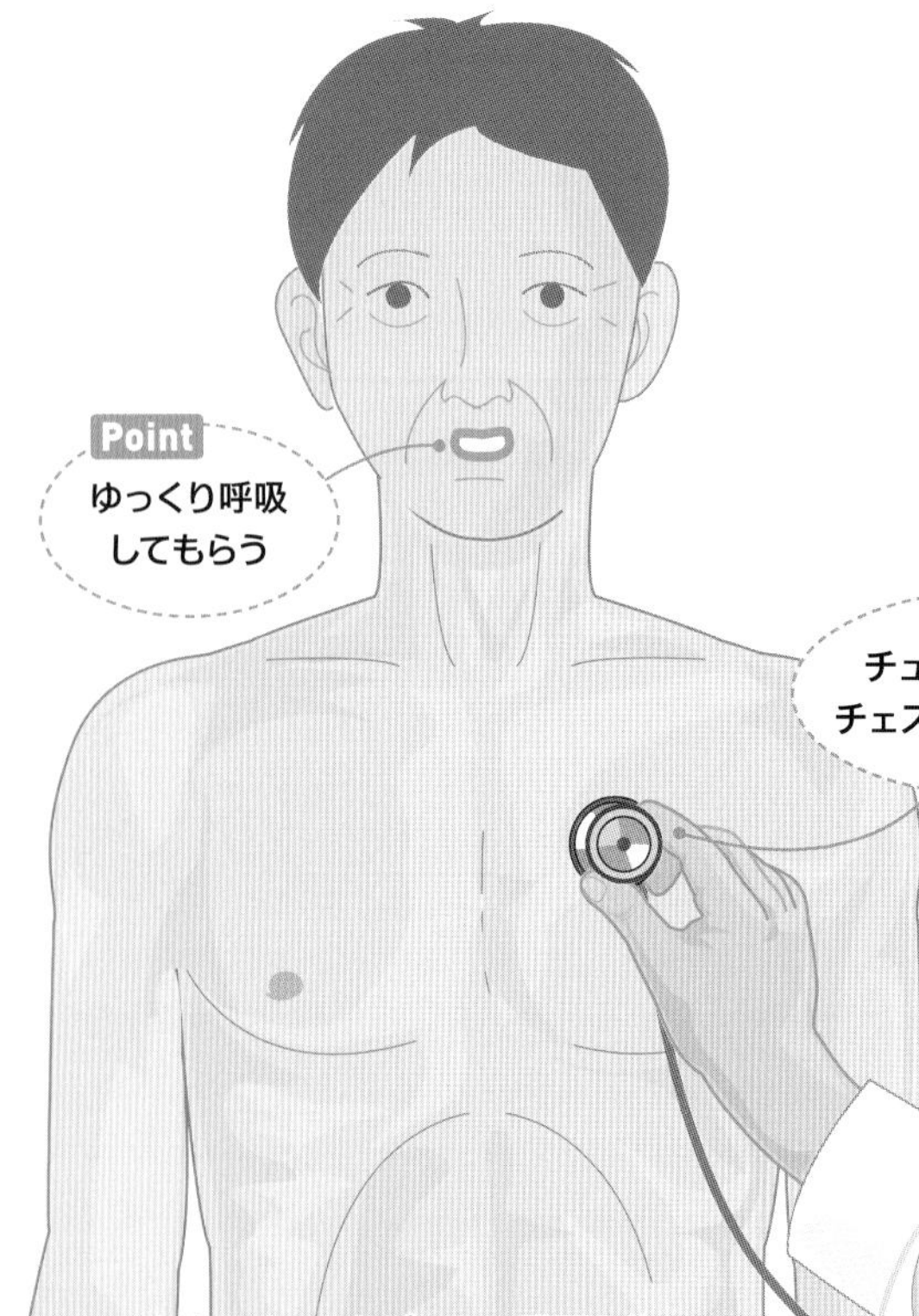

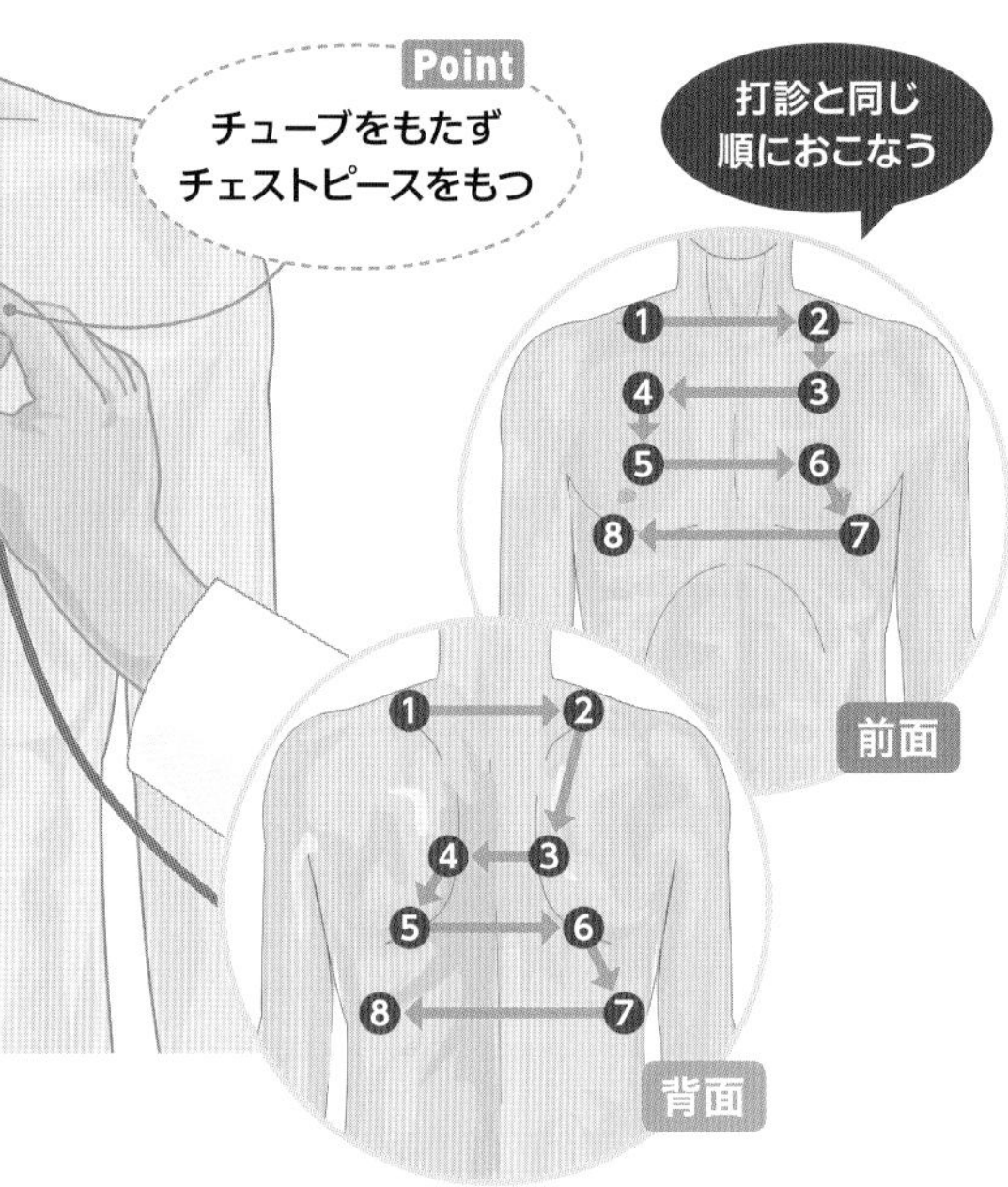

座位でチェストピースの膜面を体表にしっかりと密着させ、前面・背面の各8か所を順に聴診していく。背面の「聴診三角（右図⑤⑥）」は、とくに聞きとりやすい部分。

中枢では気管支呼吸音が、末梢では肺胞呼吸音が聞こえる

空気が気管支の分岐部を通るときは、乱流が生じる。乱流で生じる音を**呼吸音**といい、呼吸器疾患の重要なサインとなる。聴診器のチェストピースを胸壁《きょうへき》にしっかり押しあて、患者に口を開けて深呼吸してもらうと聴取しやすい。

聴診のポイントは、中枢付近で**気管支呼吸音**を、末梢で**肺胞《はいほう》呼吸音**を聞きとることだ。呼吸音が減弱していれば、水や空気の貯留、気道の限局的な閉塞、換気量の低下などが考えられる。気管支呼吸音が末梢でも聞こえる場合は**気管支呼吸音化**といい、肺炎などによる肺の硬化の可能性が高い。**吸気相**《きゅうきそう》と**呼気相**《こきそう》の持続時間も確認する。呼気相が延長していれば、COPD《シーオーピーディー》（→P118）などの閉塞性換気障害を疑う。

中枢の音、末梢の音を正しく聞き分ける

中枢の気管支呼吸音と、末梢の肺胞《はいほう》呼吸音とを聞き分けられていれば、
正しく聴取できているといえる。

気管支呼吸音

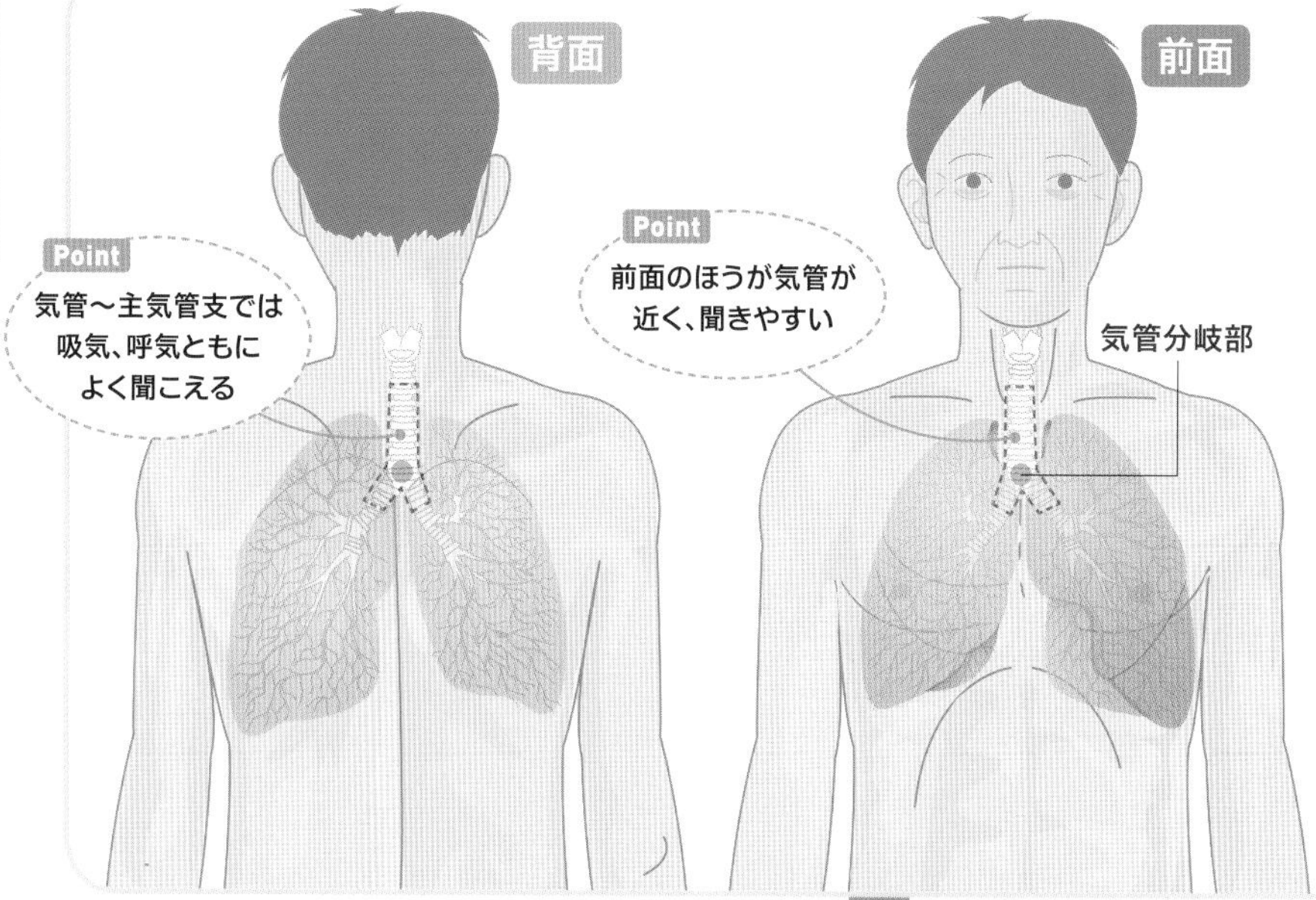

気管分岐部を中心とした中枢の音を聞く

おもに気管から主気管支の周辺で「スース―」と聞こえる音。気管が胸壁《きょうへき》に近い前胸部、とくに胸骨角《きょうこつかく》（胸骨上端《きょうこつじょうたん》）付近が聞きやすい。吸《きゅう》気《き》、呼気《こき》ともによく聞こえ、持続時間の比は吸気相1：呼気相2～3。

両者の中間にあたる音は
「気管支肺胞音」とよぶ

肺胞呼吸音

吸気時に聞こえる低音。「スー」と聞こえたら要注意

おもに肺の末梢で聞こえる、「ホー」という低い音。前面では第7肋骨付近、背面では肩甲骨の下あたりが聞きやすい。吸気ではよく聞こえるが、呼気はほとんど何も聞こえない。持続時間の比は吸気相3：呼気相1。

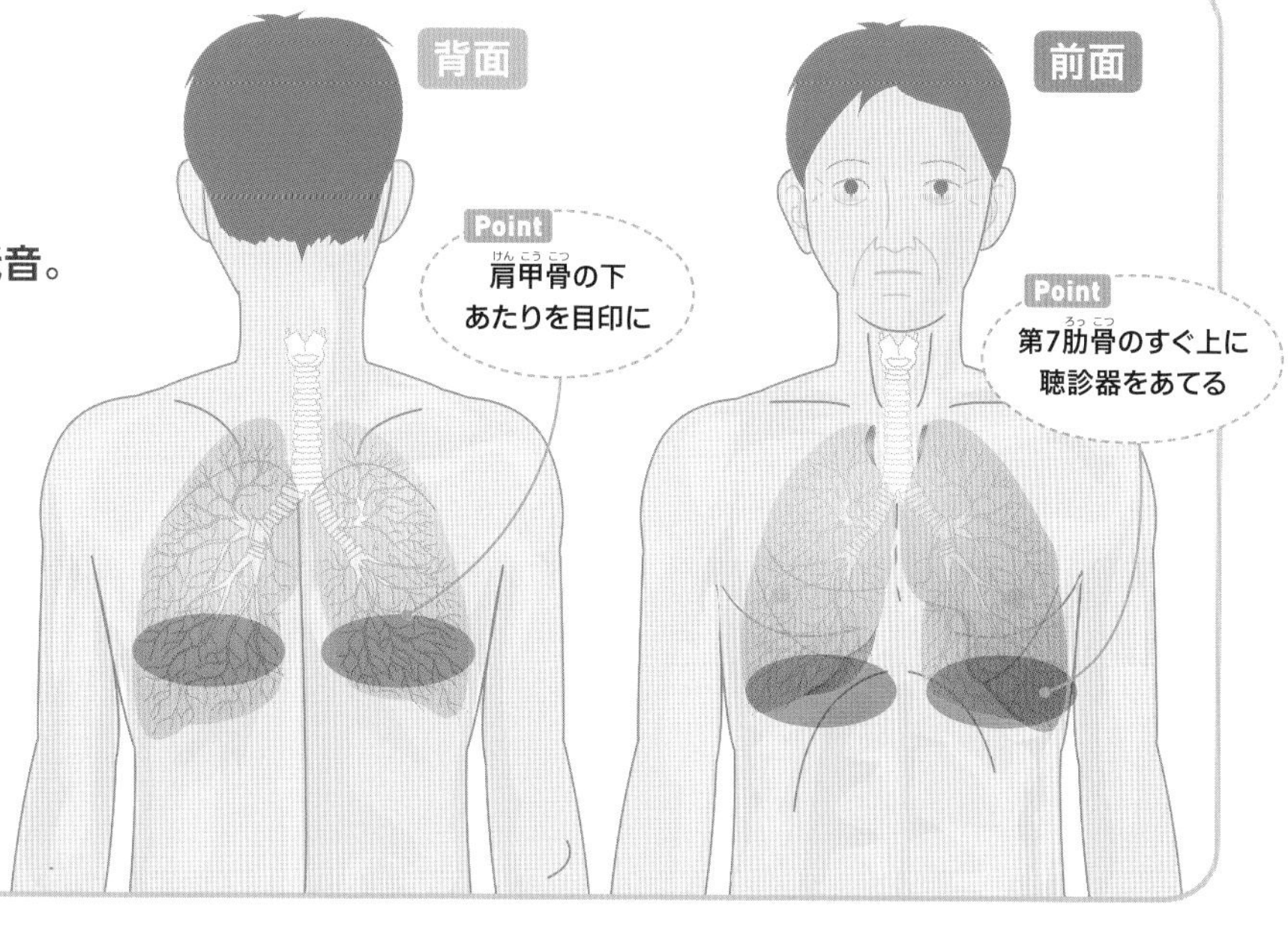

気道狭窄で生じる異常音「連続性ラ音」を聞きとる

異常な呼吸音を「副雑音」といい、その代表が、気道の狭窄時に聞こえる「連続性ラ音」である。音の高さの違いなどから、閉塞部位を判別できる。

呼吸時に生じる異常音を「副雑音」という

呼吸運動にともなう、正常では聞かれない異常音を**副雑音**《ふくざつおん》という。副雑音が聴取される場合は、何らかの異常があると考えられる。

副雑音にはさまざまな種類があり、その種類によって、考えられる原因疾患は異なる。まずは「どの部位で聞こえるか」「吸気《きゅうき》相《そう》と呼気相《こきそう》のどちらで聞こえるか」「連続性か、不連続性か」の3つを意識して聴取することが大切だ。

副雑音のほとんどは、気道や肺内から発生する音で、**ラ音**とよばれる。ラ音はさらに、**連続性ラ音**と**断続性ラ音**に分けられる。

このほかに、まれではあるが、胸膜《きょうまく》や縦《じゅう》隔《かく》、肺血管などに由来する副雑音も知られている。

気道がせまくなっていると連続性ラ音が聞こえる

ラ音のうち、笛のように長く続くものを連続性ラ音という。気道の狭窄《きょうさく》部位を空気が通過するときの音で、**「ウィーズ」「ロンカイ」「スクウォーク」**の3タイプがある。

高音主体のウィーズが聴取される疾患には、**気管支喘息**《きかんしぜんそく》がある。発作時は、あちこちの細気管支《さいきかんし》で不均一に狭窄が起こるため、肺全体で多様なウィーズが聞かれる。ただ、狭窄があまりに強いとかえってウィーズも聞こえないため、注意が必要だ（左ページの重症度分類Ⅳ度）。

低音主体のロンカイは、**気管支喘息**や**気管支拡張症**、**COPD**《シーオーピーディー》の急性増悪などで聴取される。スクウォークは肺の線維化をともなう病変でよく聴取され、**間質性肺炎**や過敏性肺臓炎《かびんせいはいぞうえん》、肺水腫《はいすいしゅ》などが考えられる。

副雑音には3つの分類がある

肺内や気道に由来する2つのラ音と、それ以外のものがある。

Ⅰ 連続性ラ音

ウィーズ
ロンカイ
スクウォーク

気道が狭窄《きょうさく》している部位を空気が通過するときに生じる音。ウィーズ、ロンカイ、スクウォークの3タイプがある。

➡P71

Ⅱ 断続性ラ音

コースクラックル
ファインクラックル

気道に貯留した粘液《ねんえき》がはじけるときなどに生じる音。コースクラックルとファインクラックルの2タイプがある。

➡P72

Ⅲ その他

Hamman《ハンマン》徴候《ちょうこう》
胸膜摩擦音《きょうまくまさつおん》
肺血管性雑音

肺内や気道に由来しない副雑音《ふくざつおん》。胸膜がこすれ合うときに生じる音や、狭窄した肺血管の雑音などが聴取される。

➡P74

連続性ラ音の3タイプから、疾患を予測する

気道の狭窄部位を空気が通過するときの音。太い気管支の狭窄では低温が、細い気管支の狭窄では高音が聞こえる。

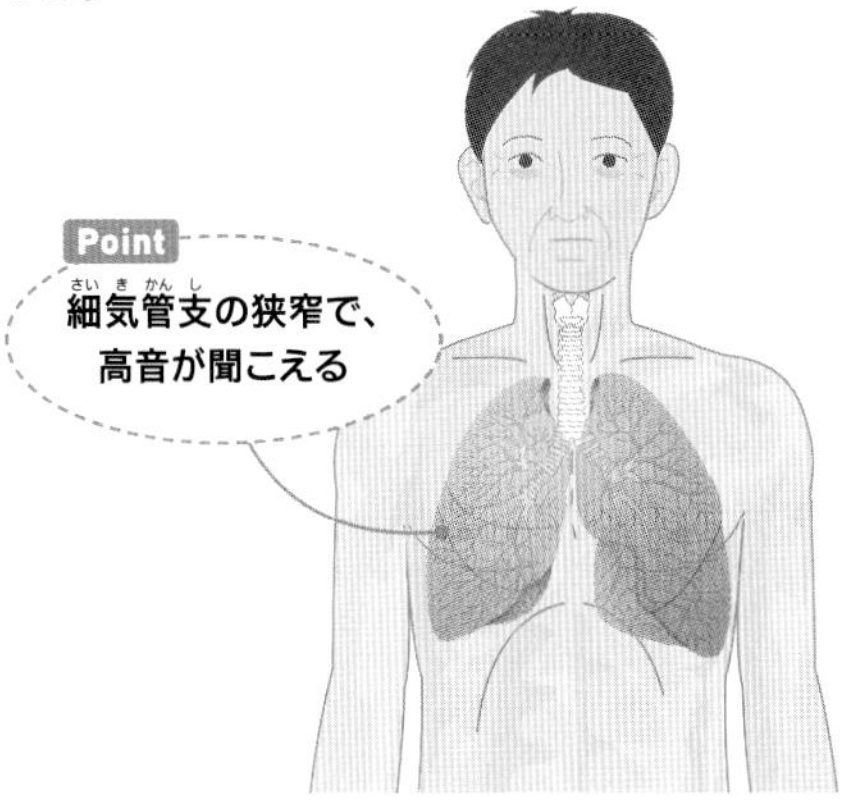

1 ウィーズ

ピーピー
ヒーヒー

wheeze

〈高音性連続性ラ音(笛声音《てきせいおん》)〉

細気管支の狭窄で、高音が聞こえる

笛のような高い音(周波数300 ～400Hz以上)をいう。狭窄した細気管支を空気が通るときに、気道壁《きどうへき》や気道粘液《きどうねんえき》が振動して生じる。胸壁《きょうへき》全域で広く聴取できる。ピークフロー(→P92)とあわせて、重症度を判断する。

【ウィーズの重症度分類】

I度	強制呼気《こき》時のみ聴取	PEF70%前後
II度	平静呼吸時も聴取	PEF50%前後
III度	平静呼吸で呼気・吸気《きゅうき》とも聴取	PEF30%前後
IV度	呼吸音減弱、silent chest	PEF20%前後

考えられる疾患

気管支喘息《きかんしぜんそく》 ➡P120

COPD《シーオーピーディー》(慢性閉塞性肺疾患《まんせいへいそくせいはいしっかん》) ➡P118

気管支拡張症 ➡P144

副鼻腔気管支症候群《ふくびくうきかんししょうこうぐん》

気管支炎

2 ロンカイ

グーグー
ブーブー

rhonchi

〈低音性連続性ラ音(類鼾音《るいかんおん》)〉

気道中枢の狭窄で、低いいびき音が聞こえる

いびきのような低い音(周波数200 ～250Hz以下)で、空気の通過にともなう気管支壁や気道粘液の振動で生じる。気道中枢の太めの気管支の狭窄によることが多く、頸部《けいぶ》で大きく聞こえる。痰がからんでいれば、咳の後に聴取し、音の移動や消長を確認する。

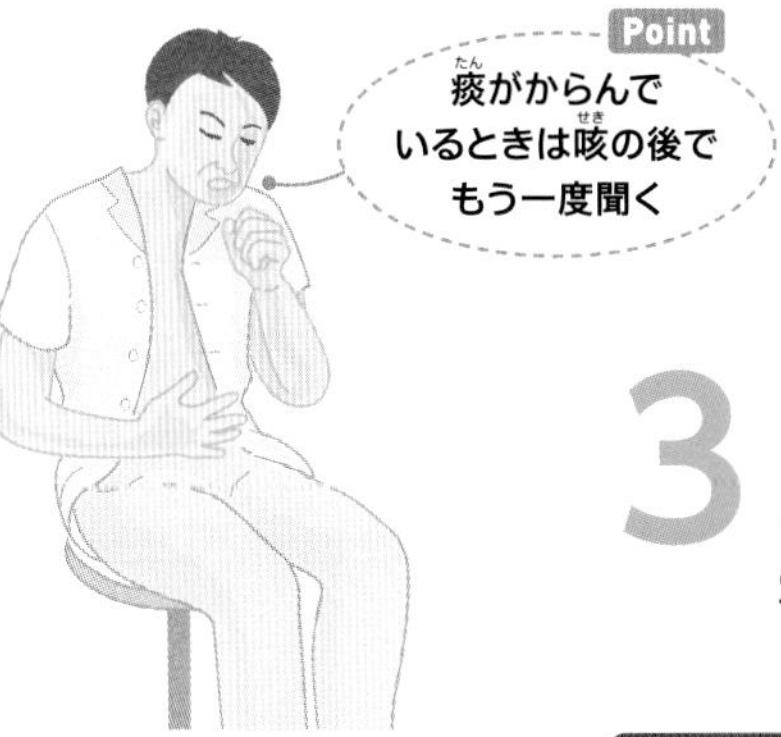

考えられる疾患

気管支喘息

COPDの急性増悪

気管支拡張症

腫瘍《しゅよう》による気道狭窄

肺水腫《はいすいしゅ》 ➡P136

ストライダー(喘鳴《ぜんめい》)は、聴診器なしでも聞こえる

聴診器なしでも聞こえる「ゼーゼー」という大きな呼吸音をストライダー(喘鳴)といい、急《きゅう》性喉頭蓋炎《せいこうとうがいえん》や異物誤飲《いぶつごいん》などが原因で、頸部から聞こえる。喘息に合併した声帯機能不全で生じることもあるが、「喘鳴があるから気管支喘息」と決めつけないよう注意する。

3 スクウォーク

キュッキュッ
キューキュー

squawk／short wheeze

狭窄・閉塞部の気管支壁が吸気の最後に振動する

吸気の終末に聞こえる、ごく短い音(周波数は200 ～300 Hz前後)。軽い狭窄や閉塞のある細気管支が、吸気時に再開通するときに、気管支壁が振動して生じる。下肺野部《かはいやぶ》や肺底部《はいていぶ》でよく聞こえる。

考えられる疾患

過敏性肺臓炎《かびんせいはいぞうえん》

間質性肺炎 ➡P130

Wegener《ウェゲナー》肉芽腫《にくげしゅ》

肺水腫

気管支拡張症

びまん性汎細気管支炎《はんさいきかんしえん》

痰の移動や肺炎にともなう「断続性ラ音」を聞き分ける

聴診のうち、やや聞き分けにくいのが「断続性ラ音」だ。痰が破裂して生じる音と、硬くなった気道や肺胞が拡がるときに生じる音がある。

コースクラックルは、痰がはじけて生じる音

低音で粗く、散発的な音をコースクラックルという。痰《たん》の貯留、またはたまりやすい疾患で聴取される。

コースクラックル
coarse crackle
〈水泡音《すいほうおん》〉

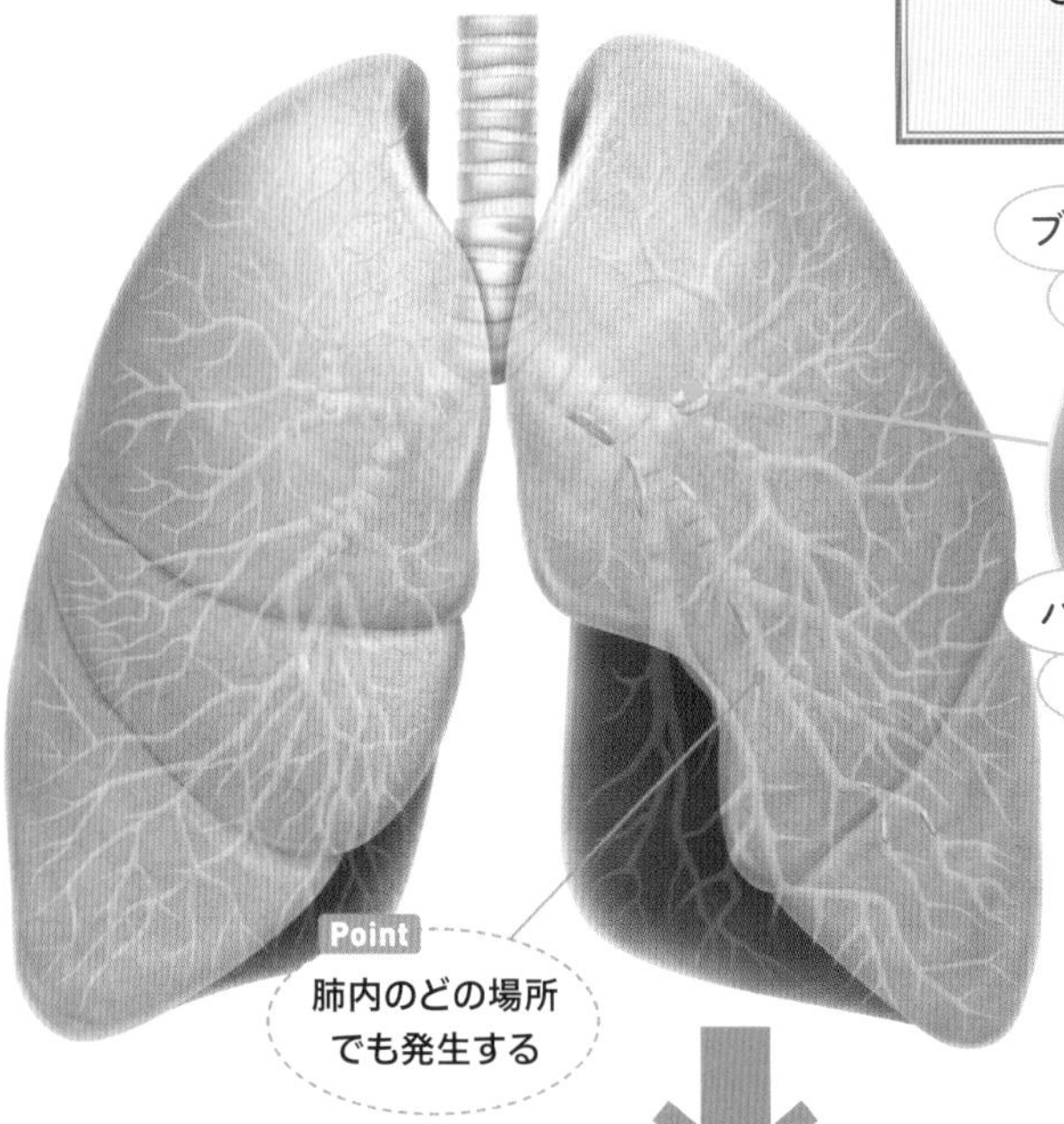

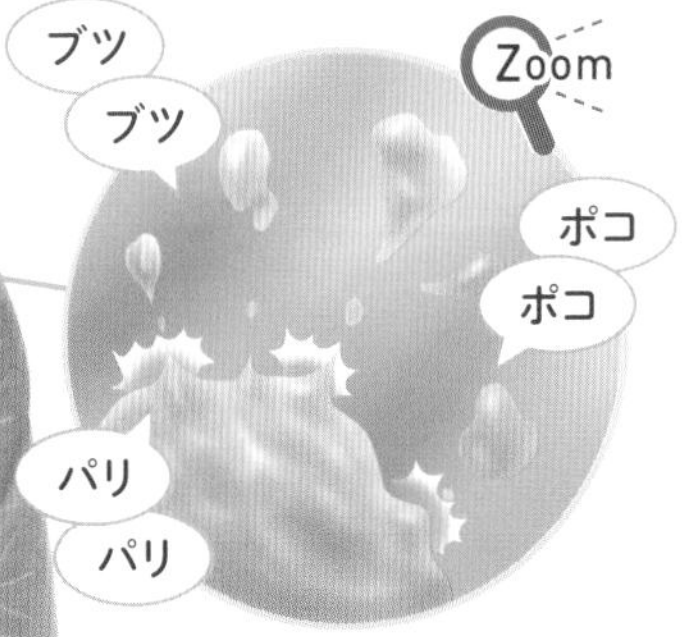

気道内に貯留した粘調《ねんちょう》の痰が、呼吸運動や発声にともなって振動したり、はじけたりして発生する音。太い気管支でも、細い気管支でも聞こえる。

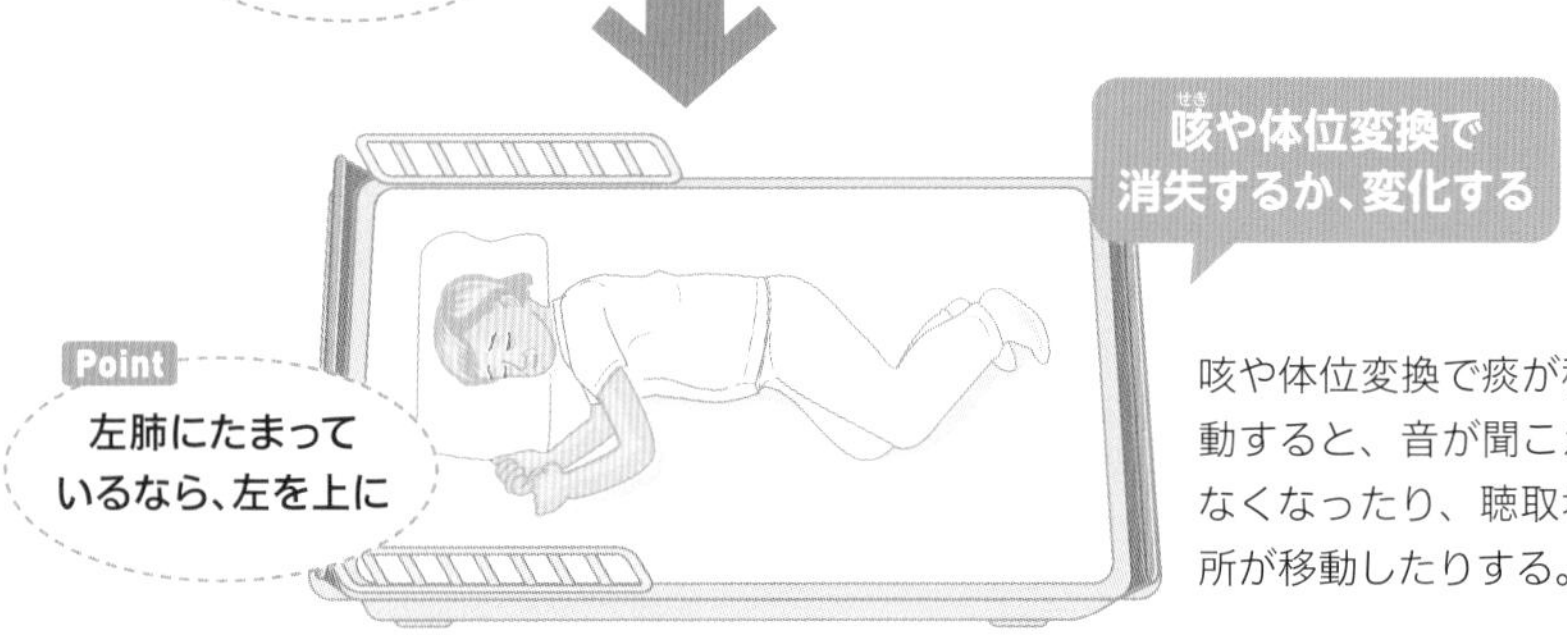

咳や体位変換で痰が移動すると、音が聞こえなくなったり、聴取場所が移動したりする。

肺炎などの疾患だけでなく生理現象の可能性もある

持続時間が長い連続性ラ音に対して、持続時間が短く、はじけるような音を**断続性ラ音**という。英語ではクラックル（crackle）といい、断続性ラ音は、**コースクラックル**と**ファインクラックル**の２つに分けられる。**コースクラックル**は、粘調《ねんちょう》の痰《たん》がはじけたときに生じる音で、**水泡音**《すいほうおん》ともいう。「ブツ、ブツ……」「パリ、パリ……」といった粗い音で、吸気《きゅうき》時も呼気《こき》時にも聞こえうる。

原因としては肺炎（→Ｐ１３８～）や気管支炎などの呼吸器感染症のほか、気管支拡張症（→Ｐ１４４）、肺水腫《はいすいしゅ》（→Ｐ１０２、１３６）などが考えられる。

ただし喫煙者などで痰がたまっているだけの場合もあり、他症状とあわせて診断をつける。

ファインクラックルは、気道が開くときに聞こえる

密で細かい音をファインクラックルという。間質性肺炎や特発《とくはつ》性肺線維症《せいはいせんいしょう》、肺水腫《はいすいしゅ》で聴取される。

ファインクラックル
fine crackle
〈捻髪音《ねんぱつおん》〉

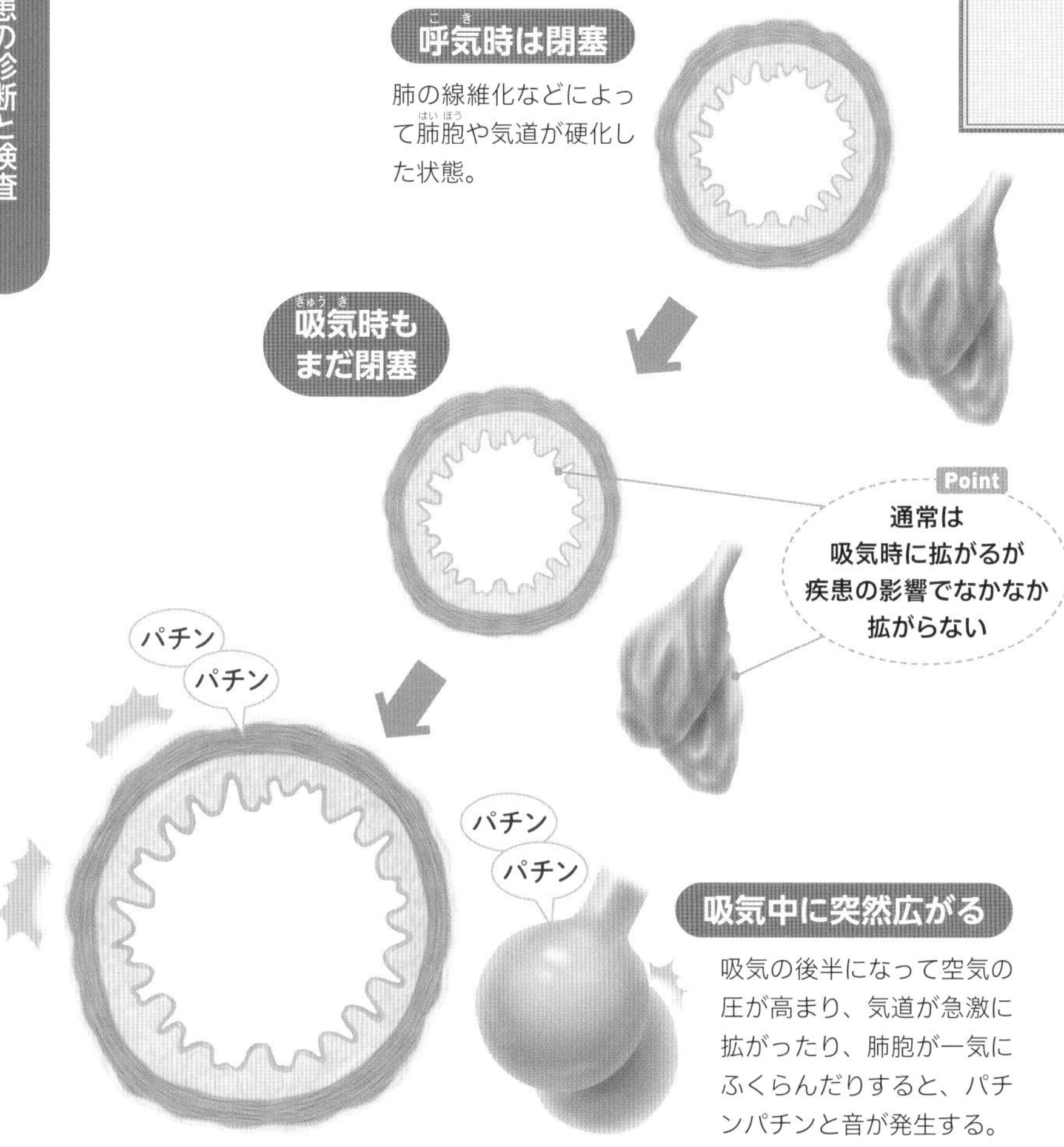

ファインクラックルと間違えやすい音

摩擦音
聴診器が衣服や皮膚にこすれて発生する音が、いちばん間違えやすい。

高齢者の肺底部音《はいていぶおん》
高齢者では肺の下部がしぼむことがあり、そこに急激に空気が入って音がする。

同一体位時などの肺音
長時間の同一体位や体位変換後に、肺胞に急に空気が入って音がすることも。

ファインクラックルではまず間質性肺炎を疑う

ファインクラックルは、周波数５５０〜１０００Hzの高音で、「パチパチパチパチ…」「チリチリチリチリ…」といった非常に細かい音をいう。髪をひと束ねじったときの音に似ていることから、**捻髪音《ねんぱつおん》**ともよぶ。

線維化などによって気道や肺胞《はいほう》が硬化していると、吸気時にもなかなか再開通しない。しかし、吸気の圧がグッと高まると、気道や肺胞が急速に再開通する。このときに生じる音が、ファインクラックルだ。したがって、通常は吸気後半から聴取される。原因となるのは、**間質性肺炎**（↓Ｐ１３０）がもっとも多く、**特発性肺線維症《とくはつせいはいせんいしょう》**では、必ず聞こえる音である。**肺水腫**でも聞こえることが多い。

慣れないうちは、皮膚との摩擦音などと間違えることもある。「呼吸のタイミングと一致して反復しているか」「呼気相、吸気相のどちらで聞こえるか」が鑑別のポイントだ。ファインクラックルはおもに肺底部《はいていぶ》の背側で聴取されるため、この部位で深呼吸をしてもらって再度聴診するのもよい。

胸膜や縦隔で起こる副雑音もある

「副雑音＝ラ音」と考えられがちだが、ラ音以外の異常音も存在する。頻度は高くないが、正確なアセスメントのために覚えておく必要がある。

胸膜摩擦音はクラックルに似た断続音

副雑音《ふくざつおん》のなかには、肺の外から発生するものもある。頻度は高くないものの、ラ音との鑑別のために覚えておく必要がある。

まずひとつは、**胸膜摩擦音《きょうまくまさつおん》**。炎症を起こした胸膜がこすれあって生じるもので、「ギューッ、ギューッ」「バリバリ」という粗い断続音となる。臓側胸膜《ぞうそくきょうまく》と壁側胸膜《へきそくきょうまく》が接しているところは、どこでも聴取されうるが、側胸部《そくきょうぶ》と肺底部《はいていぶ》がとくに聞きとりやすい。

聴取されるのは、炎症の初期や治りかけの時期だ。炎症が進行して胸水《きょうすい》が増えると、胸膜どうしが離れて聞こえにくくなる。また、胸膜が癒着《ゆちゃく》・肥厚した場合も胸膜が動きにくくなり、聞こえなくなる。クラックルとの鑑別のポイントは聴取範囲がせまく、吸気《きゅうき》・呼気《こき》の両方で聞こえることである。

ラ音以外の副雑音は、おもに3種類

ラ音以外の副雑音としては、「胸膜摩擦音」「Hamman徴候」「肺血管性雑音」の3つがある。

1 胸《きょう》膜《まく》摩《ま》擦《さつ》音《おん》

炎症を起こした胸膜がこすれあって生じる

通常、肺表面を覆う臓側胸膜《ぞうそくきょうまく》と胸郭《きょうかく》の内側を覆う壁側胸膜《へきそくきょうまく》はなめらかに動いている。しかし、臓側胸膜の炎症で表面がザラザラになると、呼吸運動にともなって胸膜どうしがこすれ、摩擦音が発生する。低音性の粗い断続音で、吸気《きゅうき》・呼気《こき》ともに聴取されるのが特徴だ。

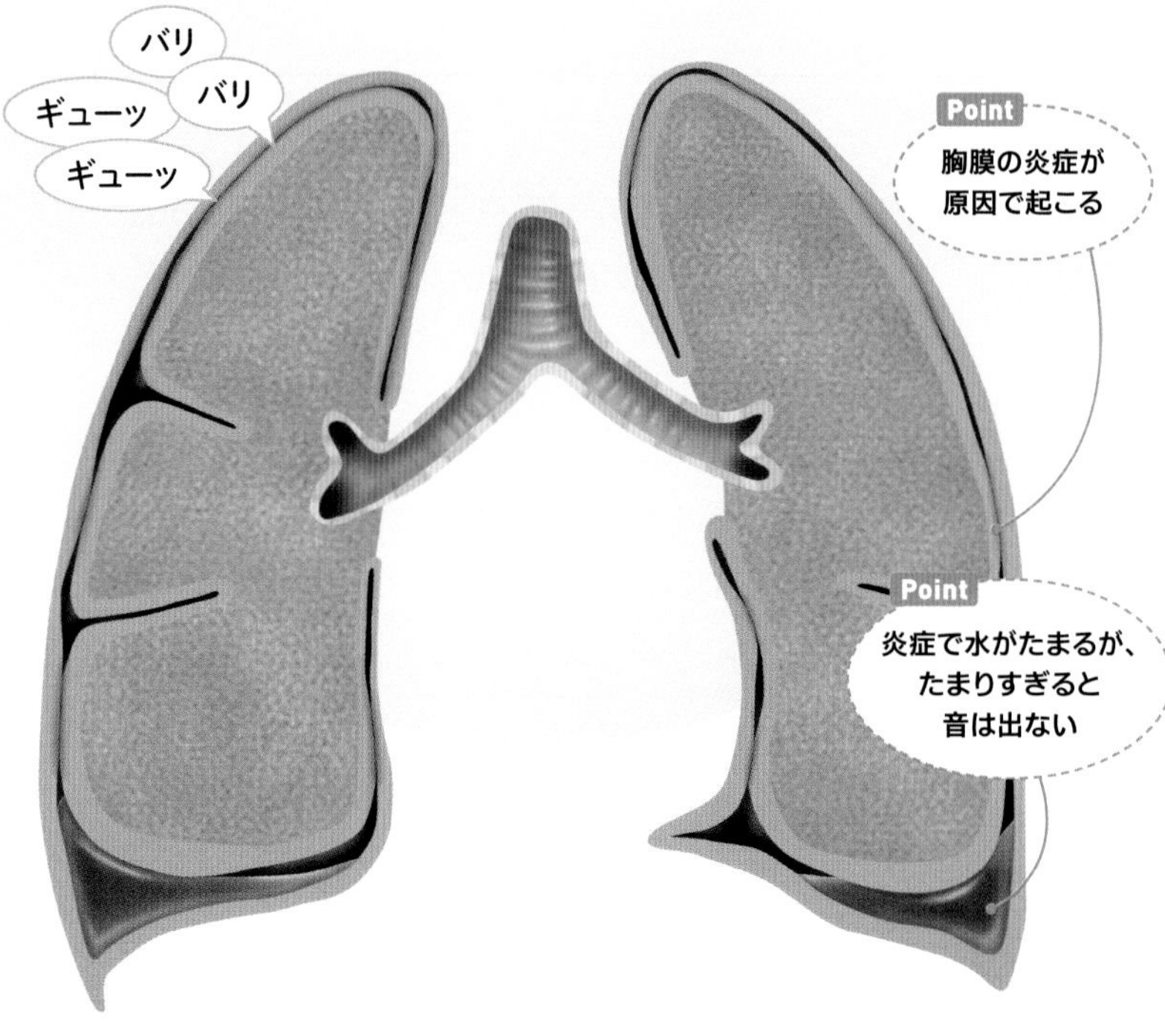

呼吸のタイミングとは無関係な音がすることもある

胸郭《きょうかく》内の左右の肺に囲まれた空間を**縦隔**《じゅうかく》とよぶ。心臓や大血管、気管、食道などの重要な臓器が存在するが、空気は存在しない。ところが、何らかの原因で縦隔に空気が入りこむ**縦隔気腫**《じゅうかくきしゅ》（↓P134）では、貯留した空気が心臓の拍動とともにふるえ、「バリッ」「ブチッ」という単発の大きな音が生じる。これを**Hamman**《ハンマン》**徴候**《ちょうこう》という。

Hamman徴候は、心音の聴診の際に聞かれる。位置は胸骨左縁《きょうこつさえん》で、タイミングは心臓の収縮期である。ただ、縦隔気腫があれば必ず聴取されるというわけではない。また左肺尖部《ひだりはいせんぶ》の気胸《ききょう》で、左の胸腔《きょうくう》内に空気が入ったときにも聞かれる。もうひとつ、心臓の拍動にともなって聞こえる副雑音が**肺血管性雑音**だ。原因は肺血管の血流量増加で、**肺動静脈瘻**《はいどうじょうみゃくろう》が疑われる。この場合は、肺動静脈瘻の3大徴候である、「チアノーゼ」「ばち指」「多血症《たけつしょう》（赤血球増多症《せっけっきゅうぞうたしょう》）」の有無を確認する。ほかにも、正常肺とは別に空気の入らない肺が存在する**肺分画症**《はいぶんかくしょう》で、肺血管性雑音が聞こえることがある。

2 Hamman《ハンマン》徴候《ちょうこう》

(mediastinal crunch)

縦隔気腫《じゅうかくきしゅ》や、左肺尖部《ひだりはいせんぶ》の気胸《ききょう》で起こる

肺胞内圧《はいほうないあつ》の上昇などにより、一部の肺胞が破裂して、縦隔に空気が入ることで生じる。「バリッ」「ブチッ」という、単発の粗い断続音が特徴。胸骨左縁《きょうこつさえん》の、左肺と上行大動脈《じょうこうだいどうみゃく》が接するあたりで聞こえることが多い。左肺尖部の気胸（→P102、134）で、空気が左の胸膜腔《きょうまくくう》にもれ出たときにも聴取される。

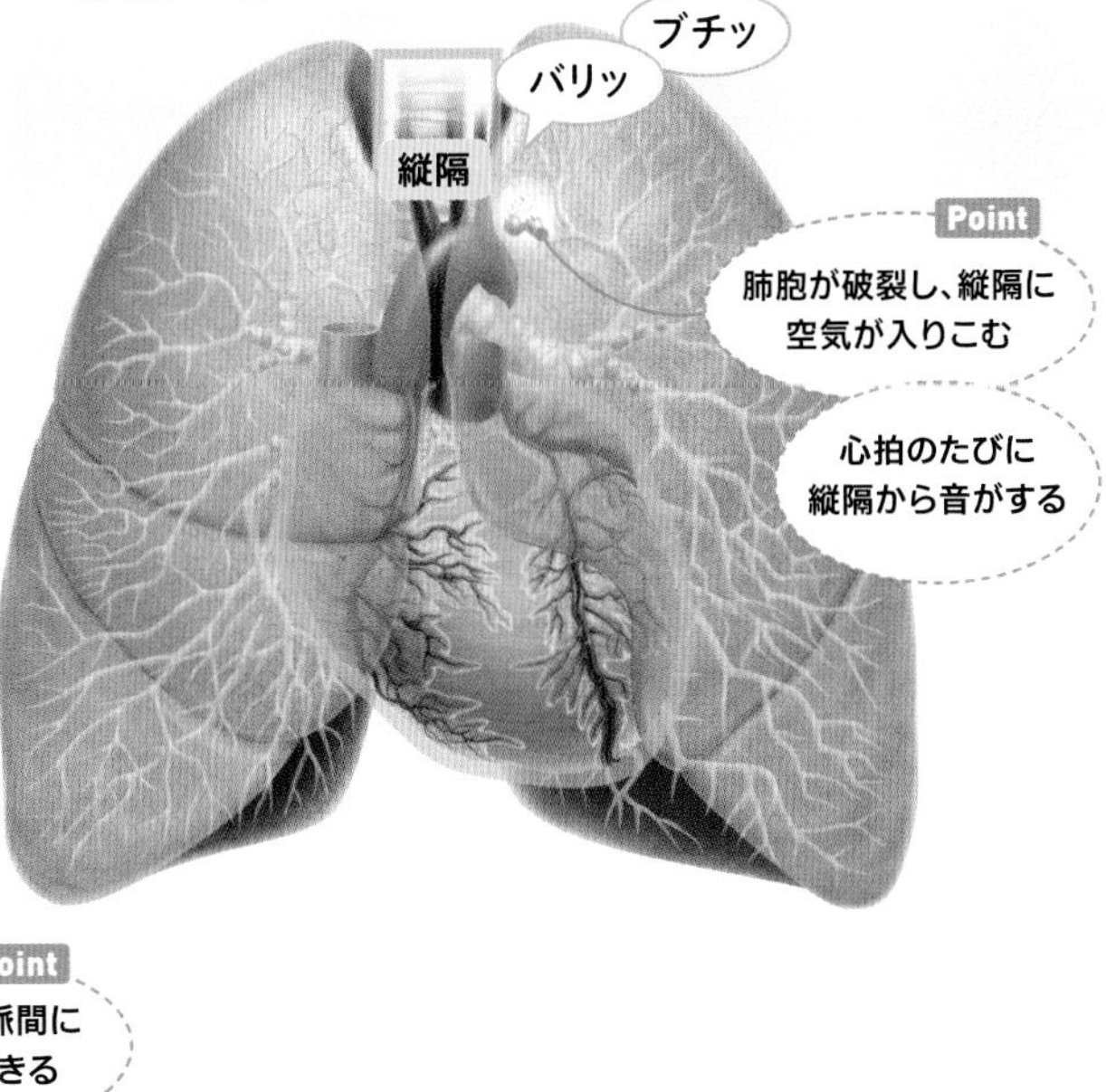

3 肺血管性雑音

肺血管の音が肺野《はいや》で聞こえることも

何らかの原因で肺血管の血流が多くなると、血管内の乱流で生じる音が、心拍とともに肺野（太い気管支より末梢側）で聞こえることがある。肺動脈《はいどうみゃく》と肺静脈《はいじょうみゃく》が毛細血管《もうさいけっかん》を介さずに、直接つながる「肺動静脈瘻《はいどうじょうみゃくろう》」などで聴取される。

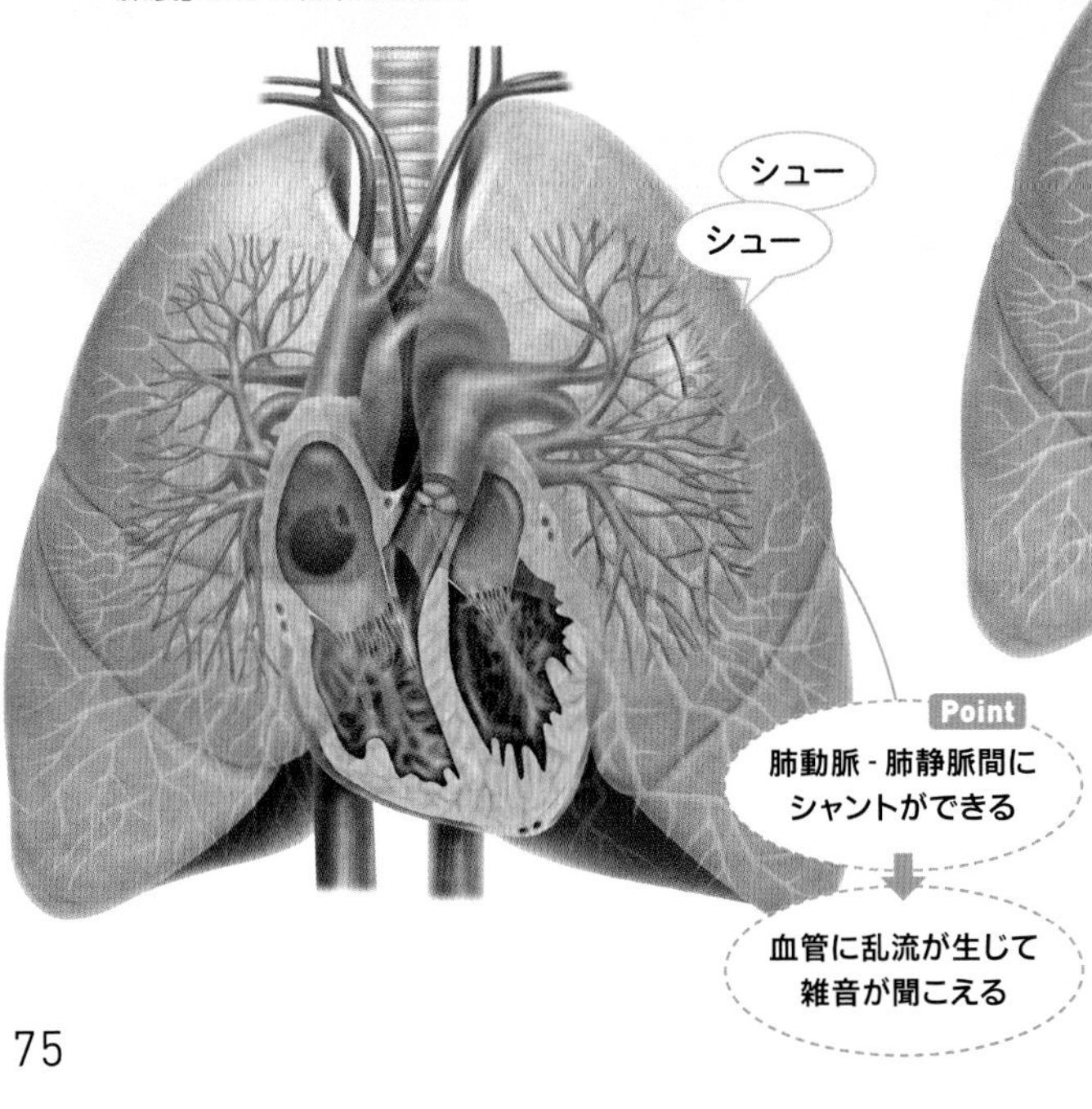

パルスオキシメータで酸素飽和度を測る

パルスオキシメータという機器を使った酸素飽和度の測定は、もっとも簡便な検査で、外来でも病棟でも、基本の検査に位置づけられる。

経皮的に測定した酸素飽和度を、Sp_{O_2}という

血中のヘモグロビンのうち、酸素と結合したヘモグロビンの割合を**酸素飽和度**という。この測定に広く用いられているのが、**パルスオキシメータ**だ。２種類の光を経皮的《けいひてき》に血管に照射し、動脈血《どうみゃくけつ》中のヘモグロビンの吸収度から酸素飽和度を算出する。「percutaneous（経皮的）」のpをつけて**Sp_{O_2}（経皮的酸素飽和度）**とよぶ。

Sp_{O_2}は手指をはさんで測定するのが基本だが、足趾《そくし》（足の指）、前額部《ぜんがくぶ》、耳朶《じだ》（耳たぶ）でも測定できる。いずれの部位でも、体を動かさないで測定する。動脈の拍動から動脈血中のヘモグロビンを検出するため、体動があると正確に測定できないからだ。装着して20～30秒後、脈拍が安定してから、数値を読みとるようにする。

酸素飽和度は、2つの方法で測定できる

Sp_{O_2}はあくまでも簡易的な測定値で、Pa_{O_2}の代わりにはならないことに注意。

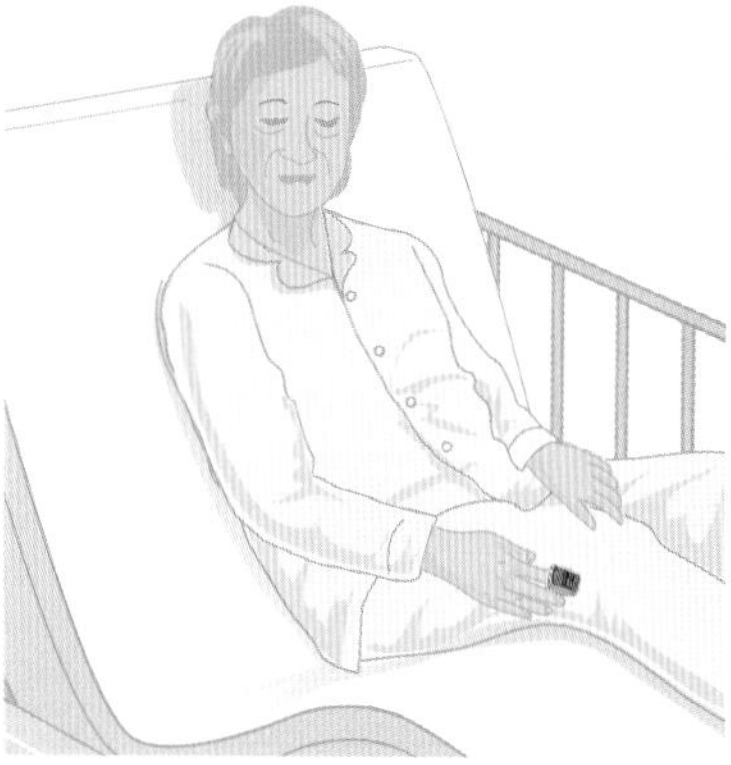

パルスオキシメータで測る

Sp_{O_2}〈経《けい》皮《ひ》的《てき》酸《さん》素《そ》飽《ほう》和《わ》度《ど》〉

外来、病棟、自宅のどこでも手軽に測定できる

パルスオキシメータで経皮的に測定する。時間や場所を問わず、簡単に測定できるが、体動や末梢循環障害などで誤差が生じることも。

△ デメリット
- 実際の酸素飽和度より、過大あるいは過少に出ることがある

○ メリット
- 侵襲がない
- 問診中をはじめ、いつどこでも測れる

動脈血を採取して測る

Pa_{O_2}〈動《どう》脈《みゃく》血《けつ》酸《さん》素《そ》分《ぶん》圧《あつ》〉

侵襲度は高いが正確な酸素飽和度がわかる

実際に動脈血を採血し、動脈血ガス分析装置で測定する。正確に測定できるが、侵襲度が高く、毎日のように頻回におこなうことはできない。

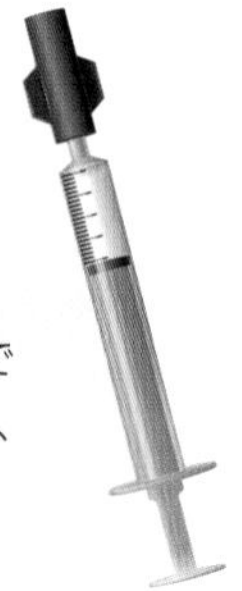

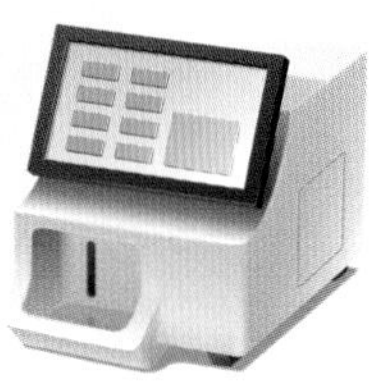

△ デメリット
- 侵襲度が高い
- 基本的に、医師でないと測定できない
- 経時的変化はわからない

○ メリット
- 動脈血を使うため、正確な数値を測定できる

Sp_{O_2}とPa_{O_2}の相関表

Sp_{O_2}	Pa_{O_2}
98％	97 Torr
95％	80 Torr
90％	60 Torr
88％	55 Torr
75％	40 Torr

指をプローブではさんで測定する

外来・病棟・自宅のどこでも測定できる。COPD《シーオーピーディー》（→P118）などの慢性疾患では、患者自身が自宅で測定することも多い。

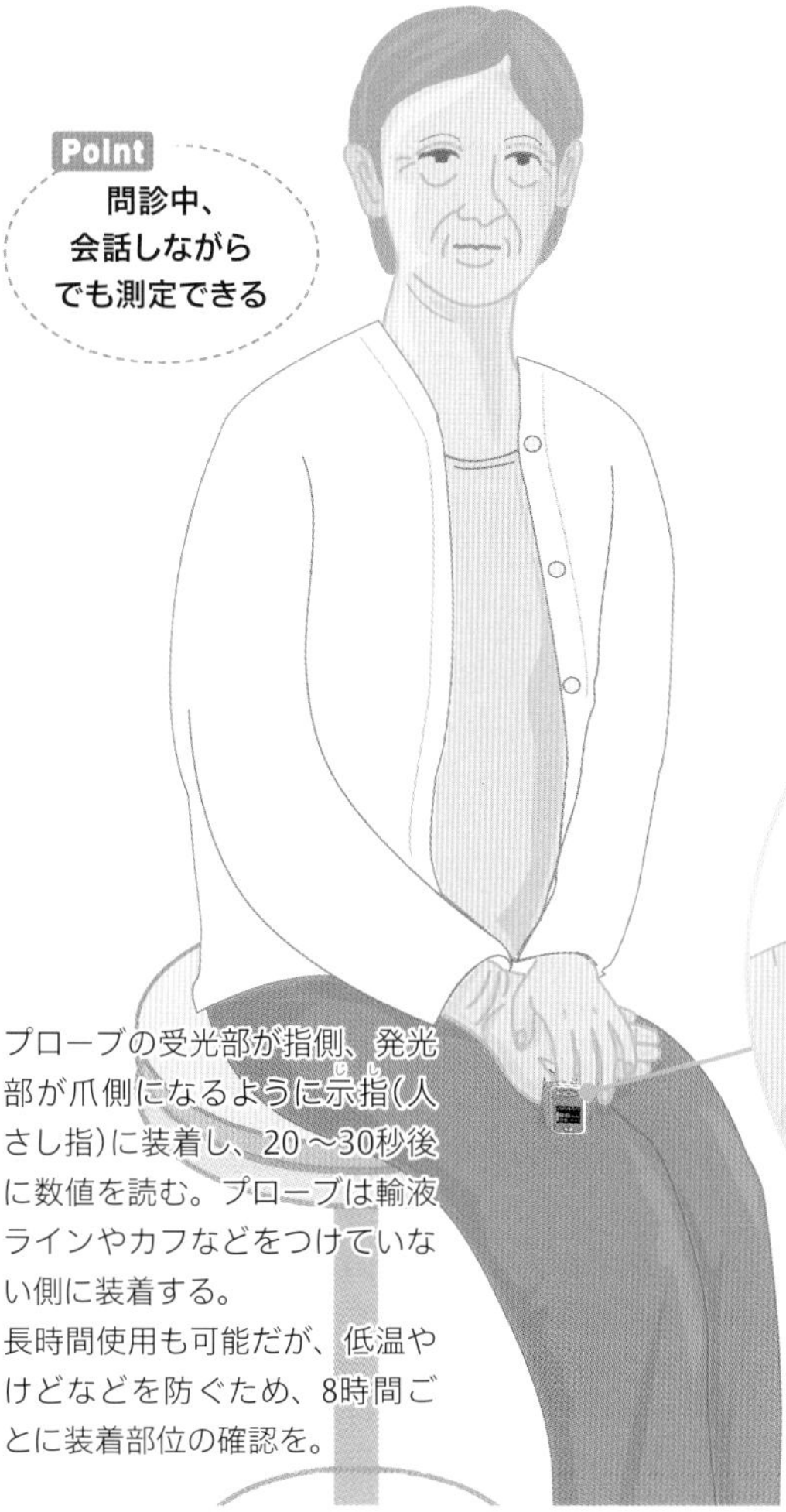

プローブの受光部が指側、発光部が爪側になるように示指《じし》（人さし指）に装着し、20～30秒後に数値を読む。プローブは輸液ラインやカフなどをつけていない側に装着する。
長時間使用も可能だが、低温やけどなどを防ぐため、8時間ごとに装着部位の確認を。

パルスオキシメータの基本構造

機器本体と指に装着するプローブ、それらをつなぐケーブルからなる。最近では、機器本体とプローブが一体化したタイプが多く用いられている。

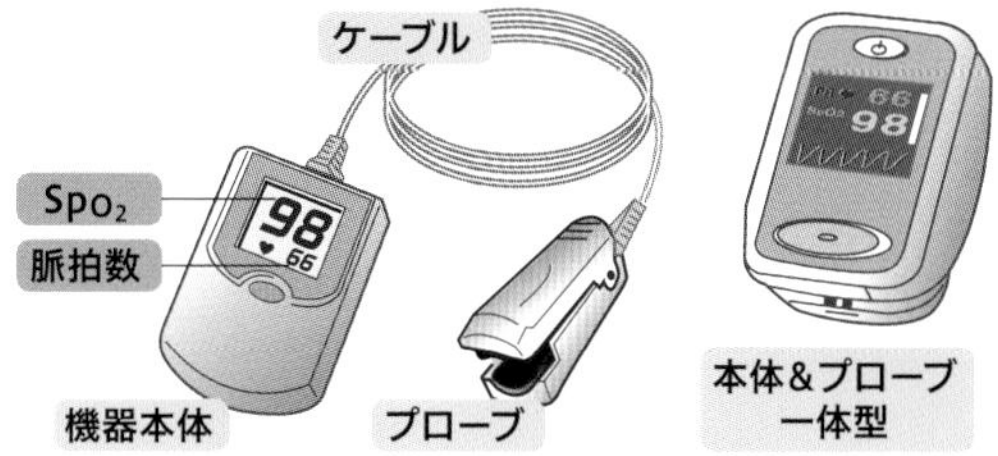

測定のしくみ

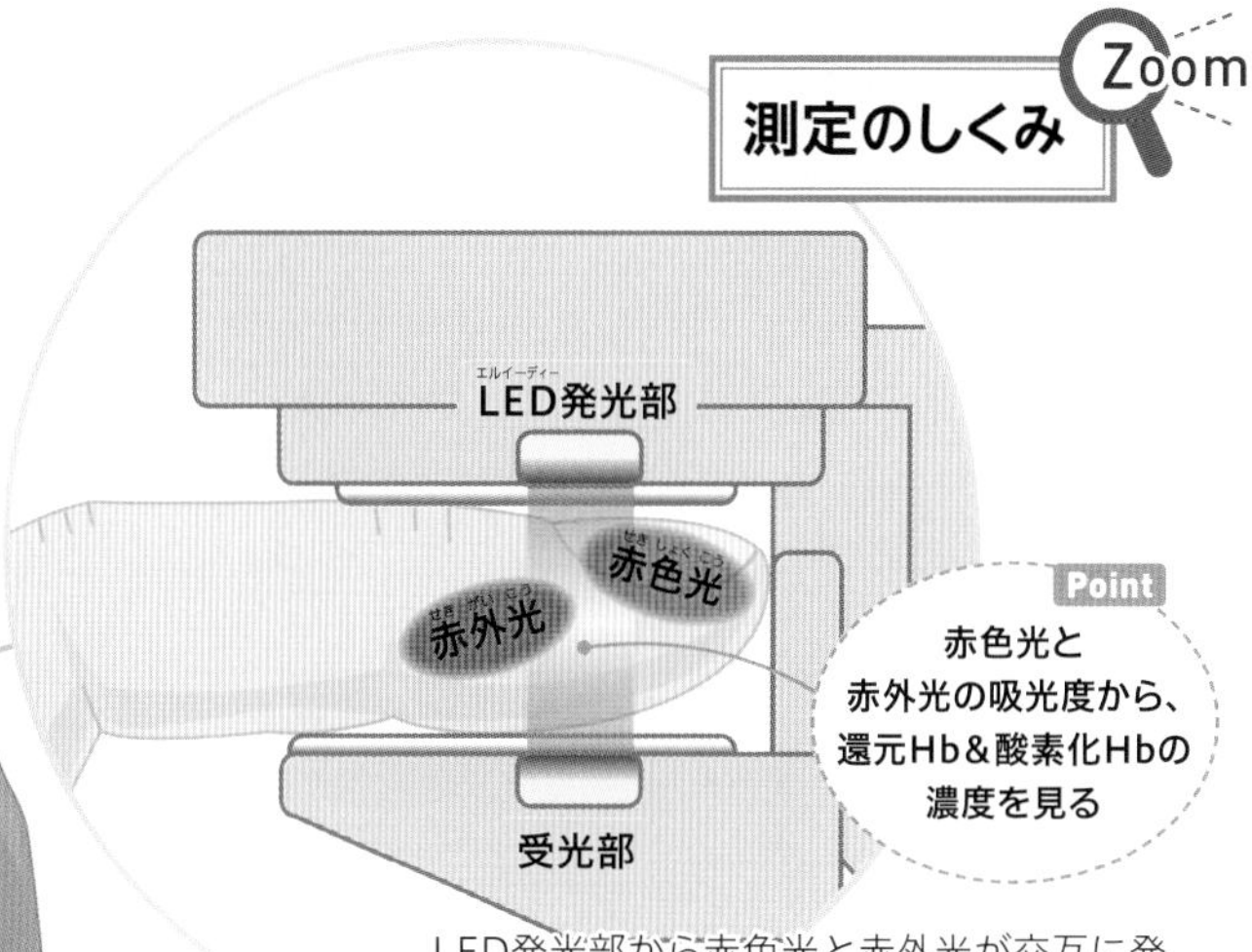

LED発光部から赤色光と赤外光が交互に発射されると、赤色光は還元Hb（ヘモグロビン）に、赤外光は酸素化Hbに吸収される。受光部に到達するそれぞれの光の量から、酸素飽和度を算出するしくみだ。

あわせて知っておきたい

パルスオキシメータのその他の測定法

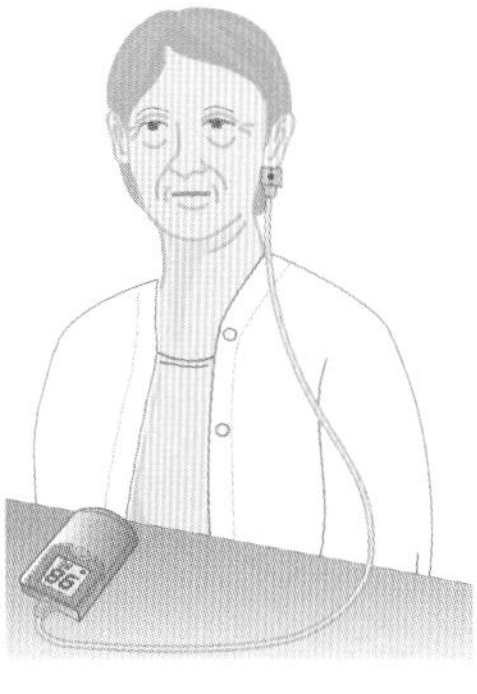

耳朶《じだ》で測定

貼付タイプのセンサーを使用。拍動が小さいのが難点だが、末梢血管収縮時や低灌流時などは有効。

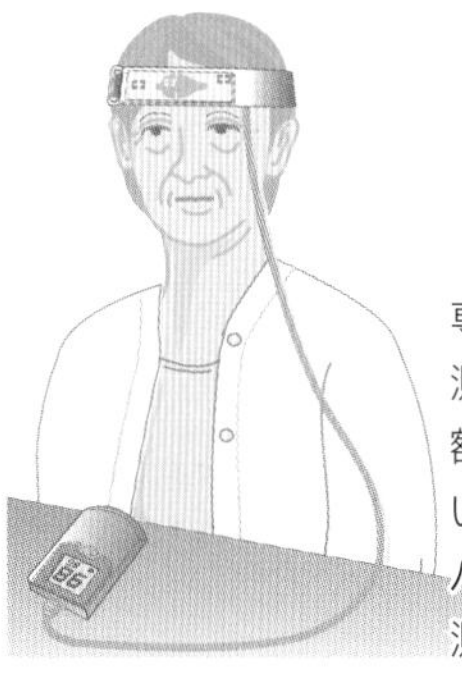

前額部《ぜんがくぶ》で測定

専用機器を使って測ることが多い。額の平らで毛のない部位に装着し、バンドで固定して測定する。

足趾《そくし》で測定

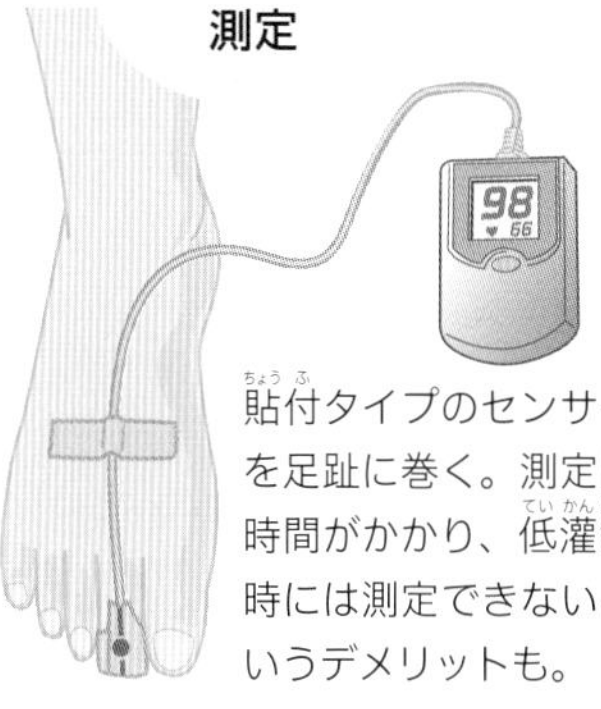

貼付《ちょうふ》タイプのセンサーを足趾に巻く。測定に時間がかかり、低灌流《ていかんりゅう》時には測定できないというデメリットも。

SpO_2 90%未満のときは低酸素血症を考える

SpO_2（経皮的酸素飽和度）の正常値は、95～98%。それより低く、90%をきる場合は低酸素血症の可能性が高く、酸素療法などの治療の対象となる。

SpO_2 90%未満であれば酸素療法が原則

SpO_2 90%は、動脈血《どうみゃくけつ》酸素《さんそ》分圧《ぶんあつ》（PaO_2）60Torrに相当する。したがって、**SpO_2 90%未満**なら**呼吸不全**（**低酸素血症**《ていさんそけっしょう》）と判断し、酸素療法をおこなうのが原則だ。

では、SpO_2 91%なら、絶対に安全かというと、必ずしもそうではない。たとえば、若い患者の喘息《ぜんそく》発作でSpO_2 91%なら、酸素投与の選択肢もありうる。数値だけではなく、「**症状の改善**」「**QOL**《キューオーエル》**の改善**」「**予後の改善**」が見込めるかを考える。

また、SpO_2値がつねに正しいともかぎらない。マニキュアや爪白癬《つめはくせん》などがあれば低くなるし、強い光や体動も測定値を左右する。全身状態と照らし合わせて「何かおかしい」という数値の場合は、正しく測定できているかを確認する。

PaO_2との対応を念頭に置いて、次の検査や治療へ

PaO_2とSpO_2の値は連動している。SpO_2の数%の低下でも、PaO_2は大きく低下することに注意して、適切に対処する。

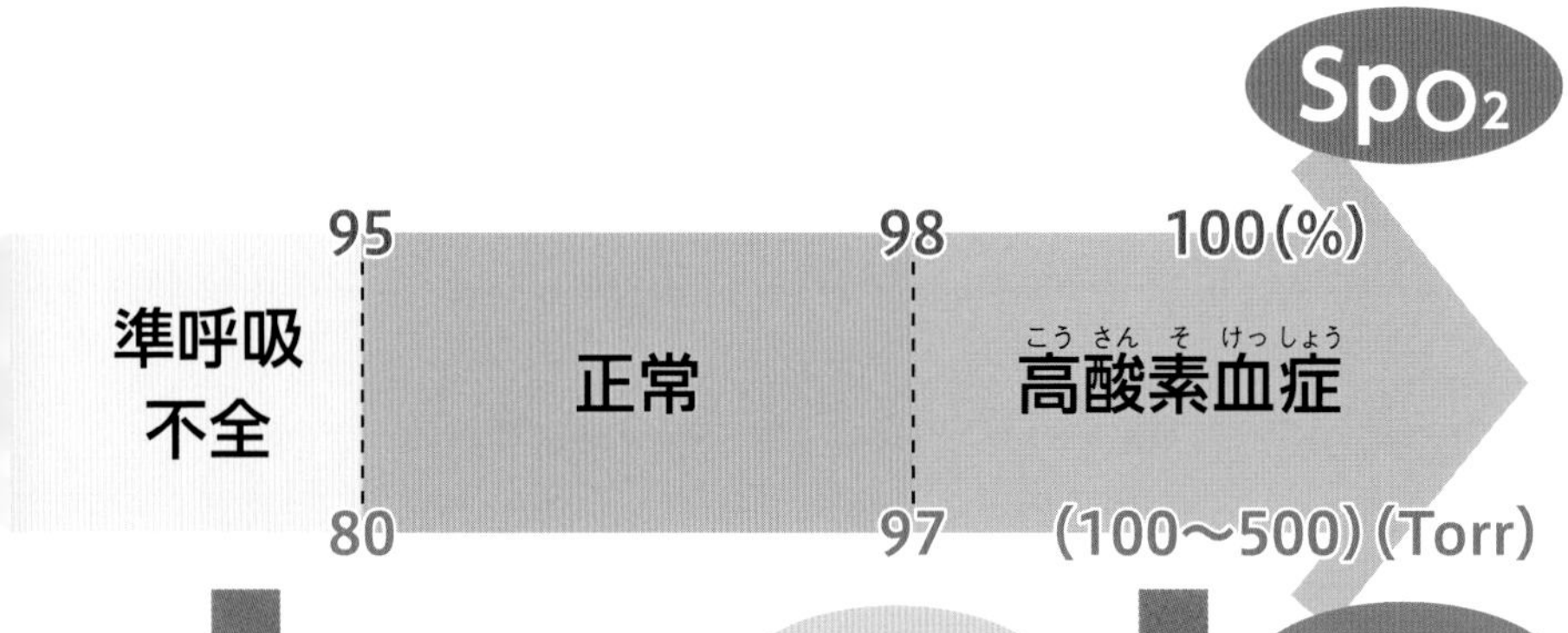

基礎疾患や測定値の変動もふまえて、対処法を検討

基礎疾患や安定期のSpO_2を確認して、対処法を検討する。気管支喘息《きかんしぜんそく》（→P120）やCOPD《シーオーピーディー》（→P118）などの基礎疾患があり、安定期のSpO_2より3～4%低下していたり、増悪の症状がある場合は、早急に対処する。

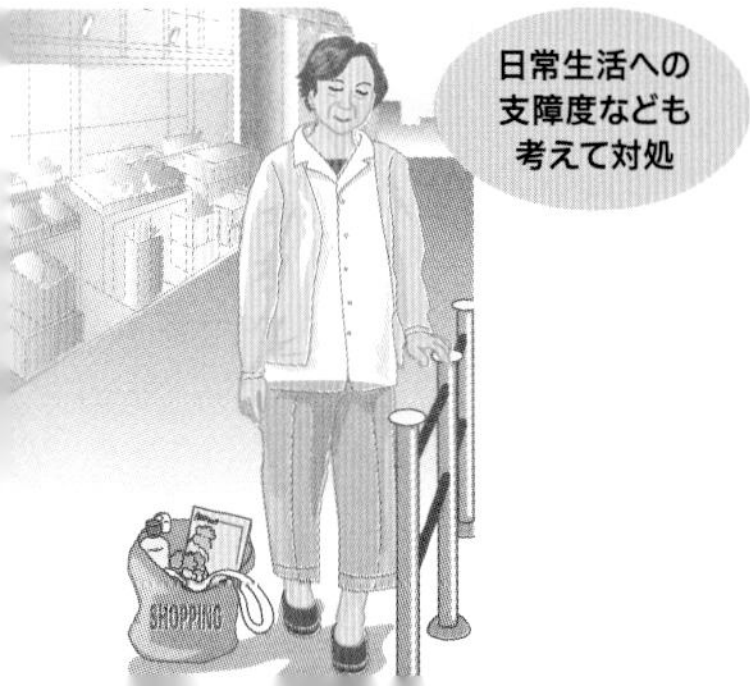

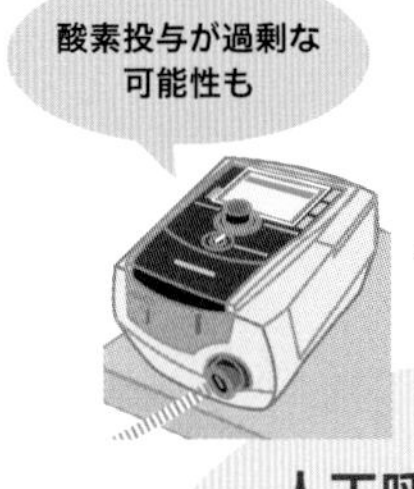

人工呼吸器の設定をチェック。高二酸化炭素血症《こうにさんかたんそけっしょう》に陥っていない？

過剰な酸素投与はCO_2ナルコーシスや無気肺《むきはい》（→P102）、肺障害などをまねくおそれがある。人工呼吸器の設定を確認し、CO_2ナルコーシスに陥っていないか、意識状態や呼吸状態のアセスメントをする。

SpO_2は体位の影響などで変動することもある

SpO_2の測定誤差要因として覚えておきたいのが、**一酸化炭素（CO）中毒**だ。一酸化炭素は酸素よりも強力にヘモグロビンと結びついて、鮮やかな赤色になる。これが酸化ヘモグロビンと同程度の光を吸収するために、SpO_2は高値を示してしまう。

もうひとつは高度の**貧血**だ。貧血は、血液中のヘモグロビン量が少なくなった状態で、組織への酸素供給は不十分だ。しかし、少ないヘモグロビンで何とか酸素を運ぼうと、飽和状態になっているので、SpO_2は高くなる。

そのほかに、人工呼吸器管理中の人では、**体位変換**でSpO_2値が変動することも多い。患側《かんそく》を下にした体位の場合、重力の影響で血流は患側に多くなるが、換気が悪いため、換気血流ミスマッチ（↓Ｐ40）が生じる。その結果、SpO_2値は低くなる。

逆に、患側が上になる体位だと、換気のよい健側《けんそく》に血流が集まるので、酸素化がよくなる。そこで、測定時の体位を意識して、経過を観察する必要がある。

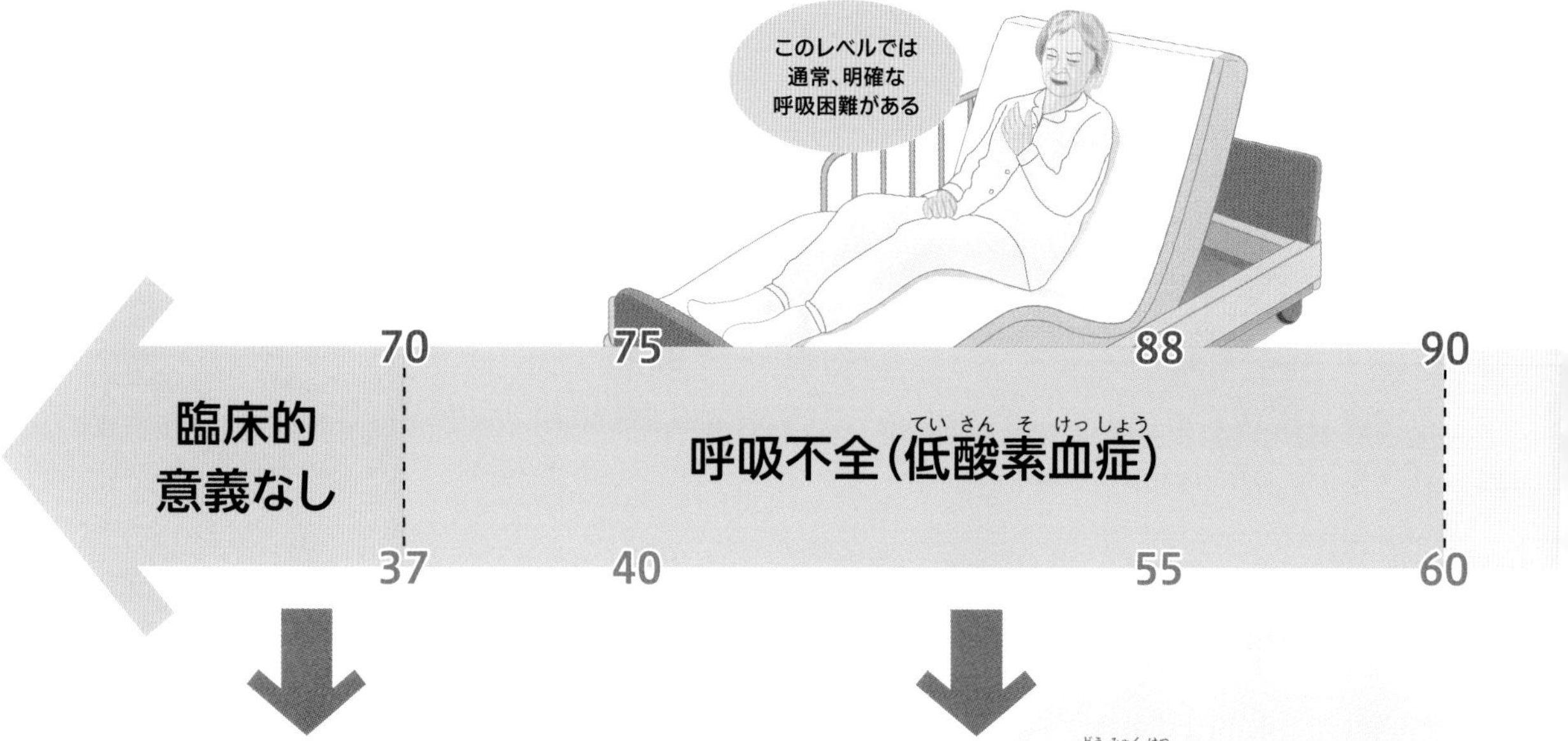

マニキュアや装着不良などの測定エラー要因をチェック

マニキュアや爪の病変、クリームなどで爪に色があると、SpO_2値が低く検出されることがある。指のむくみや末梢循環障害なども測定値に影響をおよぼす。また、体動でプローブがはずれて低値になることもある。

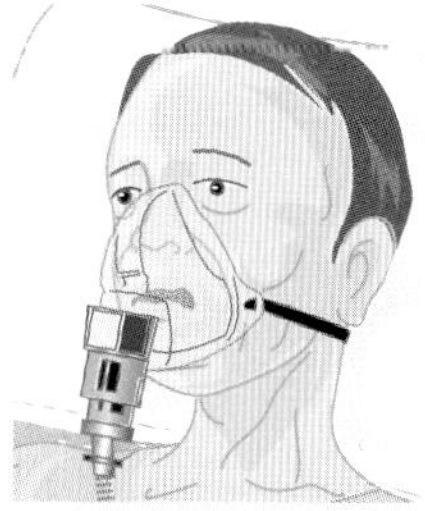

動《どう》脈《みゃく》血《けつ》ガス分析などで呼吸不全のタイプを診断

動脈血ガス分析をおこない、呼吸不全のタイプを診断する。
低酸素血症とともに高二酸化炭素血症があれば、II型呼吸不全と判断して対応する。

➡P80〜

SpO_2 90%以上を目標に酸素を投与する

健康な人のSpO_2はおおむね96～99%だが、酸素投与時はSpO_2 90％以上を目標とする。ただし過剰な酸素投与は、二酸化炭素の貯留をまねくおそれがあり、注意を要する。

呼吸不全を疑うときは動脈血ガス分析をおこなう

SpO_2 90％未満などで、呼吸不全の可能性があれば動脈血ガス分析に進む。動脈血二酸化炭素分圧（$PaCO_2$）や、酸塩基平衡異常などがわかる。

疾患＆重症度の診断には、動脈血ガス分析が必須

下記以外に、一酸化炭素中毒でパルスオキシメータが使えないときも、動脈血《どうみゃくけつ》ガス分析を実施する。

ケース1

呼吸不全の可能性があるとき

➡ Sp_{O_2}<90％なら原則として実施する

呼吸不全のⅠ型とⅡ型では治療法が異なり、鑑別のためには動脈血ガス分析が必要。Sp_{O_2}90％未満なら、原則として動脈血ガス分析をおこなう。

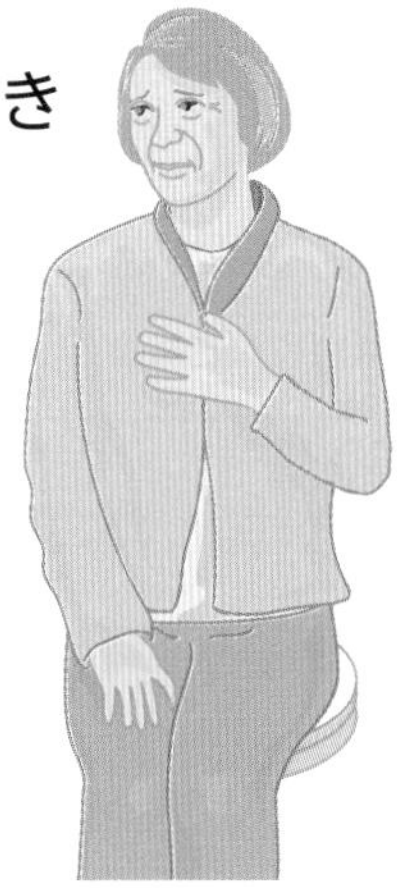

ケース2

酸塩基平衡異常《さんえんきへいこう》の可能性があるとき

➡ 呼吸が原因か、そうでないかの判別もつく

酸塩基平衡異常はおもに、肺（呼吸）か腎臓（代謝）が原因となる。動脈血ガス分析でPa_{CO_2}とHCO_3^-（重炭酸イオン）を調べることで、呼吸か腎臓のどちらが原因かを判断できる。

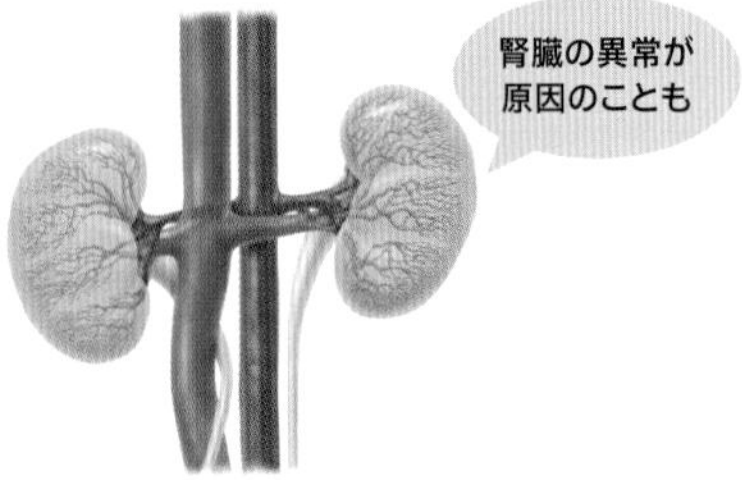

ケース3

呼吸器疾患の増悪の可能性があるとき

➡ COPD《シーオーピーディー》などの長期的管理にも有用

COPD（→P118）などの呼吸器疾患が増悪していないか評価するには、定期的な動脈血ガス分析が有効。人工呼吸器管理中の増悪の評価にも欠かせない。

パルスオキシメータだけでは診断できない

動脈血《どうみゃくけつ》ガス分析は、動脈血を分析装置にかけ、**動脈血酸素分圧《どうみゃくけつさんそぶんあつ》**（PaO_2）、**動脈血二酸化炭素分圧《どうみゃくけつにさんかたんそぶんあつ》**（$PaCO_2$）、**pH《ピーエイチ》**などを測定する検査だ。パルスオキシメータでも、低酸素《ていさんそ》血症《けっしょう》の有無はわかるが、Ⅰ型呼吸不全なのかⅡ型呼吸不全なのかは判断できない。その診断には、動脈血ガス分析が必要だ。酸《さん》塩基平衡《えんきへいこう》異常の病態把握や呼吸器疾患の増悪の評価にも、欠かせない検査である。

検査に用いる動脈血は、**橈骨動脈《とうこつどうみゃく》**か**大腿《だいたい》動脈《どうみゃく》**から採取する。採血後に代謝で酸素が消費されたり、容器内に酸素が入りこんだりすると、検査値に影響をおよぼしてしまう。誤差を最小限にするには、専用キットを使うこと、気泡を除去すること、採血後30分以内に解析することがポイントとなる。

橈骨動脈や大腿動脈から、動脈血を採取する

採血前には、十分なスペースを確保し、患者の体位や物品の位置を調整しておく。

座位または仰臥位《ぎょうがい》で10 ～15分安静後に、水平に近い角度で穿刺《せんし》。採血後は、血管の穿刺部位を5分間圧迫止血する。

橈骨動脈《とうこつどうみゃく》の場合

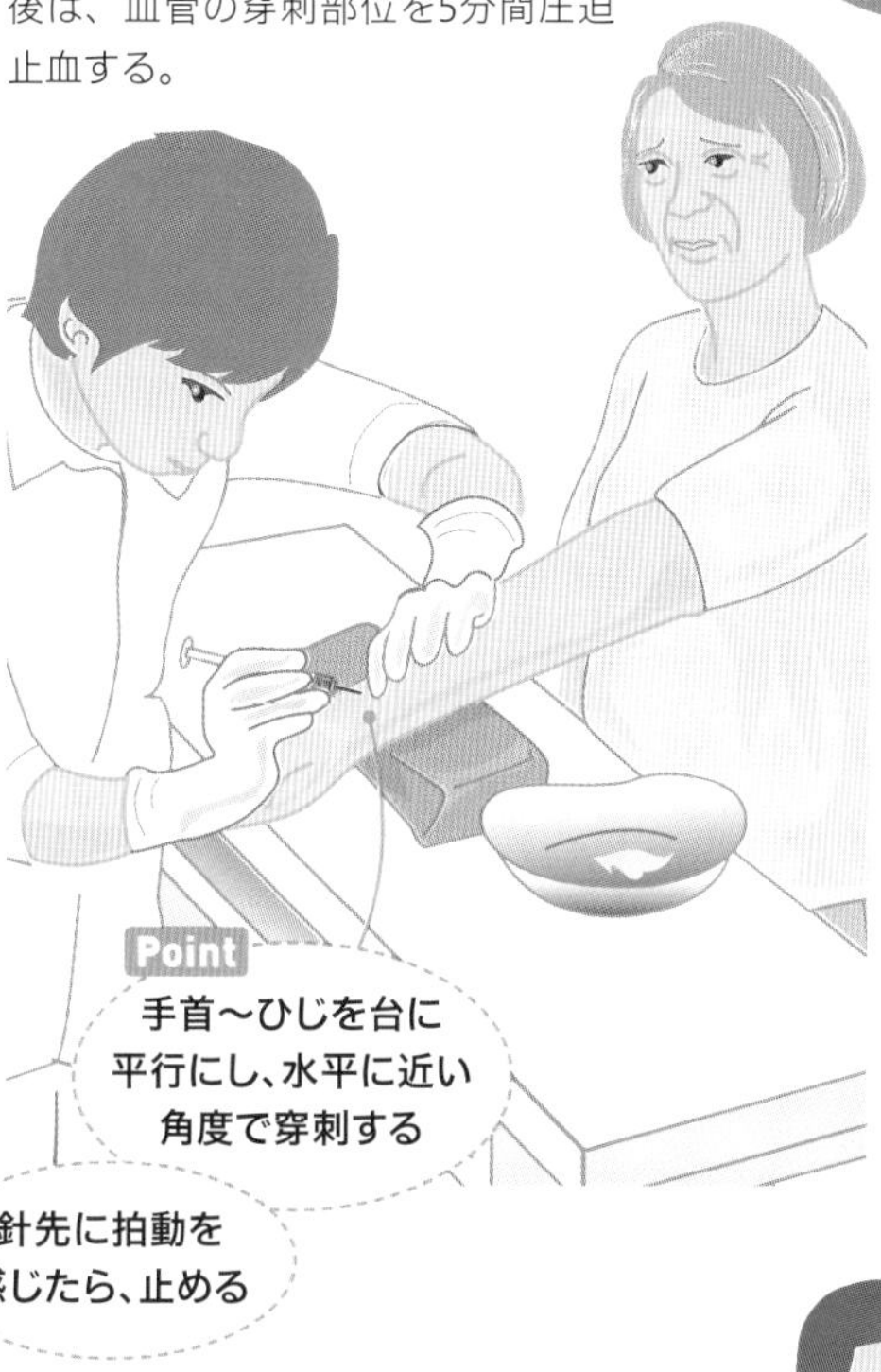

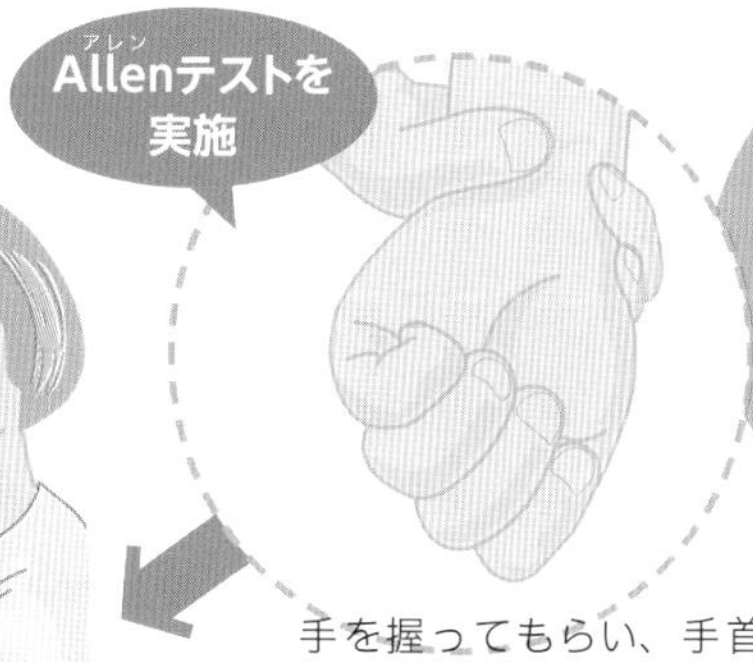

手を握ってもらい、手首部分の橈骨・尺骨動脈《しゃっこつどうみゃく》を圧迫する。指を開いて圧迫を解除し、5秒以内に母指が紅潮すれば陰性。穿刺可能とわかる。

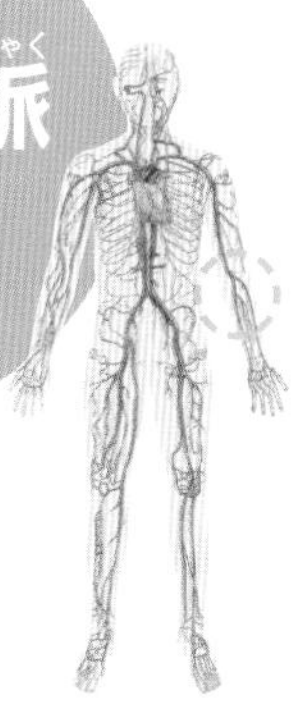

アプローチしやすく、外来でも実施しやすい

手首にある橈骨動脈はアプローチしやすく、圧迫止血も容易。頻度は低いが、外来でおこなう場合でも採血しやすい。非利き腕の橈骨動脈から採血する。事前に、アレンテストで尺骨動脈から指先への血流を確認しておくことも大事。

大腿動脈《だいたいどうみゃく》の場合

仰臥位にし、下肢を軽く外に向ける。大腿動脈を触知したら、垂直に針を刺す。血管の穿刺部位を5分間圧迫止血する。

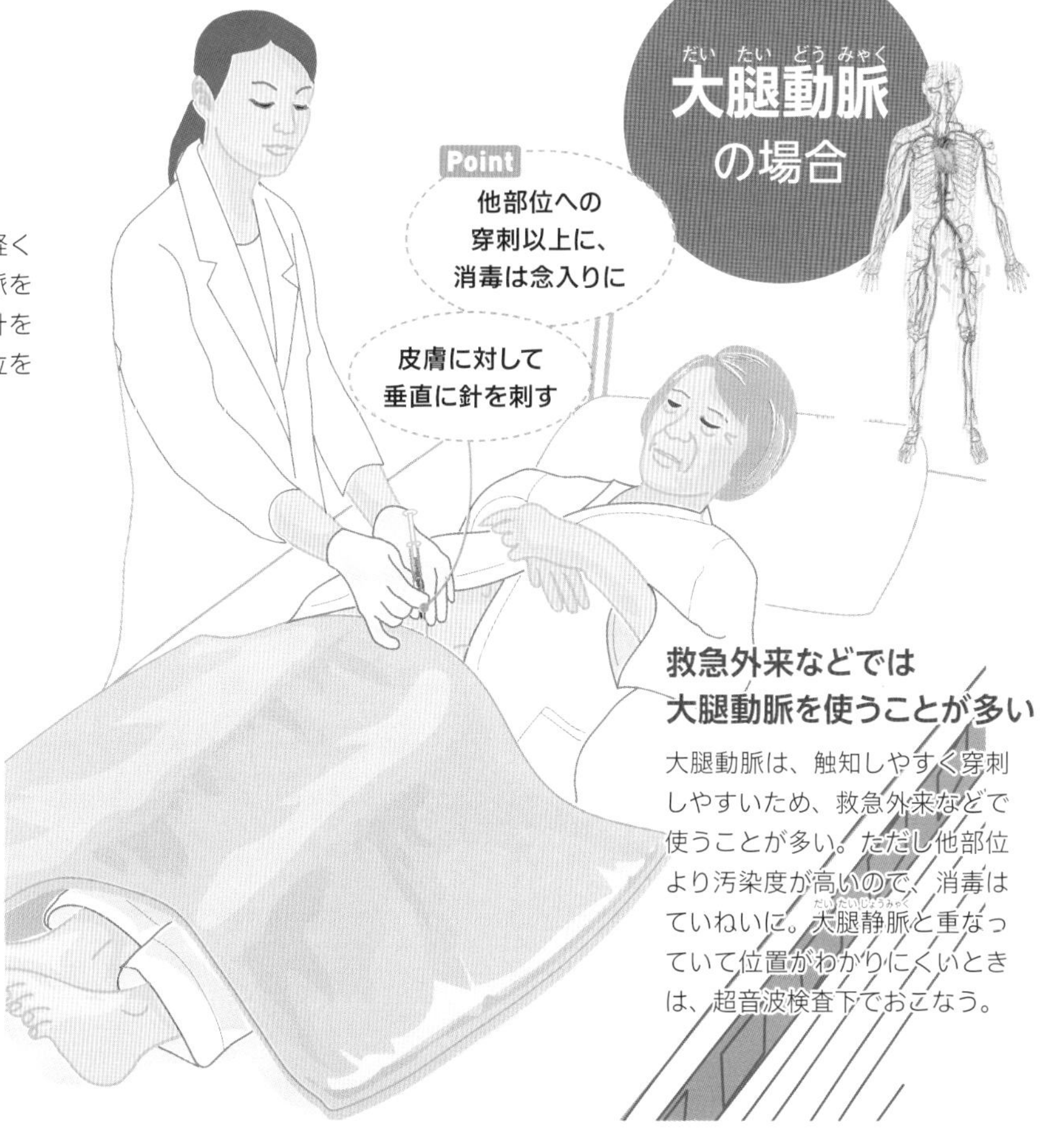

特定行為研修を受けていれば看護師もおこなえる

動脈穿刺による採血は、医師の指示のもとで看護師もおこなえる「特定行為」のひとつ。基準に適合した特定行為研修を受けた看護師が、医師の指示のもと、手順書にしたがっておこなう。

救急外来などでは大腿動脈を使うことが多い

大腿動脈は、触知しやすく穿刺しやすいため、救急外来などで使うことが多い。ただし他部位より汚染度が高いので、消毒はていねいに。大腿静脈《だいたいじょうみゃく》と重なっていて位置がわかりにくいときは、超音波検査下でおこなう。

動脈血ガス分析ではpH、$PaCO_2$をまずチェック

動脈血ガス分析の検査結果のうち、最初に見るのがpHと$PaCO_2$だ。アシデミアかアルカレミアか判断し、その原因は何かという診断につなげていく。

アシデミアかアルカレミアか確認後、HCO_3^-を確かめる

動脈血《どうみゃくけつ》ガス分析の結果は、下記の流れでアセスメントしていく。

SpO_2<90%など、呼吸の異常がある

$SpO_2$90%未満の呼吸不全、呼吸数>22回/分、酸塩基平衡《さんえんきへいこう》異常、呼吸器疾患増悪の可能性がある場合は、動脈血ガス分析をおこなう。

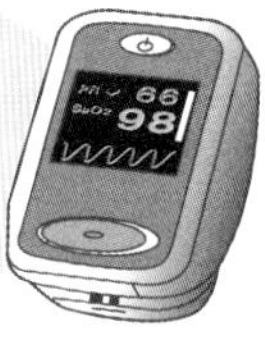

↓

動脈血ガス分析で、pH《ピーエイチ》と$PaCO_2$をチェック

まずはpHと$PaCO_2$（動脈血二酸化炭素分圧《どうみゃくけつにさんかたんそぶんあつ》）をチェックする。pH>7.45ならアルカレミア、pH<7.35、$PaCO_2$>45Torrならアシデミア。

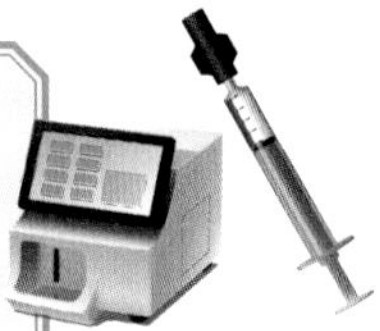

↓

pH<7.35なら

アシデミア（呼吸性アシドーシス）

pH7.35未満なので、酸性のアシデミアと判断。さらに$PaCO_2$が45Torr超ならば、血中の酸（CO_2）が増加し、血液が酸性に向かっている「呼吸性アシドーシス」と判断できる。

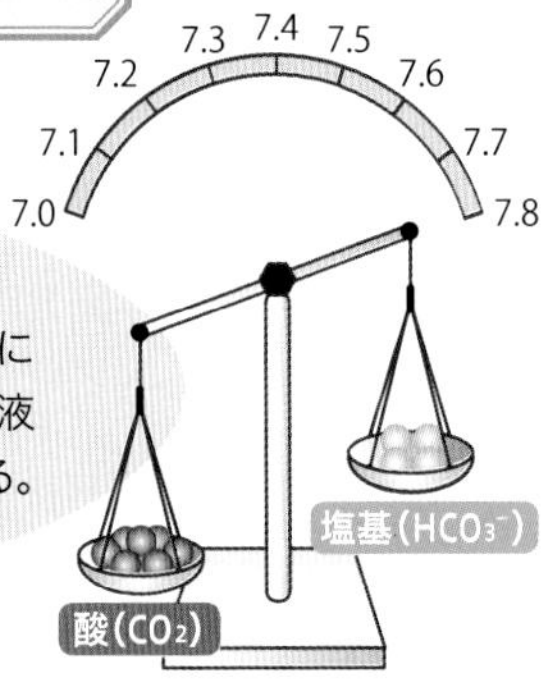

↓

高二酸化炭素血症《こうにさんかたんそけっしょう》の症状&要因をチェック

- ☑ 換気量（呼吸数）の減少はない？
- ☑ CO_2ナルコーシスの症状はない？
- ☑ COPD《シーオーピーディー》の既往や喫煙歴はない？
- ☑ 過去の動脈血ガス分析で、同様の結果が出ていない？

低換気を疑ってアセスメントする。呼吸数や胸郭《きょうかく》運動の低下、CO_2ナルコーシスの症状（→P46）の有無などを確認。

↓

HCO_3^-（重炭酸イオン）の数値をチェック

過剰になったCO_2（酸）とのバランスをとるために、HCO_3^-（塩基）がどう動いているかをチェックする。正常範囲は22～26mEq/L。

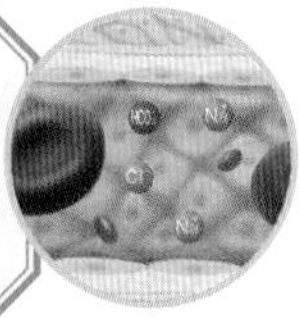

HCO_3^- 22～26mEq/Lなら

呼吸性アシドーシスの急性期

HCO_3^-が22～26mEq/Lの正常範囲ならば、腎臓による代償反応はまだ始まっていない。呼吸性アシドーシスが始まったばかりの急性期だと考えられる。

HCO_3^- >26mEq/Lなら

呼吸性アシドーシス&代償性 代謝性アルカローシス

HCO_3^-が26mEq/Lより増えていれば、腎臓の代償反応として代謝性アルカローシスが起こっている。さらに、呼吸性アシドーシスの発症から数日以上経過していると判断できる。

pH、Pa_{CO_2}を見たうえで、代償反応が生じていないかを探る

呼吸に何らかの異常がある場合の、**動脈《どうみゃく》血《けつ》ガス分析**の解釈について見ていこう。

まず確認するのは**pH《ピーエイチ》**と**Pa_{CO_2}**だ。pH7・35未満でPa_{CO_2}が45Torr超なら、**アシデミア（呼吸性アシドーシス）**、pH7・45超でPa_{CO_2}が35Torr未満なら、**アルカレミア（呼吸性アルカローシス）**だ。

呼吸性アシドーシスは、二酸化炭素を排出できてない低換気の状態である。**呼吸数**や胸郭《きょうかく》運動の低下のほか、CO_2ナルコーシスで起こる意識障害などをチェックする。低換気をまねく**COPD**（→P118）などの既往歴も確認する。

一方、過換気の状態である呼吸性アルカローシスでは、**過換気症候群**（→P51）か、**低《てい》酸《さん》素《そ》血症《けっしょう》**による呼吸中枢への刺激過多（→P50）かを、Pa_{O_2}や症状から鑑別する。それ以外なら、薬物、人工呼吸管理不足、疼痛《とうつう》などを念頭に置いてアセスメントする。

原因の見当がついたら**代償反応**を見る。HCO_3^-が正常範囲内なら腎臓の代償反応は始まっておらず、急性期だと判断できる。

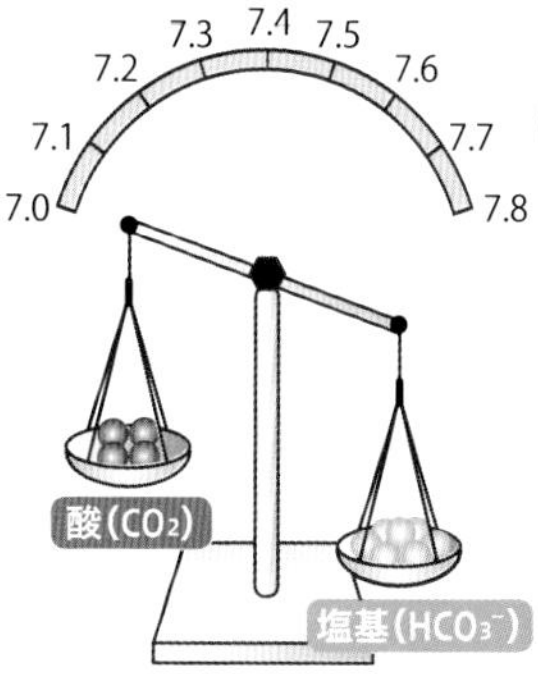

PH>7.45なら

アルカレミア（呼吸性アルカローシス）

pH7.45超なので、アルカレミアと判断。Pa_{CO_2}が35Torr未満ならば、血中の酸（CO_2）が減少し、血液がアルカリ性に向かっている「呼吸性アルカローシス」と判断できる。

過換気の症状&要因をチェック

- ☑ 強い不安や痛みなど、過換気の要因はない？
- ☑ Pa_{O_2}が60Torr以下まで低下していない？
- ☑ 低《てい》酸《さん》素《そ》血症《けっしょう》の関連徴候はない？

過換気につながる強い不安や痛みはないかをチェックする。低酸素による呼吸中枢への刺激も過換気の大きな原因。

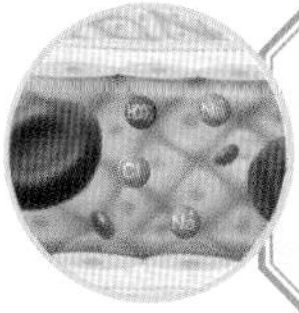

HCO_3^-（重炭酸イオン）の数値をチェック

減少したCO_2（酸）とのバランスをとるために、HCO_3^-（塩基）がどう動いているか、数値をチェックする。正常範囲は22～26mEq/L。

HCO_3^- 22～26mEq/Lなら

呼吸性アルカローシスの急性期

HCO_3^-が22～26mEq/Lの正常範囲ならば、腎臓による代償反応はまだ始まっていない。呼吸性アルカローシスが始まったばかりの急性期だと考えられる。

HCO_3^- <22mEq/Lなら

呼吸性アルカローシス&代償性代謝性アシドーシス

HCO_3^-が22mEq/Lより減っていれば、腎臓の代償反応として代謝性アシドーシスが起こっている。さらに、呼吸性アルカローシスの発症から数日以上経過していると判断できる。

【検査②　血液検査】

A-aDO_2、BE、AGも動脈血ガス分析で確認

呼吸器疾患の原因特定には、肺胞の異常の有無の指標となる「A-aDO_2」が役立つ。呼吸器以外の疾患を疑うときは、BEやAGを確認する。

肺胞と動脈の酸素分圧の差をA-aDO_2という

吸入気《きゅうにゅうき》の酸素分圧《さんそぶんあつ》からガス交換した酸素分圧を引いたものが、肺胞気酸素分《はいほうきさんそぶん》圧《あつ》。ここからA-aDO_2を求められる。

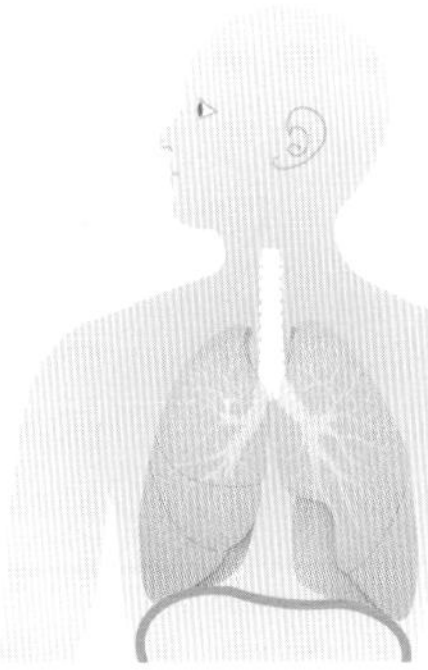

吸入気の酸素分圧（P_{IO_2}）は
150Torr

通常の大気圧は760Torrだが、吸入すると水蒸気圧（37℃で47Torr）が生じる。これを差し引いて、大気中21％の酸素分圧を算出すると、吸入時の酸素分圧は150Torr。

酸素：二酸化炭素の交換比率（呼吸商《こきゅうしょう》）は
1：0.8

ガス交換のときに、酸素と二酸化炭素が交換される比率を「呼吸商」という。通常、酸素１に対し、二酸化炭素0.8で交換される。

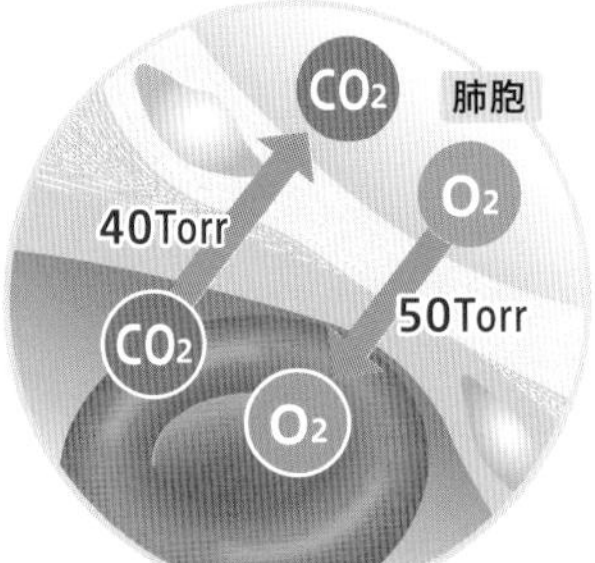

計算式

$$
\begin{aligned}
A\text{-}aDO_2 &= P_{AO_2} - Pa_{O_2} \\
&= \{P_{IO_2} - (Pa_{CO_2} \div 0.8)\} - Pa_{O_2} \\
&= \{150 - (Pa_{CO_2} \div 0.8)\} - Pa_{O_2}
\end{aligned}
$$

＊正常値は0～5Torr程度

二酸化炭素は拡散力が高いので、肺胞《はいほう》内と動脈血《どうみゃくけつ》の二酸化炭素分圧はほぼ同じ。そこで、動脈血二酸化炭素分圧《どうみゃくけつにさんかたんそぶんあつ》（Pa_{CO_2}）と呼吸商から、ガス交換した酸素分圧を求める。

換気血流ミスマッチがあるとA-aDO_2が開大する

動脈血《どうみゃくけつ》ガス分析で、肺胞《はいほう》の異常の指標となるのが**A《エー》-aDO₂《エーディーオーツー》**だ。**A**は**肺胞**（alveolus）、**a**は**動脈**（artery）、**D**は**差**（difference）のことで、**肺胞気酸素分圧《はいほうきさんそぶんあつ》**（**P_{AO_2}**）と**動脈《どうみゃく》血酸素分圧《けつさんそぶんあつ》**（**Pa_{O_2}**）の差を表す。

肺胞には酸素が十分届いているのに、動脈血にうまく移行できないと、A-aDO_2は大きくなり、低酸素血症《ていさんそけっしょう》に至る。これを**A-aDO_2の開大**とよぶ。最大の原因は、**換気血流ミスマッチ**（↓P40）だ。**肺炎**（↓P138～）や**無気肺《むきはい》**（↓P102）・**肺水腫《はいすいしゅ》**（↓P130）、**間質性肺炎**（↓P102、136）、**COPD《シーオーピーディー》**（↓P118）、**肺血栓《はいけっせん》塞栓症《そくせんしょう》**（↓P132）などで起こる。そのほか、肺動静脈瘻《はいどうじょうみゃくろう》などのシャント（↓P42）によっても開大する。

BEの変化があれば、問題は呼吸器疾患以外

呼吸器以外の異常が疑われるときにも、動脈血ガス分析が役立つ。

まずはpH《ピーエイチ》とHCO_3^-（**重炭酸イオン**）を確認し、アシデミアかアルカレミアかを判断する。あわせて**BE**《ビーイー》（**base excess　塩基過剰**《えんきかじょう》）をチェックする。BEはpHやPa_{CO_2}、HCO_3^-などから算出される数値で、代謝性の変化の有無を示すものだ。プラス2mEq／L超なら**代謝性アルカローシス**、マイナス2mEq／L未満なら**代謝性アシドーシス**と判断できる。

代謝性アシドーシスの場合、その原因は「**HCO_3^-の減少**」と「**代謝性の酸の増加**」の2つがある。これを見極めるのが**AG**《エージー》（アニオンギャップ →P52）で、AGが12±2mmol／Lより増えていれば、代謝性の酸の増加が原因だ。さらに、呼吸性の代償反応が起きているかどうかをPa_{CO_2}から判断する。

ただし、動脈血ガス分析では、〝pHが正常範囲なら正常〟とはいかない。代償反応の結果、pHが正常範囲内におさまっていることもあるからだ。pH以外の値も見て、総合的にアセスメントすることが大切である。

呼吸器疾患以外を疑うときは、BEやAGも見ておく

呼吸器疾患以外を疑うときの動脈血ガス分析では、以下の順にアセスメントする。

動脈血ガス分析で、pH《ピーエイチ》とPa_{CO_2}をチェック

pHとHCO_3^-から、アシドーシスかアルカローシスかを判断。BEもチェックしておく。

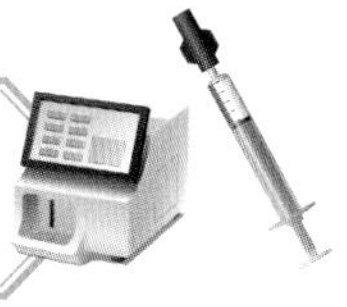

pH>7.45、BE>+2mEq/Lなら

アルカレミア

pH7.45超なのでアルカレミア。HCO_3^-が26mEq/L超、BEが+2mEq/L超ならば、代謝性アルカローシスと判断できる。

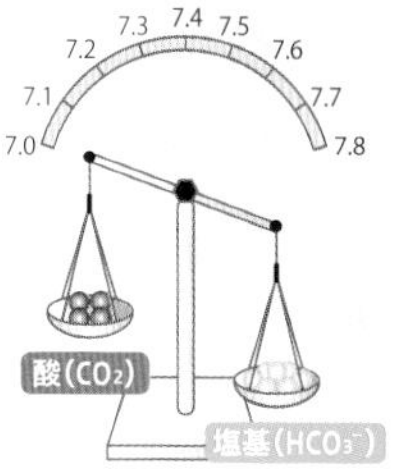

Pa_{CO_2}>45Torrなら

代謝性アルカローシス＆【代償性】呼吸性アシドーシス

Pa_{CO_2}＞45Torrなら、代償反応の呼吸性アシドーシスが起こっている。代謝性アルカローシス発症から数日以上たっている。

Pa_{CO_2}≒40Torrなら

代謝性アルカローシスの急性期

Pa_{CO_2}≒40Torrなら、呼吸による代償反応は始まっておらず、代謝性アルカローシスの急性期と判断できる。

pH<7.35、BE<−2mEq/Lなら

アシデミア

pH7.35未満なのでアシデミア。さらにHCO_3^-が22mEq/L未満、BEが−2mEq/L未満ならば、代謝性アシドーシスと判断できる。

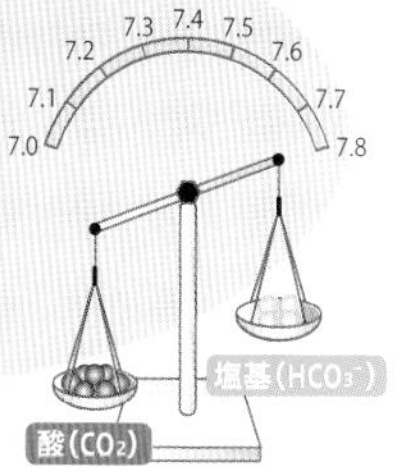

AGの変化から原因を判別

AGが12±2mmol/LならHCO_3^-の喪失、AGが12±2mmol/L超なら代謝による酸の増加が原因。

Pa_{CO_2}<35Torrなら

代謝性アシドーシス＆【代償性】呼吸性アルカローシス

Pa_{CO_2}＜35Torrなら、代償反応としての呼吸性アルカローシスが起こっている。代謝性アシドーシス発症から数日以上経過。

Pa_{CO_2}≒40Torrなら

代謝性アシドーシスの急性期

Pa_{CO_2}≒40Torrなら、呼吸による代償反応は始まっておらず、代謝性アシドーシスの急性期と判断できる。

【検査② 血液検査】

炎症反応、抗体、マーカーなどを調べることもある

問診で聴取した症状や身体所見から、感染症やアレルギー性疾患などを疑うときには、動脈血ガス分析ではなく、一般血液検査が役立つ。

感染症の検査では、WBC、CRPなどをまず見る

3つの基本の検査に加え、必要に応じて病原微生物を突き止めるための検査をおこなう。

基本の検査

PCT《ピーシーティー》

（プロカルシトニン）

基準値 0.05ng/dL以下

カットオフ値 0.5ng/dL

カルシトニンの前駆体《ぜんくたい》。大きく上昇した場合、重症の細菌感染症を疑う。

CRP《シーアールピー》

（C反応性蛋白《シーはんのうせいたんぱく》）

基準値 0.1mg/dL以下

カットオフ値 10〜12mg/dL

炎症反応で生じる蛋白質。炎症反応の初期には上昇しない。

WBC《ダブリュービーシー》

（白血球数《はっけっきゅうすう》）

基準値 3300〜8600/μL

カットオフ値 1万/μL

1万/μL以上は細菌感染、1万/μL未満は細菌以外の感染を疑う。

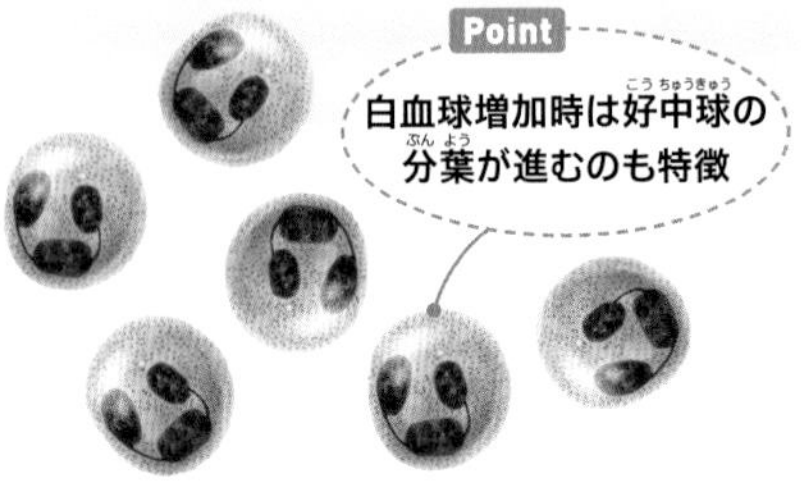

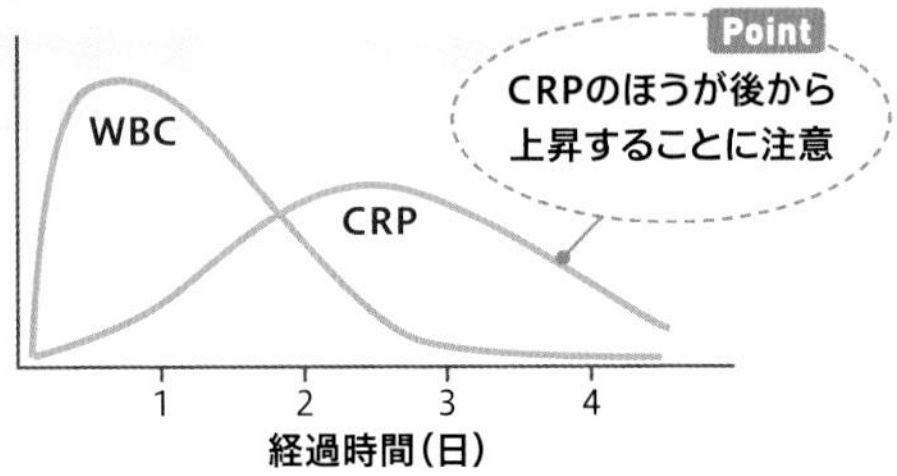

＋

＋αの検査

C7-HRP《シーエイチアールピー》

（モノクローナル抗体《こうたい》）

サイトメガロウイルス感染症というウイルス感染症で上昇する。

IGRA《アイジーアールエー》

（インターフェロンガンマ放出試験）

結核菌の抗原《こうげん》を血液に加え、その反応から結核菌感染の有無を調べる。

IgM《アイジーエム》／IgG《アイジージー》（抗体検査《こうたいけんさ》）

免疫《めんえき》にかかわる抗体。IgMは感染初期に、IgGは感染の約2週間後に上昇。

β-D《ベータディー》-グルカン

真菌の細胞壁《さいぼうへき》の一部で、真菌感染症があると上昇する。

呼吸器感染症では基本の血液検査が役立つ

動脈血《どうみゃくけつ》ガス分析だけでなく、通常の**血液検査**で感染症などを調べることもある。

代表的な感染のサインは「**発熱**」「**白血《はっけっ》球増多《きゅうぞうた》**」「**CRP《シーアールピー》**」で、白血球数とCRPは、一般血液検査で調べることができる。

感染が起こると、戦闘員である白血球がさかんに産生されて白血球が増多する。しかし重症の感染症では、白血球の産生がはげしい戦闘に追いつかず、低値を示すことがある。CRPは炎症が起こると、血中に出てくる蛋白質《たんぱくしつ》だ。ピークに達するのは48時間後とされ、病初期や高齢者、肝障害のある人などは上昇しにくい。また、感染症以外でも上昇を示すことに注意する。CRPに比べて上昇のピークが早いのがPCT《ピーシーティー》で、おもに重症度の判定に用いられる。

疾患特異的な項目は、必要に応じて実施する

下記の疾患が疑われる場合、診断の補助や経過観察のために、マーカーを測定する。
基準値は一例であり、測定器によって異なる場合もあるため、必ず施設の基準値を確認すること。

肺血栓塞栓症《はいけっせんそくせんしょう》の可能性があるとき

D《ディー》ダイマー　基準値 150ng/mL以下

過剰な血栓が溶解されて生じる物質。肺血栓塞栓症(→P132)での感度が高く、除外診断に必須。

心不全の可能性があるとき

BNP《ビーエヌピー》(脳性《のうせい》Na《ナトリウム》利尿《りにょう》ペプチド)
基準値 (血漿《けっしょう》)18.4pg/mL以下

心室の負荷を軽減するために分泌されるホルモンで、心不全があると上昇する。

膠原病《こうげんびょう》の可能性があるとき

R F《アールエフ》(リウマトイド因子)　基準値 RAテスト(−)
抗《こう》SSB《エスエスビー》抗体　基準値 10.0U/mL以下 など

RFは慢性関節リウマチ、抗SSB抗体はシェーグレン症候群で上昇する。

サルコイドーシスの可能性があるとき

ACE《エーシーイー》(アンジオテンシン変換酵素《へんかんこうそ》)
基準値 7.7〜29.4IU/L

ACEは肉芽腫《にくげしゅ》が産生する物質で、サルコイドーシス(全身性の肉芽腫)の活動性と相関するとされる。

肺がんと診断したとき

CEA《シーイーエー》(がん胎児性抗原《たいじせいこうげん》)　基準値 5.0ng/mL以下
CA《シーエー》19-9(糖鎖抗原《とうさこうげん》19-9)　基準値 37.0U/mL以下
SL X《エスエルエックス》(シアリルLe X《エルイーエックス》-i《アイ》抗原《こうげん》)　基準値 38.0U/mL以下
CYFRA《シフラ》21-1(サイトケラチン19フラグメント)　基準値 3.5ng/mL以下
SCC《エスシーシー》(扁平上皮細胞《へんぺいじょうひさいぼう》がん関連抗原)　基準値 1.5ng/mL以下
ProGRP《プロジーアールピー》(ガストリン放出ペプチド前駆体)　基準値 46.0pg/mL以下
NSE《エヌエスイー》(神経特異エノラーゼ)　基準値 10ng/mL以下

いずれも、感度・特異度はそれほど高くない。肺がん(→P126〜)の診断がついた症例で、治療の経過観察で用いる。

間質性肺炎の可能性があるとき

KL《ケーエル》-6(シアル化糖鎖抗原KL-6)　基準値 500U/mL未満
SP《エスピー》-A《エー》(肺サーファクタントプロテインA)　基準値 43.8ng/mL未満
SP《エスピー》-D《ディー》(肺サーファクタントプロテインD)　基準値 110.0ng/mL未満

KL-6は悪性腫瘍(がん)、SP-A、SP-Dは細菌性肺炎(→P138〜)、喫煙者、心不全患者でも上昇する。

アレルギー疾患の可能性があるとき

I gE《アイジーイー》(免疫《めんえき》グロブリンE《イー》)　基準値 173IU/mL以下

アレルギー反応が起こりやすいかがわかる。気管支喘息《きかんしぜんそく》(→P120)、アトピー性皮膚炎、花粉症などで上昇。

肺がんや膠原病などではマーカーの測定も有用

特定の疾患にともなって血中に出てくる物質を**血液マーカー**という。採血で簡単に測定できるが、多くは感度も特異度も十分ではない。ある程度、鑑別をしぼりこんだうえで、測定することが大切である。

よく知られているのが**腫瘍《しゅよう》マーカー**だ。肺がんの場合は、消化器がんや肺がんのマーカーである**CEA《シーイーエー》**に、組織特異性をもつ**CYFRA《シフラ》21-1**と**ProGRP《プロジーアールピー》**を組み合わせて測定することが多い。

間質性肺炎(→P130)のマーカーには、**KL《ケーエル》-6**、**SP《エスピー》-A《エー》**、**SP《エスピー》-D《ディー》**があるが、いずれも、間質性肺炎以外でも高値を示すことに注意する。間質性肺炎や肺胞出《はいほうしゅっ》血《けつ》は、膠原病《こうげんびょう》の症状として現れることもある。この場合は、**膠原病**のマーカーが有用だ。肺病変以外の症状から膠原病の種類を推測し、特異性の高い**自己抗体《じここうたい》**を測定する。

特定の疾患にともなうマーカーは、尿中に現れることもある。呼吸器領域では、肺《はい》炎球菌《えんきゅうきん》とレジオネラ菌の抗原《こうげん》を調べる**尿中《にょうちゅう》抗原検査《こうげんけんさ》**が広くおこなわれている。

安静換気の後で努力呼吸をしてもらう

気道閉塞や肺の機能低下を疑うときは、呼吸機能検査が欠かせない。最大呼気量や呼気流量などを正しく得るには、実施時の声がけも重要となる。

患者にとっては苦しい検査。十分な声がけや配慮が必要

呼吸機能を調べる検査で、基本となるのが**スパイロメトリー**だ。正しい測定には〝最大限に吐いて、最大限に吸う〟という患者自身の努力を必要とし、強い息苦しさもともなう。短時間で最善の結果が得られるよう、十分に配慮しなければならない。

検査の目的や病歴、感染症の有無、前回のデータを確認したうえで、患者に検査の手順をわかりやすく説明する。このときに患者の呼吸状態を確認しておく。

検査中は、「息がもれていないか」「努力具合はどうか」「指示は伝わっているか」「咳《せき》は出ていないか」などをしっかり観察する。酸素吸入中の患者や重度のCOPD《シーオーピーディー》（→P118）患者では、酸素流入量や酸素飽和度を確認しながら、とくに慎重に進める。

十分な説明と努力呼吸で、正しく測定する

胸郭《きょうかく》の運動を妨げないように、体をしめつけるベルト類はゆるめてもらう。

Step 1　手順説明

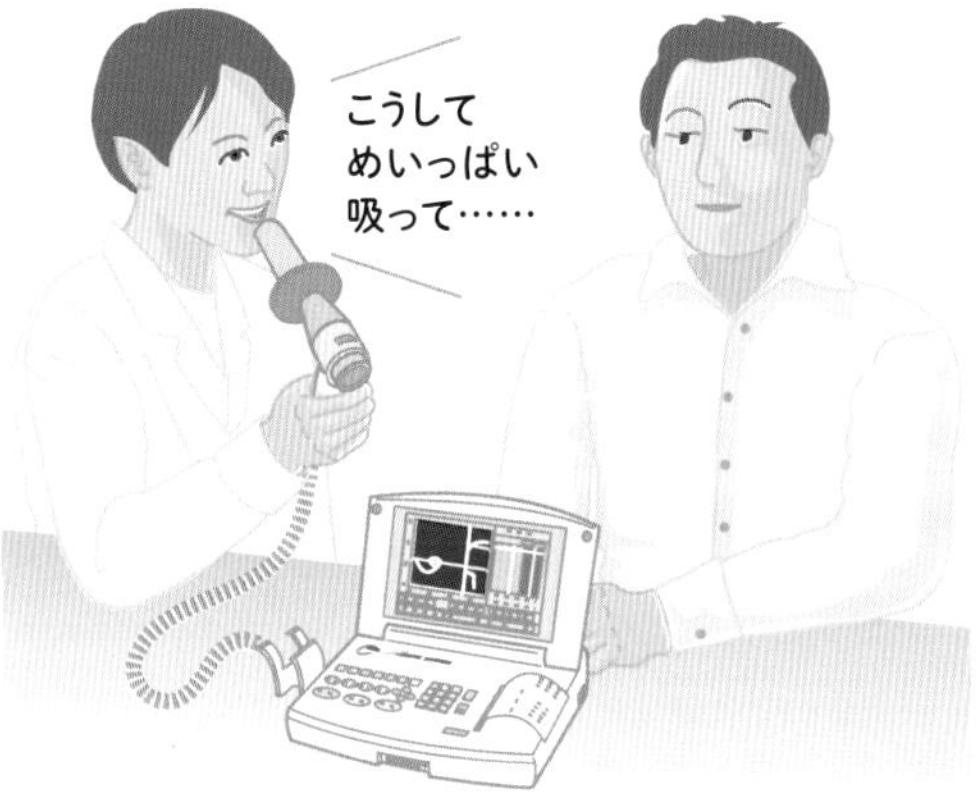

努力呼吸の必要性をわかりやすく伝える

検査装置を見せながら、検査の目的や手順を説明する。年齢や理解度、検査経験にあわせて、わかりやすく伝えること。息切れしている場合は、ここで十分な安静を。

Step 2　器具の装着

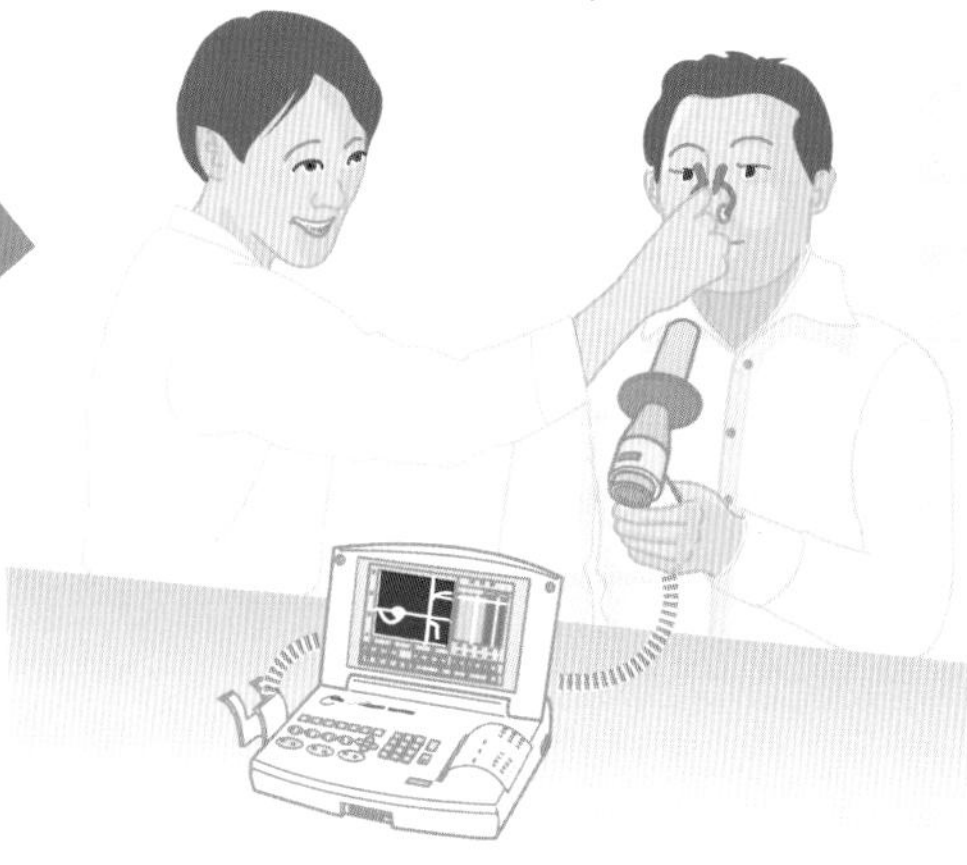

口呼吸の練習後、ノーズクリップをつける

まず、鼻をつまんで口呼吸の練習をする。口呼吸ができるようになったら、ノーズクリップをつけ、口や鼻から息がもれていないかを確認する。

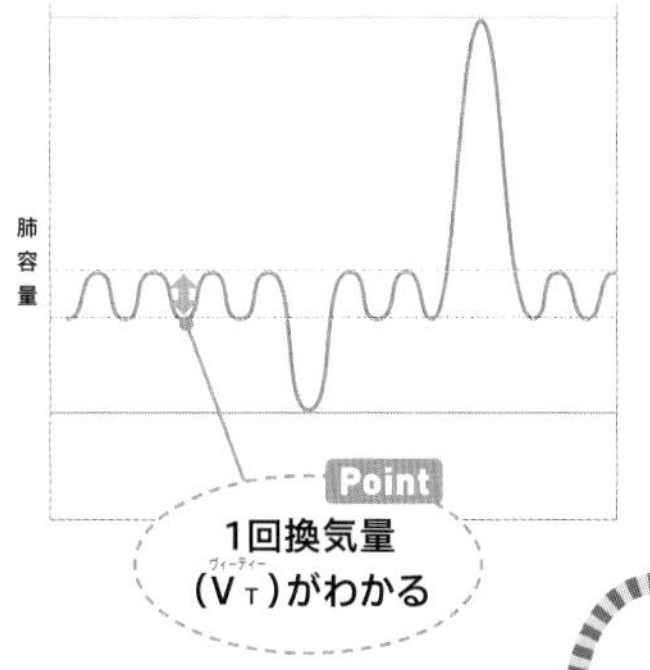

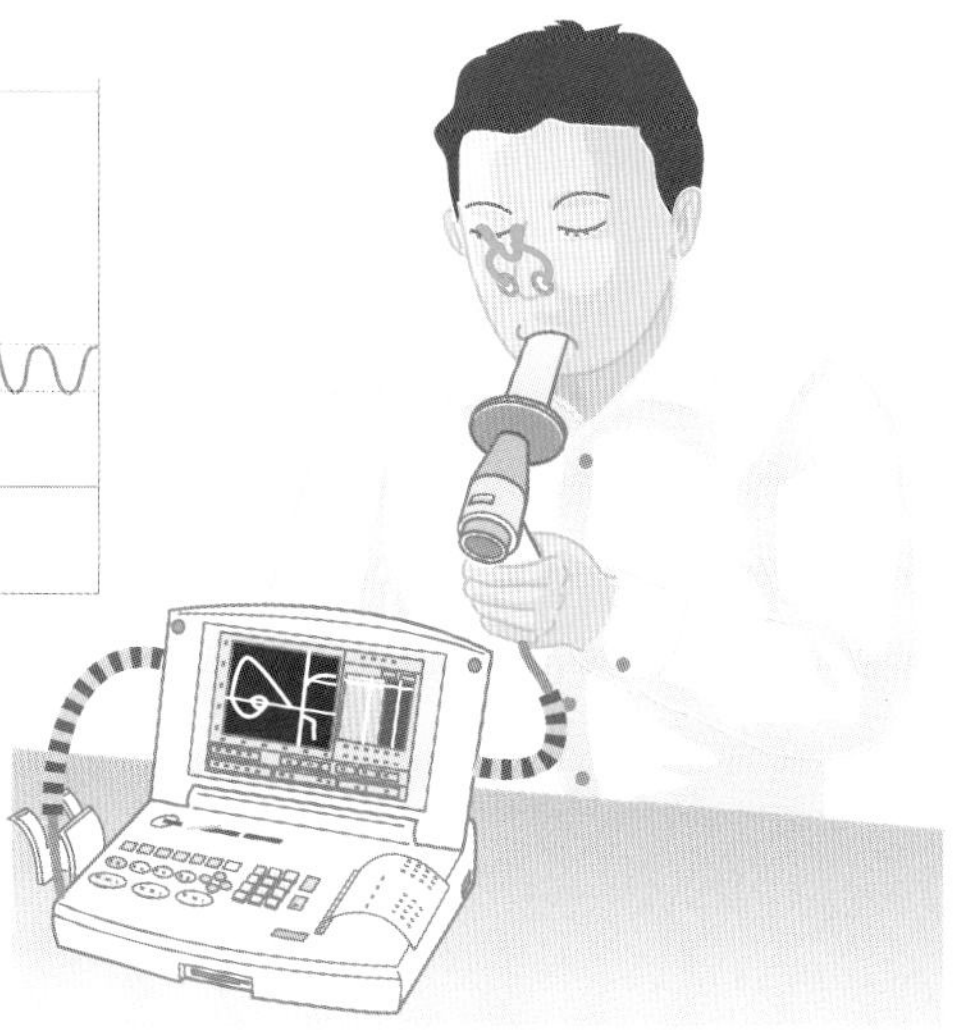

Step 3
安静換気

力まず普通に、口呼吸をしてもらう

マウスピースをくわえ、姿勢を正してもらう。「肩の力を抜いて、ふだんと同じ呼吸を口だけで続けてください」と声をかけ、安静換気を3回以上記録する。

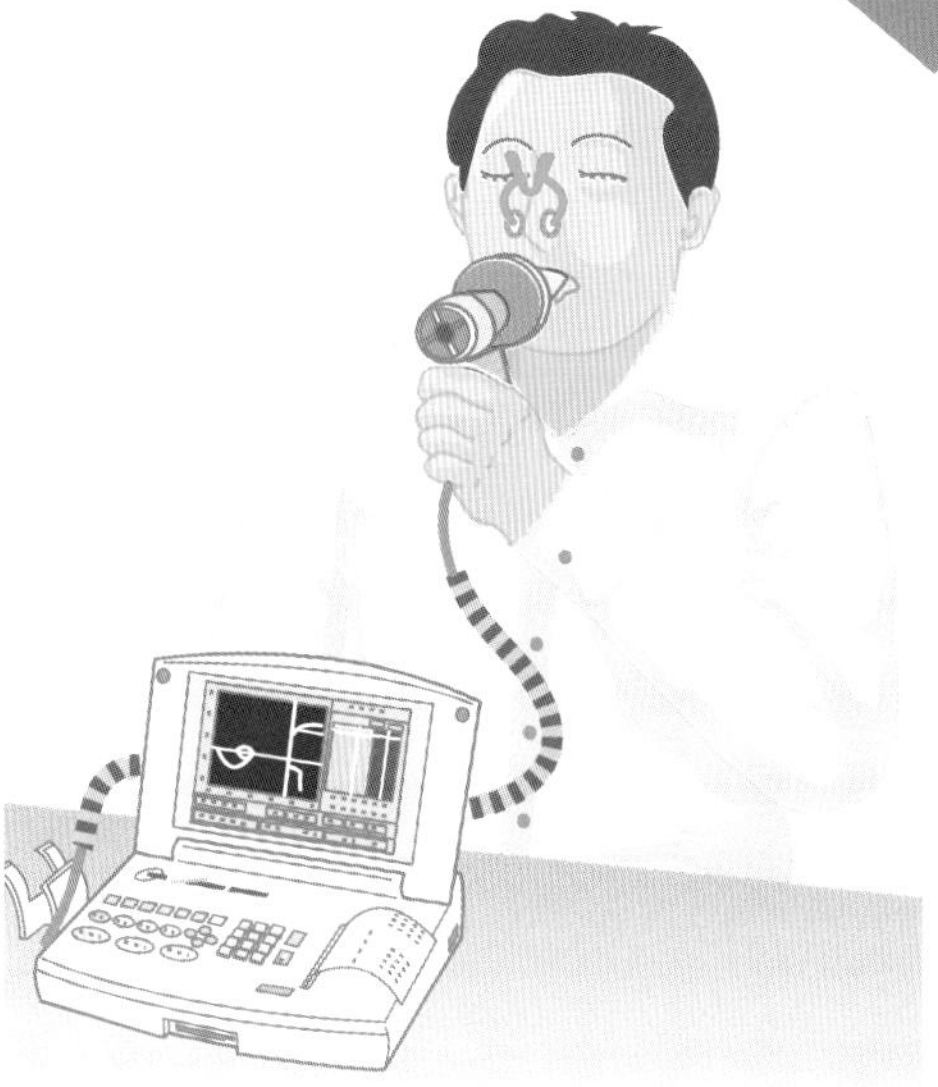

Step 4
努力吸気《きゅうき》&呼気《こき》

高齢者ではとくに努力を要する

安静換気で吸いこんだところから、最大呼気位《さいだいこきい》まで、ゆっくり吐ききってもらう。

そこから最大吸気位《さいだいきゅうきい》まで息を吸い(吸気肺活量)、再び最大呼気位までゆっくり吐ききってもらう(呼気肺活量)。

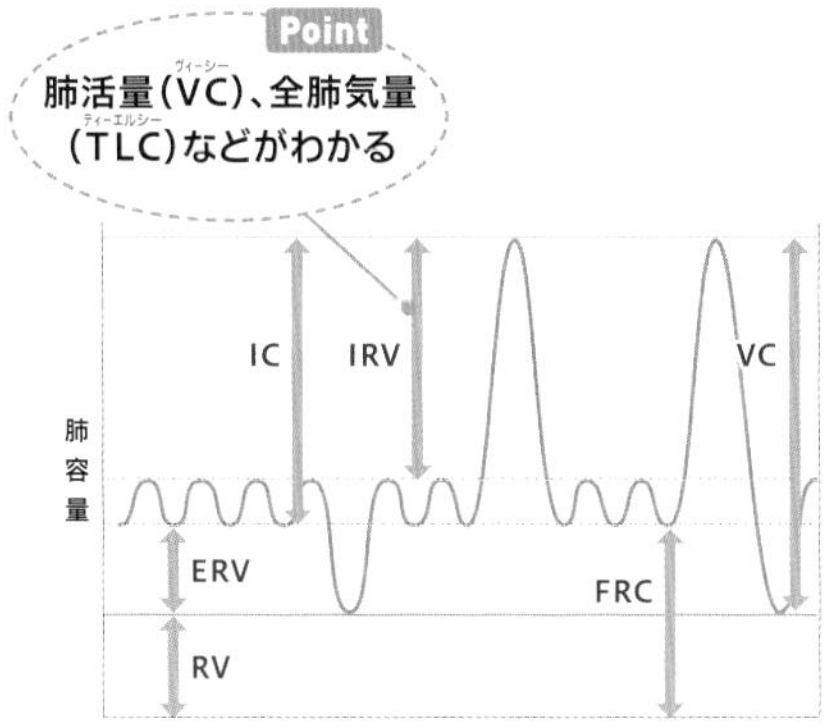

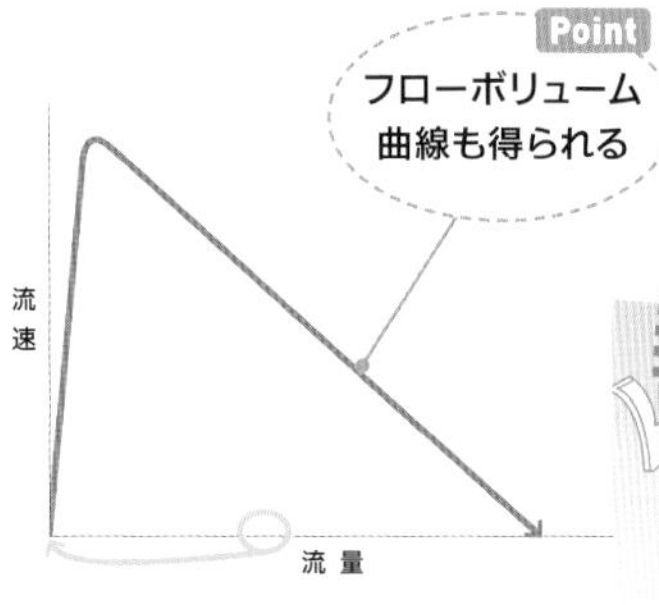

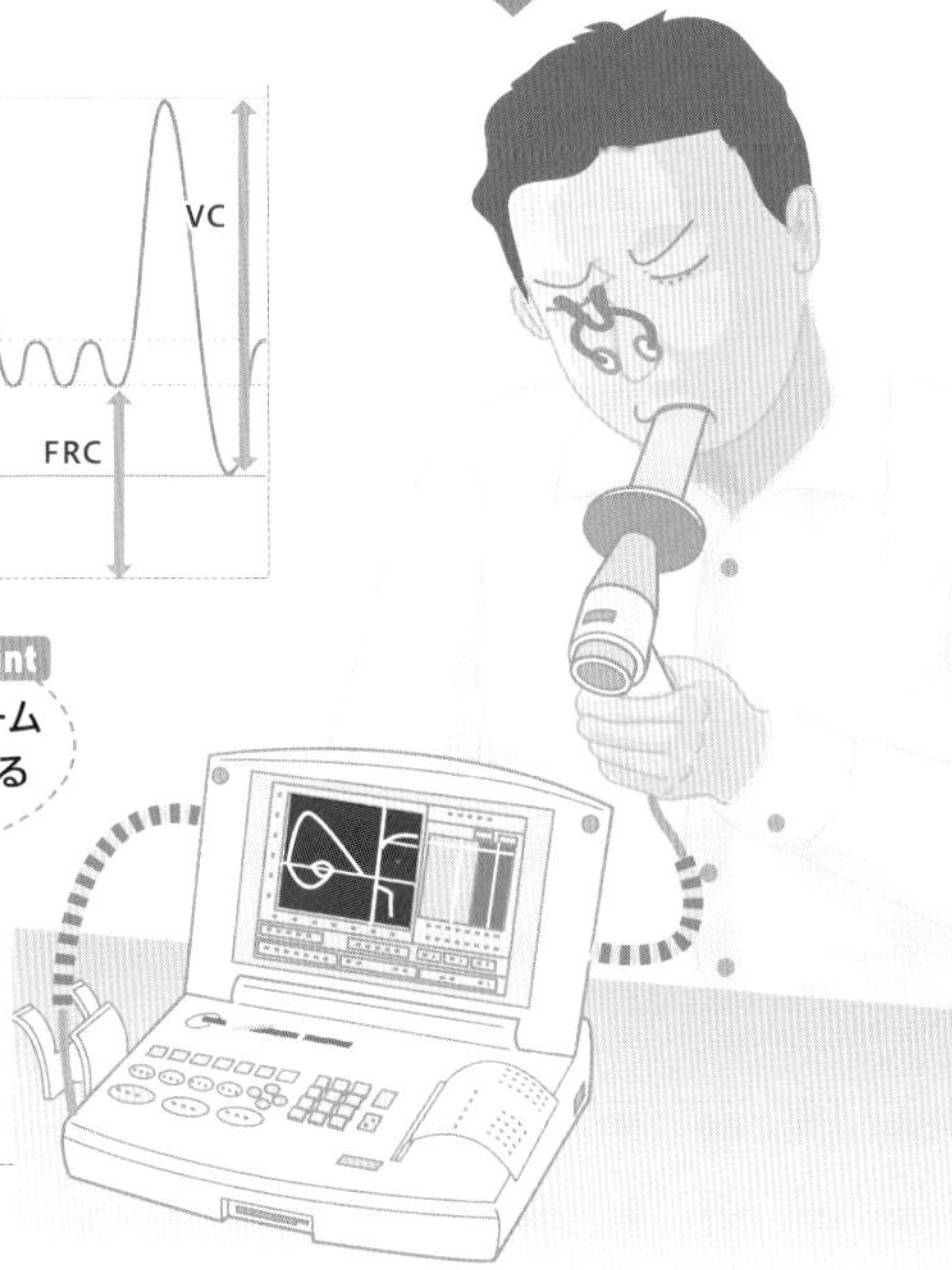

Step 5
最速での最大の呼気

できれば2回以上実施。ベストの数値を採用する

安静換気の後、最大吸気位まで、ゆっくり息を吸いこむ。合図をしたら、最大呼気位まで、思いっきり強く息を吐いてもらう(努力肺活量)。

呼吸器疾患による気道閉塞を疑うときは、気管支拡張薬を使った後でもう一度測定する(気道過敏性試験 →P123)。

肺活量、1秒率などから換気障害のタイプを診断

呼吸機能検査の結果では、肺活量や1秒率、1秒量などをまず見る。基準値よりどの程度低下しているかで、換気障害のタイプがわかる。

4つの主要項目から、換気障害のタイプを診断

得られた数値は?

スパイロメトリーでは、おもに以下の4つの指標が得られる。

FEV_1%《エフイーヴィーワン》（1秒率）

努力肺活量のうち、最初の1秒間に吐いた空気量を「FEV_1（1秒量）」という。このFEV_1が努力肺活量に占める割合を「FEV_1%(1秒率)」という。

VC《ヴィーシー》（肺活量）

最大《さいだい》呼気《こき》位《い》と最大《さいだい》吸気《きゅうき》位《い》との差をさす。年齢、性別、身長から算出した基準値に対する割合は「%VC《ヴィーシー》（%肺活量）」という。

%FEV_1（%1秒量）

年齢、性別、身長から算出した基準1秒量に対し、その人の1秒量が占める割合のこと。基準値に対して何%かを示す。

FVC《エフヴィーシー》（努力肺活量）

最大吸気位から思いきり強く速く、最大呼気位まで吐ききったときの肺気量変化のこと。気道抵抗があればVCと差がつく。

基準値、正常下限値(LLN《エルエルエヌ》)との比較は?

年齢、性別、身長などによって、得られる結果は異なる。同じ年齢、性別、身長の人から算出した基準値や、正常下限値と比較して、実測値を評価する。

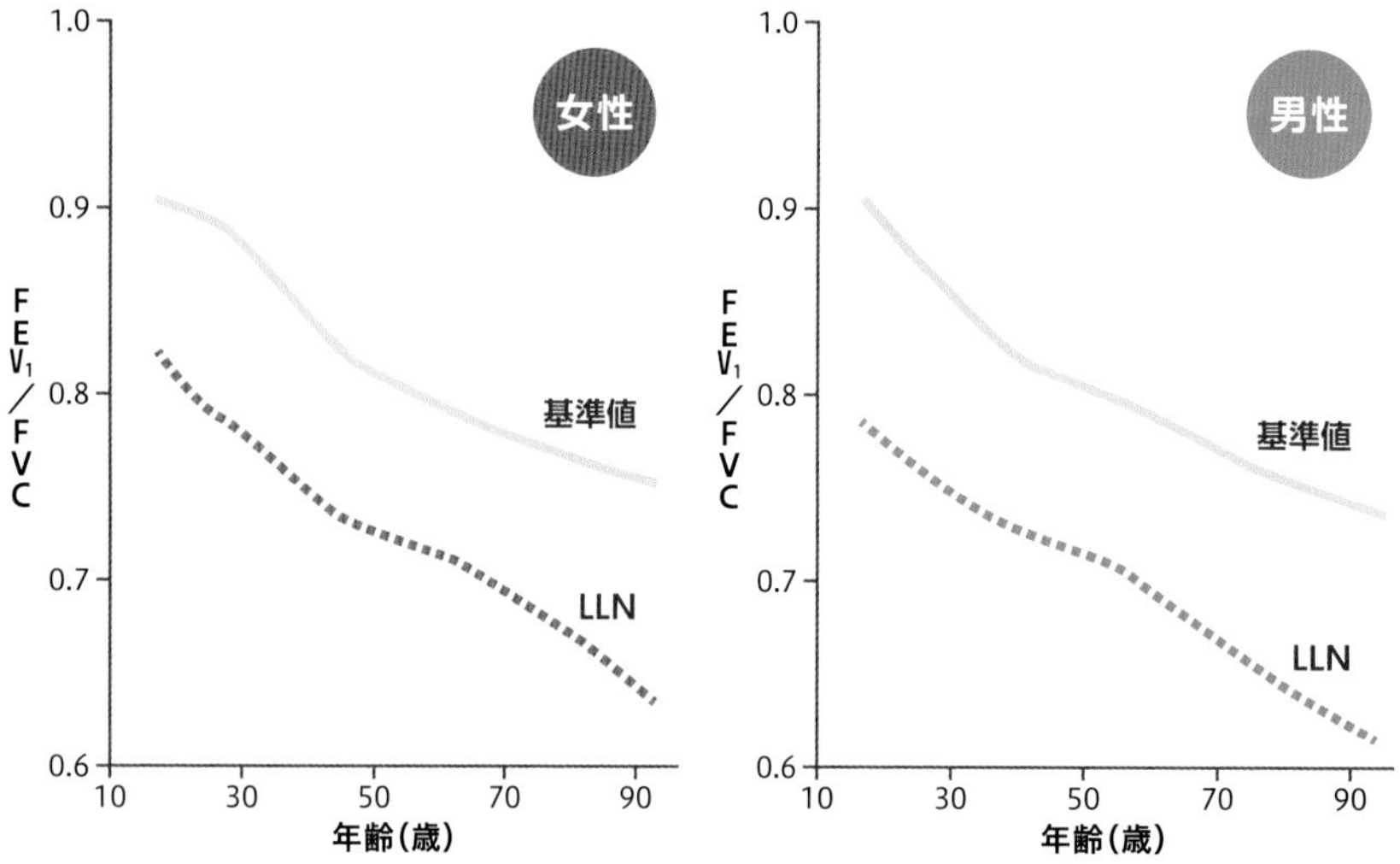

FEV_1から肺年齢の計算もできる

男性 肺年齢（歳）＝（0.036×身長〈cm〉－1.178－FEV_1）／0.028

女性 肺年齢（歳）＝（0.022×身長〈cm〉－0.005－FEV_1）／0.022

COPDに関する啓発を目的に提唱された概念。スパイロメトリーで得られたFEV_1値を用いて、同性・同年代と比較し、肺の健康状態がどの程度かを把握できる。

（「新たなスパイロメトリー基準値に関するステートメント」久保田 勝, 総合健診 vol.44(5)：687-692, 2017／「肺年齢の利用について "肺年齢コンセプト"仕様書」日本呼吸器学会肺年齢普及推進事務局、2008より引用）

1秒率70未満なら閉塞性、%肺活量80未満なら拘束性

スパイロメトリーでは、おもに中程度の太さの気管支の〝空気の通りにくさ〟を知ることができる。測定結果は、時間をX軸、肺気量の変化をY軸に記録したスパイログラム（肺《はい》気量分画《きりょうぶんかく》）として表示される。

おもな測定項目には、「**肺活量（VC）**」「**%肺活量（%VC）**」「**努力肺活量（FVC）**」「**1秒率（FEV$_1$%）**」「**%1秒量（%FEV$_1$）**」がある。このうち%肺活量と1秒率から、**換気障害**のタイプを診断する。

%肺活量は、基準肺活量に対する患者の肺活量の割合である。%肺活量が80%未満なら、肺が伸び縮みしにくくなった病態と判断できる。これを**拘束性換気障害**といい、間質性肺炎などを疑う。

1秒率は、努力肺活量のうち最初の1秒間で吐いた量の割合を示し、70%未満なら**閉塞性換気障害**と診断する。これはCOP《シーオーピー》D《ディー》の診断基準でもある。気管支拡張薬投与後も1秒率が70%未満で、ほかの疾患の可能性が除外できれば、COPDと確定診断できる。

換気障害の分類は?

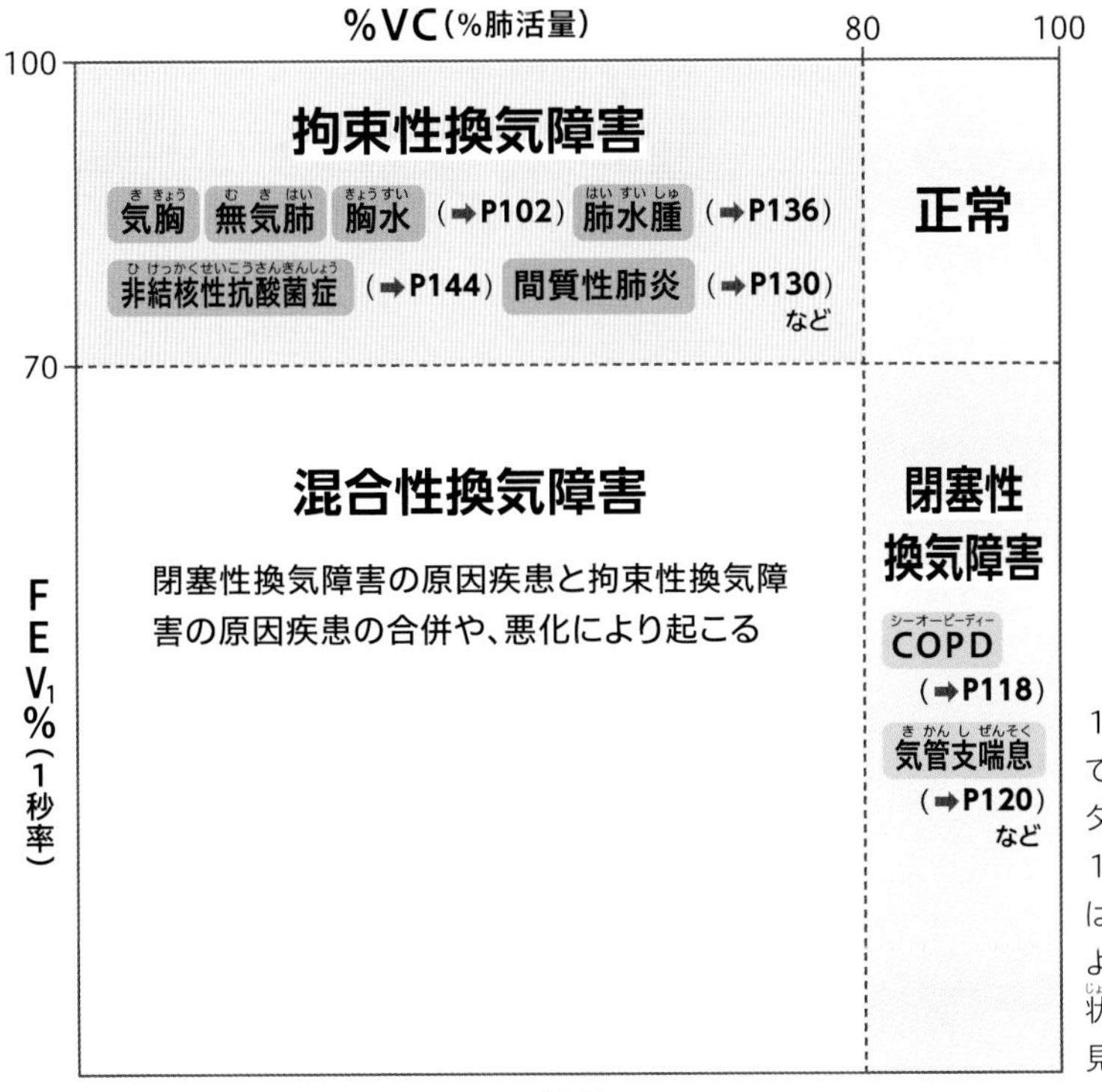

1秒率と%肺活量を左図にあてはめて、換気障害の有無やタイプを判断する。

1秒率は70%以上、%肺活量は80%以上が正常。COPDのような閉塞性換気障害は、樽《たる》状胸郭《じょうきょうかく》など、特徴的な身体所見とあわせて判断する。

COPDの場合、病期はどの段階?

	病期	定義
Ⅰ期	軽度の気流閉塞	%FEV$_1$≧80%
Ⅱ期	中等度の気流閉塞	50%≦%FEV$_1$<80%
Ⅲ期	高度の気流閉塞	30%≦%FEV$_1$<50%
Ⅳ期	きわめて高度の気流閉塞	%FEV$_1$<30%

（『COPD（慢性閉塞性肺疾患）診断と治療のためのガイドライン 第5版 2018』日本呼吸器学会 COPDガイドライン第5版作成委員会編、2018、日本呼吸器学会より引用）

気管支拡張薬投与後の%1秒量で判断。薬を使って改善するなら、気管支喘息などが疑われる。薬を使っても70%未満ならCOPDで、病期のめやすにもなる。

フローボリューム曲線の形で疾患をしぼりこむ

スパイロメトリーの結果では、フローボリューム曲線も呼吸器疾患の重要な診断指標となる。曲線の形から、原因疾患を推定できる。

正常曲線と比較して、形や高さを見ていく

正常曲線と比較し、ピークフローの高さと、下降線の形を見る。

残気量に比例して流速も落ちる

流速は一瞬でピークに達し、その後は残っている空気の量に比例して低下する。

【正常なフローボリューム曲線】

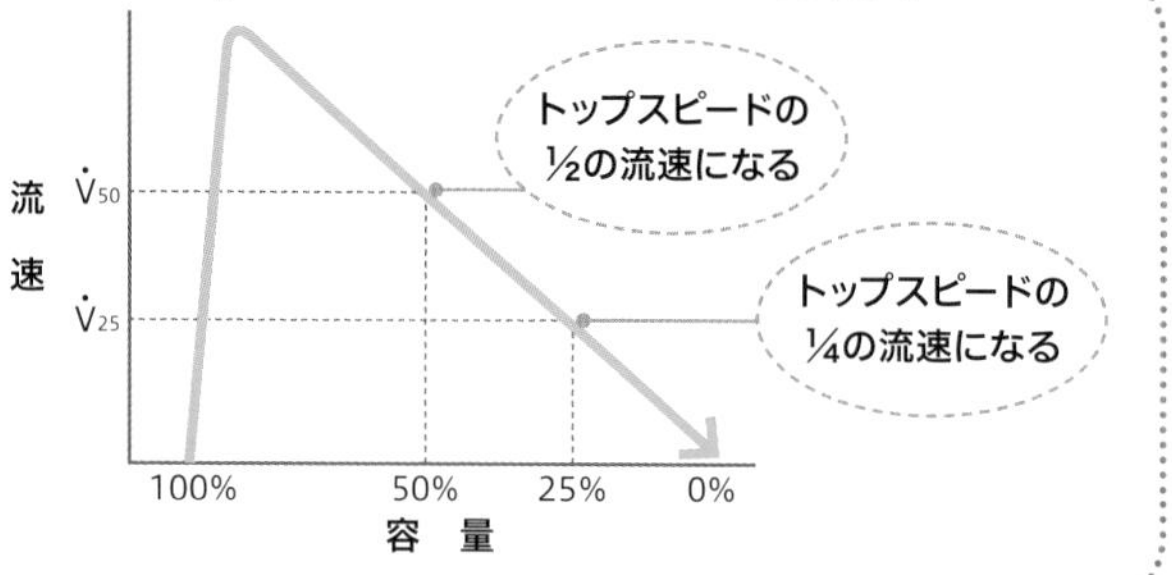

末梢気道閉塞がある場合
〈COPD《シーオーピーディー》／気管支喘息《きかんしぜんそく》など〉

全体に左寄りで、小さな凹型の曲線となる

末梢気道閉塞があると、吐ききれない空気(残気量)が増える。その分、肺活量が小さくなるので、ピークフローが低くなる。ピークフロー後、末梢の呼《こ》気《き》抵抗により急激に流速が低下し、凹型を描く。

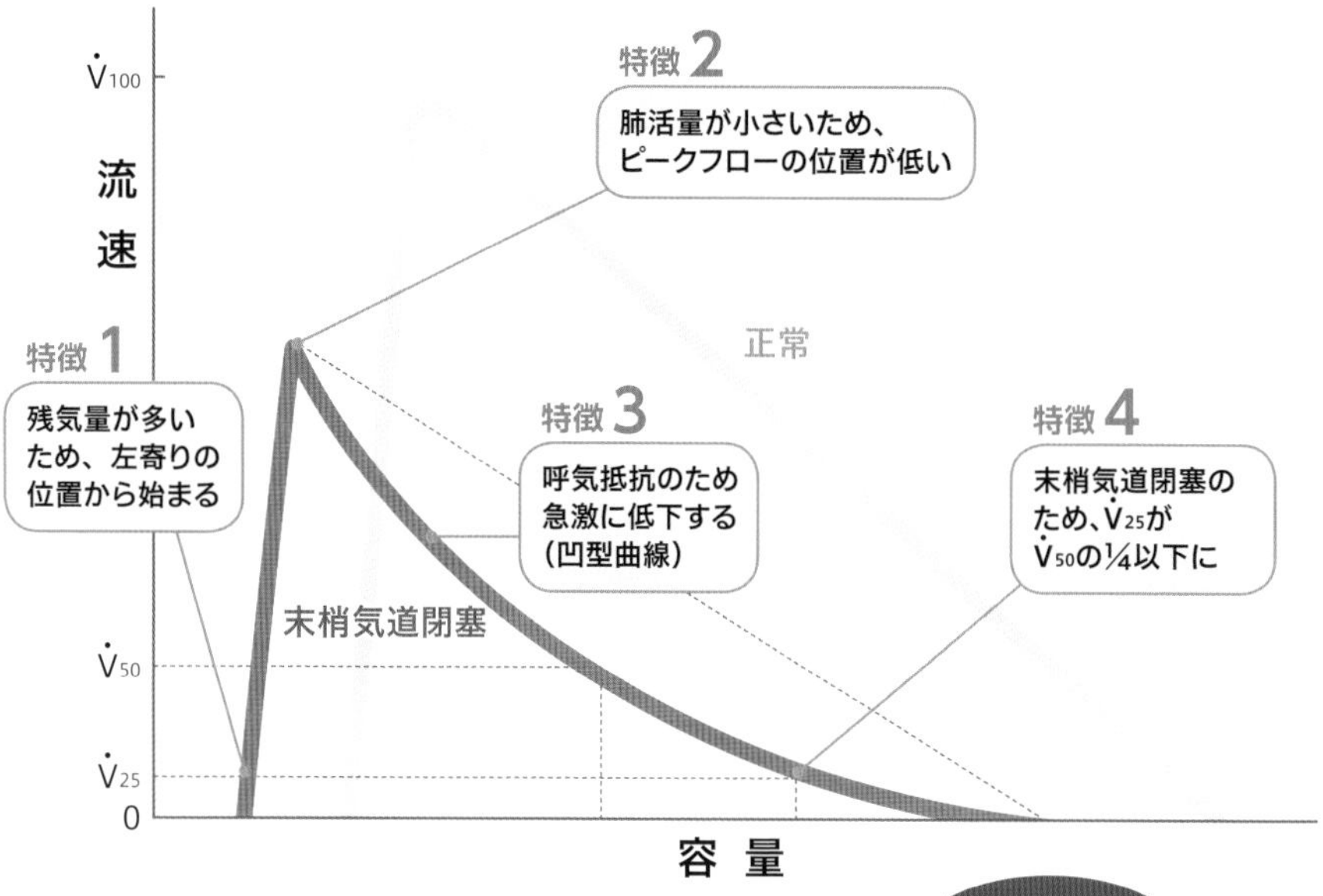

あわせて知っておきたい

努力不足時のフローボリューム曲線

息を吐くときの努力が足りないと、ピークフローがはっきりせず、全体的に丸い線を描いてしまう。

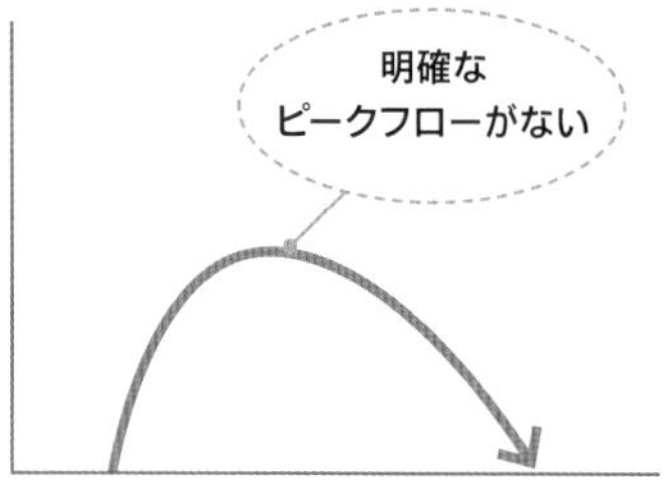

気管・上気道閉塞の場合
〈気管腫瘍《きかんしゅよう》・喉頭《こうとう》がんなど〉

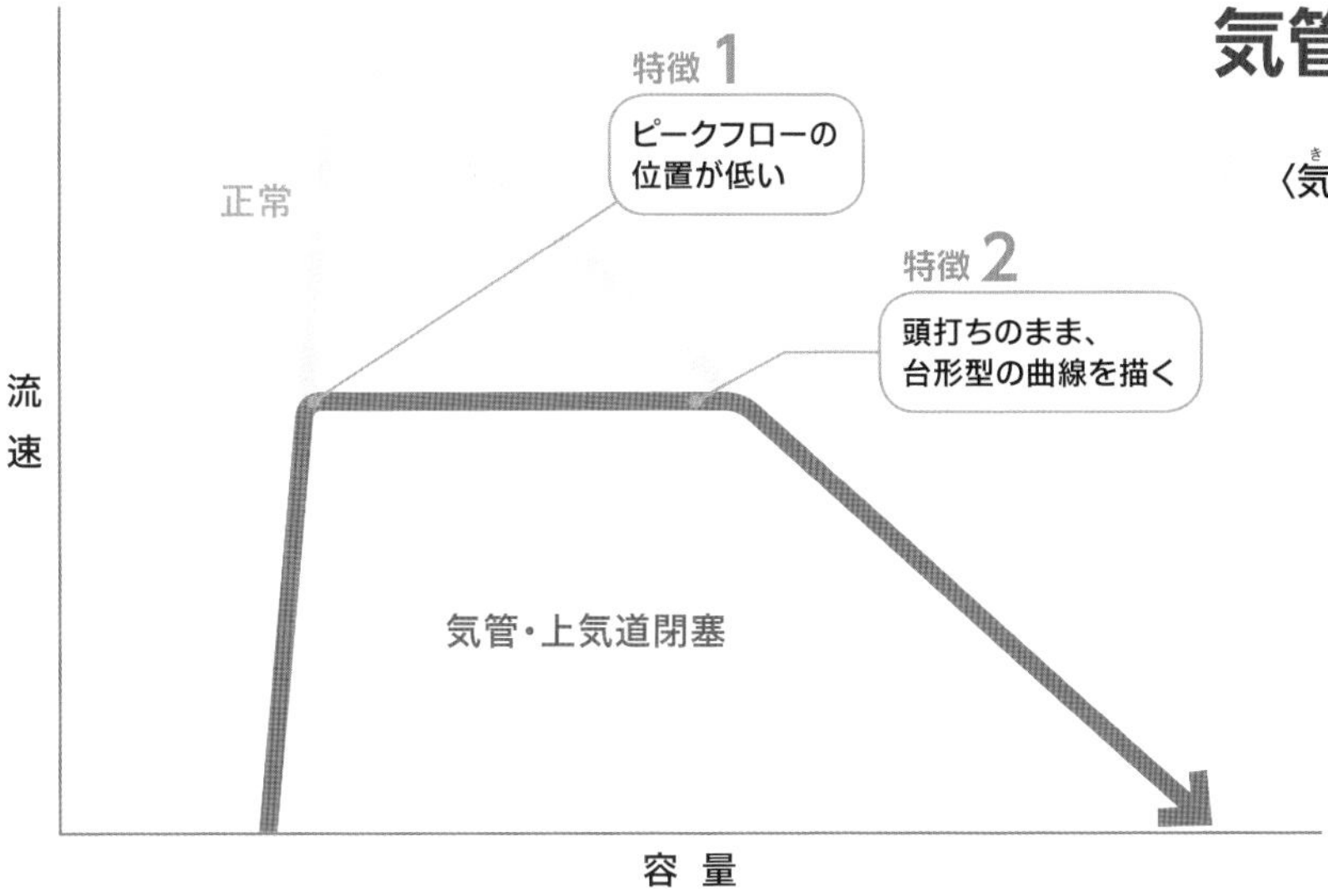

気管〜上気道での呼気流速が遅くなる

気管・上気道の閉塞があると、呼気の流速が抑えられ、ある程度以上にはならない。ピークフローは頭打ちになり、その後もある速度以上には出せず、台形型の曲線を描く。

肺コンプライアンス低下の場合
〈間質性肺炎（特発性肺線維症《とくはつせいはいせんいしょう》など）〉

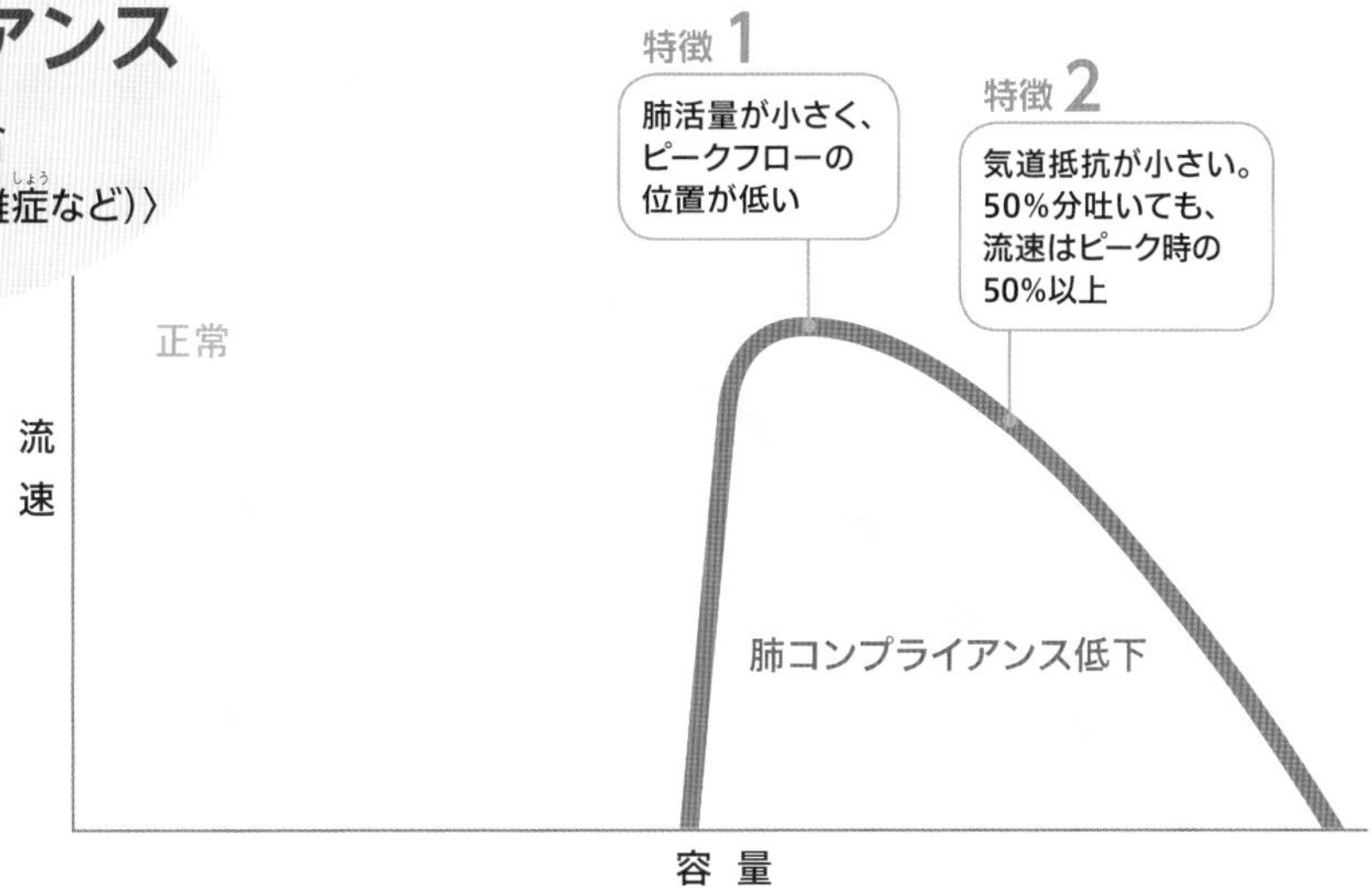

末梢気道の拡張により、凸型の曲線を描く

肺が硬くなるなどしてふくらみにくくなっていると、肺活量が減り、ピークフローは小さくなる。一方で末梢気道抵抗は小さくなるため、流速の低下はゆるやかになる。

重喫煙やCOPDで、下向きカーブになる例が多い

スパイロメトリーで、努力呼気《こき》時における肺気量をX軸、流速（気流速度）をY軸にとって記録したものを**フローボリューム曲線**という。その形から、おおよその疾患をしぼりこむことができる。**下向きカーブ**の曲線は、末梢気道抵抗のある**重喫煙者**（喫煙指数※60pack-years）や**気管支喘息**《きかんしぜんそく》（→P120）、**COPD**《シーオーピーディー》（→P118）でよく見られる。中枢気道にある空気は出せるが、肺胞《はいほう》内の空気を出しにくく、ピークフロー直後から急激に流速が低下するのだ。曲線後半の流速の低下が、**末梢気道抵抗**を表している。

気管・上気道閉塞がある場合は、中枢気道の空気も肺胞に入っている空気も出しにくくなる。勢いを削がれて一定の流速以上は出ないので、**台形型**の曲線となる。

幅のせまい凸型の曲線では、**間質性肺炎**（→P130）などの**拘束性換気障害**を疑う。肺が線維化すると末梢気道が拡がり、末梢気道抵抗は小さくなる。そのため流速の低下がゆるやかになり、凸型曲線を描く。

※喫煙指数：1日の喫煙箱数×喫煙年数。喫煙による健康への影響の指標となる。

DLCOが低下していれば拡散障害とわかる

肺活量やフローボリューム曲線だけでは鑑別のつかない疾患もある。間質性肺炎などがその代表で、拡散障害を調べる検査が役に立つ。

拡散能検査には、一酸化炭素を使う

測定時の姿勢にも注意。両足を床につけて、背すじを伸ばしておこなう。

使用する機器　総合呼吸機能検査装置

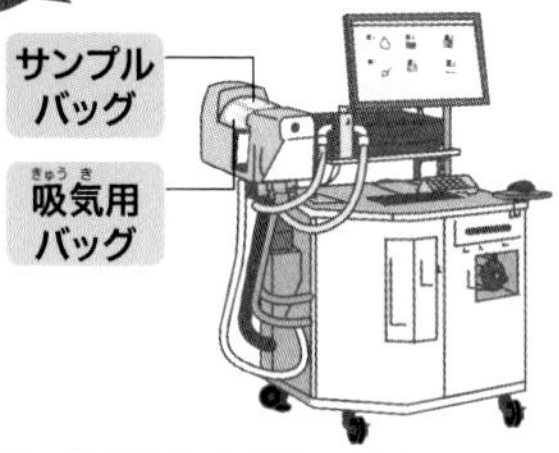

吸気用バッグ内の、一酸化炭素(CO)を含むガスを吸ってもらう。呼気《こき》をサンプルバッグで採取・分析する。

検査前の準備

- 5分間は安静を保つ
- 24時間以内の喫煙は避ける
- 酸素療法実施例では吸入後5分間以上あける
- 食後2時間は避ける
- 飲酒後は4時間以上あける

Step1 準備と説明

息が上がったような状態ではおこなわない

喫煙や食事など、測定値に影響をおよぼす要因は避ける。5分以上安静にし、呼吸が落ち着いてから実施。実演しながら、手順をわかりやすく説明する。

Step2 混合ガス吸入

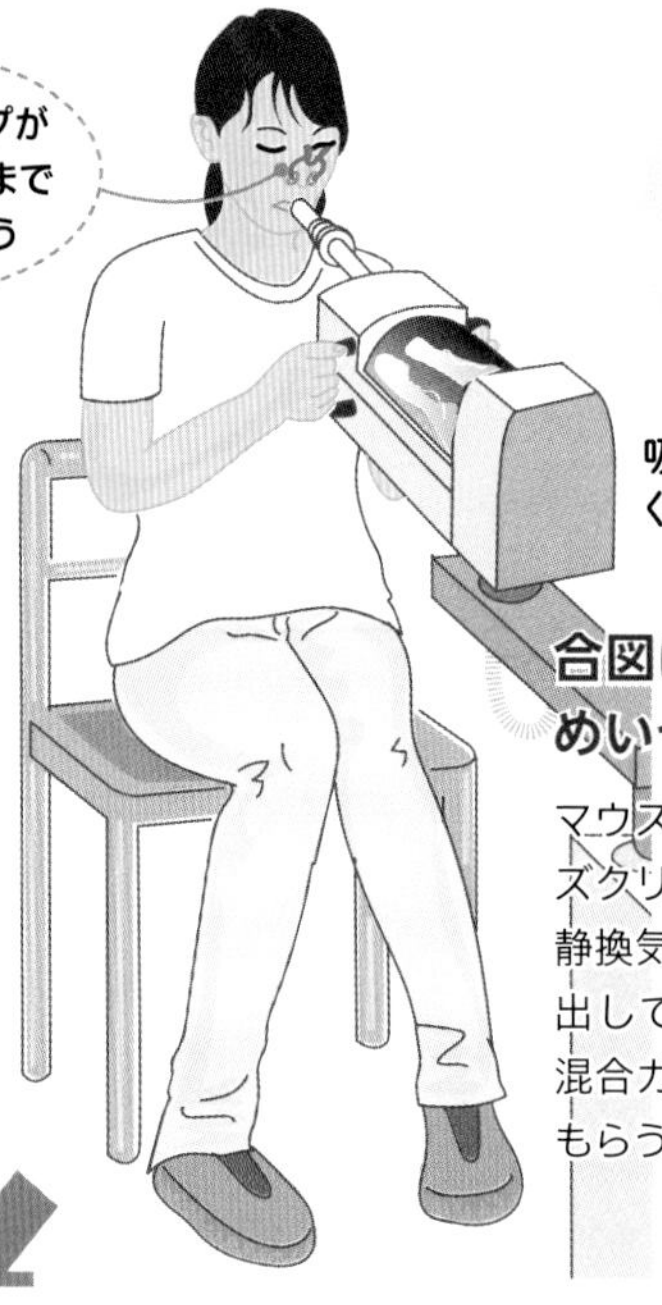

合図にあわせてめいっぱい吸ってもらう

マウスピースをくわえ、ノーズクリップを装着。数回の安静換気後、最大呼気位《さいだいこきい》まで呼出してもらう。合図により、混合ガスを思いっきり吸ってもらう。

Step3 10秒間の息止め

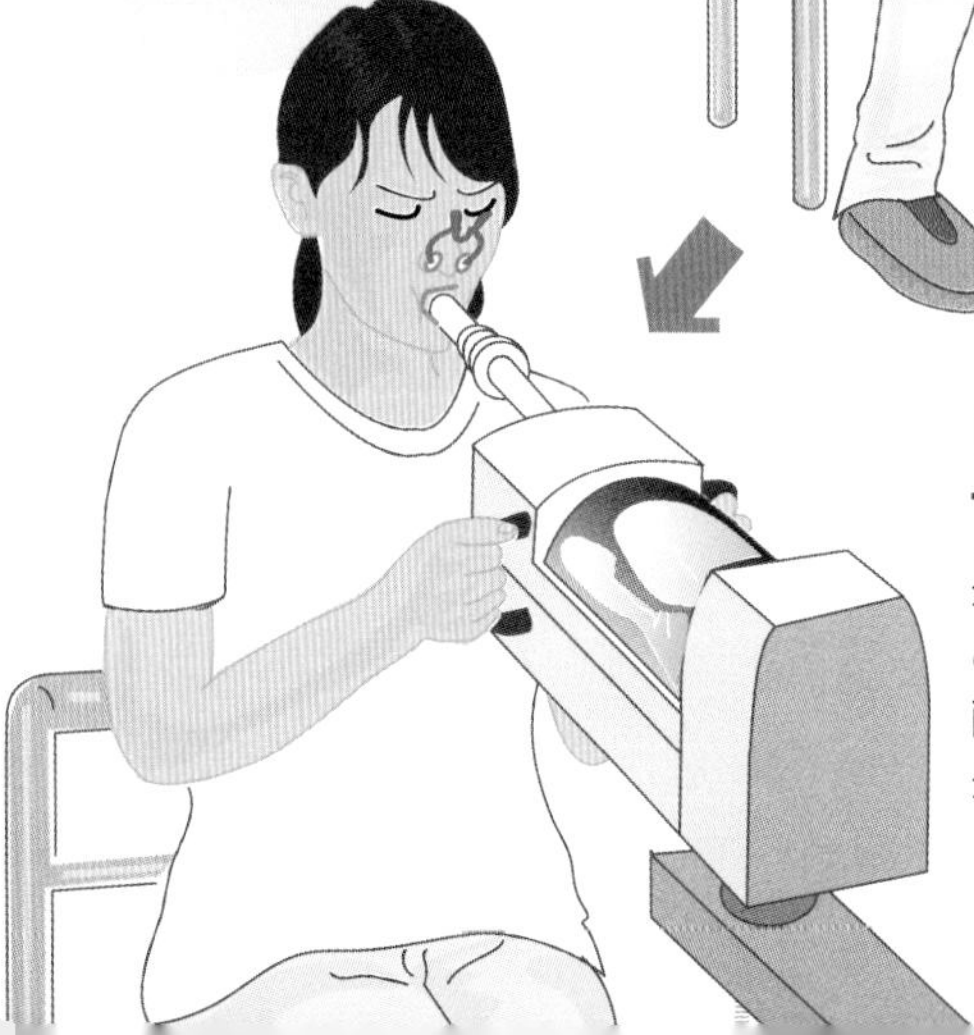

10秒間あれば気体が十分拡散される

最大吸気位《さいだいきゅうきい》まで吸ったら、10秒間息を止めてもらう。この間に肺胞《はいほう》から血中に一酸化炭素(CO)が移行する。合図により、最大呼気位まで一気に吐ききってもらう。

D_{LCO}とD_{LCO}/V_Aの両方から、拡散障害を調べる

肺拡散能力の指標は、D_{LCO}とD_{LCO}/V_Aの2つがあり、両方見ることが重要。

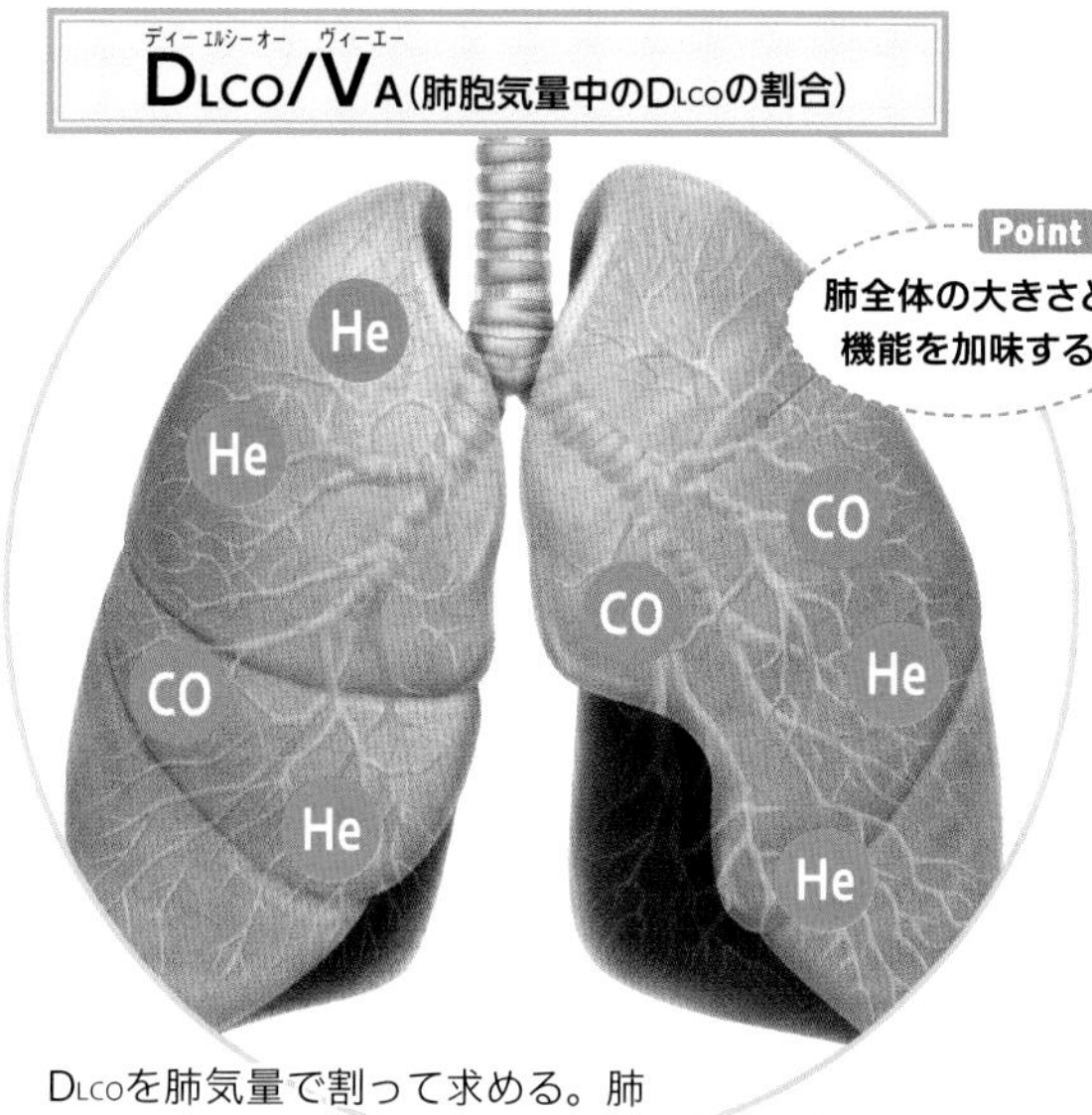

D_{LCO}を肺気量で割って求める。肺全体の大きさによらない、単位肺容量(1L)あたりの拡散能力がわかる。

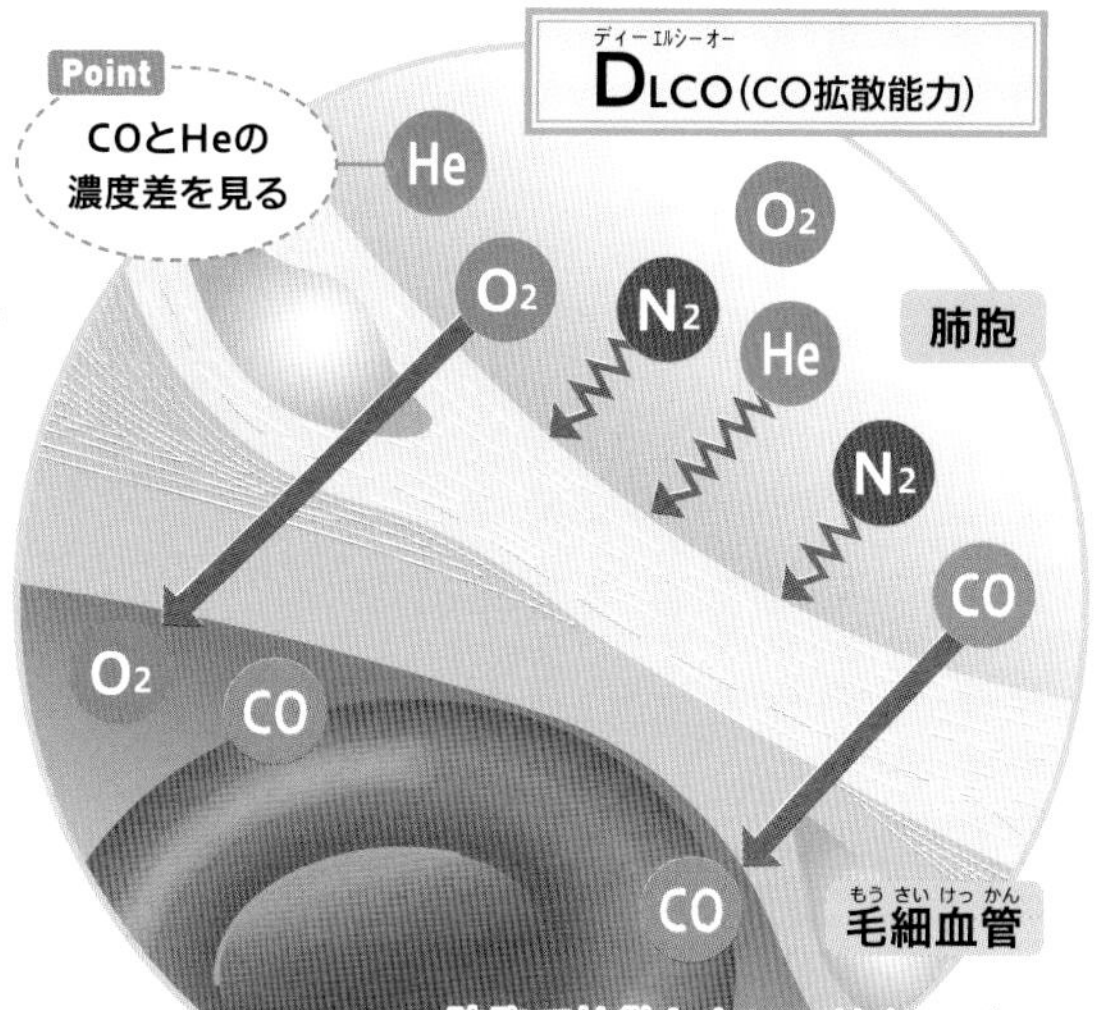

肺胞で拡散しないヘリウムガス(He)を利用して算出する。残気量分の空気で希釈されたHeと、希釈・拡散後のCOとの濃度差から、拡散したCO量が求められる。

間質性肺炎、肺水腫《はいすいしゅ》、COPD《シーオーピーディー》などの鑑別診断に役立つ

疾患の鑑別に役立てる

間質性肺炎(→P130)、肺水腫(→P102、136)のように、肺胞壁《はいほうへき》が厚くなる疾患では、とくにD_{LCO}が著しく低下する。換気血流ミスマッチの指標である$A\text{-}aDO_2$(→P84)と、あわせて確認することも大切。安静時には$A\text{-}aDO_2$の開大がなく、労作時に呼吸困難が生じやすい例では、間質性肺炎や肺水腫などを疑う。
一方、気腫型《きしゅがた》のCOPD(→P118)で肺胞が破壊されている場合は、D_{LCO}/V_Aと$A\text{-}aDO_2$の両方が低下するのが特徴だ。気管支喘息《きかんしぜんそく》(→P120)などとの鑑別診断に役立つこともある。

スパイロメトリー以外の呼吸機能検査もある

一般的なスパイロメトリーのほかに、より詳細な呼吸機能検査もある。

そのひとつが**肺拡散能**で、肺胞《はいほう》から動脈《どうみゃく》血《けっ》へガスが拡散する能力を調べるものだ。酸素の拡散能の測定は困難なので、**一酸化炭素(CO)**の拡散能を測定し、代わりの指標としている。これをD_{LCO}《ディーエルシーオー》といい、D_{LCO}が低下した状態を拡散障害(→P43)とよぶ。D_{LCO}を測定すれば、肺胞に病変があるかどうかがわかる。具体的には、肺胞壁《はいほうへき》の肥厚や肺胞の破壊、肺毛細血管床《はいもうさいけっかんしょう》の減少などが要因となる。

ただし、D_{LCO}は肺容量に依存する。肺切除などで肺容量が小さくなると、たとえ肺胞の病変がなくても、D_{LCO}は低下してしまう。そこで、単位肺容量あたりの拡散能を表したのがD_{LCO}/V_A《ディーエルシーオー ヴィーエー》で、この両方で拡散能を評価することが重要だ。

さらに、安静呼気《こき》後の肺内の空気量を調べる**FRC**《エフアールシー》**(機能的残気量)**もある。一定濃度のヘリウムガスを用いて、安静呼吸をくり返して測定する方法が一般的だ。

気管支喘息を疑うときは呼気NOを調べることも

気管支喘息の疑いがある人を対象とした、呼吸機能検査もある。呼気中の一酸化窒素（NO）濃度を、専用の機器を使って調べる方法だ。

専用機器を使って、呼気中のNO濃度をチェック

専用機器で呼気《こき》を採取して測定する。口から空気がもれていないか確認を。

使用する機器

呼気中一酸化窒素濃度測定器

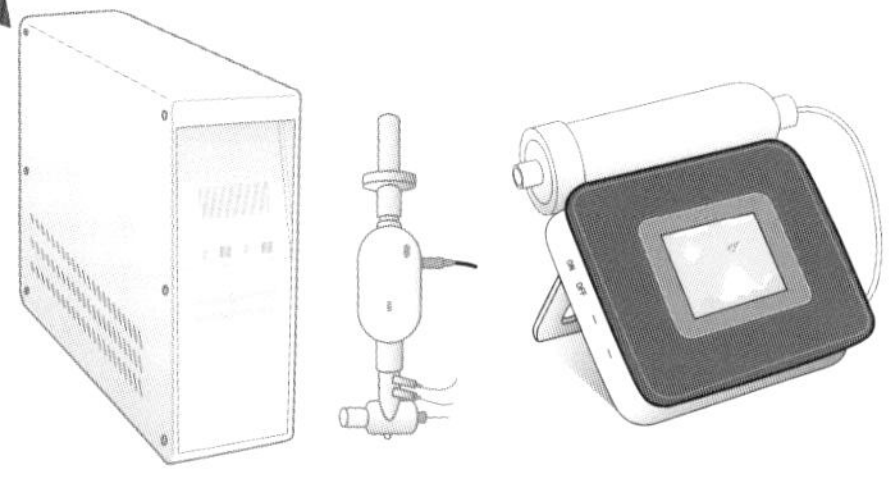

据え置き型のアナライザーにマウスピースをつけて測定するタイプと、もち運びできる卓上タイプとがある。

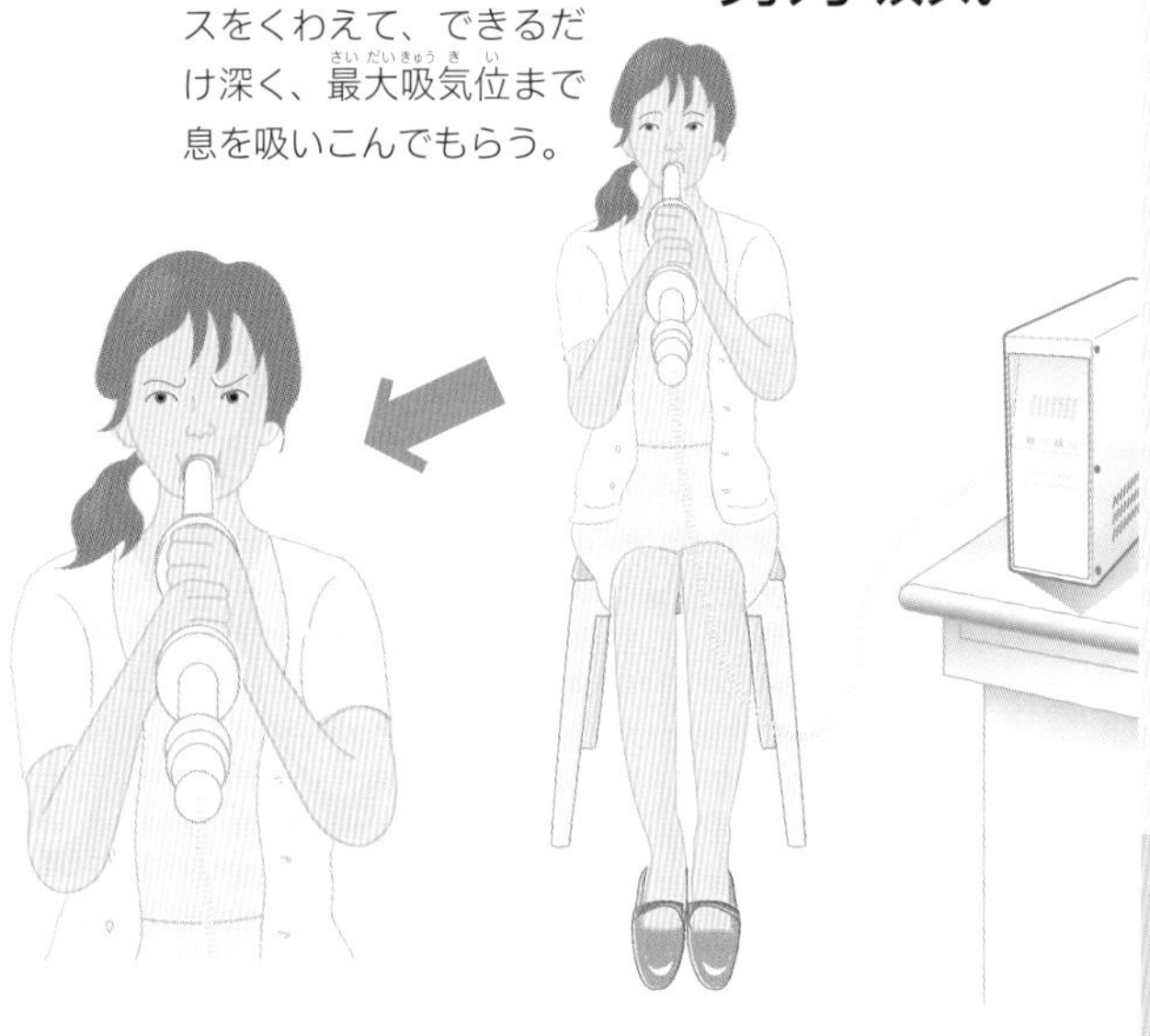

Step 1

努力吸気《きゅうき》

できるだけ深く息を吸いこむ

安静呼気後にマウスピースをくわえて、できるだけ深く、最大吸気位《さいだいきゅうきい》まで息を吸いこんでもらう。

Step 2

6秒間の呼気

画面を見ながらおこなうことが多い

最大吸気位から6秒間息を吐いて、さらに3秒以上呼出。自分でモニターの目印を見ながら、安定した流速を保ってもらう。約2分後に結果が表示される。

好酸球による気道炎症の有無がわかる

気管支喘息《きかんしぜんそく》（↓P120）では気道に慢性的な炎症が生じており、最大の原因となるのが**好酸球《こうさんきゅう》**だ。好酸球が炎症を起こすと、**誘導型《ゆうどうがた》NO《エヌオー》合成酵素《ごうせいこうそ》（iNOS）**が発現し、**一酸化窒素《いっさんかちっそ》（NO）**が産生される。

健常な人でも、呼気《こき》には少量のNOが含まれるが、好酸球性の気道炎症があるとより高値となる。そこで最近よくおこなわれているのが、**呼気中一酸化窒素濃度（FeNO）**測定だ。測定は専用の機器を用いて、最大吸気位《さいだいきゅうきい》まで吸いこんでから、6秒間呼出してもらう。さらに3秒以上吐いてプラトー相を確認する。最低2回おこなうのが望ましい。測定に影響する要因としては喫煙、上下気道感染、鼻炎、副鼻腔炎《ふくびくうえん》、アルコール、カフェインなどが報告されている。

数値が25〜35ppb以上なら、気道炎症を疑う

呼気流速、呼出時間、プラトー相の有無から、
正しく測定できたかを見る。

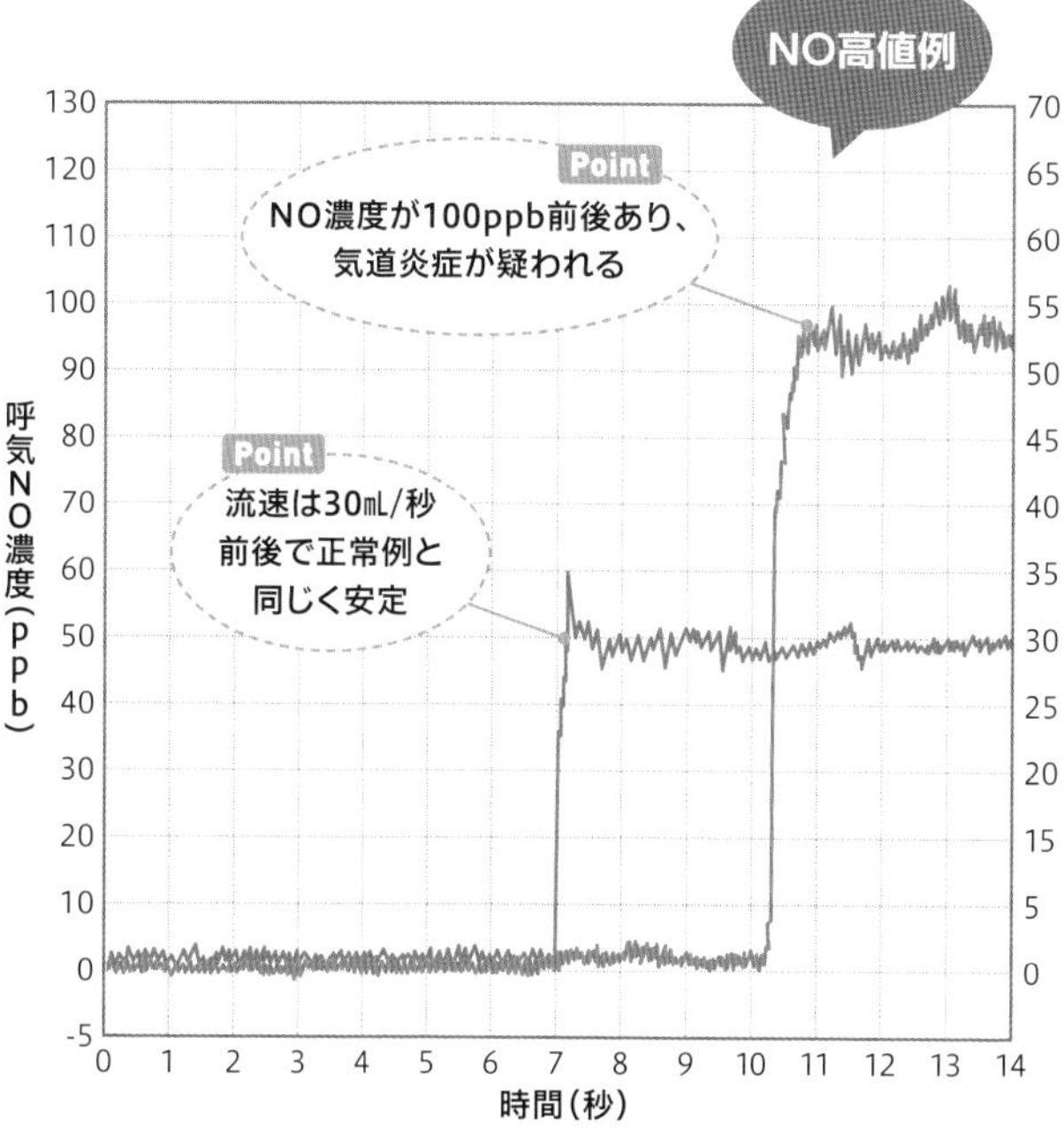

流速は安定していて、持続時間も問題ないが、NO濃度が高い。下気道の好酸《こうさん》球性炎症《きゅうせいえんしょう》がある可能性が高い。

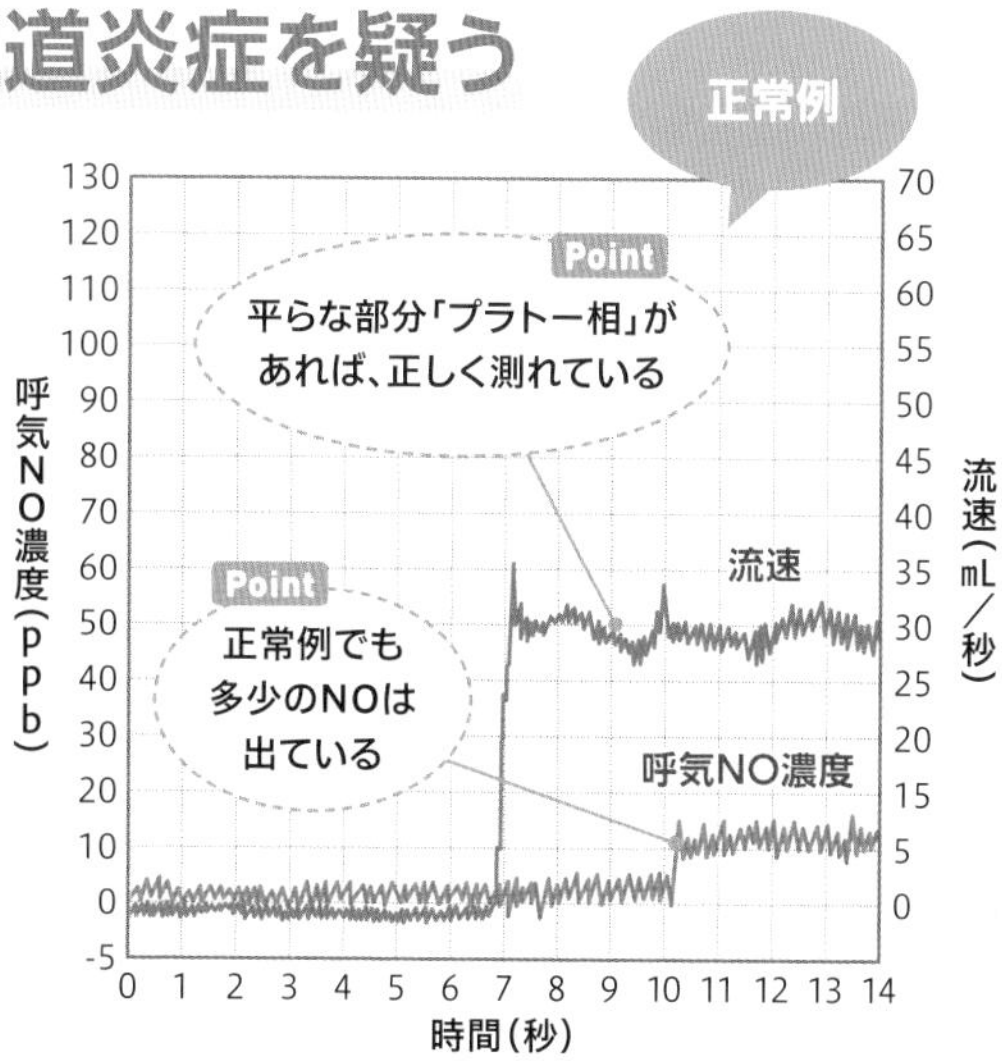

流速はおよそ30㎖/秒で安定している。平らなプラトー相もあり、持続時間も十分。NO濃度は約15ppbと低値。

米国胸部疾患学会による測定結果の解釈例

呼気NO濃度	低値群	中間群	高値群
成人	25ppb以下	25〜50ppb	50ppb以上
小児	20ppb以下	20〜35ppb	35ppb以上
6週間以上喘鳴《ぜんめい》や咳嗽《がいそう》などの症状が続く新患の場合	●好酸球性気道炎症の存在は否定的 ●ICSの効果は期待できない ●喘息以外の呼吸器疾患や非呼吸器疾患の可能性が高い	好酸球性炎症を考慮しながら、臨床症状とFeNOの変化を観察する必要がある	●好酸球性気道炎症の存在が示唆される ●アトピー性喘息《ぜんそく》や好酸球性気管支炎、好酸球と好中球《こうちゅうきゅう》が混在した炎症などを考慮する ●ICSが有効な可能性が高い

成人と小児で低値群、中間群、高値群に分類。成人50ppb以上を高値群とする。なお、ICSは、吸入ステロイド薬のことをさす。

確定診断はできない。専門医の判断のもとで実施する

呼気中一酸化窒素濃度測定は非侵襲的に、簡便に実施できるのが大きなメリットだ。健常者224名と、新患で吸入ステロイド薬を未使用の喘息患者142名を対象とした研究では、健常者と喘息患者を鑑別するFeNO値として、**22ppb**がもっとも感度と特異度にすぐれたカットオフ値であったと報告されている。検査実施時は、この数値がひとつの基準となる。

しかし、測定値の解釈には注意を要する。測定機種によるばらつきもあり、現在のところ、FeNO値をもとに、気管支喘息の確定診断をすることはできない。また、高値の場合は、吸入ステロイド薬が有効な可能性が高いとされているが、喘息コントロールの日常的な指標として使えるかどうかは不明だ。

あくまでも、好酸球性気道炎症を反映する指標のひとつと捉えるのが妥当だ。日本呼吸器学会の声明でも、専門医が症状や所見を見極めたうえで実施すべきという注意喚起がなされている。

睡眠時の呼吸異常は睡眠ポリグラフで調べる

睡眠時無呼吸症候群をほうっておくと、心疾患、脳卒中などのリスクが高まる。疑いがある場合は睡眠ポリグラフ検査を早めにおこなうようにする。

1泊入院で、呼吸状態や脳波などを調べる

入院して、睡眠中の呼吸状態や脳波、体動などを調べる。

使用する機器

ポリソムノグラム

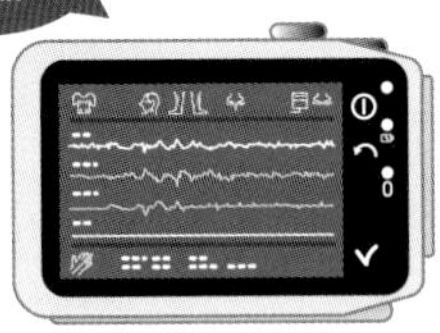

脳波や呼吸運動、Spo_2をはじめ、一度に多数の項目を測定できる。測定項目の少ない簡易呼吸モニターなら、自宅での検査も可能。

呼吸や筋肉の動きをとらえるセンサーをつける

脳波や眼球運動、呼吸、筋電図などのセンサーを装着し、ひと晩眠ってもらう。各種生理機能や映像音声を同時に記録し、睡眠の質や睡眠中の呼吸状態、循環状態、体動などを評価する。

Point

パルスオキシメータを使って、Spo_2も同時に測定

Step 1

センサーを装着

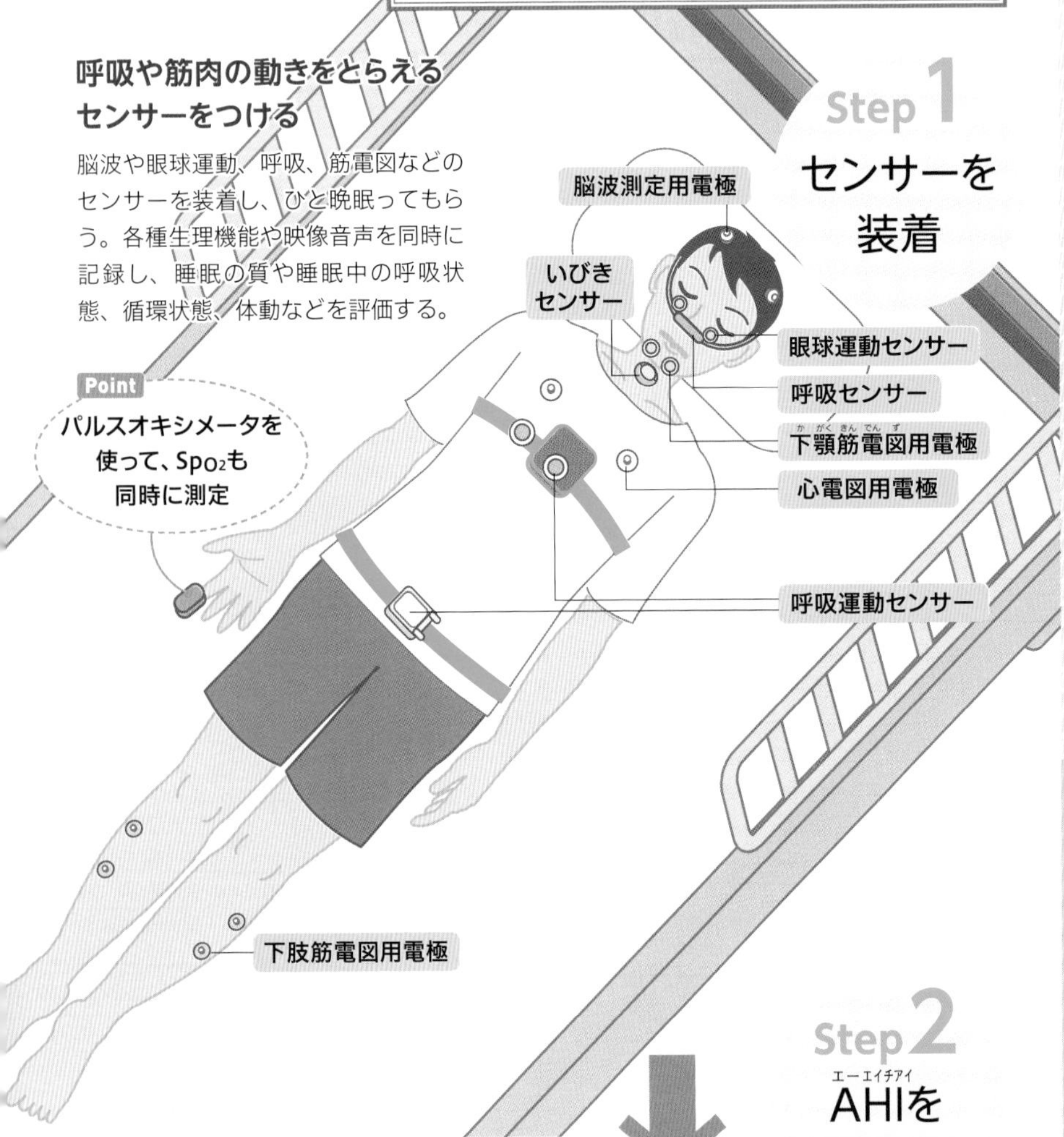

Step 2

AHI《エーエイチアイ》を測定

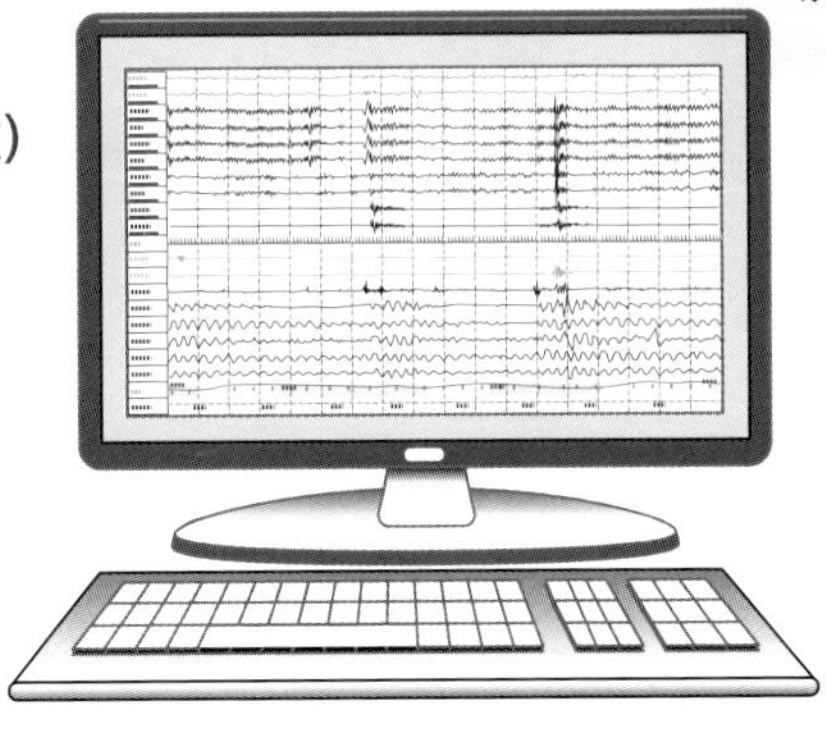

AHI（無呼吸低呼吸指数）などが出力される

無呼吸と低呼吸の総回数を、睡眠時間で割ったものを「AHI（無呼吸低呼吸指数）」という。各種生理機能データとともに出力される。

ポリソムノグラフで、呼吸イベントや脳波の変化を見る

呼吸イベントの有無や脳波の変化などを、ひと目で見ることができる。

呼吸運動も脳波も一定している

口や鼻の気流や脳波、胸腹部の呼吸運動はほぼ一定の動きを示し、大きな変動は見られない。

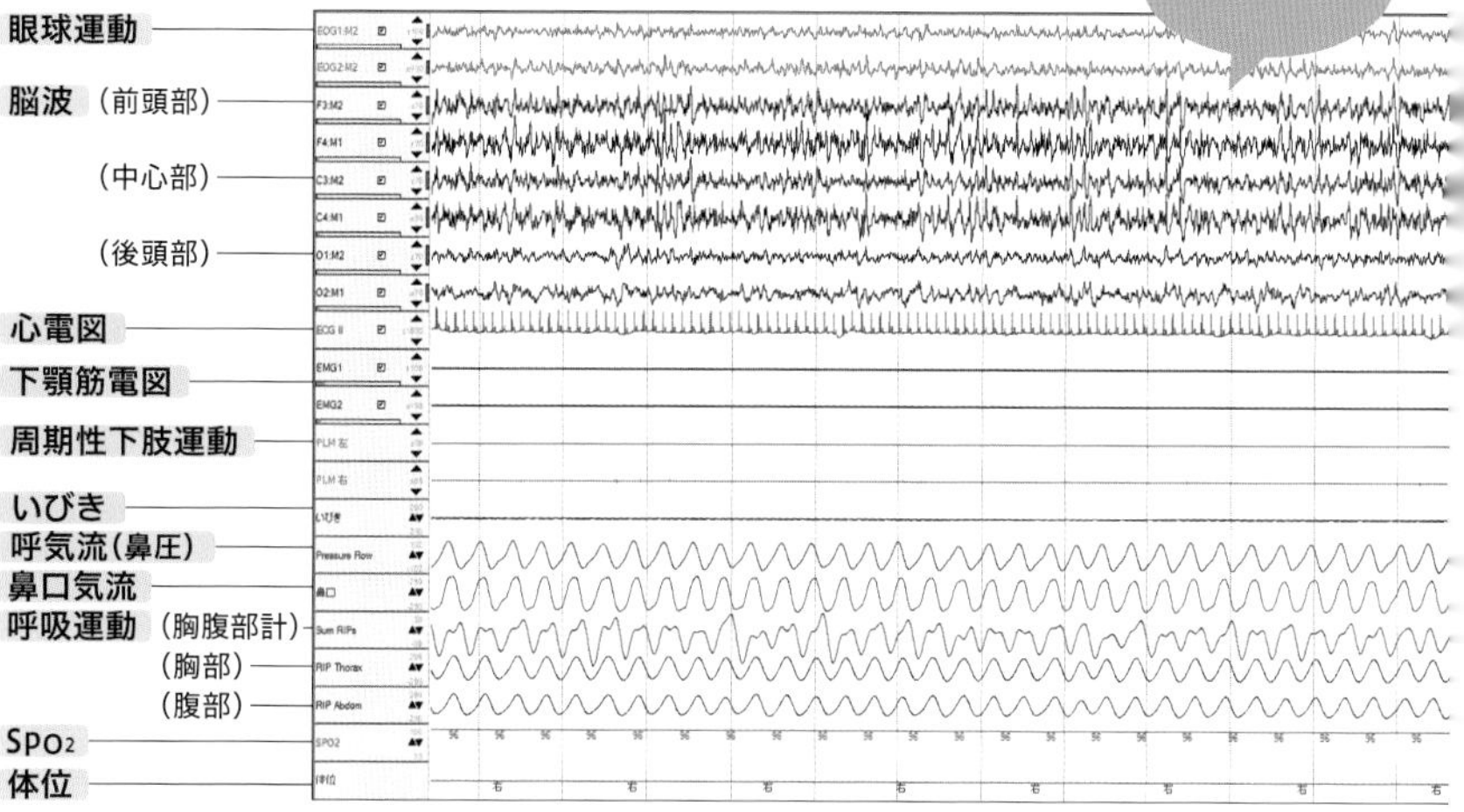

呼吸イベントや、脳波の突然の変化が起きている

口や鼻の気流低下・停止は、低呼吸、無呼吸を示す。そのタイミングでSp_{O_2}の低下、脳波の覚醒反応も見られる。

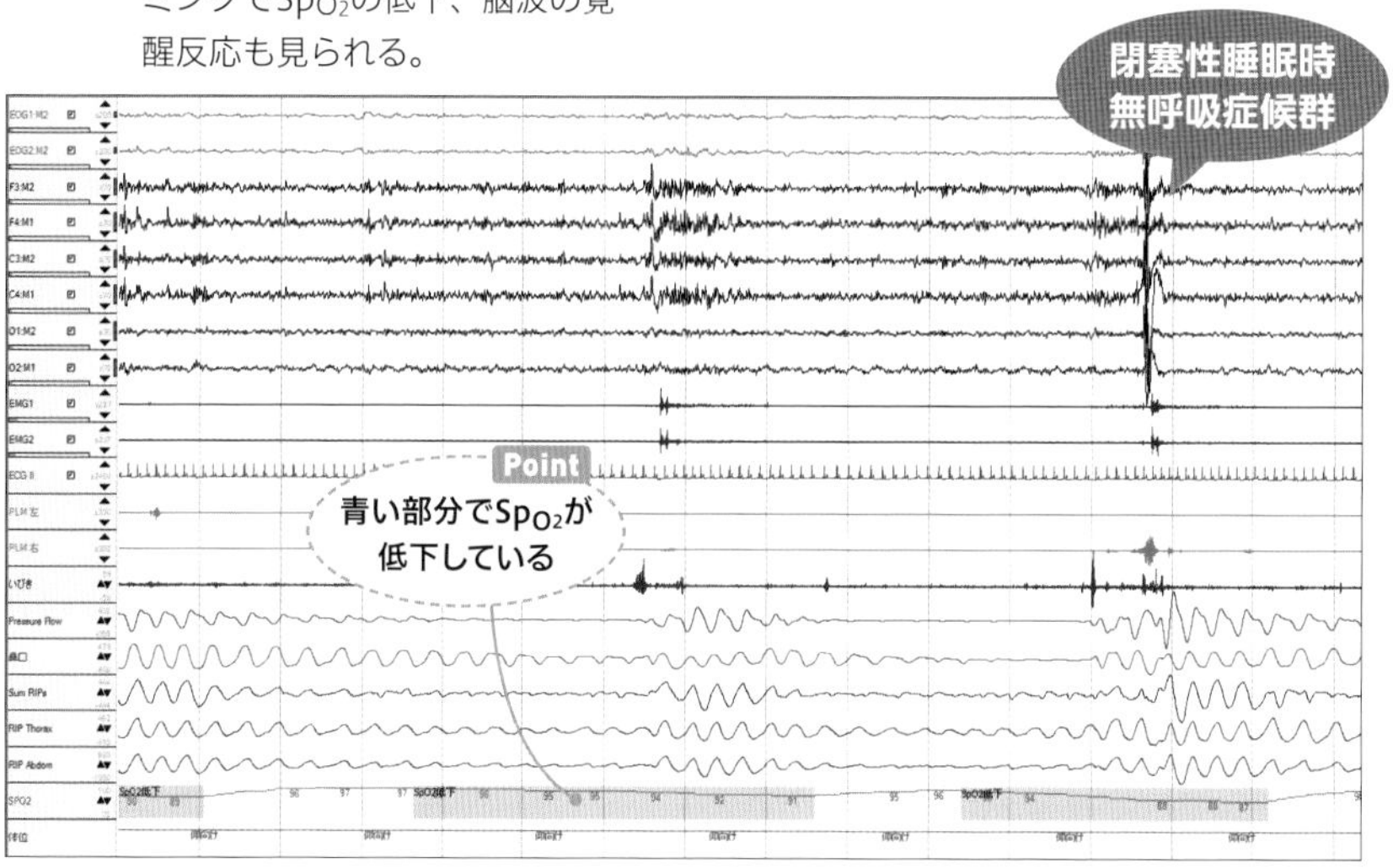

【無呼吸の3タイプ】

A 中枢性無呼吸
呼吸中枢の異常により、無呼吸が起こる。胸腹部の呼吸運動は認められない。

B 閉塞性無呼吸
上気道の閉塞による無呼吸。口や鼻での気流は停止するが、胸腹部の呼吸運動はある。

C 混合性無呼吸
中枢性から閉塞性に移行する。無呼吸の途中から、胸腹部の呼吸運動が認められる。

（画像提供／フクダ電子株式会社）

いびきや日中の疲労感など該当する症状があれば実施

睡眠ポリグラフ（ポリソムノグラムPSG）は、**睡眠呼吸障害**のもっとも確実な診断法で、1泊入院しておこなう検査だ。

まず患者に脳波や眼球運動、いびき、鼻と口の気流、呼吸運動などを感知するセンサーを装着する。そのまま眠ってもらい、無呼吸（鼻や口での10秒以上の気流停止）や低呼吸（鼻や口での10秒以上の気流低下）の回数から、**AHI**《エーエイチアイ》**（無呼吸低呼吸指数）**を算出する。これは、睡眠1時間あたりの無呼吸・低呼吸の平均回数で、睡眠呼吸障害の診断や重症度の判定に用いられる。睡眠呼吸障害の診断や重症度の判定に用いられる。日中の疲労感などの臨床上の特徴があり、AHI5回／時以上ならば、**睡眠時無呼吸症候群**（↓P124）と診断できる。

日中の眠気や**疲労感**、**いびき**、**熟眠感の欠如**、**睡眠からの覚醒**、**集中力の欠如**といった症状があれば、睡眠呼吸障害を疑い、睡眠ポリグラフを実施する。自覚症状が乏しいこともあるので、ベッドパートナーの指摘や、肥満、軟口蓋《なんこうがい》低位《ていい》、扁桃《へんとう》肥大《ひだい》、小顎《しょうがく》症《しょう》などの身体所見を含めて判断する。

【検査④ 胸部X線検査】

肺の大きさや色、左右対称性をまず見る

CT検査が普及したいまも、呼吸器の異常を知る基本の検査として、胸部X線検査は重要な存在だ。まずは、基本の見かたを覚えておきたい。

空気は黒く、水や組織は白く写る

まずはX線画像の白と黒の意味を理解しておく。

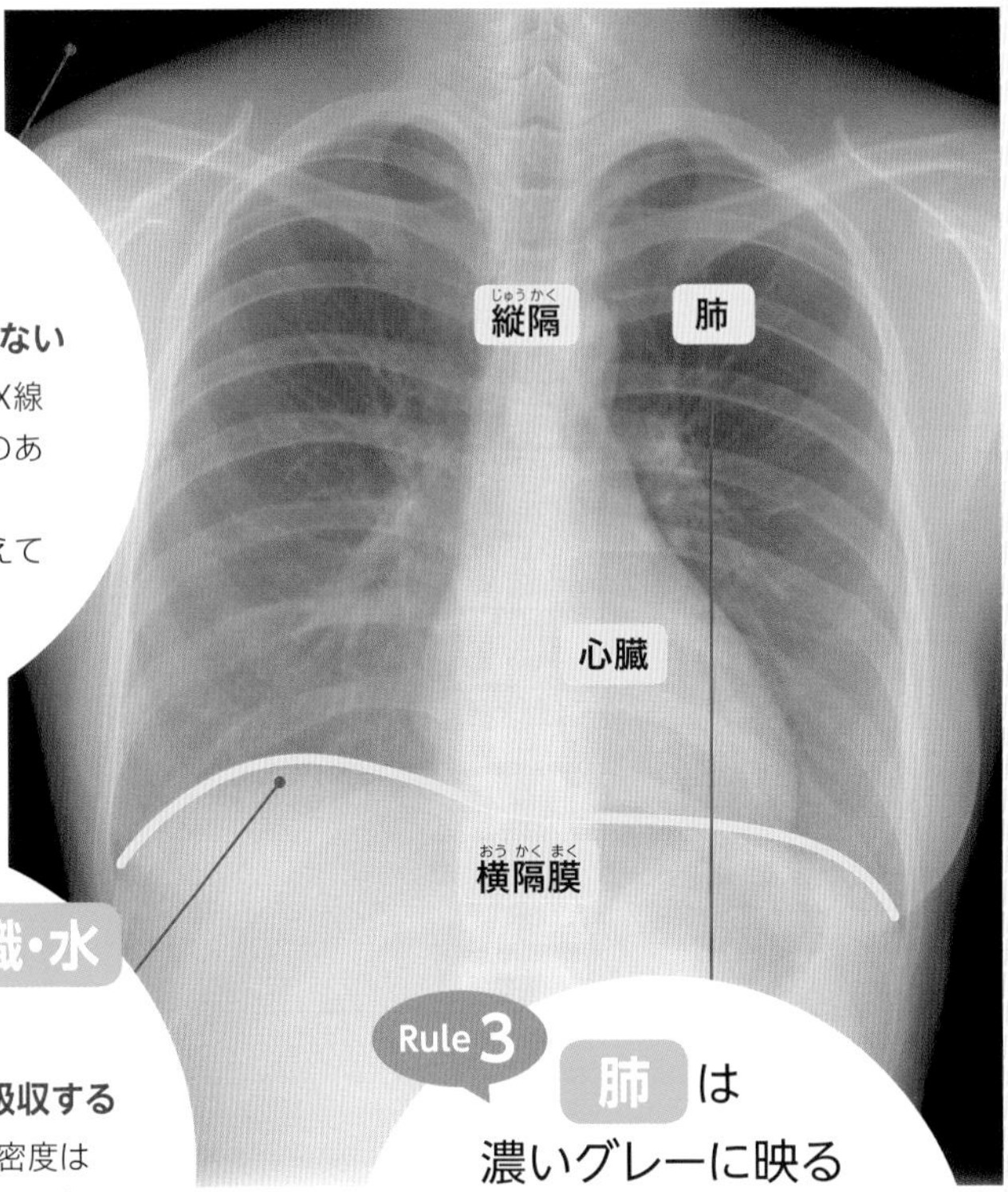

Rule 1

空気 は
真っ黒に写る

密度が低く、X線を吸収しない

空気の密度はほぼゼロ。X線を吸収しないので、空気のあるところは真っ黒に写る。肺胞《はいほう》が減ると、空気が増えて肺はより黒く写る。

Rule 2

筋肉・軟部組織・水
は白く写る

密度1g/cm^3で、X線を吸収する

筋肉や軟部組織、水の密度は1g/cm^3ほどあり、X線を吸収するので白く写る。炎症や腫瘍《しゅりゅう》も、水分含有量が増えるので白く写る。

Rule 3

肺 は
濃いグレーに映る

肺胞壁《はいほうへき》の密度だけが、水に近い

水と同じ密度の肺胞壁と、肺《はい》胞腔《ほうくう》内の空気の割合は1：9なので、全体として濃いグレーになる。疾患によっては白黒まだら状になることも。

第一印象が大事！まず全体を広く見渡す

胸部X線《エックス》検査は、呼吸器疾患の診断に欠かせない検査だ。とくに、胸部の全体像を評価できることが大きな利点である。

まずはパッと全体を見て、「**胸郭《きょうかく》が左右対称か**」「**肺の大きさが変化していないか**」を見る。次に、見逃しやすいところを重点的に見る。「**肺尖部《はいせんぶ》**」「**縦隔《じゅうかく》**」「**肺門部《はいもんぶ》**」「**心臓の裏**」「**横隔膜《おうかくまく》の裏**」の5か所だ。最後に肺《はい》野《や》全体を見渡し、微妙な陰影がないかどうかなどを、左右で比べながら確認する。

また、通常は、気管や気管支、心臓、動《どう》静脈《じょうみゃく》、横隔膜などの外縁と、肺との境界には密度の違いから線が生じる。しかし、線に隣接した病変が生じると、消えてしまう。これを**シルエットサイン陽性**といい、病変の位置を知る有用な手がかりとなる。

初見時は、5つの視点で全体像を見る

正常像と比較しながら、5つのポイントをチェックする。I～X の肋骨《ろっこつ》のナンバーも意識すると、位置関係がわかりやすい。

縦隔が偏っていない？

縦隔は、左右の肺のあいだの空間のことで、通常は正中に位置している。病変があると、押されたり引っぱられたりして偏位する。

左右差はない？

通常、左右の肺野《はいや》の濃度はほぼ等しい。上から下まで左右に視線を動かしながら、濃度の左右差をチェックし、微妙な陰影を見つけ出す。

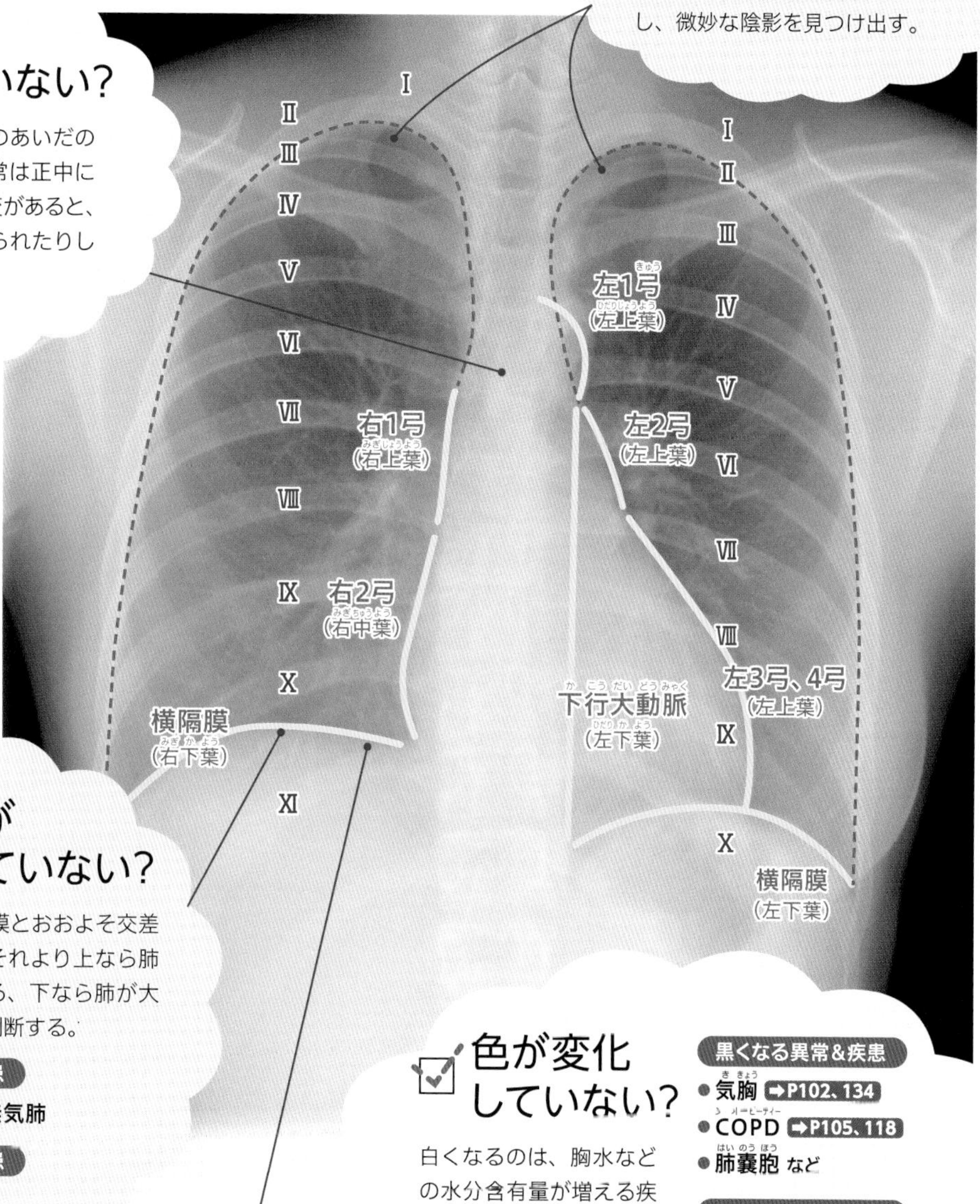

大きさが変化していない？

第10肋骨が、横隔膜とおおよそ交差していれば正常。それより上なら肺が小さくなっている、下なら肺が大きくなっていると判断する。

肺が小さくなる疾患

- 間質性肺炎
- 無気肺

肺が大きくなる疾患

- COPD
- 緊張性気胸

色が変化していない？

白くなるのは、胸水などの水分含有量が増える疾患。黒くなるのは、肺胞が減って空気含有量が増える疾患を考える。

黒くなる異常&疾患

- 気胸《ききょう》 ➡P102、134
- COPD ➡P105、118
- 肺嚢胞《はいのうほう》 など

白くなる異常&疾患

- 胸水《きょうすい》、無気肺《むきはい》 ➡P102
- 肺炎 ➡P104、138～
- 間質性肺炎 ➡P107、130 など

シルエットサインはない？

上記の黄色い線が消えていないかどうかをチェック。線が消えている（シルエットサイン陽性）なら、その線に対応する肺区域に、肺炎などの病変があると考えられる。

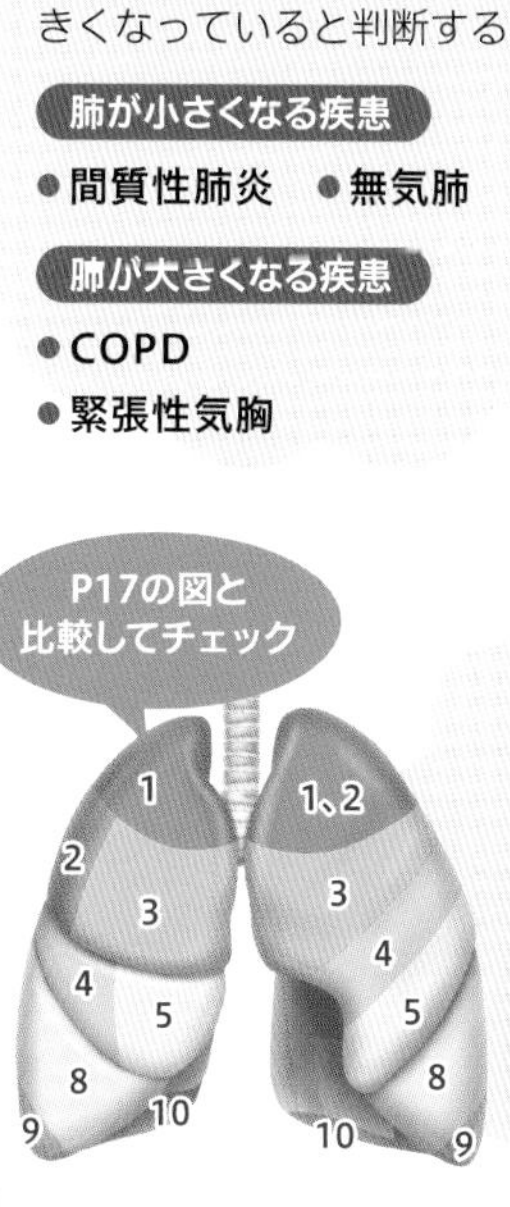

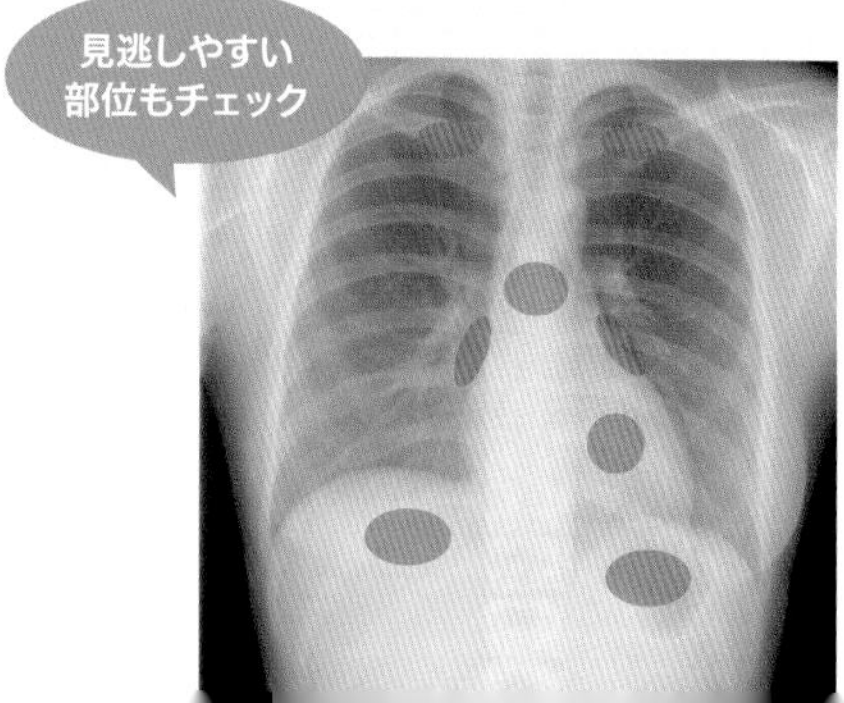

気胸、無気肺、胸水など大きな異常がないか見る

呼吸器疾患で起こりやすい異常として、肺から空気が抜ける「気胸」や、胸郭に水がたまる「胸水」などがある。その特徴を覚えておこう。

X線画像の特徴から、病変&疾患をしぼりこむ

胸郭の左右対称性を確認し、肺の大きさや色、縦隔の偏位から疾患を推測する。

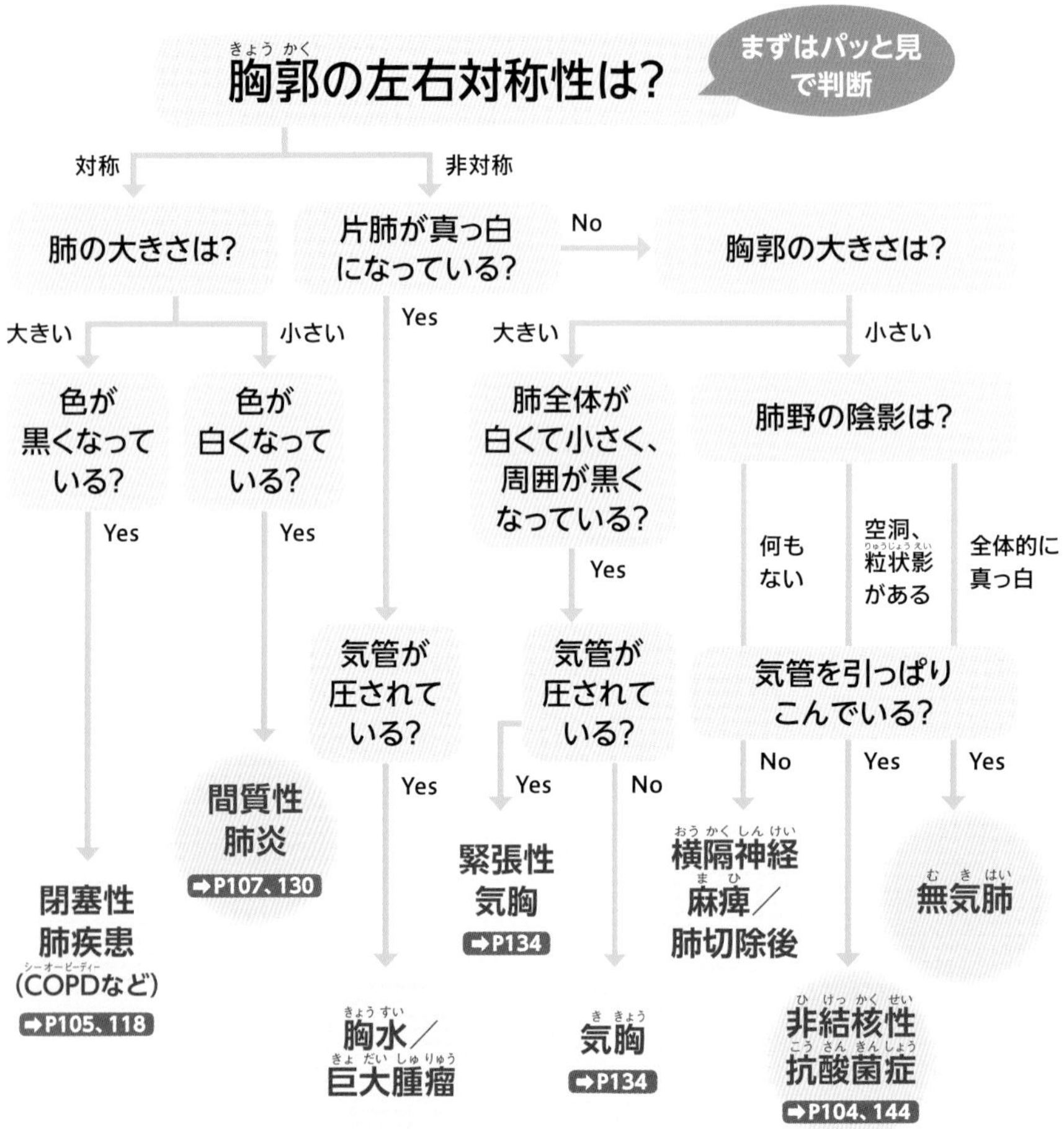

胸郭の左右対称性は、立位正面像で見なければならない。棘突起《きょくとっき》が鎖骨内側端《さこつないそくたん》の真ん中にあるかどうかをチェックしておく。

空気が抜けると胸腔が黒くなり、水がたまると白くなる

呼吸器疾患で肺の密度が変化すると、X《エックス》線画像の色が変わる。**空気含有量**が増えると黒く、**水分含有量**が増えると白くなるのが原則だ。代表的な疾患を見ていこう。

気胸《ききょう》では胸膜《きょうまく》に孔があいて空気が抜けてしまうので、肺は縮んで白っぽく写る。肺の外にもれ出た空気がたまり、より黒くなる。**無気肺**《むきはい》も肺が縮んで白っぽく写るが、肺が縮むのに引っぱられて、気管や縦隔《じゅうかく》が患側《かんそく》に偏位するのが特徴だ。

胸水《きょうすい》は、胸膜腔《きょうまくくう》に水がたまった状態で、下のほうから真っ白になる。ポイントは、**肋骨横隔膜角**《ろっこつおうかくまくかく》（**肋横角**《ろくおうかく》）だ。本来は深く切れこんでいるが、水が増えてくると、肋横角が丸くなる。**肺水腫**《はいすいしゅ》では肺胞壁《はいほうへき》と肺胞腔《はいほうくう》内に水がたまって、肺全体が白く写る。

代表的な3つの異常に、いち早く気づく

空気が抜けたり、水がたまったりすると、肺は白く写る。

片方の胸郭が黒っぽく写り、なかに縮んだ肺が見える

気胸は胸膜《きょうまく》に孔があき、胸腔《きょうくう》内に空気がもれ出る病気で、写真は右肺の気胸。空気が抜けて縮み、白っぽく見える。肺の外はもれ出た空気がたまり、より黒く写る。

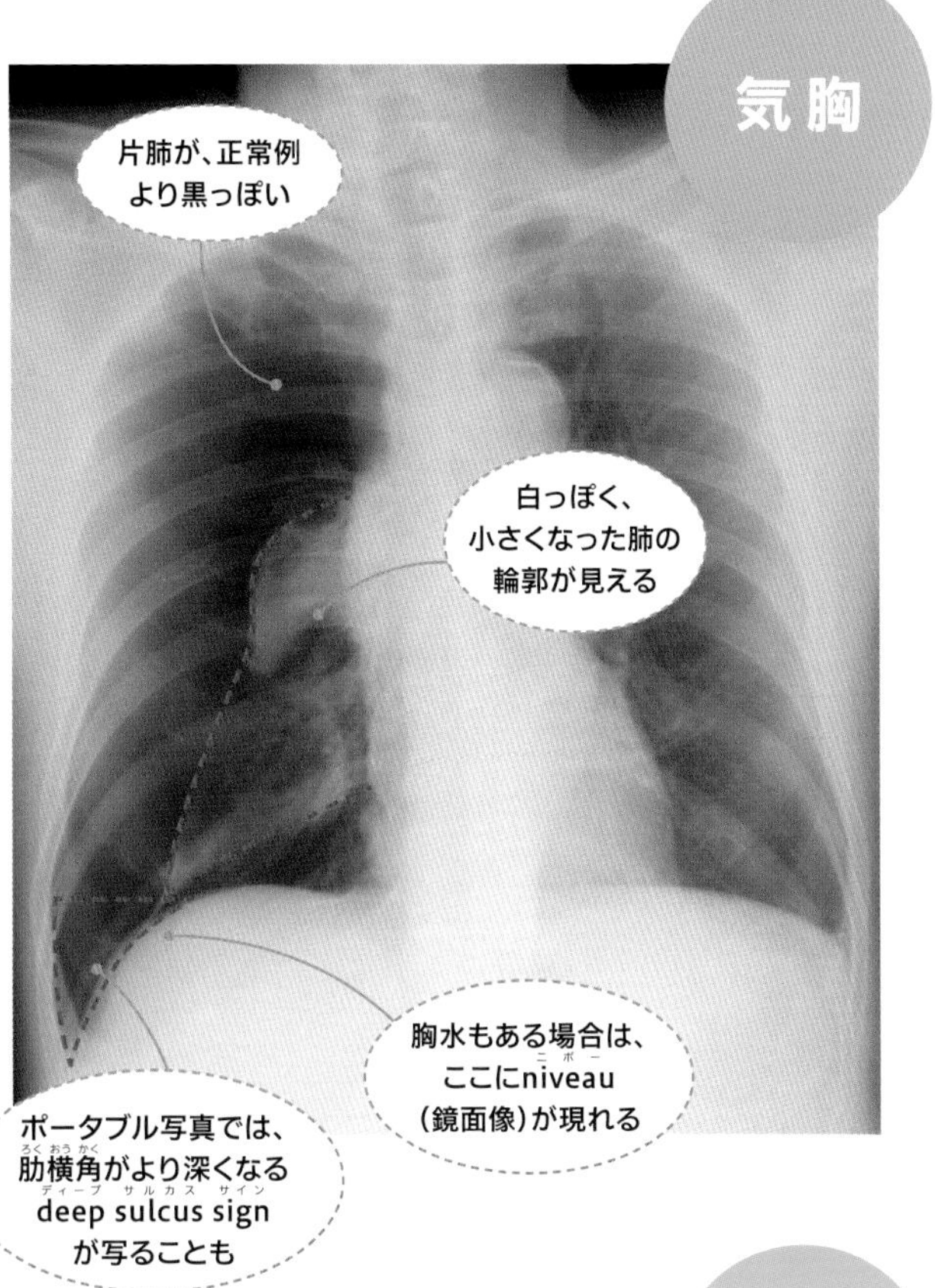

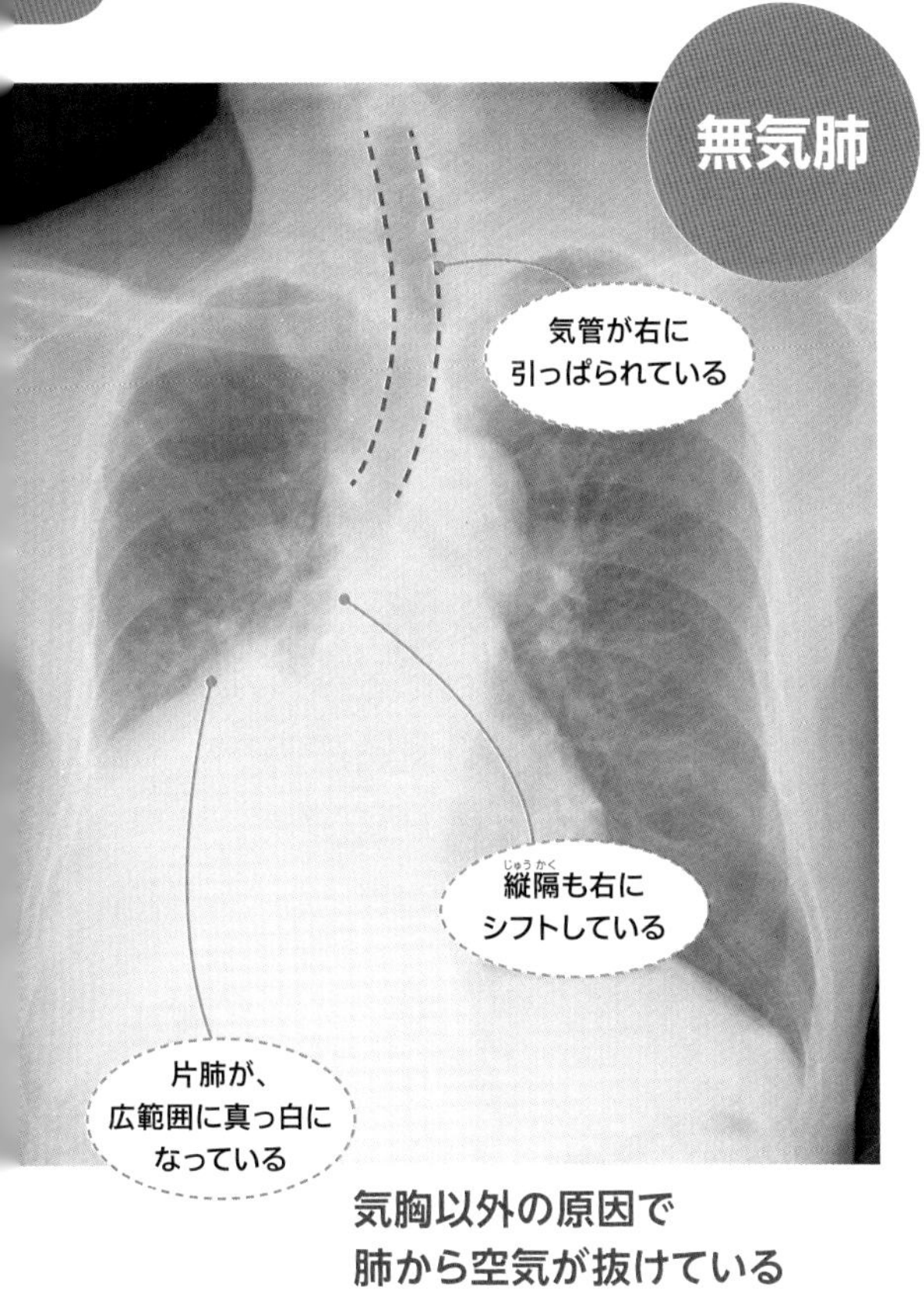

気胸以外の原因で肺から空気が抜けている

無気肺は気道の閉塞があり、そこより遠位の空気が吸収されて肺が縮む病態。右肺の空気が抜けて白く縮むとともに、気管や縦隔を引っぱりこんでいる。

肺水腫では肺内に、胸水では肺の下に水がたまる

写真は肺胞《はいほう》内外に水がたまる「肺水腫(ARDS《エーアールディーエス》)」(→P136)で、両肺全体がすりガラス状に真っ白に写る。胸水では、胸郭内の下側からたまるので下方が白く、肋横角《ろくおうかく》が丸くなる。

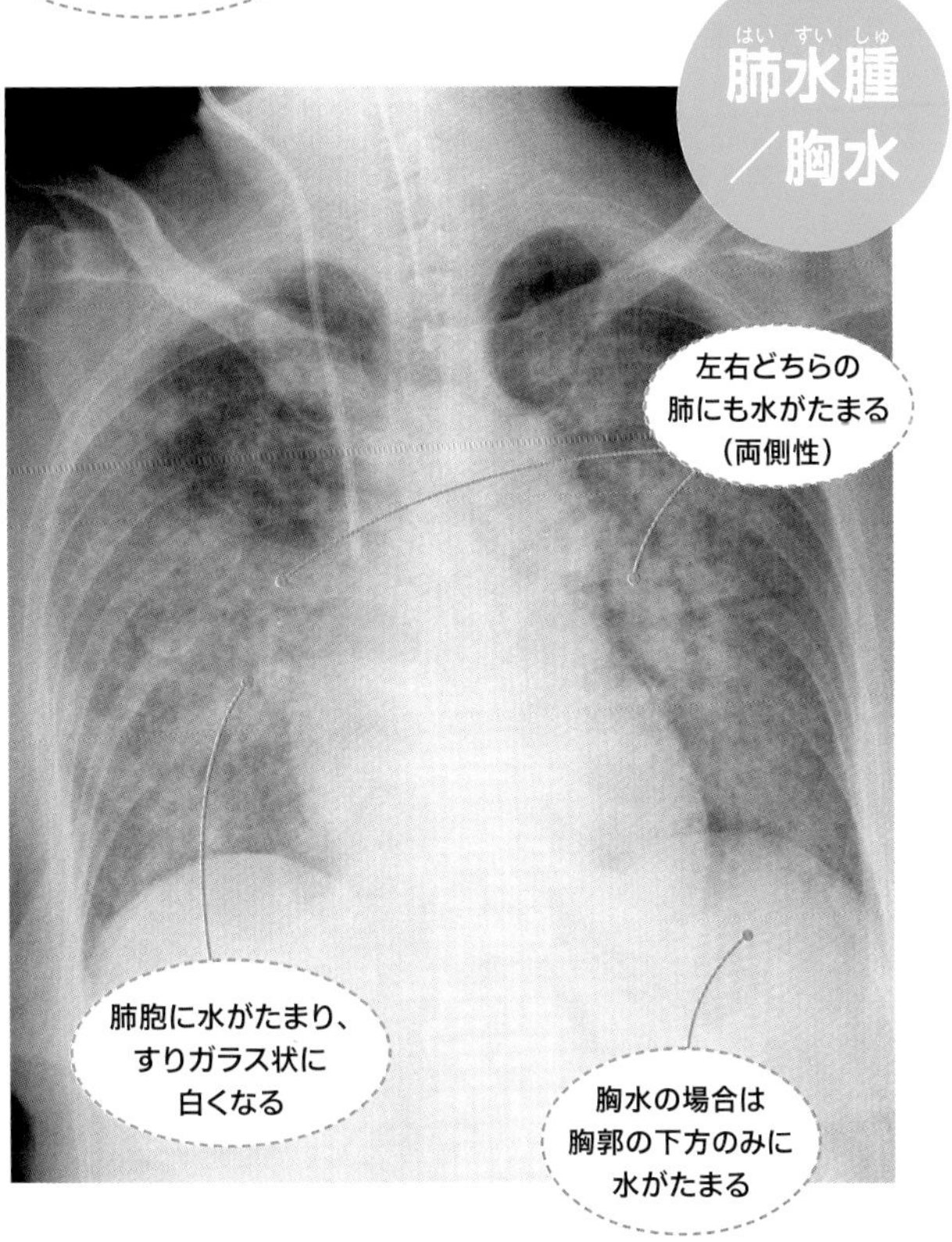

肺炎やCOPDなど、頻度の高い疾患の所見を覚える

代表的な呼吸器疾患の特徴を見ていこう。肺炎などの感染症に罹患すると、炎症で白く写り、肺胞が破壊され、消失する疾患では、黒く写る。

感染症では、炎症部が白く写る

炎症や結節《けっせつ》などが生じると、水分含有量が増えて白く写る。

肺炎

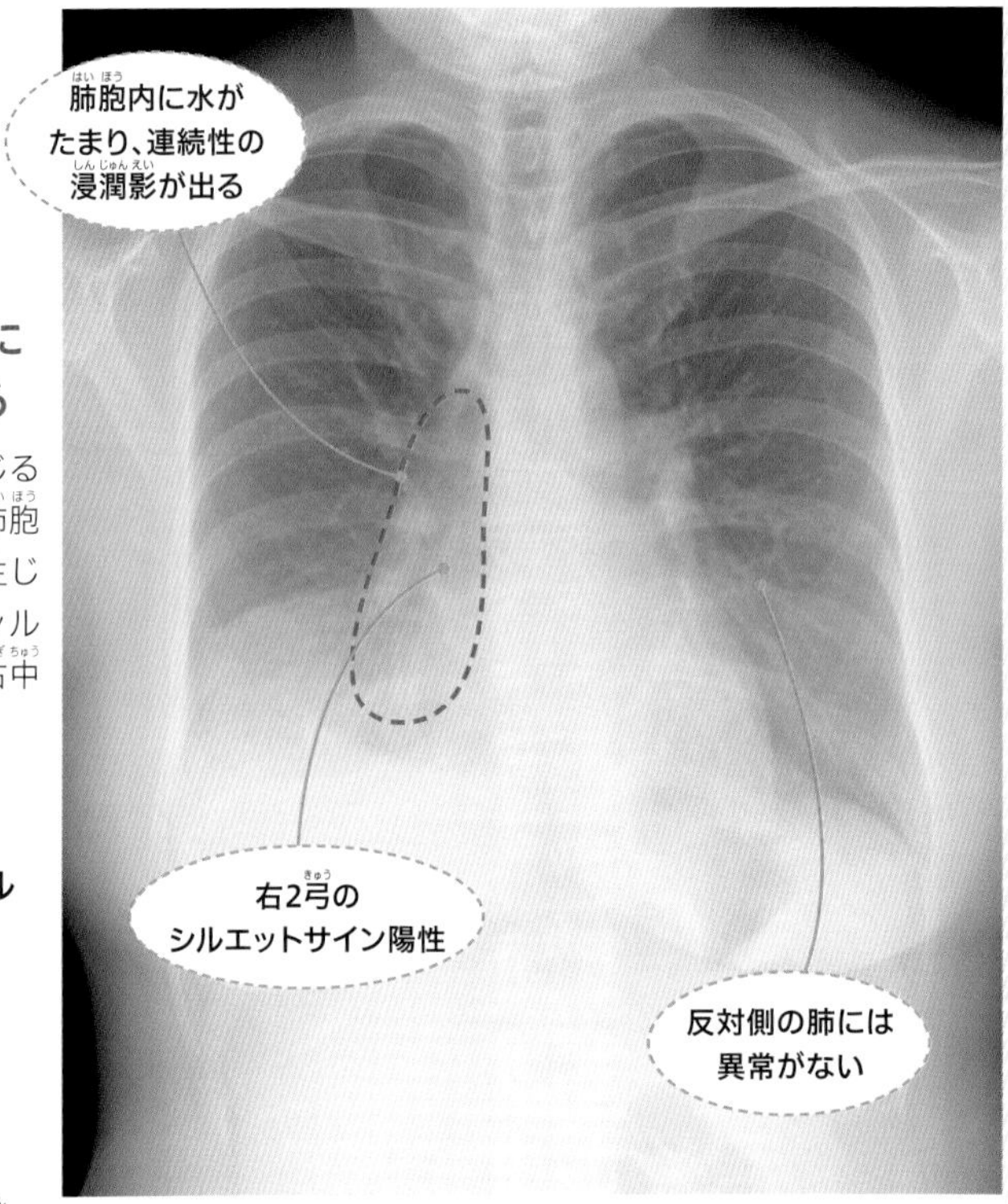

全体ではなく部分的に水がたまって白くなる

限局した肺葉《はいよう》に炎症が生じる「大葉性肺炎《だいようせいはいえん》」。滲出液が肺胞《はいほう》腔《くう》内にたまり、浸潤影が生じる。右の例では右2号のシルエットサイン陽性から、右中《みぎちゅう》葉《よう》の病変と判断できる。

あわせてチェック

- コースクラックル
- 気管支呼吸音化
- 呼吸音減弱
- 声音振盪《せいおんしんとう》の亢進《こうしん》
- 打診時の濁音《だくおん》

非結核性《ひけっかくせい》抗酸菌症《こうさんきんしょう》〈MAC《マック》症〉

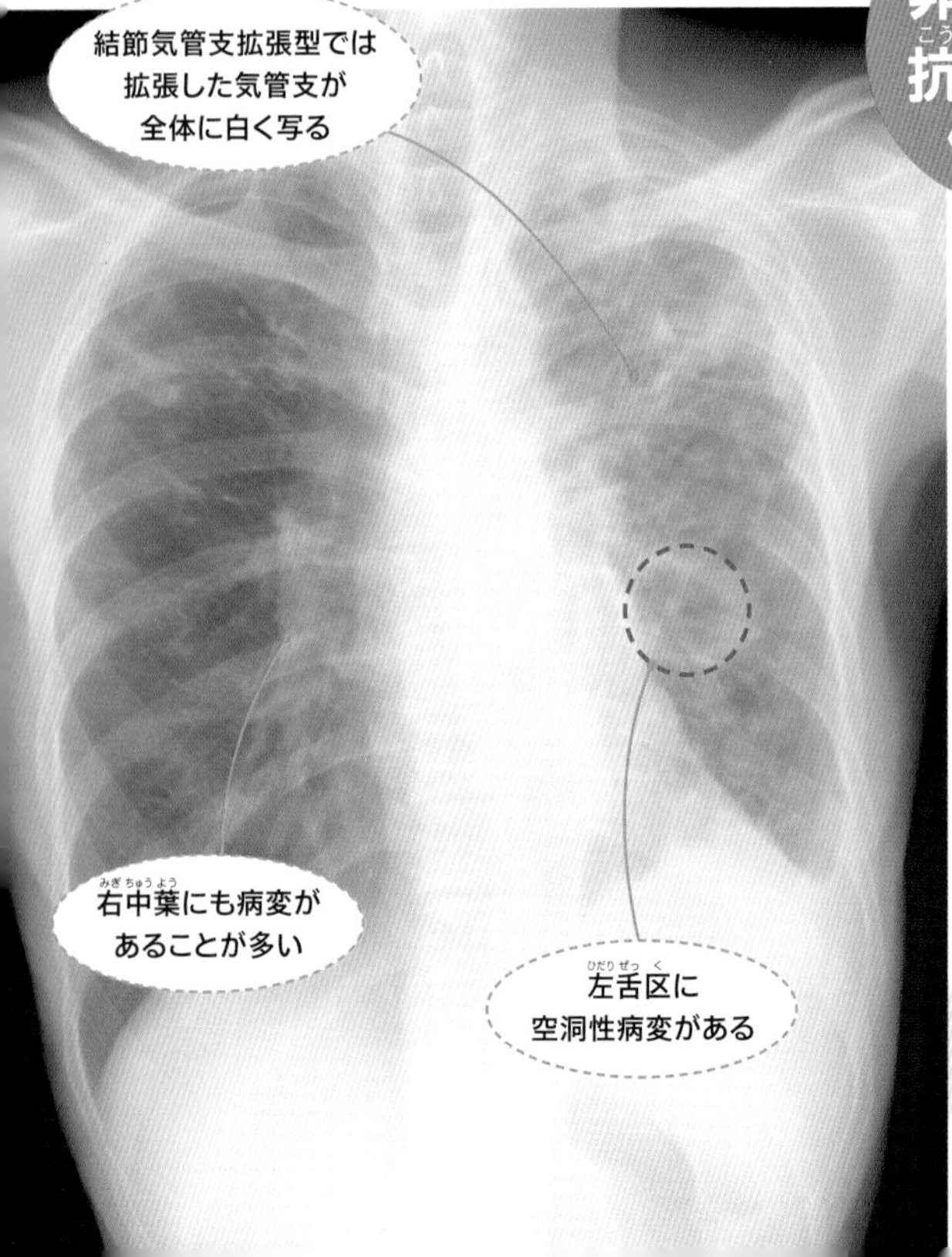

空洞があるときはMAC症や結核を疑う

結節は、1㎜以上の白い縁取りがあり、中が黒いので空洞性と判断できる。散在する白い影は、おもに細気管支《さいきかんし》が拡張した小葉中心性粒状影《しょうようちゅうしんせいりゅうじょうえい》。

タイプ別の特徴

結節気管支拡張型《けっせつきかんしかくちょうがた》

中葉・舌区を中心に気管支拡張像と小葉中心性粒状影を呈する。

線維空洞型

空洞性の結節・腫瘤影《しゅりゅうえい》と、小葉中心性粒状影を呈する。

過度に拡大した肺では、まずCOPDを疑う

肺の過膨張は、COPD《シーオーピーディー》（→P118）のもっともわかりやすい特徴。
横隔膜の位置から、肺の大きさを確認する。

COPD《シー オー ピー ディー》
（慢性閉塞性《まんせいへいそくせい》
肺疾患《はいしっかん》）

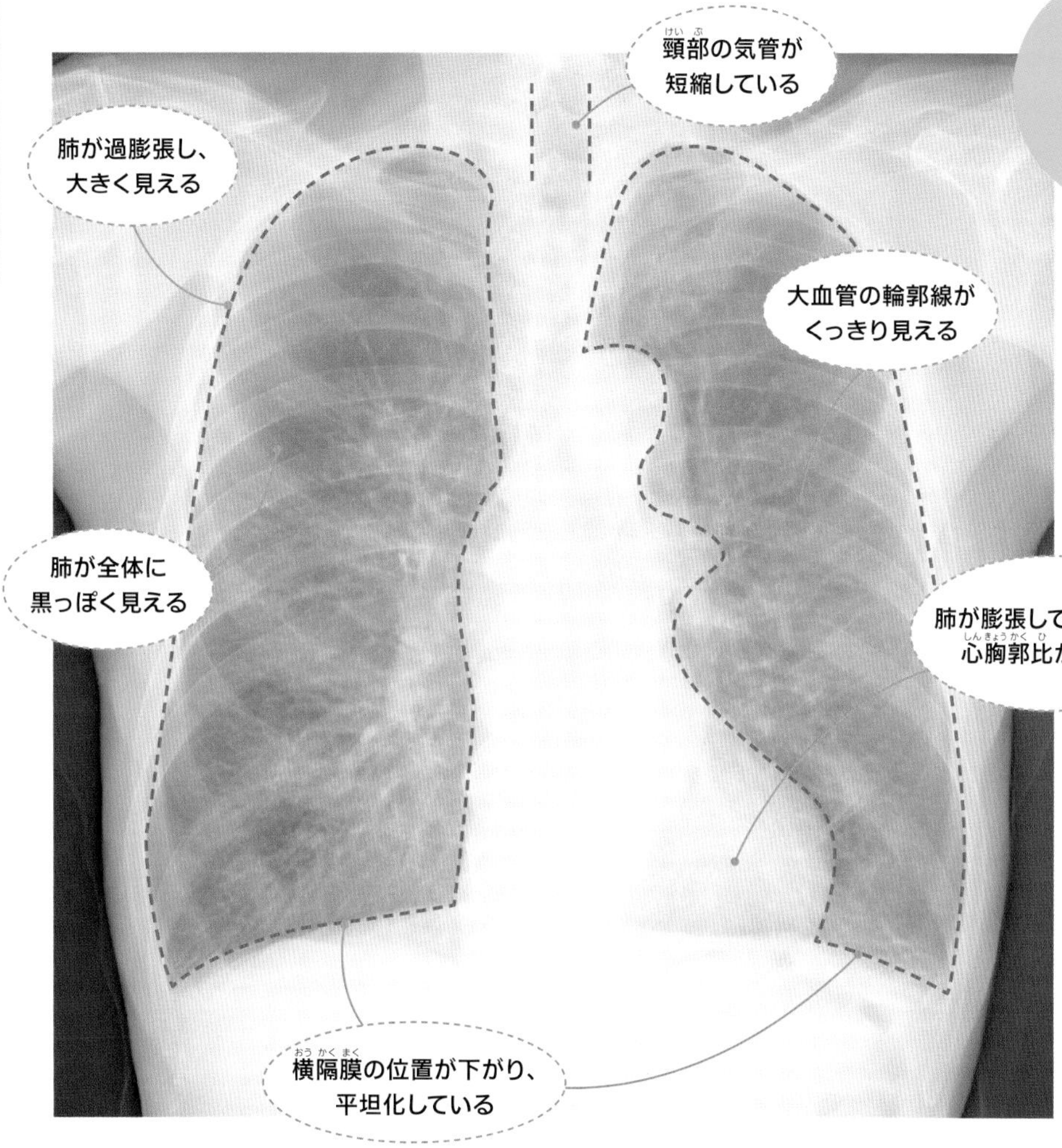

視診と画像所見がはっきり一致する

横隔膜が低位で平坦化していることから、肺の過膨張と判断できる。圧迫された心臓が細長くなる滴状心《てきじょうしん》も、よく見られる。身体所見と一致するか確認を。

白と黒の連続性で疾患をある程度しぼりこめる

胸水《きょうすい》や無気肺《むきはい》（→P102）以外でも、白く写る場合がある。炎症による浸潤影《しんじゅんえい》だ。**肺炎**などで**炎症**が生じると、肺胞腔《はいほうくう》内に滲出液があふれ、べったりした真っ白い陰影が写る。**炎症**は肺胞から肺胞へと波及するので、**連続した陰影**となるが、胸水などのように周囲の構造物には影響しない。

一方、連続性に黒くなる病態の代表が、COPD《シーオーピーディー》だ。肺胞が破壊されてX《エックス》線を吸収する領域が減り、肺全体が黒っぽくなる。膨張した肺が心臓を圧迫し、心臓が細長く写るのも特徴だ。これを**滴状心**《てきじょうしん》という。

また、**肺嚢胞**《はいのうほう》や**空洞**も黒い陰影で、白い縁どりがある。肺嚢胞は肺内にできる空気の入った袋のことで、気胸《ききょう》の原因となるものだ。空洞は結節内の組織が壊死《えし》した後、その残骸が体外に流れ出ることで形成される。**肺結核**や**非結核性抗酸菌症**《ひけっかくせいこうさんきんしょう》（→P144）、**扁平上皮**《へんぺいじょうひ》**がん**（→P126）、**肺膿瘍**《はいのうよう》などで見られる。肺嚢胞との鑑別はむずかしいこともあるが、空洞のほうが周囲の白い縁どり部分が1㎜以上と厚い場合が多い。

【検査④ 胸部X線検査】

結節やすりガラス陰影の所見も見逃さない

肺がんや間質性肺炎などの重篤な疾患も、X線だけで確定診断はできないものの、X線で見つけて治療につなげられるケースが多い。

結節を認めるときは、悪性か良性かを調べる

孤立性の陰影(連続していない陰影)のうち、直径5㎜〜3㎝を結節影《けっせつえい》、直径3㎝以上を腫瘤影《しゅりゅうえい》とする。

X《エックス》線検査だけで判断せずCT《シーティー》検査も必ず実施

右の画像は、右上葉《みぎじょうよう》の結節影。辺縁は不正で内部の濃淡は不均一。CT画像では「スピキュラ」や「胸膜陥入像《きょうまくかんにゅうぞう》」といった、がんを示唆する所見が確認できる(→P112)。

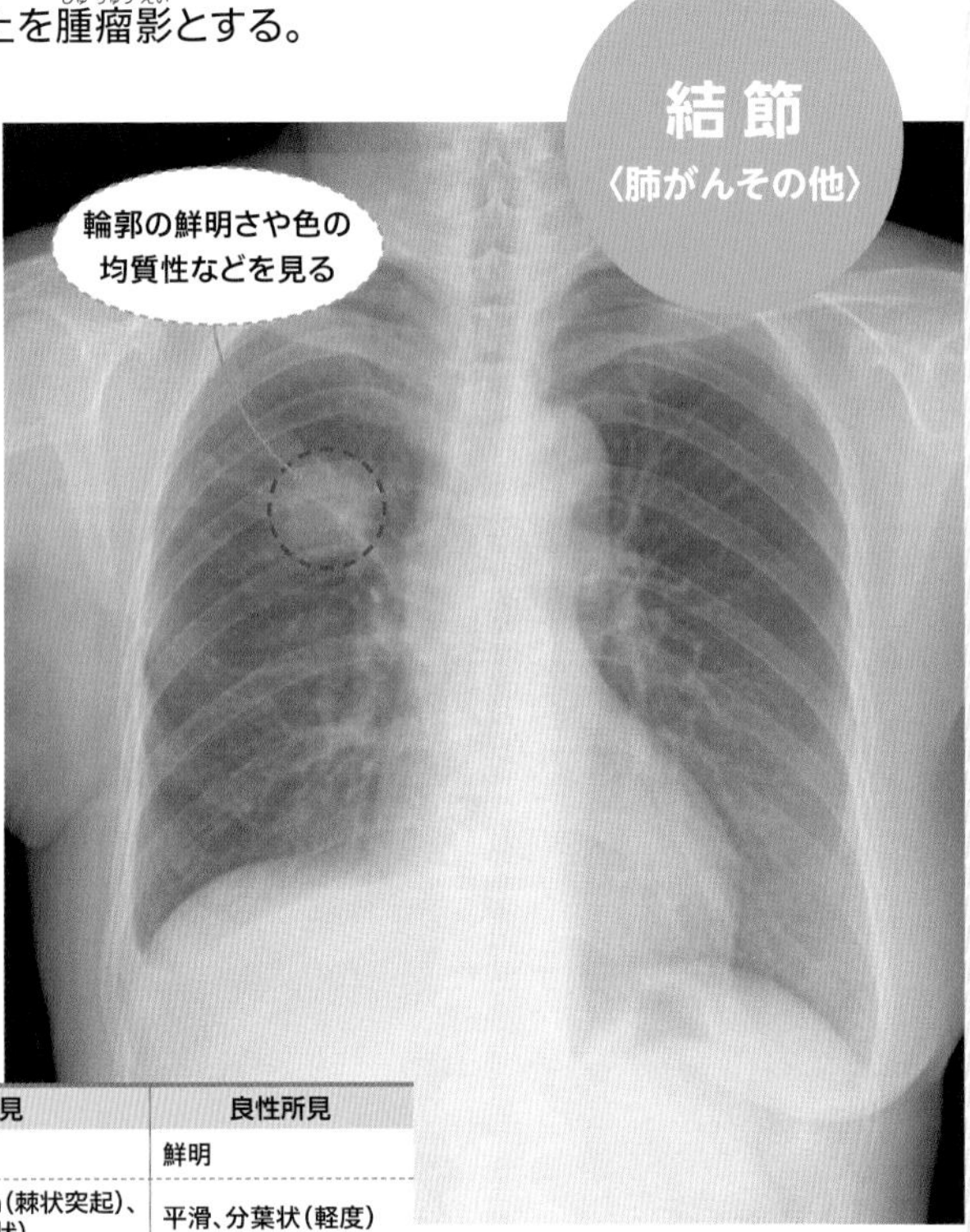

CT検査でも確認を!

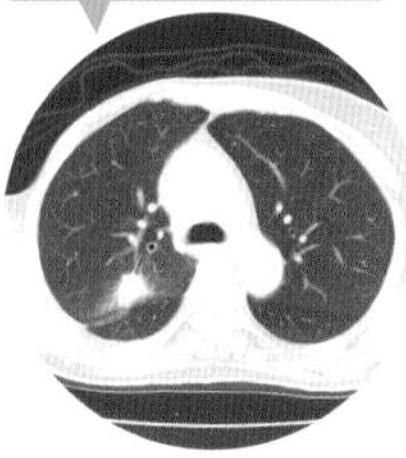

	悪性所見	良性所見
1. 腫瘤の輪郭	不鮮明・鮮明	鮮明
2. 辺縁	不正、spiculation(棘状突起)、notch sign(分葉状)	平滑、分葉状(軽度)
3. 内部構造	不均一、濃淡	均一、濃い
4. 石灰化	なし、まれ	点状、ポップコーン状
5. 空洞	偏在性、内壁不整(虫喰い像)	中心性、内壁平滑
6. 周囲構造の偏位	周囲血管、気管支の巻き込み像が強い(末梢性収束)	見られないか、または軽微
7. 胸膜陥入像	分化型腺がんには高率、顕著	結核腫に見られることがある、軽微
8. satellite lesion (散布性陰影)	まれ	結核腫、肉芽腫に多い

(『シンプル呼吸器学』興梠博次編、2015、南江堂より引用)

結節影の判断のめやす

輪郭や辺縁、内部構造、周囲構造の偏位などを、悪性か良性かを考える参考に。

肺がんや間質性肺炎を疑うときは、CT検査も実施

孤立性の陰影は、その大きさから「**粒状**《りゅうじょう》**影**《えい》」「**結節影**《けっせつえい》」「**腫瘤影**《しゅりゅうえい》」に分けられる。X《エックス》線写真で見えるのは、結節影や腫瘤影だ。

一般に、限局した陰影が外側にふくらんでいて、辺縁が不正のものは、**肺がん**(↓P126〜)などの腫瘍《しゅよう》性病変が疑われる。さらにCT《シーティー》検査をおこなうことで、良性か悪性かのある程度のめやすになる。

すりガラス陰影は**間質性肺炎**(↓P130)に特徴的な陰影だ。肺胞腔《はいほうくう》内に少量の水がたまったり、肺胞壁《はいほうへき》内(間質)に水がたまった場合は、肺胞腔内にはまだ空気が残っている。そのため浸潤影《しんじゅんえい》のようにべったりと白くならず、ぼんやりと白っぽく写る。両側《りょうそく》下《か》肺野《はいや》の外側を中心に現れることが多いが、詳細な診断にはCT検査を要する。

すりガラス陰影があるときは、位置と広さをチェック

下記以外に、肺胞出血《はいほうしゅっけつ》や肺胞《はいほう》蛋白症《たんぱくしょう》でも、広範囲のすりガラス陰影が生じる。

間質性肺炎〈特発性肺線維症《とくはつせいはいせんいしょう》〉

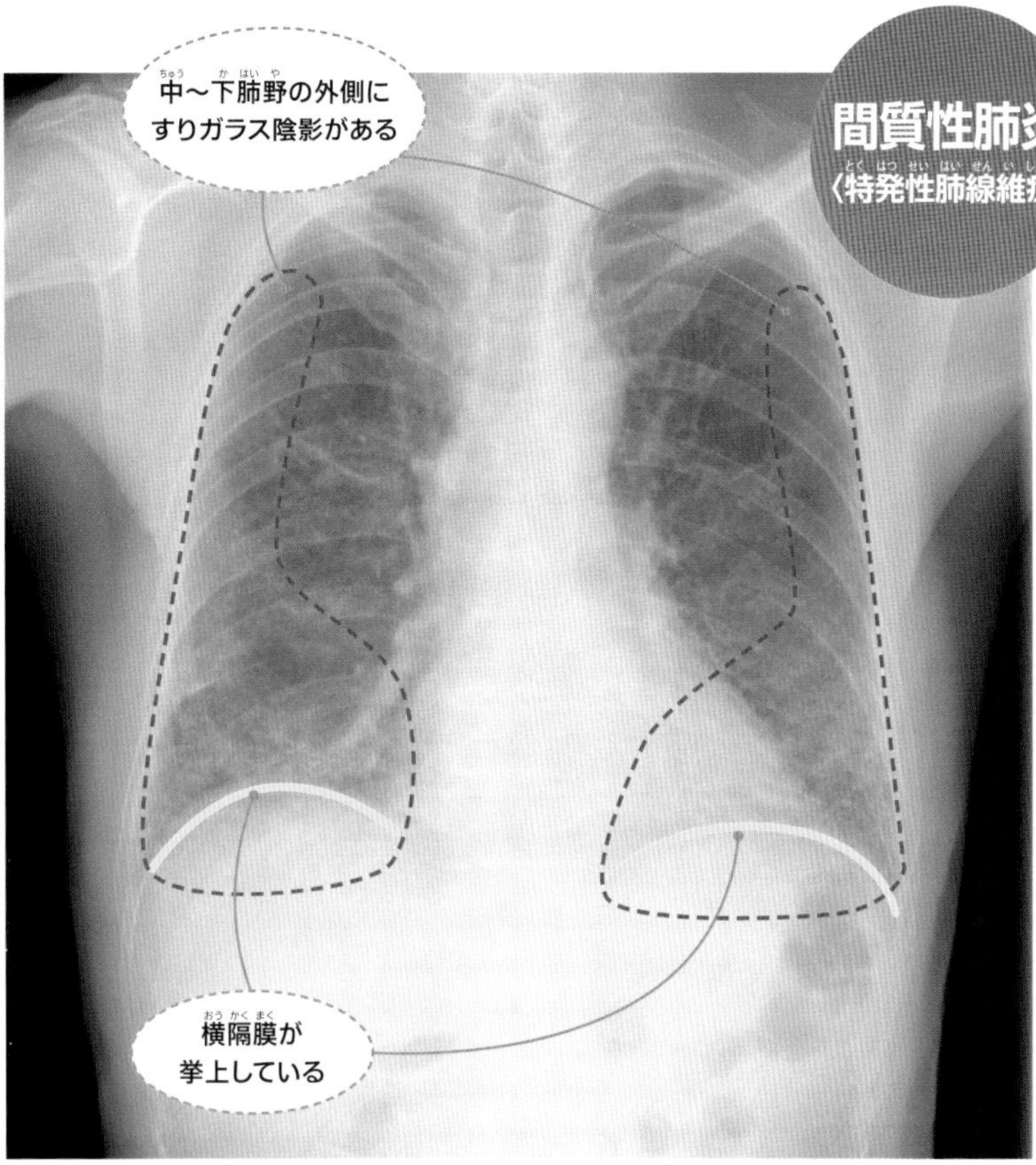

肺がうっすらと白っぽくなる「すりガラス陰影」が特徴

肺が縮んで横隔膜が挙上し、両肺にすりガラス陰影が認められる。肺胞《はいほう》腔《くう》内に空気が残っているので、べったりした白さではなく、うっすらと白くなる。血管影《けっかんえい》が透けて見えるかどうかがポイント。

ARDS《エーアールディーエス》（急性呼吸窮迫《きゅうせいこきゅうきゅうはく》症候群《しょうこうぐん》）

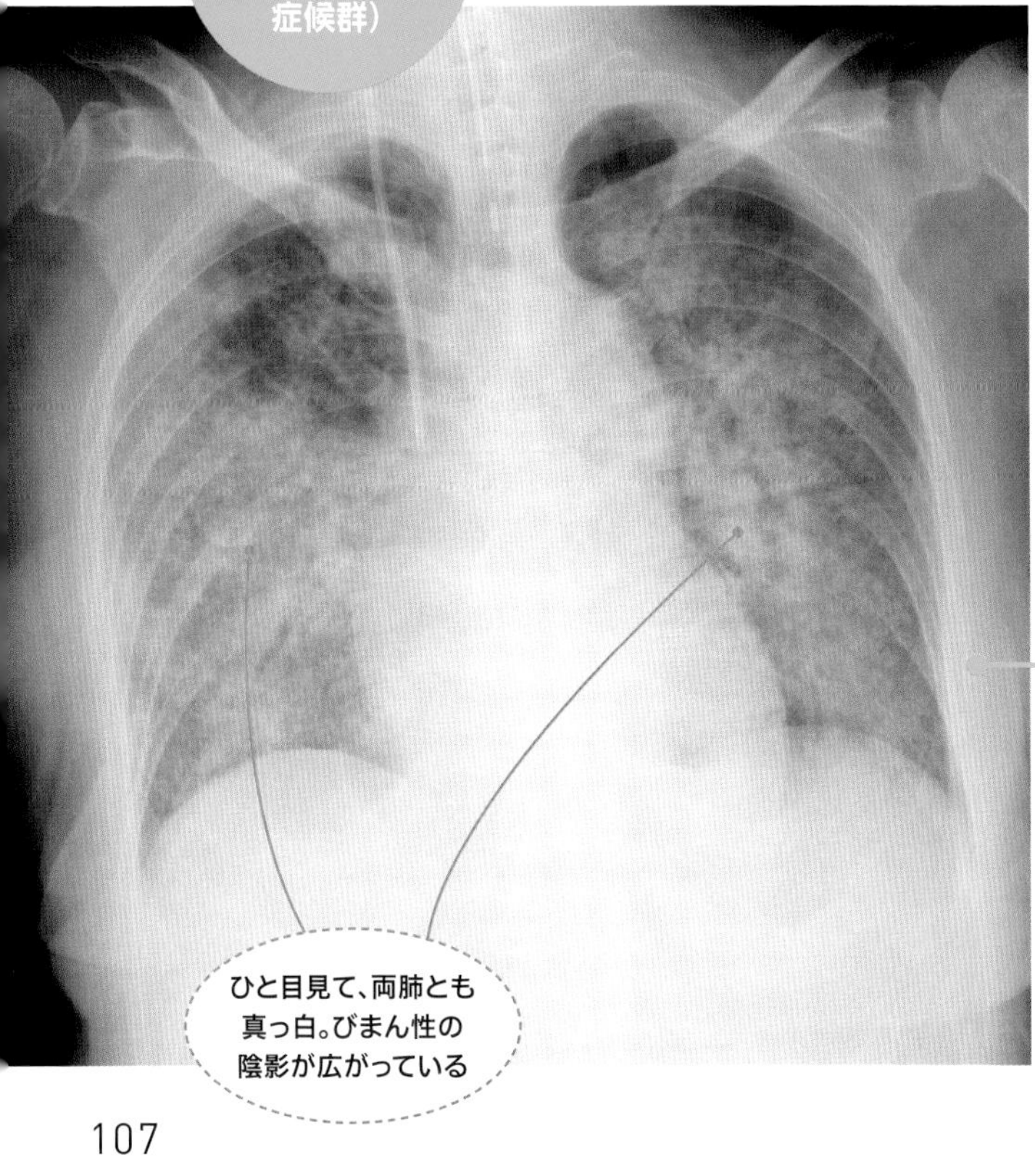

肺全体に水がたまり、白くなる

全身性の炎症によって、血管透過性が亢進《こうしん》して水分がもれ出し、肺胞腔内も肺胞壁《はいほうへき》も水浸しになる(→P136)。そのため、両肺で全体的に、浸潤影《しんじゅんえい》またはすりガラス陰影が生じる。

心不全との鑑別も必須！

心臓の左右幅を胸郭《きょうかく》全体の左右幅で割った「心胸郭比《しんきょうかくひ》」から、心拡大の有無を確認。また、心不全によるうっ滞で血管が拡張すると、肺野《はいや》に線状影が現れる。とくに胸郭外側のカーリーB線がわかりやすい。

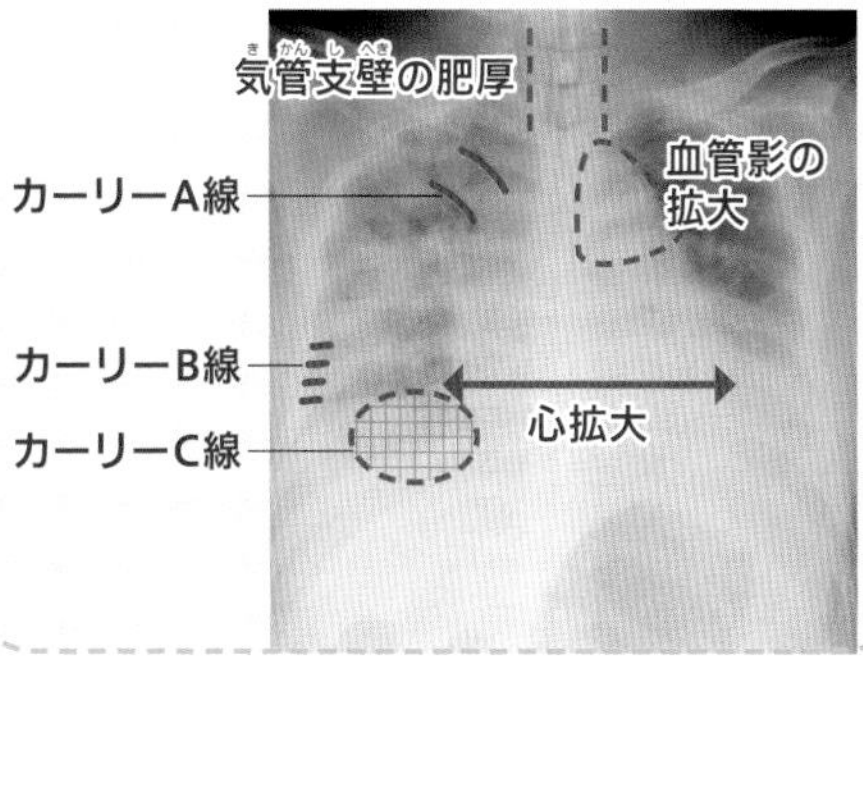

喀出した痰から、肺炎などの原因菌を確かめる

診察と身体所見で感染症などを疑うときは、胸部X線検査と同時並行で喀痰検査をおこない、感染症の原因にあった抗菌薬を使うようにする。

肺炎を疑うときは、X線検査などと同時にすぐ実施

喀痰検査《かくたん》は、感染症の**病原微生物**を非侵襲的に突き止めるのに有用な検査だ。普通、**肺炎**を疑うときは、X《エックス》線検査や血液検査とともに、すぐに喀痰検査を実施する。

信頼できる結果を得るには、口腔内の唾液ではなく、肺の病変部の痰《たん》を採取することが大切である。まずは含嗽剤《がんそうざい》（ポビドンヨード）で数回うがいをしてから、深く息を吸い、おなかから喀出してもらう。むずかしい場合は、3%食塩水をつくり（10% NaClと生理食塩水を1：2）、5㎖ほど吸入すると、出しやすくなる。朝しか痰が出ない人は採取してもってきてもらう。

採取した痰は、肉眼でよい痰かどうかをチェックし、検査に出す。膿性《のうせい》、または色の濃いドロッとした部分が多いほどよい。

原因菌が十分に含まれた、膿性の痰を使う

痰《たん》の評価には、肉眼でおこなう方法と、顕微鏡でおこなう方法がある。

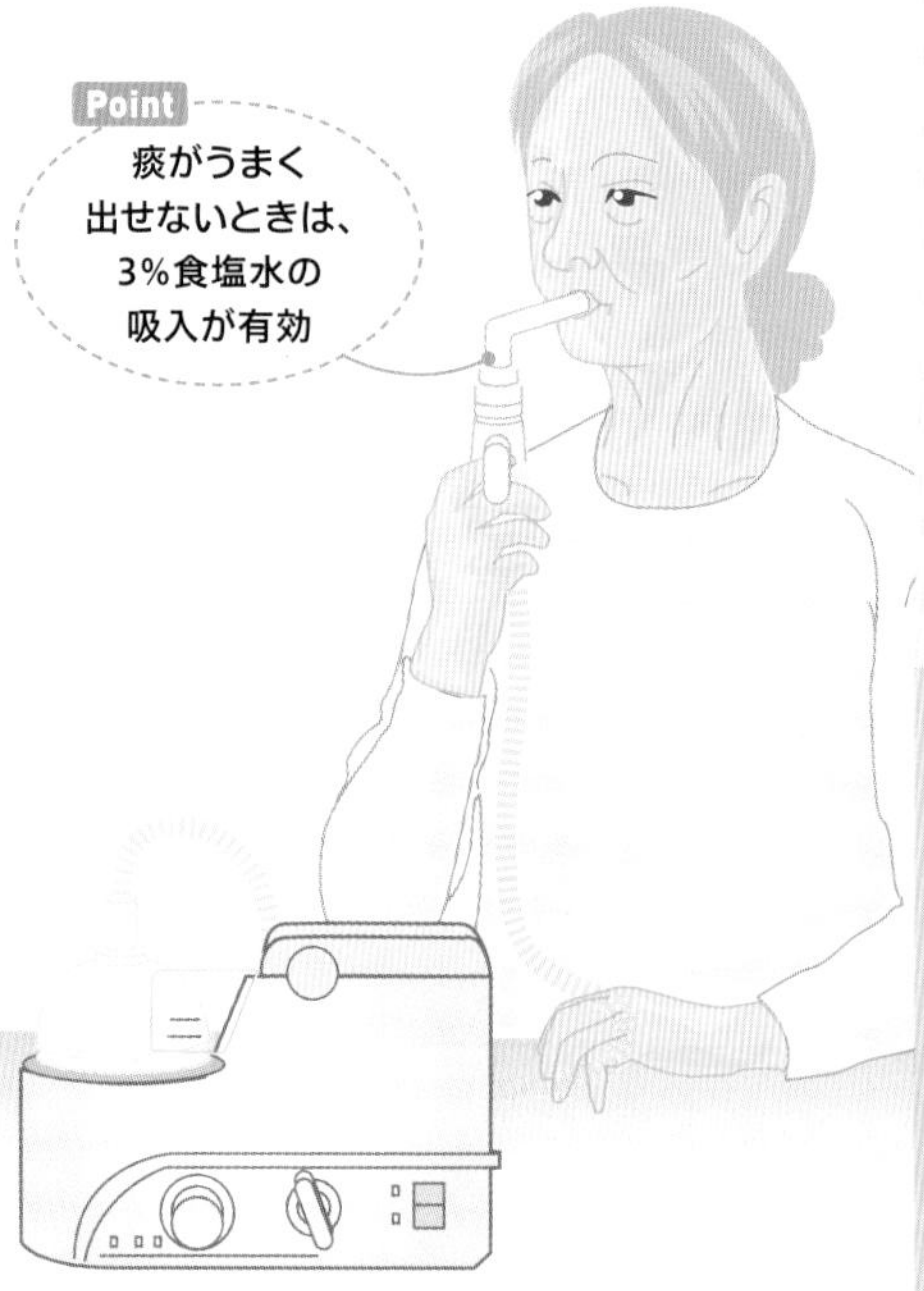

“よい痰”かどうかを肉眼でチェック
Miller&Jones《ミラー　ジョーンズ》の分類

M1	膿を含まない粘液痰
M2	粘液痰に少量の膿が含まれるもの
P1	全体の⅓以下が膿性《のう　せい》
P2	全体の⅓〜⅔が膿性
P3	全体の⅔以上が膿性

原因菌が含まれた、よい痰かどうかを肉眼的にチェックする。M1、M2はほとんど唾液なので、検査には不向き。

Point
P1〜P3の痰が検査に適する

顕微鏡で痰に含まれる細胞を見る
Geckler《ゲックラー》分類

	白血球《はっけっきゅう》	扁平上皮細胞《へんぺいじょうひさいぼう》
グループ1	<10個	>25個
グループ2	10〜25個	>25個
グループ3	>25個	>25個
グループ4	>25個	10〜25個
グループ5	>25個	<10個
グループ6	<25個	<25個

グラム染色した標本を100倍の顕微鏡下で観察。白血球数と口腔粘膜由来の扁平上皮細胞の数から評価する。

Point
グループ4、5の痰が望ましい

適切な抗菌薬選択のために、グラム染色をする

下記以外の非定型病原体やウイルス感染の診断には、
血液マーカーや迅速診断法が用いられる。

グラム染色で見る
代表的な肺炎の原因菌

インフルエンザ菌
H.influenzae

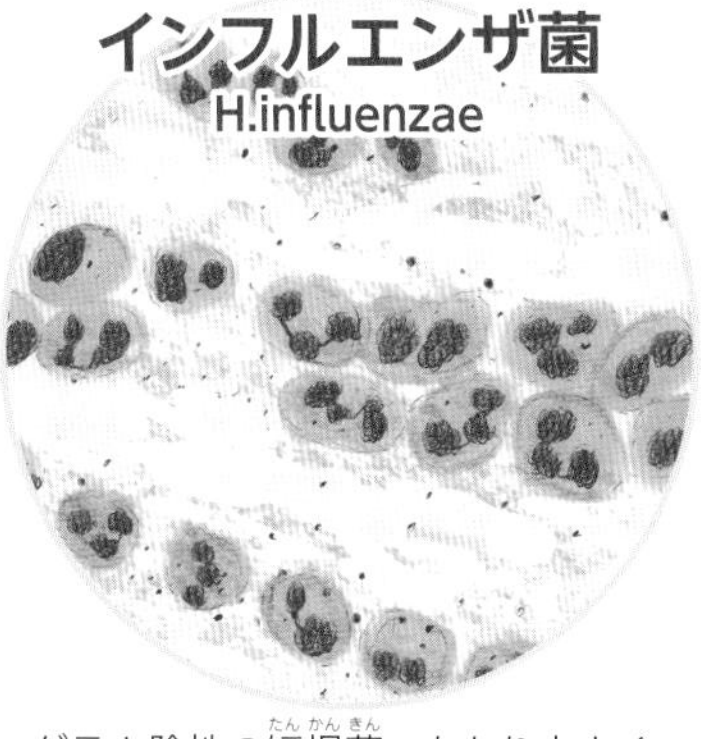

グラム陰性の短桿菌《たんかんきん》。かなり小さく、米粒状に見える。

黄色《おうしょく》ブドウ球菌《きゅうきん》
S.aureus

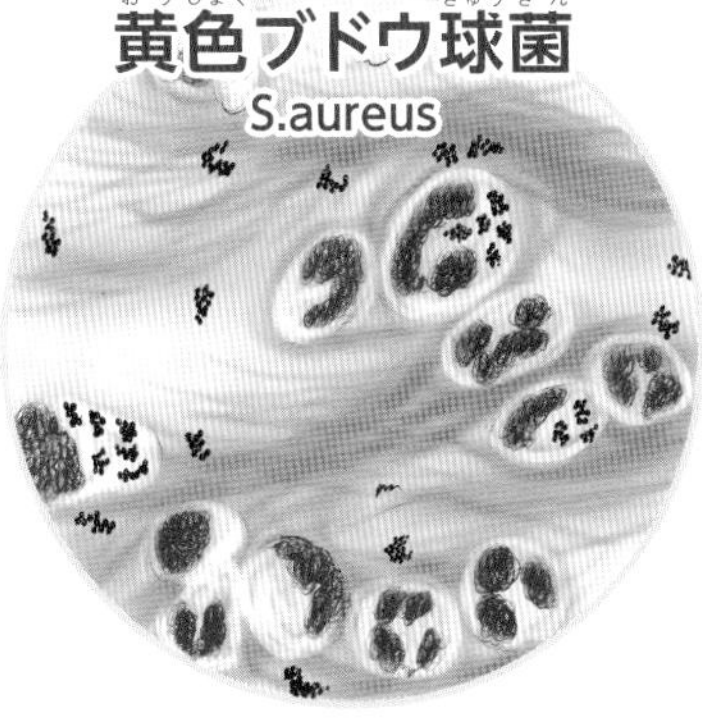

グラム陽性の球菌。ブドウの房のような配列が特徴。

肺炎球菌《はいえんきゅうきん》
S.pneumoniae

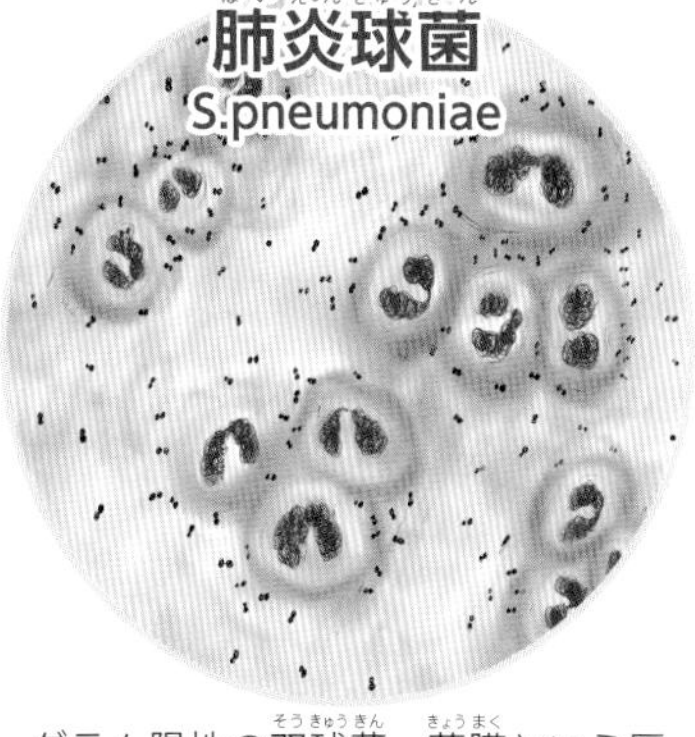

グラム陽性の双球菌《そうきゅうきん》。莢膜《きょうまく》という厚い膜があり、菌周囲が白く抜ける。

緑膿菌《りょくのうきん》
P.aeruginosa

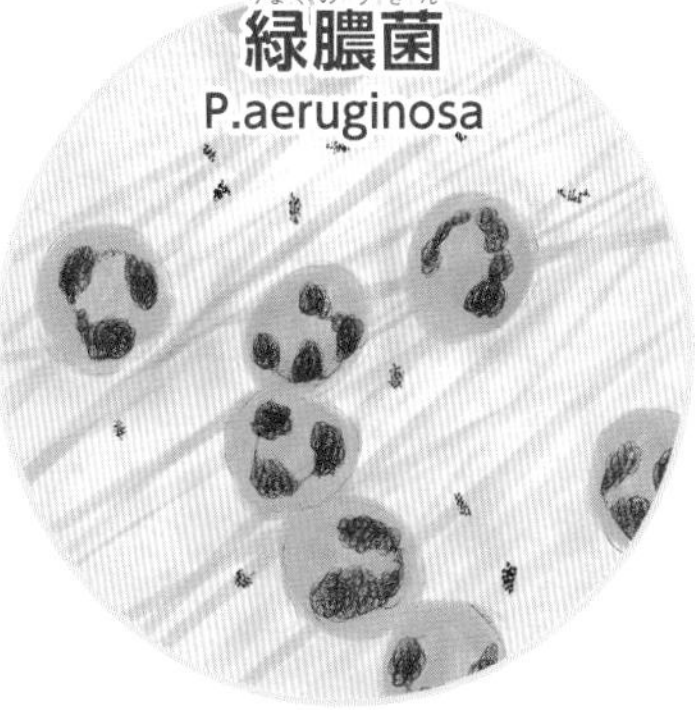

グラム陰性の桿菌《かんきん》。粘性《ねんせい》物質で覆われたムコイド型と、非ムコイド型がある。

クレブシエラ・ニューモニエ
K.pneumoniae

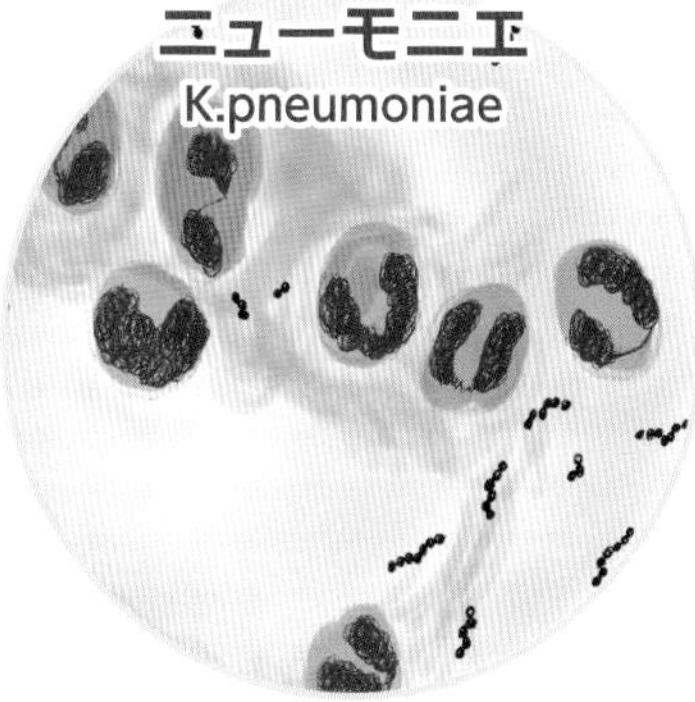

グラム陰性の桿菌で莢膜をもつ。腸内細菌科のなかでもっとも大きい。

モラクセラ・カタラーリス
M.catarrhalis

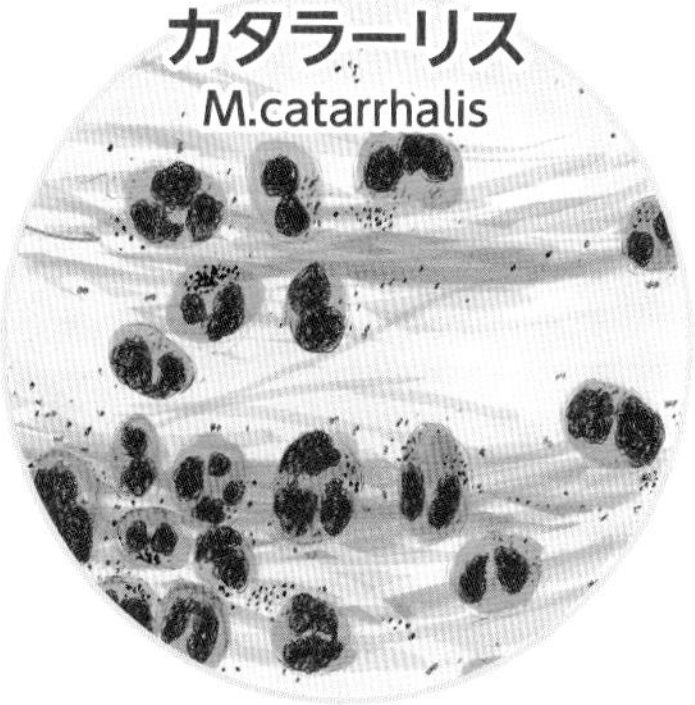

グラム陰性の双球菌。好中球《こうちゅうきゅう》の貪食《どんしょく》像や全体的な分布が認められる。

市中肺炎か院内肺炎かなどで原因菌が異なる

採取した痰を調べる方法は、「**塗抹検査《とまつけんさ》**」「**培養検査《ばいようけんさ》**」「**遺伝子検査**」がある。

塗抹検査は標本を染色し、顕微鏡で観察するものだ。**グラム染色法**が一般的で、染色性と形態から病原微生物を推定できる。市中肺炎《しちゅうはいえん》（↓P138）なら肺炎球菌《はいえんきゅうきん》やインフルエンザ菌が多く、院内肺炎では緑膿《りょくのう》菌《きん》や黄色《おうしょく》ブドウ球菌《きゅうきん》も見られる。結核菌などの抗酸菌《こうさんきん》の検出には、Ziehl《チール》-Neelsen《ネルゼン》染色法や蛍光法を用いる。いずれも簡便で、30分～1時間で結果が出るのが利点だ。

微生物を増殖させる**培養検査**は、確定診断につながるものの、数日～数週間程度の時間を要する。一方、PCR《ピーシーアール》法などの**遺伝子検査**は特異的な遺伝子配列を調べるもので、感度が高く、迅速性にもすぐれる。ただし、呼吸器感染症の遺伝子検査の保険適用は、結核などの感染症にかぎられている。

初期肺がんを疑うときは、がん細胞の有無を調べる**喀痰細胞診検査**をおこなう。真菌感染症（↓p146）には、培養検査や**血液マーカー（β-D-グルカン）**が用いられる。

精密検査や肺がんのスクリーニングはCTでおこなう

胸部X線検査で異常が見つかった場合、次におこなうのがCT検査だ。構造物や病変部が詳細に描出され、呼吸器疾患の確定診断ができる。

肺がんや間質性肺炎など、CTが必要な疾患も多い

胸部X《エックス》線検査は、背中から胸までを平面的に描出するため、構造物が重なる部分の判別はむずかしい。しかし、**CT《シーティー》検査**では厚さ5～10㎜（高分解能CTは厚さ1～2㎜）の断層画像を描出する。そのため、複雑な構造や微細な病変もとらえることができ、小さな**肺がん**（↓P126～）の発見や**間質性肺炎**（↓P130）の鑑別などに有用だ。また、肺の最小単位である**小葉《しょうよう》**の構造と病変の分布も詳細に描出できる。それによって、病変が血行性なのか、リンパ行性なのか、経気道性なのかが推測できる。

CT検査では、何を重点的に見るのかによって、条件を変えて表示できる。肺野《はいや》の観察には**肺野条件**、縦隔《じゅうかく》やリンパ節、血管や胸壁《きょうへき》の観察には**縦隔条件**が向く。

X線では判断がつかないときなどに、CTを実施

X《エックス》線検査では性質がわからない白い影や、心臓や骨などに隠れて見づらい場所も、CT《シーティー》検査なら判別できる。

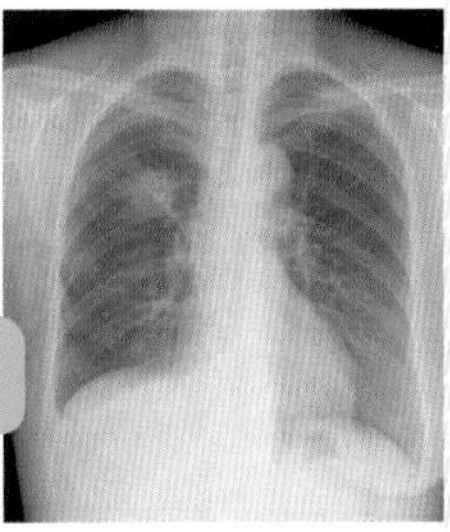

ケース1

結節《けっせつ》・腫瘤《しゅりゅう》があるとき

悪性か良性か推測できる。小型の末梢結節も見つかる

「スピキュラ」や「胸膜陥入像《きょうまくかんにゅうぞう》」などの形態的特徴から、悪性か良性かを推測できる（→P112）。また、X線で見えない1㎝未満の結節影《けっせつえい》も描出できる。

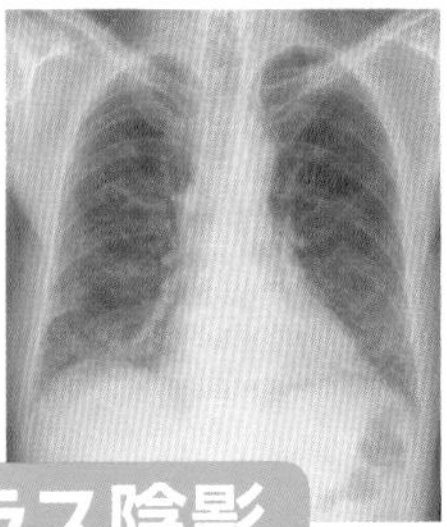

ケース2

すりガラス陰影があるとき

病変の性質と広がりを詳細にとらえられる

早期の肺炎など、X線では把握できない、微細な陰影の有無や広がりを描出できる。間質性肺炎かそれ以外かの鑑別、さらに間質性肺炎のタイプの鑑別にも有用。

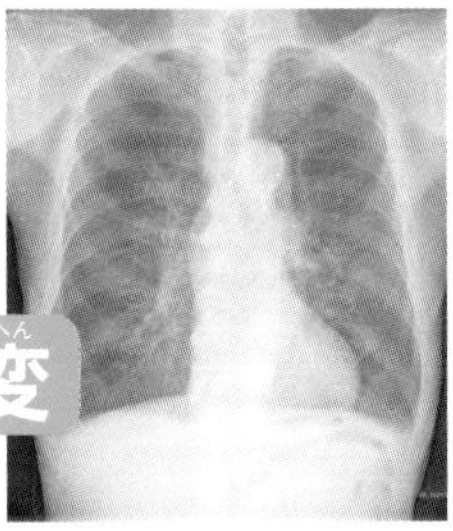

ケース3

気腫性病変《きしゅせいびょうへん》があるとき

肺野《はいや》の濃度が低下し、黒く見える。がんのスクリーニングにも役立つ

CT検査では、軽度の低吸収領域（黒く見える部分）の描出も可能。肺がんのリスクの高いCOPD《シーオーピーディー》（→P118）の人では、スクリーニング目的でおこなうことも。

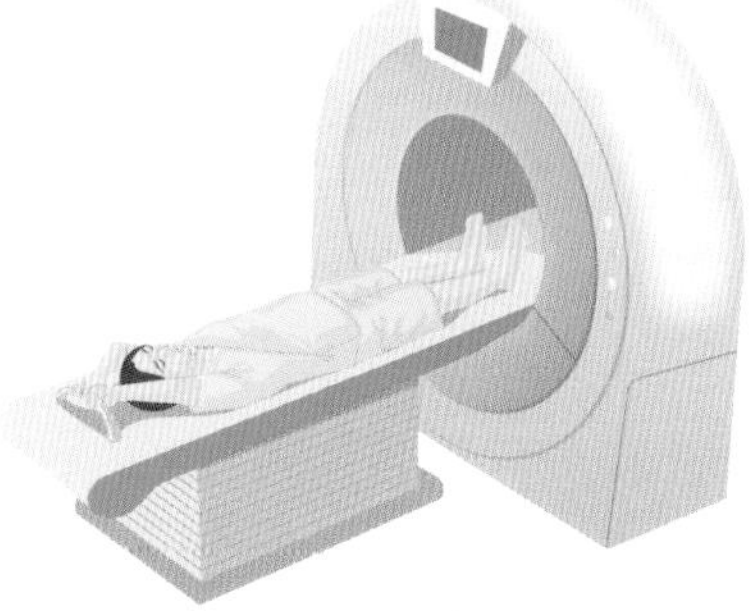

【肺上葉《はいじょうよう》での撮像図】

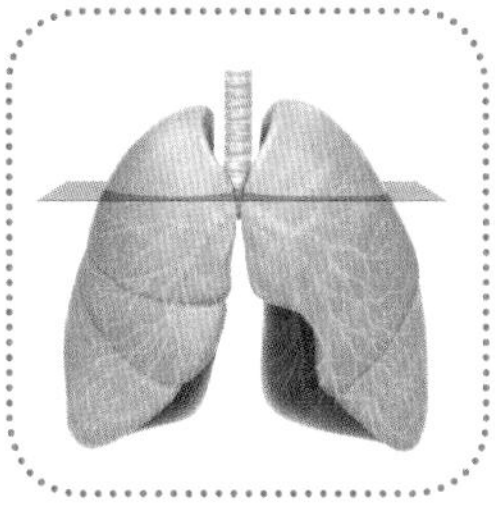

撮像法には「肺野条件」と「縦隔条件」がある

胸部CT画像の"どこを見やすくするか"の条件として、肺野条件と縦隔条件がある。

肺野条件

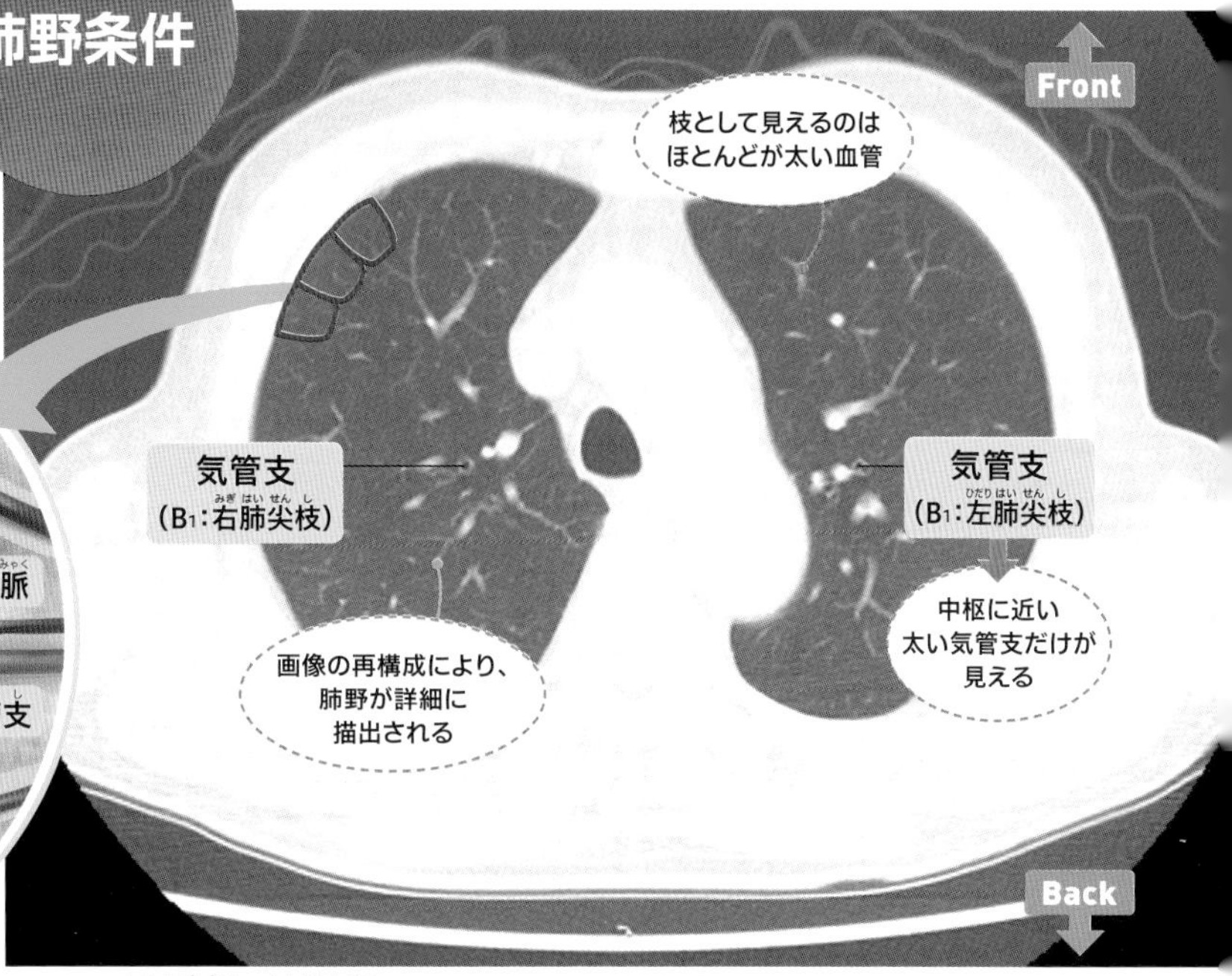

小葉《しょうよう》のしくみ

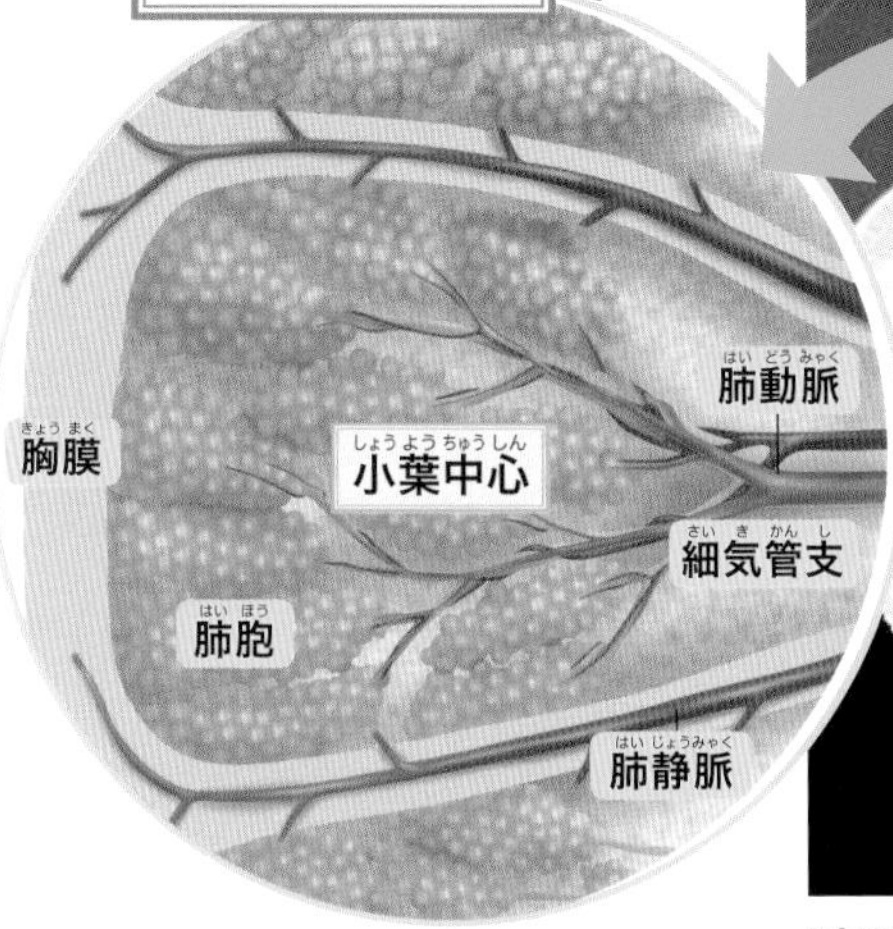

末梢の細気管支と肺動脈が支配する肺胞のかたまりを「小葉」という。病変が小葉のどこにあるかを意識して見る。

肺野の腫瘤影《しゅりゅうえい》、浸潤影《しんじゅんえい》などがよく見える

肺野を詳細に描出するもので、腫瘤影や浸潤影などを確認できる。正常画像では枝状に写るもののほとんどが血管で、わずかに中枢の太い気管支が写る。骨や軟部組織は見づらい。

縦隔《じゅうかく》条件

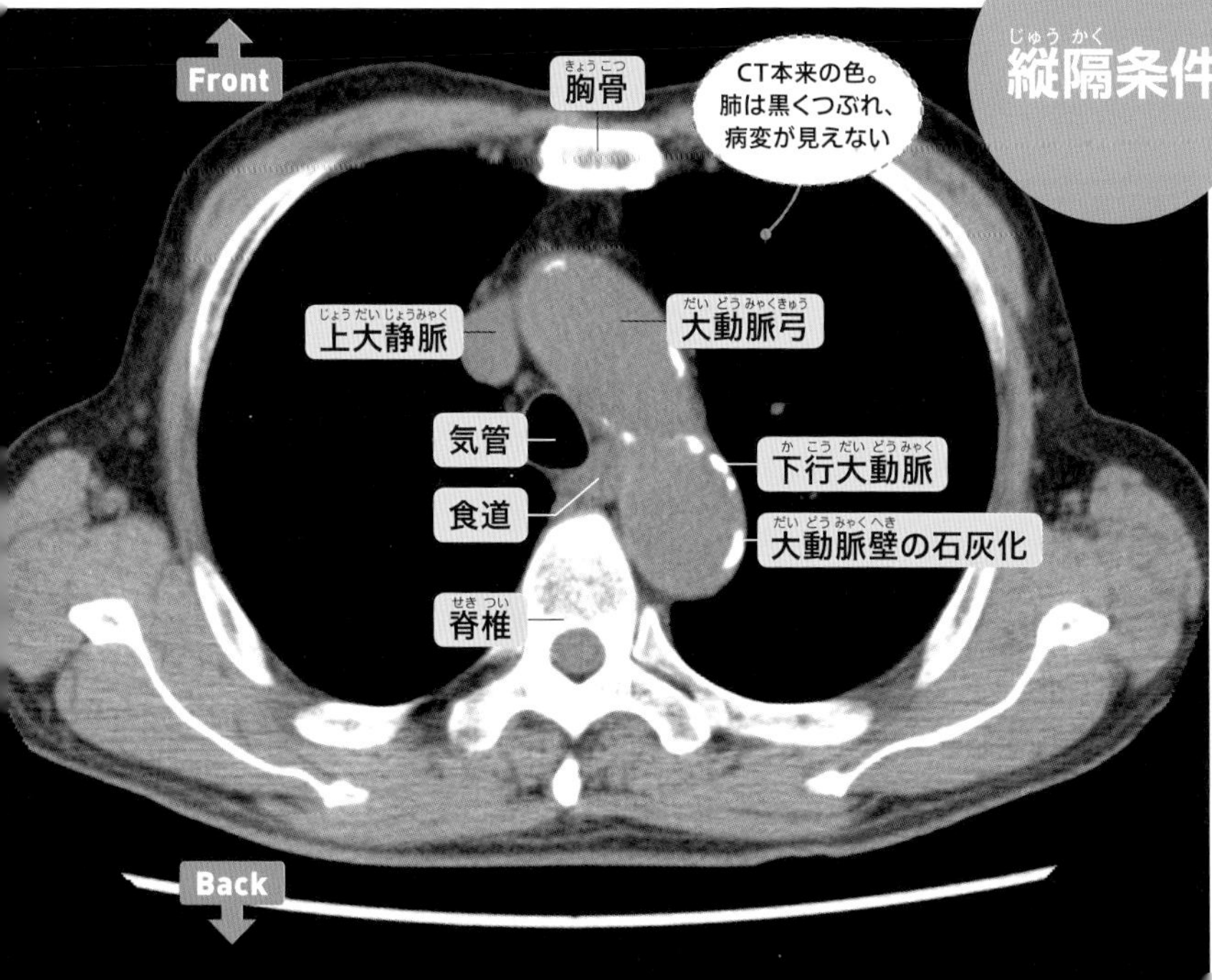

縦隔の構造物だけでなく、石灰化《せっかいか》病変などもよく見える

骨や縦隔、リンパ節、胸壁《きょうへき》などを詳細に描出するもの。縦隔の構造や石灰化の有無、腫瘍《しゅよう》の内部構造などが確認できる。

あわせてチェック

石灰化病変

陳旧性《ちんきゅうせい》結核病変などはがん化しやすく、端に石灰化を含む結節影があればがん化を疑う。

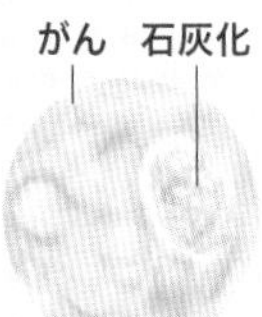

【検査⑥ 胸部CT検査】

結節影、腫瘤影、浸潤影など、陰影の性質を見極める

CT検査で陰影が認められたときには、形や大きさなどをくわしく見て、良性か悪性か、腫瘍以外の異常かどうかを確かめる。

代表的な陰影の性状から、疾患を推定できる

小葉《しょうよう》の構造、血管やリンパ管の走行などを考えて画像を見る。

Type 1

孤立性の陰影

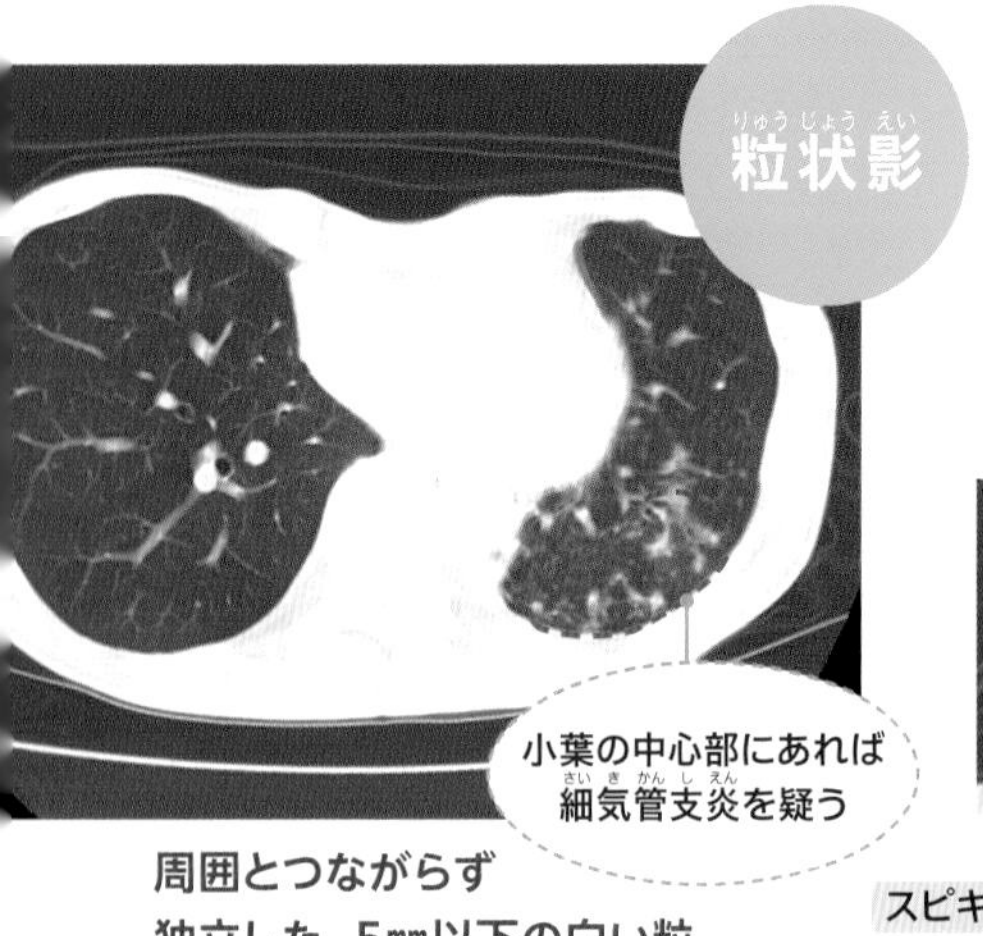

周囲とつながらず
独立した、5㎜以下の白い粒

直径5㎜以下の粒状の影をさす。小葉中心部のものを「小葉中心《しょうようちゅうしん》性粒状影《せいりゅうじょうえい》」という。

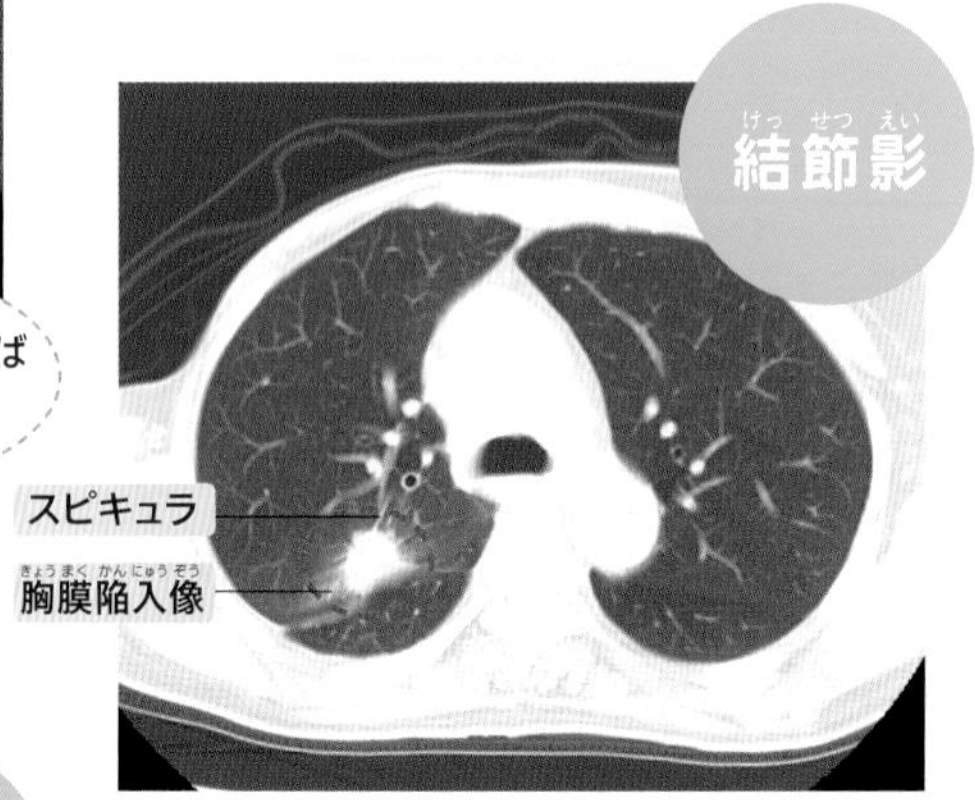

5㎜～3㎝の陰影。X《エックス》線でも存在がわかる

直径5㎜ ～3㎝のものをさす。スピキュラや胸膜陥入像が複数あれば、原発性肺がんの可能性が高い。

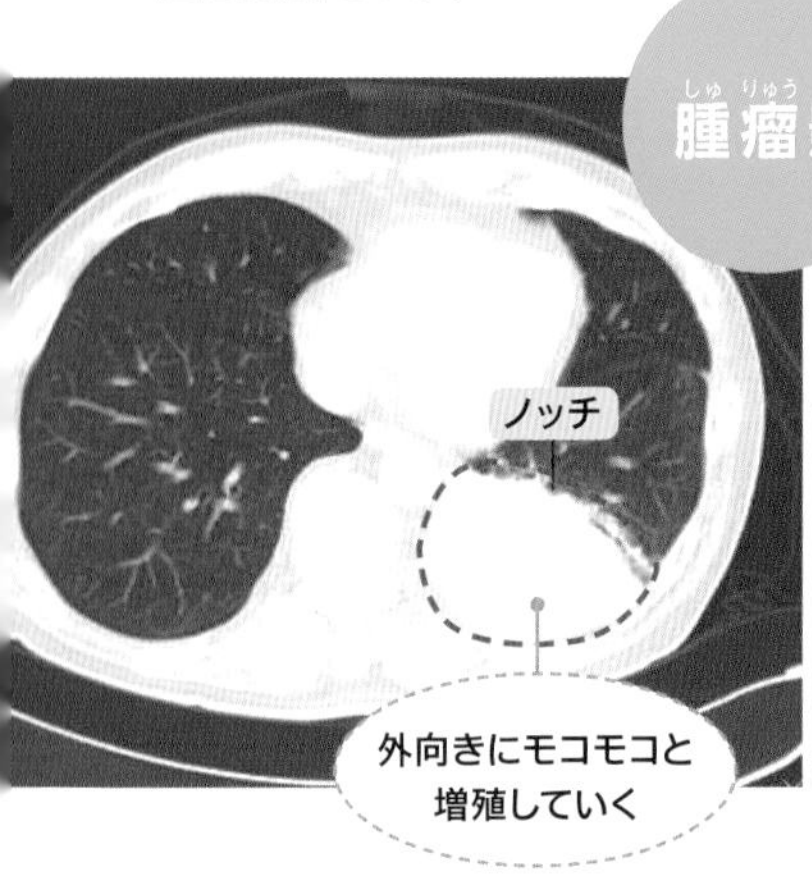

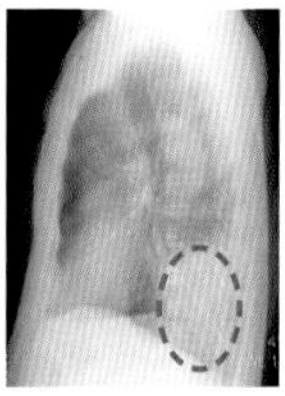

3㎝以上の大きさが
あれば、腫瘤影《しゅりゅうえい》という

直径3㎝以上のものをさす。辺縁の凹み（ノッチ）は、原発性肺がんを示唆する所見。

X線では大まかに写る陰影をくわしく見ていく

X《エックス》線検査で検出した**陰影**を、CT《シーティー》検査で詳細に評価する。まず重要なのが、**良性**か**悪性**かの鑑別だ。悪性を疑う所見は、「**全周性に辺縁が不整**」「**スピキュラ**」「**胸膜陥入像《きょうまくかんにゅうぞう》**」「**ノッチ**（**辺縁の凹み**）」「**結節端の石灰化《けっせつたんのせっかいか》**（↓P111）」の4つがある。

スピキュラは棘状《きょくじょう》の所見で、線維化や周囲の結合組織・リンパ管への浸潤《しんじゅん》を示す。

胸膜陥入像は、**腺《せん》がん**（↓P126）が内向きに線維化し、胸膜を引っぱりこんだものと考えられる。胸膜陥入像があれば、さらに縦隔《じゅうかく》条件で、縦隔や肺門《はいもん》のリンパ節転移を見ることも大切だ。

また、すりガラス陰影で**間質性肺炎**（↓P130）を疑う例では、線維化にともなう気管支拡張や蜂巣状《ほうそうじょう》の嚢胞《のうほう》を確認する。

Type 2
連続性の陰影

浸潤影《しんじゅんえい》

肺胞《はいほう》内に水がたまり、影として写る

均質的な白い陰影で、辺縁が比較的まっすぐ。炎症で肺胞が水浸しになることで生じる。

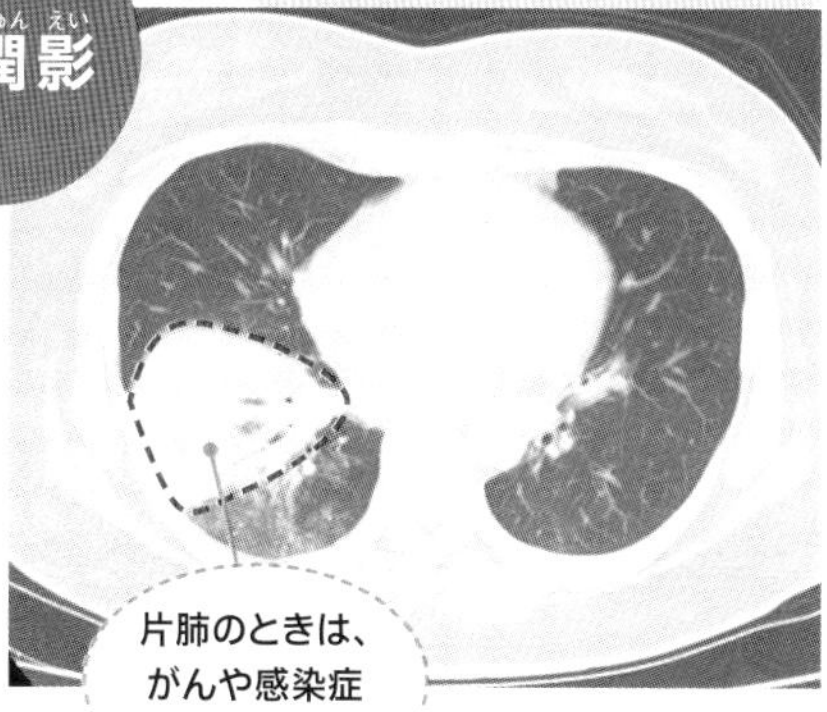

すりガラス陰影

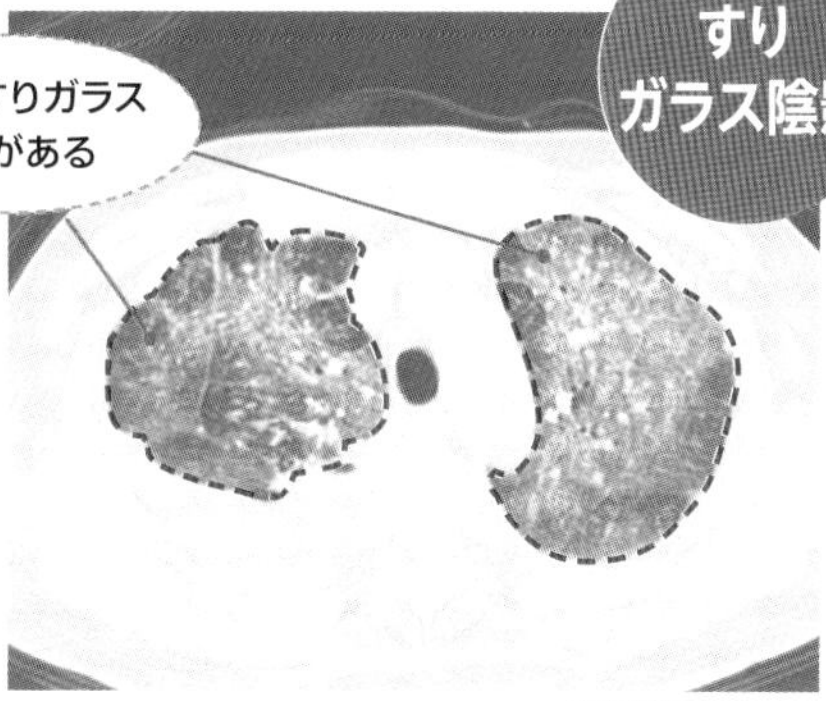

間質性肺炎やARDS《エーアールディーエス》などが疑われる

血管影《けっかんえい》が透ける、うっすらと白い陰影。間質に炎症が起こる疾患や、肺胞内に少量の水がたまる疾患で現れる。

Type 3
網状影《もうじょうえい》

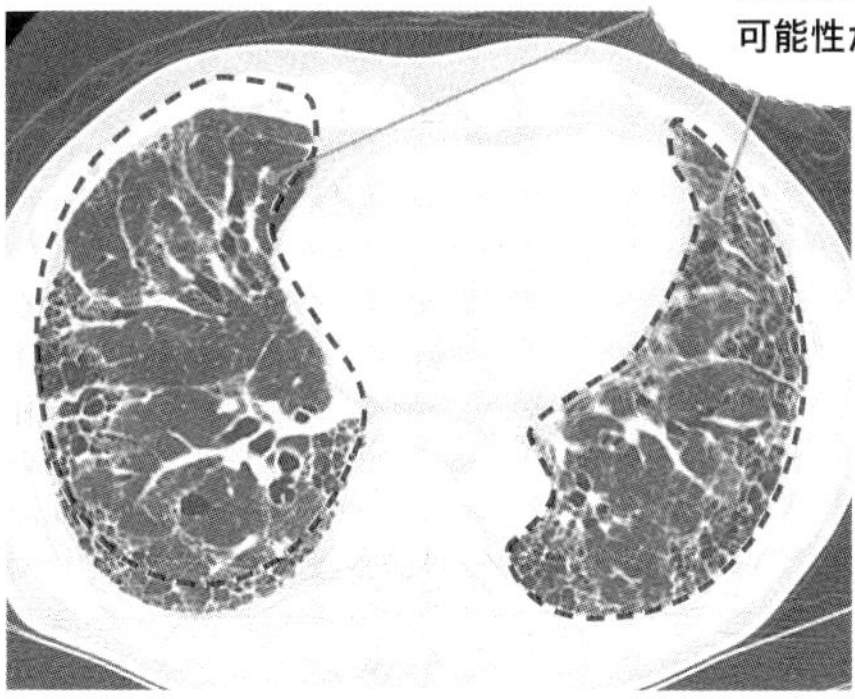

網目状に薄く見える。間質性肺炎に特徴的

細かい網目のような蜂巣状《ほうそうじょう》陰影で、すりガラス陰影と一緒に見えることが多い。線維化を示唆する所見と考えられる。

Type 4
線状影《せんじょうえい》

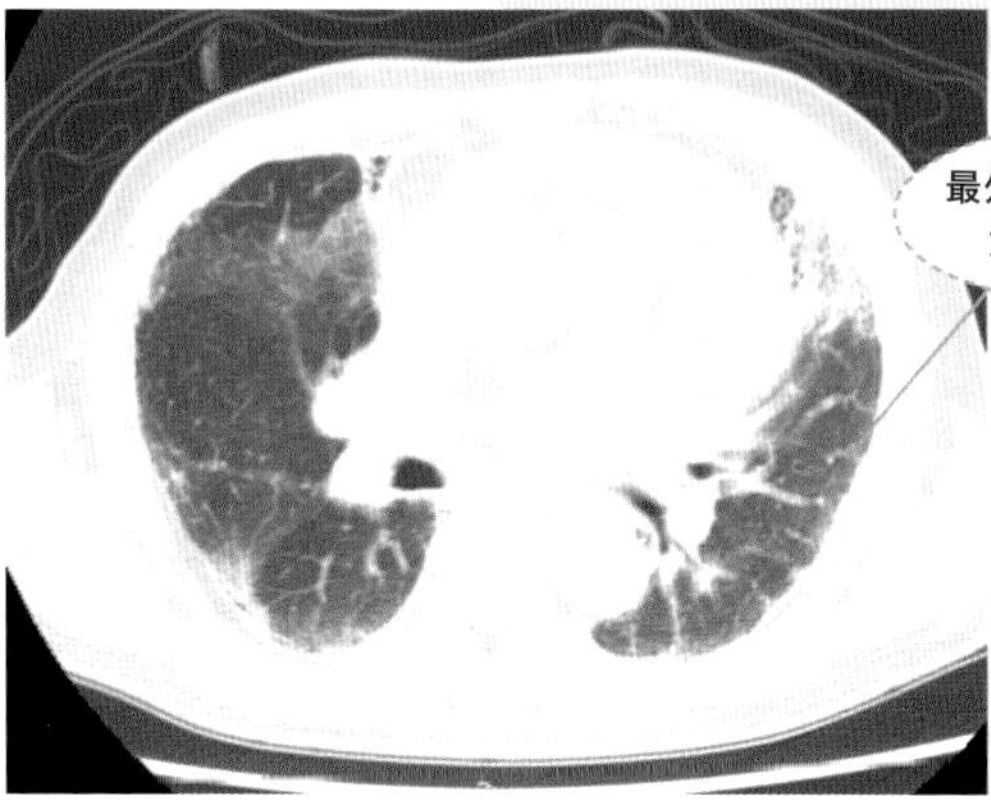

呼吸器疾患ではなく心不全の可能性もある

肺静脈《はいじょうみゃく》や結合組織などが肥厚して生じる、線状の影。うっ血性心不全、肺好酸球《はいこうさんきゅう》増多症《ぞうたしょう》、リンパ増殖性疾患などで見られる。

あわせて知っておきたい

胸部PET《ペット》/CT《シーティー》を使った検診&診断

スクリーニング目的でもおこなわれるがガイドラインでの推奨度は低い

近年、がんの検診・診断において広く普及しているのが、PET(陽電子放射断層撮影《ようでんしほうしゃだんそうさつえい》)とCTを組み合わせた「PET/CT」だ。肺がんでは、遠隔転移の診断に有用だが、10㎜未満の小さながんや腺がんの評価はむずかしく、肺がん検出を目的とした使用は推奨されていない。良性か悪性かの鑑別にも使えるが、健康保険適応外である。

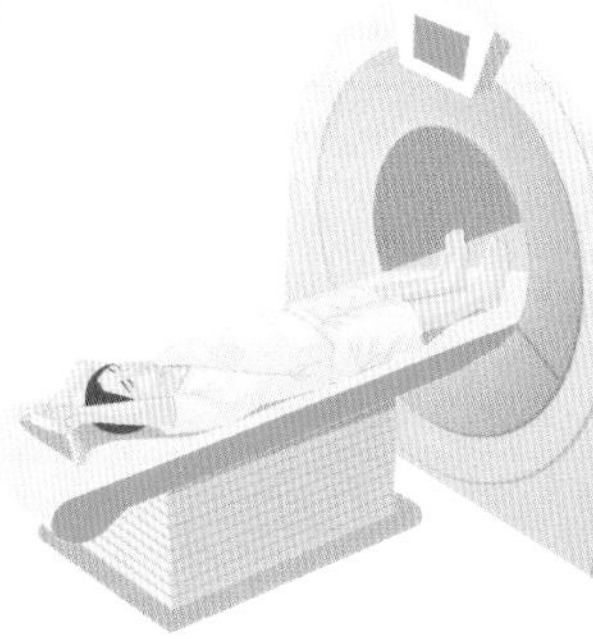

経気管支生検などで肺組織を直接調べる

X線やCTなどの画像検査で診断がつく疾患も多いが、肺がんなどの診断には病理検査が必要だ。そのためにおこなうのが、気管支鏡検査である。

侵襲度は高いが確定診断につながる

気管支鏡検査《きかんしきょうけんさ》は内視鏡の一種で、気管や気管支に挿入して直接観察したり、気管支や肺胞《はいほう》の分泌物《ぶんぴつぶつ》や組織を採取したりする検査だ。採取したサンプルから、異常な細胞《さいぼう》分画《ぶんかく》や特定の病原微生物といった〝証拠〟が得られれば、確定診断につながる。しかし、侵襲度が高く、合併症の危険もあるので、CT《シーティー》検査などで原因が特定できない**咳《がい》嗽《そう》**や**喀痰《かくたん》**、**喘鳴《ぜんめい》**、**異常陰影**が適応となる。

洗浄液を用いてサンプルを回収するのが**気管支洗浄**と**気管支肺胞洗浄《きかんしはいほうせんじょう》**（**BAL**）だ。

BALでは、多めの生理食塩水を使って肺胞領域のサンプルを回収する。サンプルの分析においては、手技によって正常値に幅があることと、喫煙者と非喫煙者の数値が大きく異なることに注意が必要だ。

洗浄液に含まれる菌や腫瘍を調べる

気管支内を調べる「気管支洗浄」と、肺胞《はいほう》領域を調べる「気管支肺胞洗浄」がある。

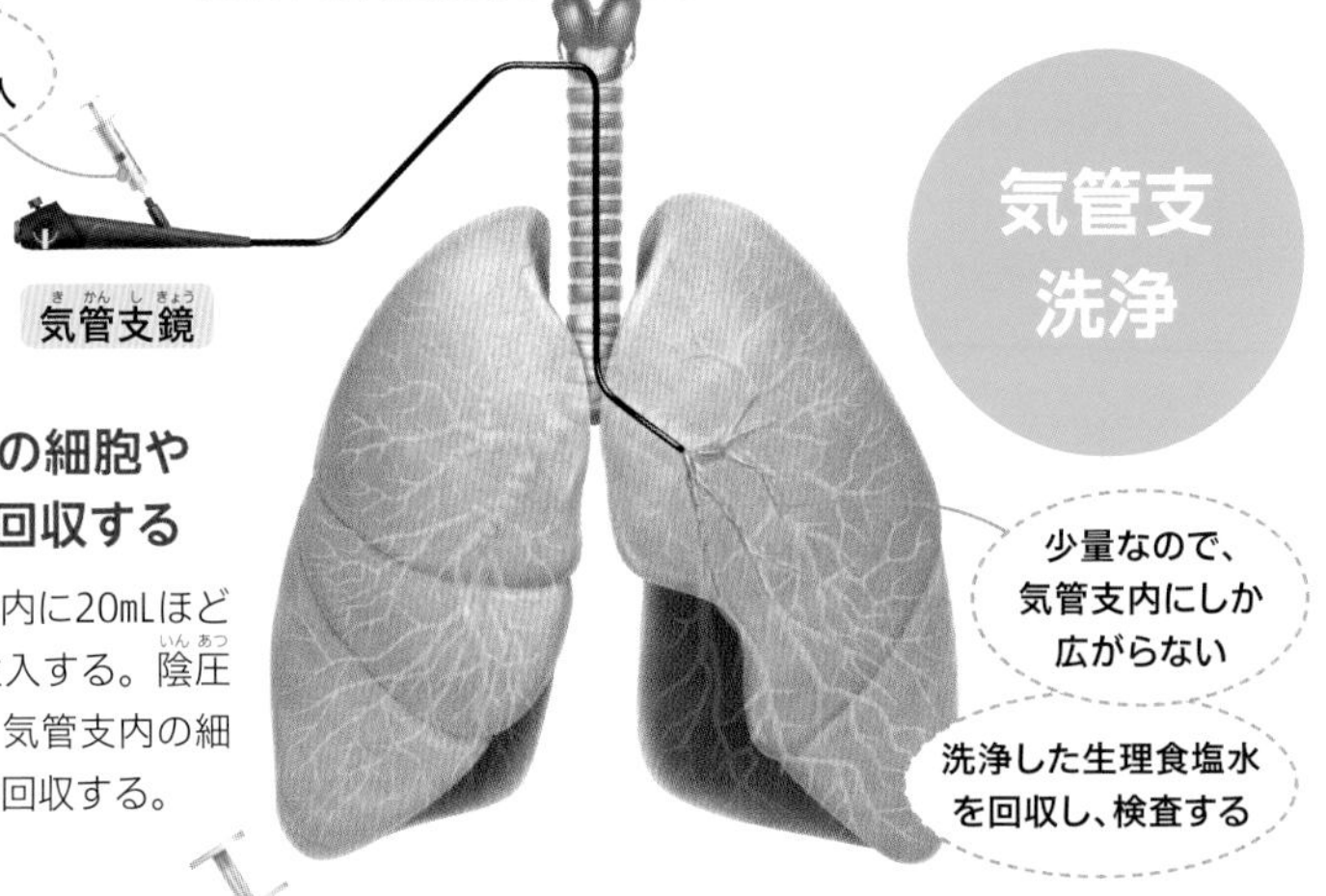

生理食塩水中の細胞や病原微生物を回収する

病変付近の気管支内に20mLほどの生理食塩水を注入する。陰圧《いんあつ》をかけて吸引し、気管支内の細胞や病原微生物を回収する。

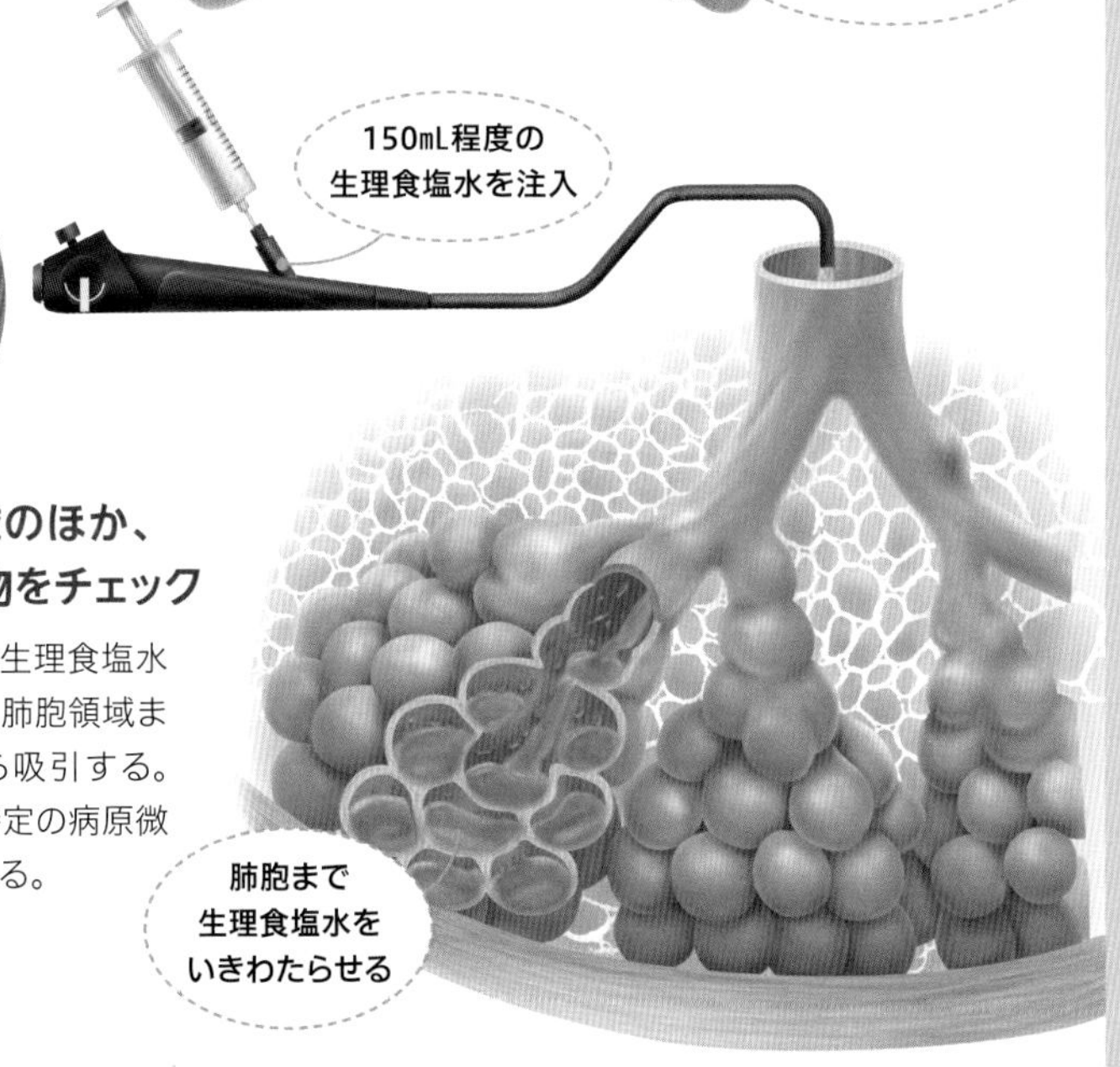

好酸球《こうさんきゅう》やリンパ球のほか、特定の病原微生物をチェック

150mL（50mL×3回）の生理食塩水を気管支内に注入し、肺胞領域までいきわたらせてから吸引する。回収液の細胞分画《さいぼうぶんかく》や特定の病原微生物の有無などを調べる。

腫瘤などの病変や胸水を、病理検査で調べる

組織や胸水《きょうすい》を採取し、顕微鏡で調べることで、原因疾患や組織型を鑑別する。

気管支生検《きかんしせいけん》／肺生検《はいせいけん》

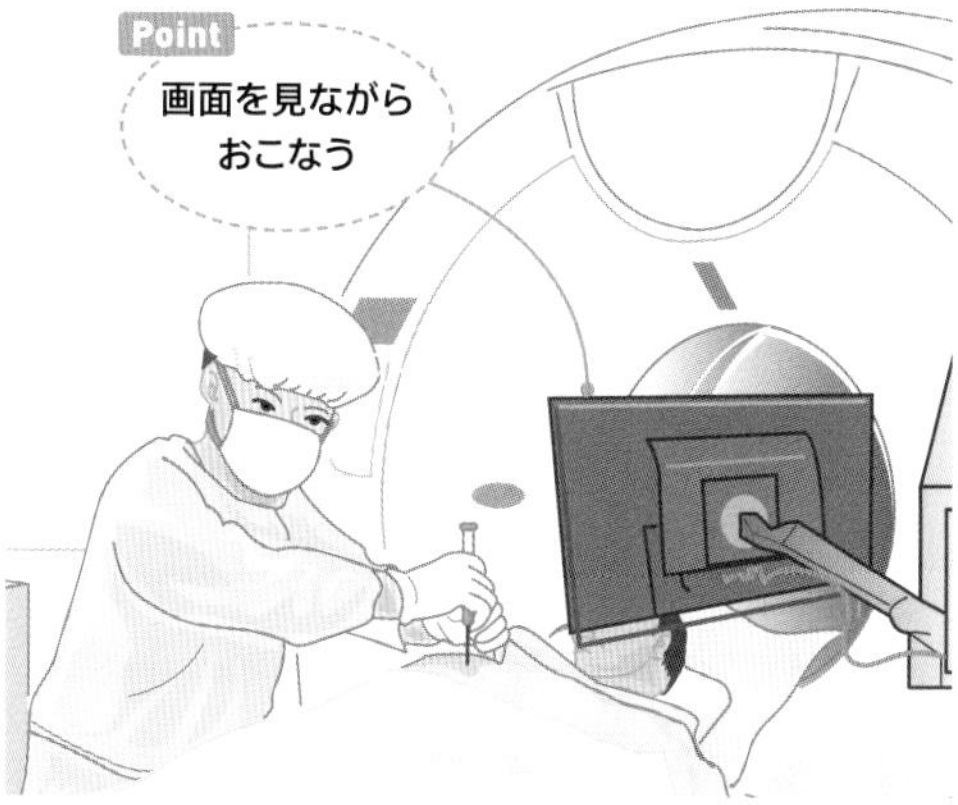

CT《シーティー》ガイド下《か》で生検をすることも多い

気管支鏡を使って、X《エックス》線検査や超音波検査で確認しながら、陰影部の肺組織を採取する。また、CTガイド下で体表から穿刺《せんし》し、肺組織を採取するCTガイド下針生検《かはりせいけん》も広くおこなわれている。

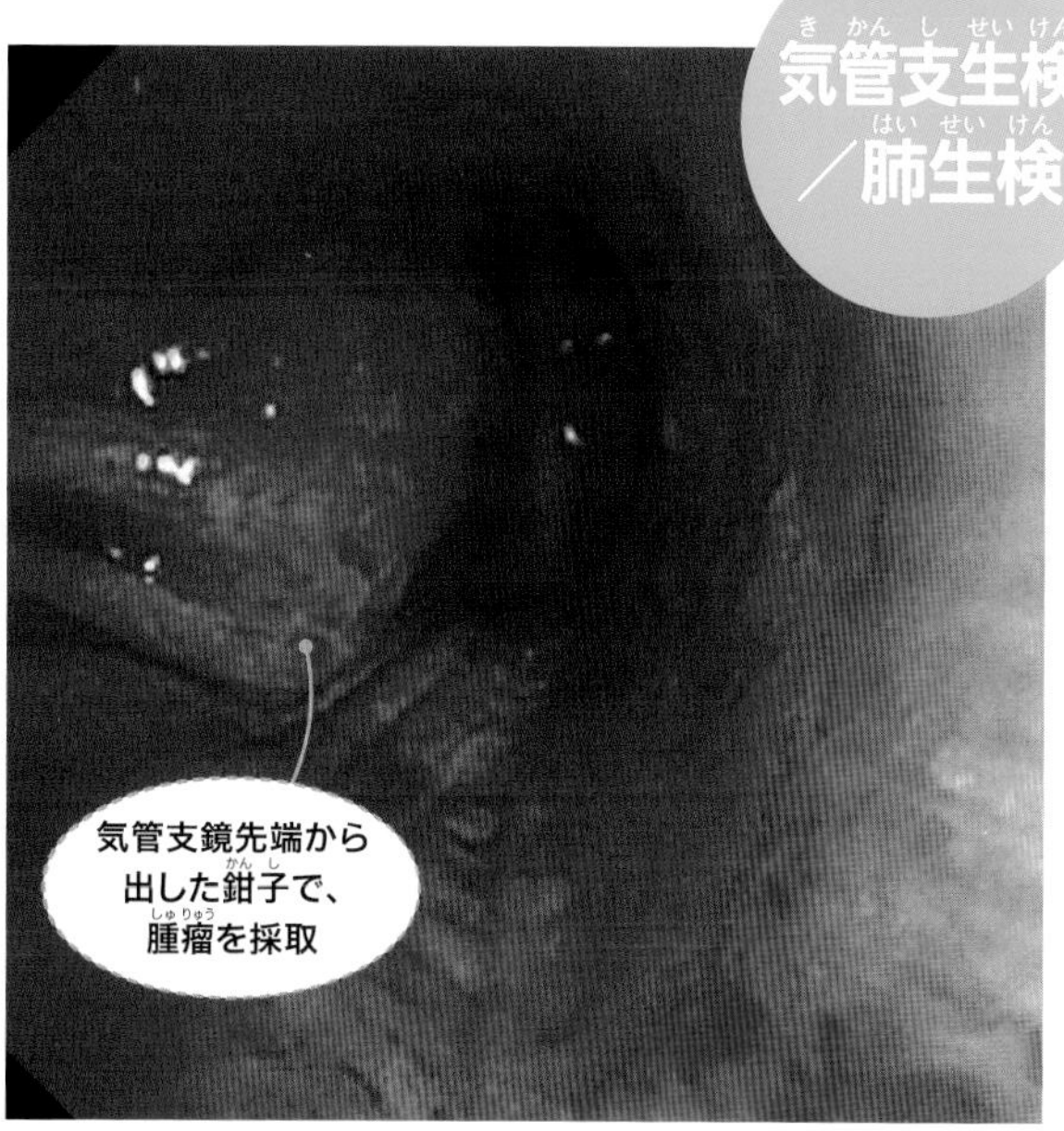

胸水検査

滲出性胸水の3大要因は「がん」「胸膜炎」「細菌感染症」

胸腔穿刺《きょうくうせんし》で胸水を採取し、分析する。右記の基準を1個でも満たせば滲出性胸水と判断。がんや結核性胸膜炎《けっかくせいきょうまくえん》、細菌感染症を疑い、細胞分画や細胞診などで鑑別する。

【Light《ライト》の基準3項目】

- **蛋白：胸水中蛋白《きょうすいちゅうたんぱく》／血清蛋白《けっせいたんぱく》>0.5**
- **LDH《エルディーエイチ》(乳酸脱水素酵素《にゅうさんだっすいそこうそ》)：胸水中LDH/血清LDH>0.6**
- **胸水中LDHが、施設の血清《けっせい》LDHの正常上限の2/3を超える**

➡1個でも満たせば、滲出性胸水と診断

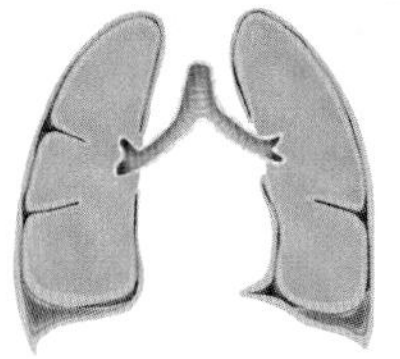

腫瘤や結節だけでなく末梢肺組織を採取することも

洗浄液を使わずに、気管支鏡で直接、組織を採取する検査もある。これを**経気管支生検《けいきかんしせいけん》**（**TBB**）という。X《エックス》線透視下で結節や腫瘤をねらい、気管支鏡から出した鉗子《かんし》で組織を採取する。きちんと病変組織が採取できていれば、病理検査で診断がつく。

びまん性肺疾患を疑う場合は、**経気管支肺生検《けいきかんしはいせいけん》**（**TBLB**）をおこなう。TBBと違うのは、特定の部位をねらわず、肺の末梢を採取する点だ。びまん性肺疾患では肺全体に同様の病変が生じるので、どこを採取しても同じと考えられるからだ。

また、近年は超音波を利用した検査法が進歩し、ねらった組織をより確実に安全に採取できるようになっている。ひとつは**E《イー》BUS《バス》-TBNA《ティービーエヌエー》**で、縦隔《じゅうかく》リンパ節生検に有用だ。もうひとつは**EBUS-GS《ジーエス》**で、ガイドとなる外筒《がいとう》を肺内に留置することで、同じ部位から何度も組織を採取することができる。気管支鏡の生検で診断がむずかしい場合は、**CTガイド下針生検《かはりせいけん》**や**胸腔鏡下《きょうくうきょうか》肺生検《はいせいけん》**（**VATS**）を検討する。

Part 2 呼吸器疾患の診断と検査 Summary

診断の流れ

- **問診**で症状の経過などを聞き、**身体診察**、**検査**へと進む
- 呼吸器の症状で多いのは、「**咳**《せき》」「**痰**《たん》」「**息切れ**」の3つ。その経過から臨床推論をする
- **視診**では胸部の形、呼吸パターンがとりわけ重要
- **触診**では呼吸運動の異常や、心尖拍動《しんせんはくどう》などを確かめる
- **打診**で**濁音**《だくおん》、**鼓音**《こおん》が聞こえたら、胸水《きょうすい》や気胸《ききょう》を疑う
- 異常な呼吸音を**副雑音**《ふくざつおん》という。**連続性ラ音**は気道狭窄で生じる
- 痰の貯留や気道・肺胞《はいほう》の硬化などでは、**断続性ラ音**が聞こえる

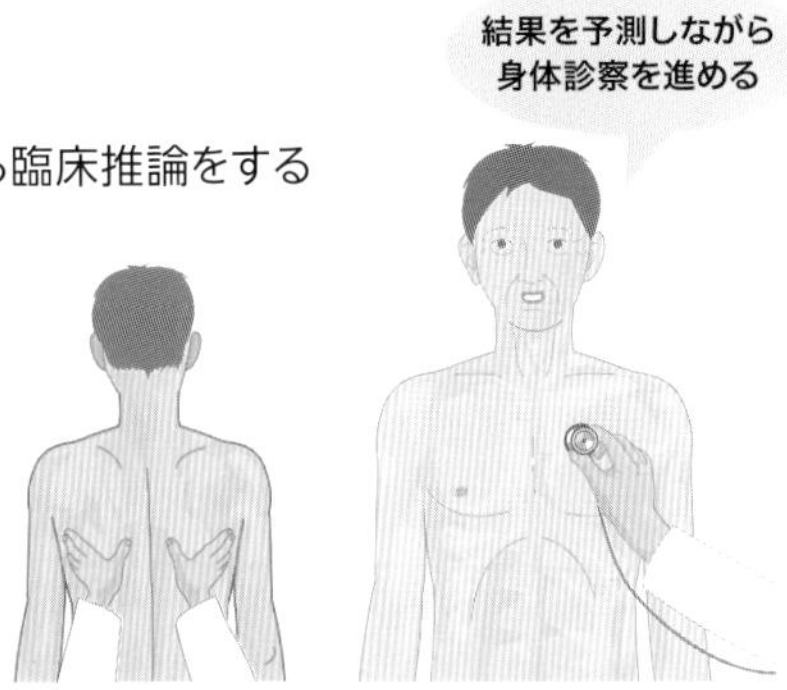

検査の種類&結果の見かた

1 酸素飽和度

- **パルスオキシメータ**を使うと、Sp_{O_2}(経皮的酸素飽和度《けいひてきさんそほうわど》)を簡単に測れる
- **Sp_{O_2}<90%**なら、酸素療法などの対処が必要

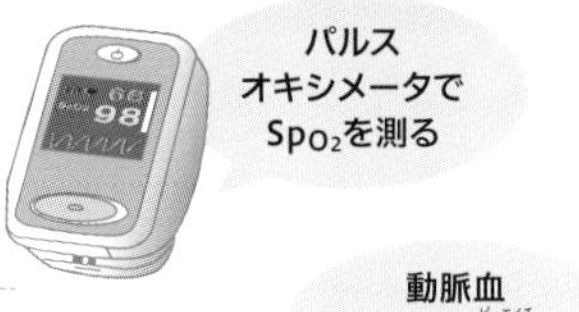

2 血液検査

- 呼吸不全の診断には、**動脈血**《どうみゃくけつ》**ガス分析**が欠かせない
- pHで**アルカレミア**か**アシデミア**か、Pa_{CO_2}で**アシドーシス**か**アルカローシス**かを調べる
- **HCO_3^-**(重炭酸イオン)から、代償反応かどうかを判断
- 肺胞《はいほう》-動脈間の酸素分圧《さんそぶんあつ》の差「**$A\text{-}aD_{O_2}$**《エー エーディーオーツー》」もチェック

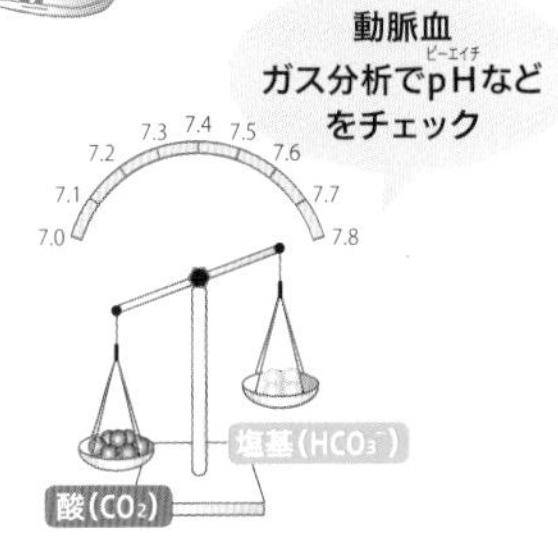

3 呼吸機能検査

- **スパイロメトリー**で、呼気《こき》・吸気《きゅうき》量、呼気流速を調べる
- FEV_1《エフイーヴィーワン》%(1秒率)が70%未満なら**閉塞性換気障害**、%VC《ヴィーシー》(%肺活量)が80%未満なら、**拘束性換気障害**
- 疑わしい疾患によって、D_{LCO}《ディーエルシーオー》(肺拡散能)を見ることも

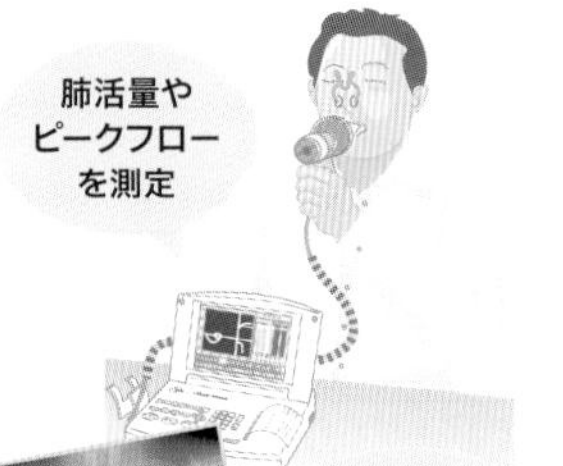

4 胸部X《エックス》線検査

- **水**や**軟部組織**は白く、**肺**は黒に近いグレーに写る
- 肺の**大きさ**や**色**、**左右対称性**など、全体像をまず見る
- **気胸**《ききょう》や**無気肺**《むきはい》、**胸水**《きょうすい》などの異常は、X線で診断できる
- **肺炎**では病巣が白くなり、**COPD**《シーオーピーディー》では肺が大きくなる

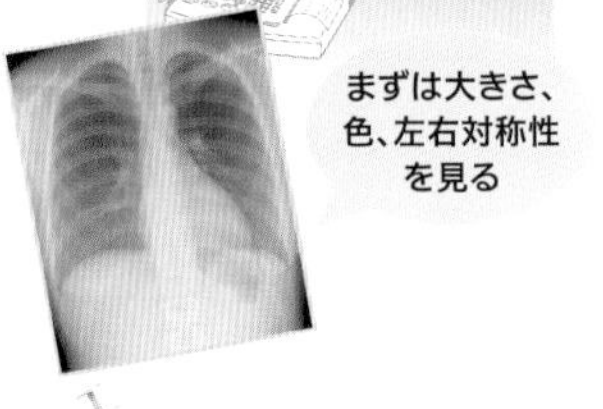

5 喀痰《かくたん》検査

- 感染症を疑うときは、喀痰中の菌を**塗抹**《とまつ》**・培養**《ばいよう》し、**原因菌**をあきらかにする

6 胸部CT《シーティー》検査

- X線で見つかった**結節**《けっせつ》**・腫瘤**《しゅりゅう》、**すりガラス陰影**などは、CT検査でくわしく見て、正確な診断につなげる

7 気管支鏡検査《きかんしきょうけんさ》

- **気管支洗浄**《きかんしせんじょう》などで、肺胞の分泌物《ぶんぴつぶつ》や組織を採取し、**病理検査**で確定診断をする

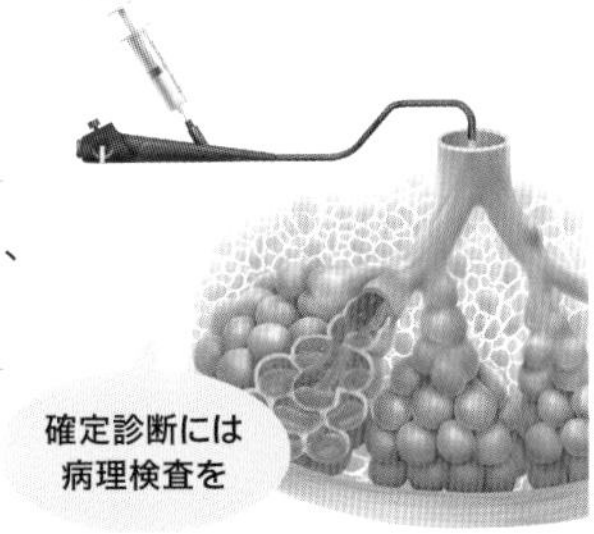

Part
3

呼吸器疾患の病態と治療

呼吸器疾患は数かぎりなくあるが、代表的なのは
「気道の疾患」「肺の疾患」「呼吸器感染症」の3分類だ。
とくに頻度が高い疾患と、見落とすと危険な疾患について、
病態生理と検査・診断基準、治療法を見ていこう。
代表的な呼吸管理の方法も、あわせて知っておきたい。

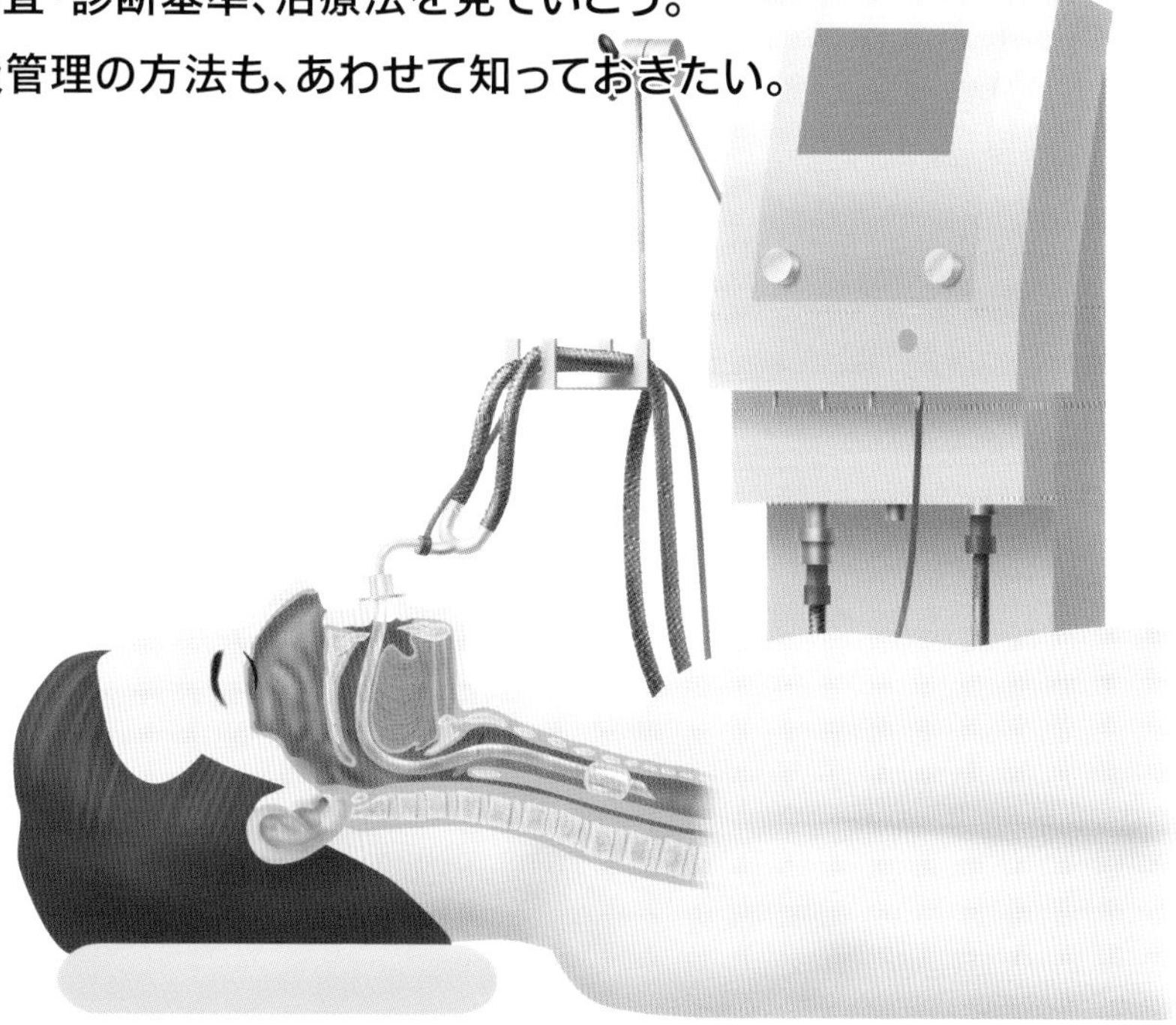

肺の炎症性疾患。気道閉塞で息が苦しくなる

COPDは代表的な呼吸器疾患のひとつで、推定患者数は500万人以上。徐々に進行し、全身機能が低下するため、早期からの治療が必要だ。

病態生理／症状

タバコ煙が最大の原因。肺が壊れる「気腫型」が多い

COPD《シーオーピーディー》（慢性閉塞性肺疾患《まんせいへいそくせいはいしっかん》）は、タバコ煙の有害物質などで生じる、肺の慢性的な炎症性疾患だ。気道には粘液《ねんえき》の貯留や平《へい》滑筋《かっきん》の肥厚といった**末梢気道病変**が生じる。肺胞《はいほう》領域では肺胞壁《はいほうへき》が徐々に溶けてなくなり、肺胞腔《はいほうくう》が拡大する。これを**気腫性病変《きしゅせいびょうへん》**という。この2つの病変がさまざまな割合で複合的に作用して、気流閉塞をきたす。

COPDは、気腫性病変が優位の**気腫型《きしゅがた》**と、末梢気道病変が優位の**非気腫型《ひきしゅがた》**に大別され、日本では気腫型が多い。患者数は約26万人と報告されているが、大規模な疫学調査（NICE研究）から推測すると、有病率は8・6％。40歳以上の患者数は530万人にも上ると考えられる。

気道の炎症が、呼吸機能にも全身状態にも影響する

COPD《シーオーピーディー》になると、重大な呼吸器疾患のリスクが高まるうえ、全身機能も低下する。

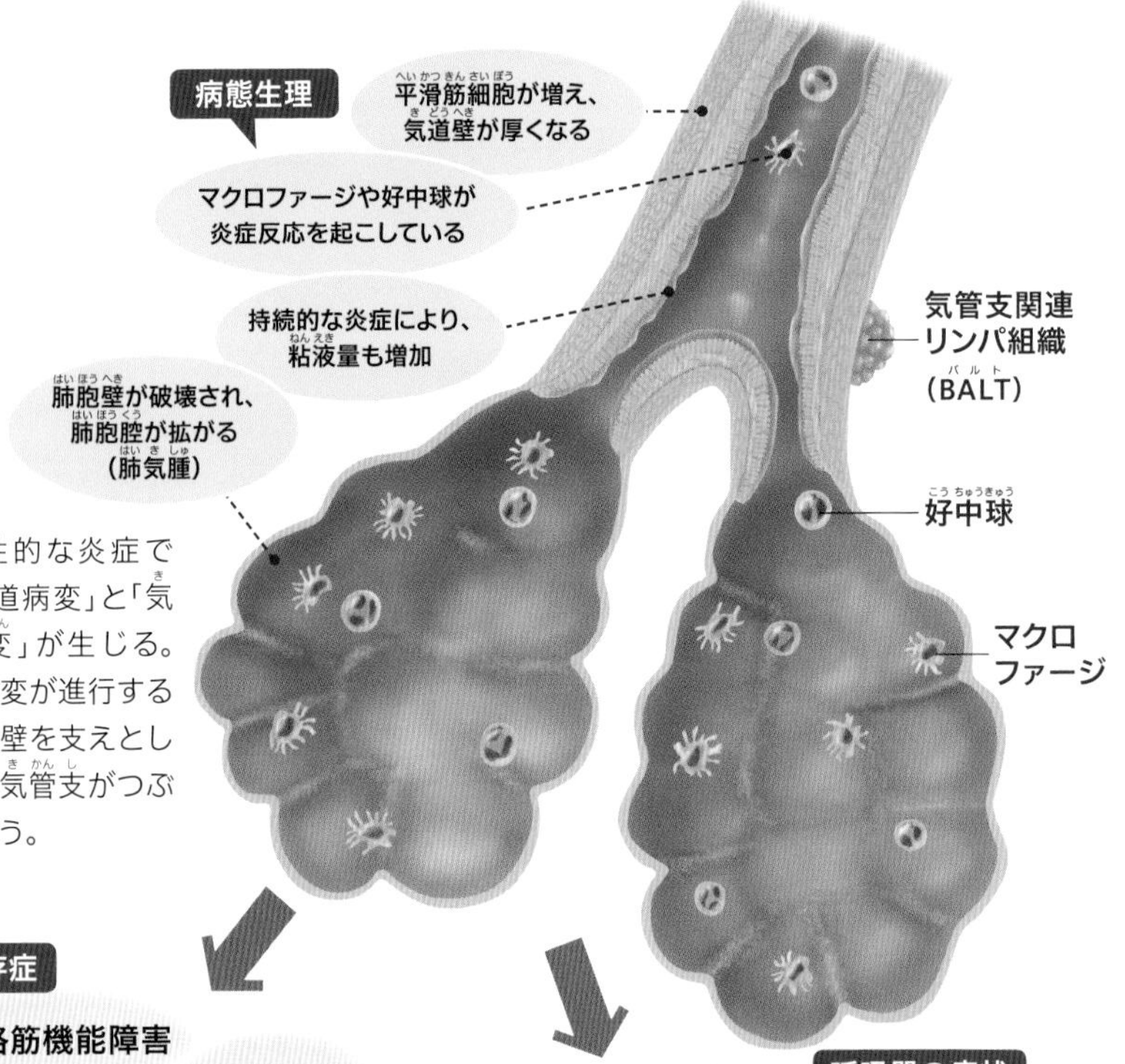

肺の慢性的な炎症で「末梢気道病変」と「気腫性病変《きしゅせいびょうへん》」が生じる。気腫性病変が進行すると、肺胞壁を支えとしていた細気管支《さいきかんし》がつぶれてしまう。

全身の併存症

骨格筋機能障害
栄養障害
心・血管疾患
精神疾患（不安、抑うつ）
骨粗鬆症《こつそしょうしょう》
消化器疾患
代謝性疾患

呼吸困難、慢性の咳や痰が主症状。全身に炎症がおよぶことから、全身性疾患もともないやすく、やがては要介護状態に至ることが多い。

呼吸器の症状

呼吸困難（息切れ）
慢性の咳《せき》・痰《たん》
喘鳴《ぜんめい》

＋

気管支喘息《きかんしぜんそく》 ➡P120
睡眠時無呼吸症候群 ➡P124
肺高血圧症 ➡P132
肺がん ➡P126〜
間質性肺炎 ➡P130
など

検査／診断

診断には、スパイロメトリーでの呼吸機能検査が欠かせない

COPDの初期には症状がないことも多い。早くに気流閉塞を見つけるには、スパイロメトリーでの**呼吸機能検査**が不可欠だ。喫煙歴や症状、身体所見からCOPDを疑う場合は、**胸部X《エックス》線検査**とともに呼吸機能検査をおこなう。気管支拡張薬吸入後の**1秒率**が70%未満なら、診断がつく。

自覚症状からのスクリーニングも有効

自覚症状を評価する、CAT《キャット》質問票。点数が高いほどQOL《キューオーエル》が低い。10点以上が、薬物治療を要するおおよそのめやす。

								点数
まったく咳が出ない	0	1	2	3	4	5	いつも咳が出ている	
まったく痰がつまった感じがしない	0	1	2	3	4	5	いつも痰がつまっている感じがする	
まったく息苦しくない	0	1	2	3	4	5	非常に息苦しい	
坂や階段を上がっても息切れがしない	0	1	2	3	4	5	坂や階段を上ると、非常に息切れがする	
家での普段の生活が制限されることはない	0	1	2	3	4	5	家での普段の生活が非常に制限される	
肺の状態を気にせずに外出できる	0	1	2	3	4	5	肺の状態が気になって、外出できない	
よく眠れる	0	1	2	3	4	5	肺の状態が気になって、よく眠れない	
とても元気だ	0	1	2	3	4	5	まったく元気がない	

（「Development and first validation of COPD Assessment Test.」Jones PW,et al., European Respiratory Journal vol.34：648-654, 2009より引用）

病期は%1秒量で診断するが、近年は症状と増悪の頻度も重視されている。症状の評価には、**修正MRC《エムアールシー》質問票**（→P63）や、左上の**CAT《キャット》質問票**が役立つ。

治療／予後

予後の改善のためには禁煙、薬物治療、生活管理を

COPDの予後改善のために、何よりも重要なのは**禁煙**である。また、慢性的な息切れがあると、身体活動性が低下し、廃用《はいよう》症候群《しょうこうぐん》や低栄養をまねく。すると、症状がさらに悪化し、全身性併存症や寝たきりなどのリスクも高まる。こうした悪循環を断ち切るには、身体活動性の維持が大切だ。

気道病変由来の症状には、**気管支拡張薬**が有効である。軽症例には**短時間作用性気管支拡張薬**の頓用、中等症以上は**LAMA《ラマ》（長時間作用性抗コリン薬）**や**LABA《ラバ》（長時間作用性β_2《ベータツー》刺激薬）**を定期的に用いる。効果不十分なら、配合剤が有用だ。喘息《ぜんそく》との合併例（ACO →P121）には、**ICS《アイシーエス》（吸入ステロイド薬）**を併用する。さらに呼吸リハビリテーションなどの非薬物療法もおこない、身体活動性の維持をはかる。

LAMAなどの吸入薬で治療。生活管理も欠かせない

病期や症状、増悪の頻度に応じた薬物療法とともに、非薬物療法も欠かせない。

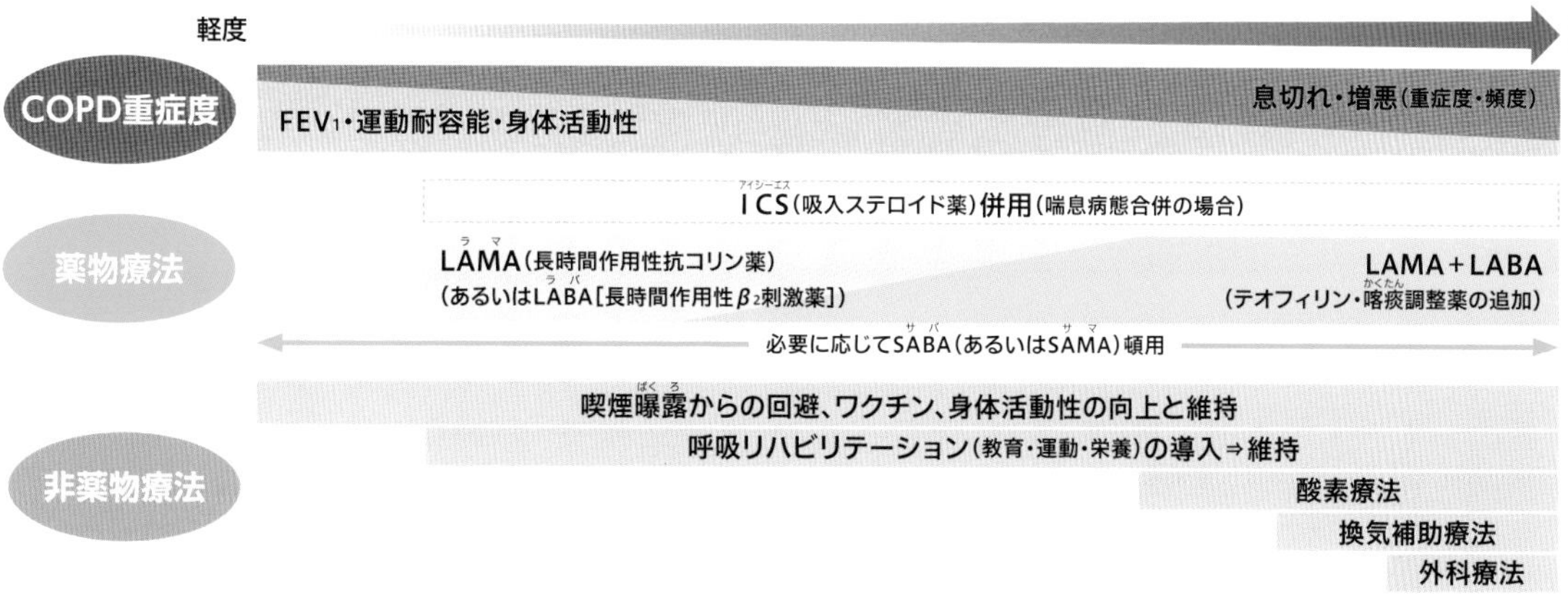

（『COPD（慢性閉塞性肺疾患）診断と治療のためのガイドライン 第5版 2018』日本呼吸器学会 COPDガイドライン第5版作成委員会編、2018、日本呼吸器学会より引用、一部改変）

【気道の疾患② 気管支喘息】

慢性の気道炎症を薬を使ってコントロールする

気管支喘息は、COPDと同様の炎症性疾患で、発作のある時期とない時期をくり返す。早期から適切に治療すれば、発作のない生活を送れる。

コントロール不良だと、気道リモデリングが進む

軽〜中等度のうちに適切に治療しないと、重度の気管支喘息に陥り、気道に不可逆的《ふかぎゃくてき》な変化が起こってしまう。

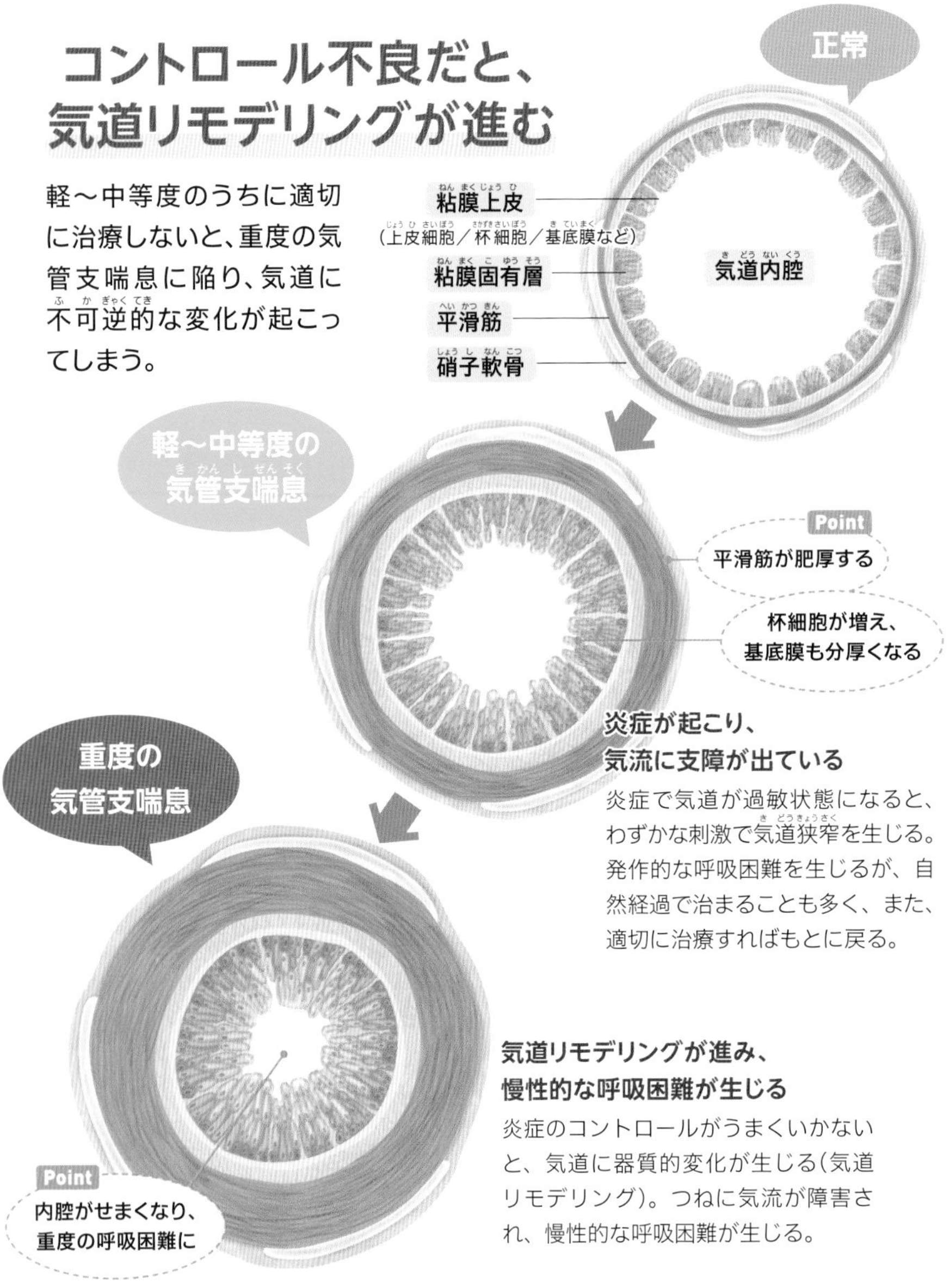

炎症が起こり、気流に支障が出ている

炎症で気道が過敏状態になると、わずかな刺激で気道狭窄《きどうきょうさく》を生じる。発作的な呼吸困難を生じるが、自然経過で治まることも多く、また、適切に治療すればもとに戻る。

気道リモデリングが進み、慢性的な呼吸困難が生じる

炎症のコントロールがうまくいかないと、気道に器質的変化が生じる(気道リモデリング)。つねに気流が障害され、慢性的な呼吸困難が生じる。

病態生理／症状

慢性の気道炎症により咳症状がくり返し起こる

気管支喘息《きかんしぜんそく》は、気道の慢性的な**炎症**を本態とする疾患だ。炎症が続くと、気道壁《きどうへき》は過敏になるとともに、徐々に肥厚して狭窄《きょうさく》する。すると、ささいな刺激で気道が収縮し、**喘鳴《ぜんめい》**や**呼吸困難**、**咳《せき》**などが現れる。

軽症のうちは、喘息発作を起こしても自然に治まることが多い。これは、気道狭窄が**可逆性《かぎゃくせい》**を有しているからだ。〝風邪の後や季節の変わり目に咳が続いたが、自然と治っていた〟というエピソードが典型的だ。

しかし、炎症が長引いて発作をくり返しているうちに、気道壁の構造が器質的に変化し、可逆性が失われてしまう。これが**気道リモデリング**で、リモデリングが進行すると、慢性化して治りにくくなる。

検査／診断

吸入薬を試してみて治療的診断をすることが多い

重要なのは、病歴から気管支喘息を疑うことだ。咳発作のくり返しや可逆性、アレルギー素因、家族歴などがあれば喘息を疑い、胸部X《エックス》線検査で他疾患を除外する。さらに**短時間作用性β_2《ベータツー》刺激薬**を吸入する**気道過敏性試験**（→P123）で、症状改善が認められれば、気管支喘息と診断できる。

予後／治療

治療の主役はコントローラー。発作を防ぎつつ、減量をめざす

症状が少しでもあれば、気道の炎症とリモデリングが進行していると考えられる。したがって、治療の目標は〝症状を出さない〟ことだ。発作予防のためにふだんから用いる薬を**コントローラー**といい、**ICS**《アイシーエス》**（吸入ステロイド薬）**が基本となる。発作時は、**SABA**《サバ》**（短時間作用性β_2刺激薬）**などの**リリーバー**（発作治療薬）を用いる。

重症度に応じて薬を選択し、経過を観察しながら種類や量を調節する。最終的には、リリーバーを必要としない安定した状態をめざす。喘息とCOPD《シーオーピーディー》の両方の特徴をあわせもつ**ACO**《エーシーオー》**（喘息とCOPDのオーバーラップ）**でも、基本方針は同様である。

経過を大きく左右するのが、吸入ステロイド薬の早期導入だ。強力な抗炎症作用《こうえんしょうさよう》で進行を抑え、薬の減量や中止に寄与する。

COPDとオーバーラップした「ACO」にも注意

慢性的な気流閉塞があり、COPDと喘息の各特徴をあわせもつ病態をACO《エー シー オー》という。

好発年齢は、喘息患者より高齢とされている。

COPD《シー オー ピーディー》の特徴

（1項目以上に該当）

1. 喫煙歴（10pack-years以上）あるいは同程度の大気汚染曝露《ばくろ》
2. 胸部CT《シーティー》における気腫性《きしゅせい》変化を示す低吸収領域の存在
3. 肺拡散能障害（% D_{LCO}《ディーエルシーオー》<80%あるいは % D_{LCO}/V_A<80%）

喘息の特徴

（1～3の2項目以上、または1項目プラス4の2項目以上に該当）

1. 変動性（日内、日々、季節）あるいは発作性の呼吸器症状（咳《せき》、痰《たん》、呼吸困難）
2. 40歳以前の喘息の既往
3. 呼気中一酸化窒素《こきちゅういっさんかちっそ》濃度（FeNO《エフィーエヌオー》）>35ppb
4.
   1) 通年性アレルギー鼻炎の合併
   2) 気道可逆性（FEV_1>12%かつ>200mLの変化）
   3) 末梢血好酸球《まっしょうけつこうさんきゅう》>5%あるいは>300/μL
   4) IgE《アイジーイー》高値（総IgEあるいは通年性吸入抗原《こうげん》に対する特異的IgE）

（『喘息とCOPDのオーバーラップ（Asthma and COPD Overlap：ACO）診断と治療の手引き 2018』一般社団法人日本呼吸器学会 喘息とCOPDのオーバーラップ（Asthma and COPD Overlap：ACO）診断と治療の手引き 2018作成委員会編、日本呼吸器学会より作成）

重症度の変化に応じて、コントローラーを使い分ける

コントロール状態を3～6か月間評価し、ステップアップまたはステップダウンを検討。

早期からICS《アイシーエス》（吸入ステロイド薬）を適切に使用すれば、増量せずにすむことが多い。

Step 1

ICS（吸入ステロイド薬）を低用量で使う

喘息治療の基本であるICSを、100～200μg/日の低用量で使用※。

ICSがもっとも効果的だが、どうしても使えない場合には、LTRA《エルティーアールエー》（ロイコトリエン受容体拮抗薬《じゅようたいきっこうやく》）、SRT《エスアールティー》（テオフィリン徐放製剤《じょほうせいざい》）のどちらかを使う。

Step 2

効果が不十分ならICS/LABA《ラバ》合剤を使用

効果不十分ならICSを中用量まで増量。400μg/日がめやす※。長時間作用型β_2刺激薬「LABA」との併用がより効果的で、通常はICS/LABA合剤が選択される。ICSとLAMA《ラマ》（長時間作用性抗コリン薬）、LTRA、SRTのいずれかとの併用も可。

Step 3

ICS/LABA合剤などの用量を増やす

効果不十分なら、ICS/LABA合剤を中～高用量まで増やす。ICSの含有量としては400～800μg/日をめやすとする※。

ICS/LABA合剤だけでなく、ICSとLAMA、LTRA、SRTの複数を併用することもできる。

Step 4

用量アップだけでなくコントローラーの追加も検討

中～高用量のICS/LABA合剤でも効果不十分なら、高用量に増量。ICS含有量で800μg/日がめやす。併用薬としては、LTRA、SRT、LAMAのほか、抗IgE抗体《こうアイジーイーこうたい》、抗IL《アイエル》-5抗体、抗IL-5Rα《アールアルファ》抗体、経口ステロイド薬も選択肢。

※一部例外があり、㊕パルミコートでは低用量200～400μg/日、中用量800μg/日、高用量1600μg/日。㊕アニュイティでは低～中用量100μg/、中～高用量200μg/日を基準とする。

気管支喘息のうち、咳症状だけが続く

COPDや気管支喘息以上に疾患知名度が低く、見落とされやすいのが咳喘息だ。喘息の亜型ともいわれ、気道炎症による咳の症状をくり返す。

病態生理／症状

気道炎症が特徴。喘息の表現型のひとつとされる

咳喘息《せきぜんそく》は、**慢性的な咳《せき》**の原因疾患のひとつである。気管支喘息《きかんしぜんそく》と同様に、好酸球性《こうさんきゅうせい》の**気道炎症**や**気道過敏性**を有するものの、喘鳴《ぜんめい》や呼吸困難は認められず、呼吸機能はほぼ正常値なのが特徴だ。軽度の気道攣縮《れんしゅく》で咳が誘発され、夜間から早朝に悪化しやすい。慢性的な咳だけを主症状とした、気管支喘息の亜型と考えられている。

検査／診断

長引く咳から疾患を疑い、薬の効果で診断をする

胸部X《エックス》線検査で異常がなければ、咳喘息を鑑別疾患の第一候補として考える。「くり返しの咳発作」と「可逆性《かぎゃくせい》」に加え、夜間から早朝の症状悪化、季節性、喘鳴・呼吸困難の有無などを確認する。そして、**気道過敏性試験**をおこない、症状や検査値が改善するかどうかで診断をつける。

予後／治療

重症度に応じて吸入ステロイドなどを使い分ける

気管支喘息と同様、好酸球性の気道炎症があるため、治療は**ICS《アイシーエス》（吸入ステロイド薬）**が第一選択となる。

重症度にあわせて、吸入ステロイド薬を中心に、**コントローラー**と**リリーバー**を選択する。コントロールが不良ならステップアップを検討する。

咳喘息の治療が不適切な場合、30～40％が**気管支喘息**に移行するといわれている。抗原《こうげん》の除去、禁煙といった生活指導とともに、服薬アドヒアランスの向上をめざす。

3週以上続く咳ではとくに、咳喘息を疑う

感染症以外では気管支喘息が最多で、咳喘息も少なくない。
3週間以上続く咳は、咳喘息の可能性を疑うことが重要。

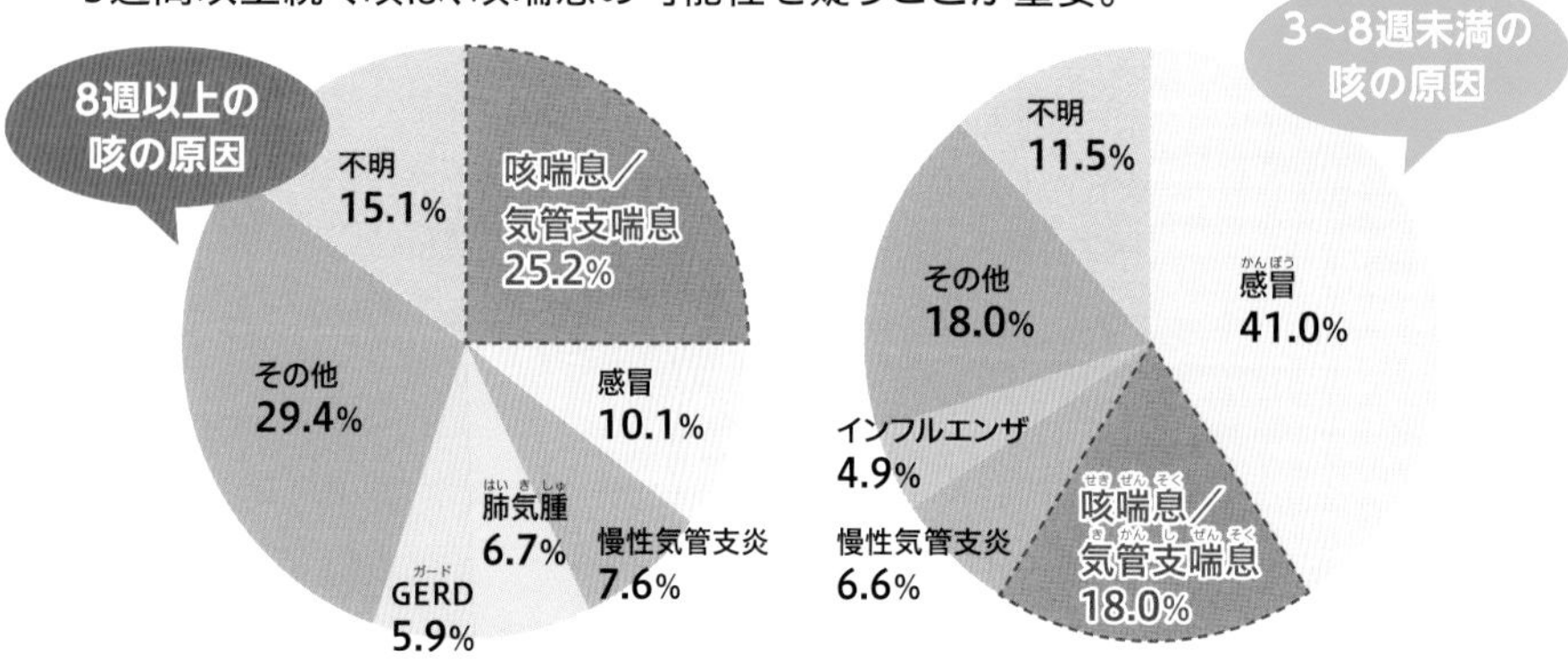

（「Frequency of Persistent Cough and Trends in seeking Medical Care and Treatment : Results of an Internet Survey.」Fujimura M., Allergology International vol.61：573-581, 2012より引用）

早期発見、早期治療で、喘息への移行を防ぐ

見逃されやすい疾患だけに、いかに早く、適切な診断・治療をするかが重要だ。

咳喘息が疑われる症状は?

気管支喘息と同様に、「くり返す咳発作」と「可逆性《かぎゃくせい》」を意識して、エピソードを聞き出す。
アレルギー素因、生活環境、家族歴なども確認を。

CHECK LIST

- ☑ 咳が長引いている(2〜3週間以上)
- ☑ 過去にも、咳が続いていたことがある
- ☑ まったく症状がない時期(時間帯)がある
- ☑ 夜に咳が出やすく、咳で目覚めたり、眠れなくなったりする
- ☑ 発熱の症状はない
- ☑ 以前から、花粉症や鼻炎などのアレルギー性疾患に罹患している
- ☑ 喫煙している、または日常的に間接喫煙をしている
- ☑ 犬や猫などのペットを室内で飼育している
- ☑ 労作《ろうさ》によって息切れし、咳き込むことがある
- ☑ 家族に咳喘息患者がいる、または同様の症状がある

β_2《ベータツー》刺激薬による症状の改善は?(気道過敏性試験)

短時間作用型β_2刺激薬を吸入後、症状やピークフロー値が改善されれば、可逆性ありと判断できる。基準値は「1秒量200mLかつ12%以上の改善」が一般的。すでにステロイドなどを使用している場合は、試験前に中止しておく。

【 テストに使用する薬剤 】

- サルブタモール硫酸塩《りゅうさんえん》
  (㊢サルタノールインヘラー/ベネトリン吸入液)
- プロカテロール塩酸塩《えんさんえん》
  (㊢メプチンエアー)

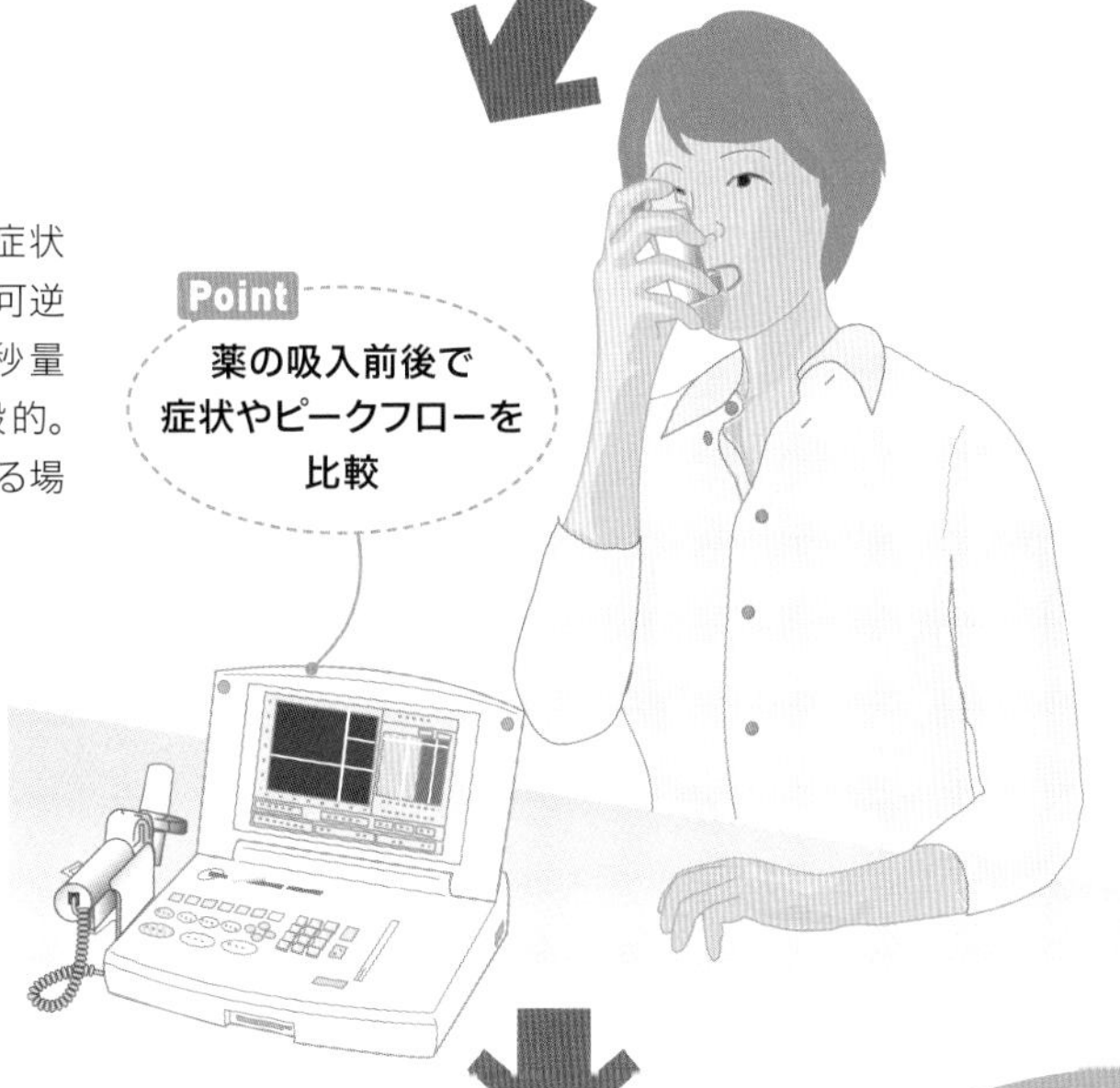

喘息に移行しないよう、吸入ステロイド薬で治療

治療前重症度	軽　症	中等症以上
症　状	● 症状は毎日ではない ● 日常生活や睡眠への妨げは週1回未満 ● 夜間症状は週1回未満	● 症状が毎日ある ● 日常生活や睡眠が週1回以上妨げられる
長期管理薬	中用量ICS《アイシーエス》(吸入ステロイド薬) (使用できない場合はLTRA《エルティーアールエー》[ロイコトリエン受容体拮抗薬《じゅようたいきっこうやく》])	中〜高用量ICS、+LABA《ラバ》(長時間作用性β_2刺激薬)またはLTRA、LAMA《ラマ》(長時間作用性抗コリン薬)、テオフィリン徐放製剤《じょほうせいざい》(LABAは配合剤の使用可) 2剤以上の追加やLTRA以外の抗アレルギー薬の併用も考慮してよい
発作治療	吸入SABA《サバ》(短時間作用性β_2刺激薬)頓用 効果不十分なら短期経口ステロイド薬	吸入SABA頓用 中用量BFC《ビーエフシー》※のmaintenance and reliever《メンテナンス アンド リリーバー》療法 効果不十分なら経口ステロイド薬(症状に応じて治療開始時から数日間併用してもよい)

重症度に応じて、ガイドラインで推奨されたコントローラーとリリーバーを用いる。早期に吸入ステロイド薬を導入することで、気管支喘息への移行を防げる。

※BFC…ブデソニド/ホルモテロール配合剤(㊢シムビコート)。吸入ステロイド薬とβ_2刺激薬の配合剤。
(『咳嗽・喀痰の診療ガイドライン2019』日本呼吸器学会 咳嗽・喀痰の診療ガイドライン2019作成委員会編、2019、日本呼吸器学会より引用)

夜間の無呼吸、低呼吸をくり返す。生活改善、呼吸療法が効く

睡眠時に無呼吸状態に陥ったり、呼吸が浅くなったりするのが、睡眠時無呼吸症候群だ。放置すると、慢性的な低酸素血症に陥ってしまう。

病態生理／症状

いびきや日中の眠気のほか、慢性咳嗽も関係している

睡眠時無呼吸症候群（**SAS**）は、睡眠中に無呼吸や低呼吸をくり返す病態をいう。**閉塞性睡眠時無呼吸**（**OSA**）が約9割を占め、そのほかに**中枢性睡眠時無呼吸**（**CSA**）、**混合性睡眠時無呼吸**がある。

無呼吸や低呼吸などで血中酸素濃度が低下すると、脳が覚醒して呼吸が再開される。このサイクルのくり返しで睡眠の質が低下して、日中の眠気や疲労感、集中力の欠如などが生じる。また、間欠的な**低酸素血症**《ていさんそけっしょう》は、不整脈や内分泌《ないぶんぴつ》異常、夜間の交感神経優位をまねき、高血圧や糖尿病、心不全、脳心血管障害などのリスクを高める。慢性《まんせい》咳嗽《がいそう》との関連も指摘され、慢性咳嗽におけるOSA《オーエスエー》の割合は33～84％との報告がある。

検査／診断

睡眠ポリグラフでイベント回数などをチェック

睡眠時無呼吸症候群では、患者自ら無呼吸に気づくことはまれで、自覚症状があっても重症度との関連性は低い。**肥満**や**軟口蓋低位**《なんこうがいていい》、**扁桃肥大**《へんとうひだい》、**小顎症**《しょうがくしょう》など、気道閉塞につながりやすい身体所見や、治療抵抗性の**高血圧**、**うっ血性心不全**、**脳卒中**、**心房**《しんぼう》**細動**《さいどう》、**糖尿病**、**慢性咳嗽**などがあれば、睡眠時無呼吸症候群を疑うことが大切である。

検査は、1泊入院してもらい、**睡眠ポリグラフ**（→P98）で、睡眠と呼吸状態を同時に調べる。無呼吸と低呼吸の睡眠1時間あたりの平均回数（**AHI**）が5回以上で、日中の眠気やいびきなどの症状があれば、SASと診断できる。AHI15回以上の場合は、自覚症状がなくても診断できる。

睡眠時無呼吸症候群には、2つのタイプがある

閉塞性睡眠時無呼吸が全体の約9割を占める。男性に多いが、閉経後の女性にも認められる。

I　閉塞性睡眠時無呼吸　OSA《オーエスエー》

肥満などが原因で、全体の約9割を占める

肥満や軟口蓋低位《なんこうがいていい》、扁桃肥大《へんとうひだい》、小顎症《しょうがくしょう》などで、上気道が閉塞して起こる。努力呼吸（胸腹部の呼吸運動）が認められ、いびきが生じる。

Point
肥満などで舌根《ぜっこん》が沈み、気道が閉塞

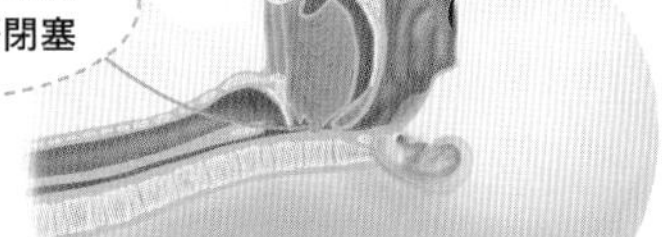

II　中枢性睡眠時無呼吸　CSA《シーエスエー》

慢性心不全患者などに多く見られる

呼吸中枢の異常により、無呼吸をくり返すタイプ。呼吸努力は認められない。慢性心不全や脳血管障害のある人によく見られる。

頻回の無呼吸、低呼吸があれば、CPAPで治療する

睡眠ポリグラフで頻回の無呼吸・低呼吸が認められれば、CPAP《シーパップ》による治療をおこなう。

重症度分類

AHI（無呼吸低呼吸指数）は、睡眠1時間あたりの無呼吸と低呼吸の平均回数のこと。

軽症	5回≦AHI《エーエイチアイ》（無呼吸数＋低呼吸数）＜15回
中等症	15回≦AHI（無呼吸数＋低呼吸数）＜30回
重症	30回≦AHI（無呼吸数＋低呼吸数）

（「Sleep-related breathing disorders in adults：recommendations for syndrome definition and measurement techniques in clinical research.」The Report of an American Academy of Sleep Medicine Task Force, Sleep vol.22（5）：667-689, 1999より引用）

診断基準

成人の閉塞性睡眠時無呼吸の診断基準。「A＋B」、または「C」があてはまれば、閉塞性睡眠時無呼吸と診断できる。

（AとB）またはCで基準を満たす

A. 以下の最低ひとつ

1. 患者が眠気、休めない睡眠、疲労感、不眠の症状を訴える
2. 患者が呼吸停止、あえぎ、窒息感で目覚める
3. ベッドパートナーや他の観察者が患者の睡眠中に習慣性いびき、呼吸の中断、あるいは両方を報告する
4. 患者が高血圧、気分障害、認知機能障害、冠動脈疾患《かんどうみゃくしっかん》、うっ血性心不全、心房細動《しんぼうさいどう》、あるいは2型糖尿病と診断されている

B. PSG《ピーエスジー》あるいはOCST《オーシーエスティー》（センター外睡眠検査）で以下を認める

- PSG、OCST計測1時間あたり5回以上の主として閉塞性呼吸イベントが認められる

C. PSGあるいはOCSTで以下を認める

- 閉塞イベントが有意であり、PSGでは睡眠時間、OCSTでは記録1時間あたり15回以上認める

（『International Classification of Sleep Disorders, 3rd ed』American Academy of Sleep Medicine, 2014, AMERICAN ACADEMY OF SLEEP MEDより引用）

治療

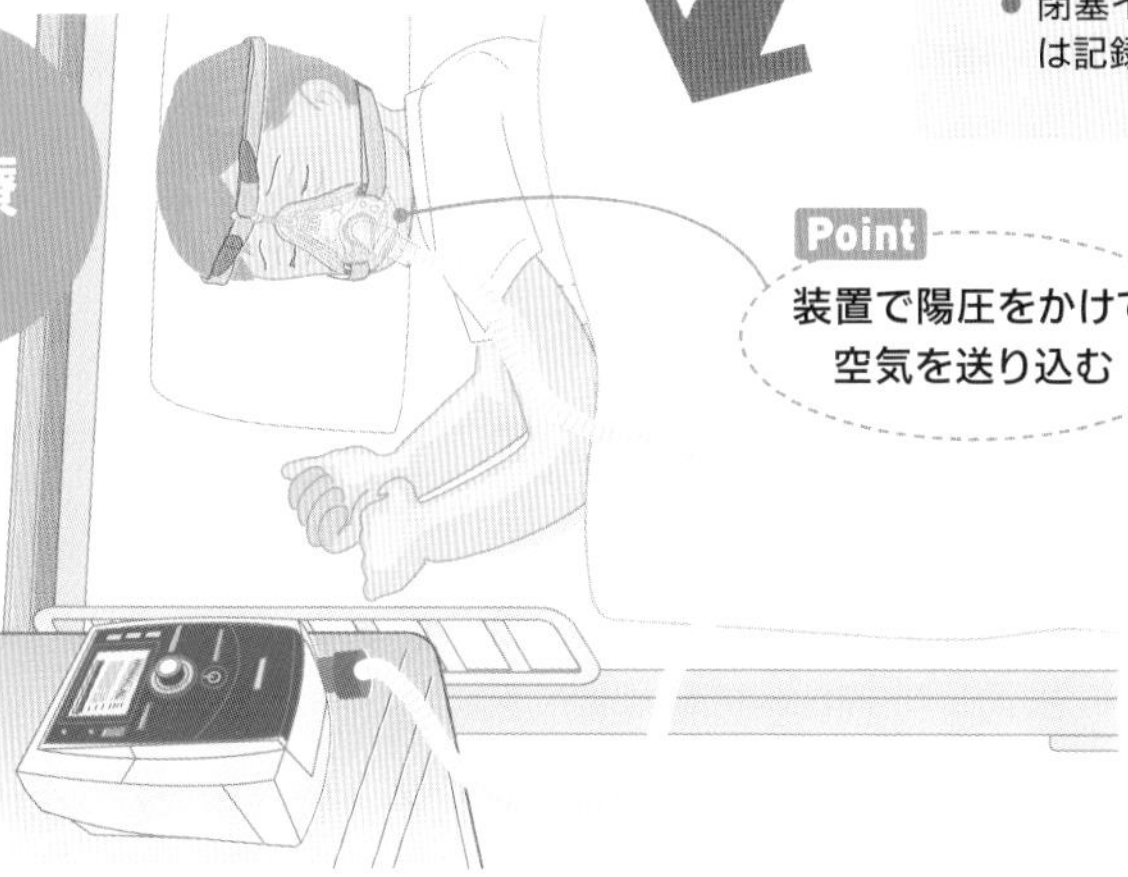

治療は、睡眠時にマスクを装着し、持続的に陽圧をかけて空気を送り込むCPAP（→P153）が中心。心血管イベントの軽減や生命予後の改善に有効。

予後／治療

軽度では肥満解消、中等度以上では呼吸療法が有効

軽症で肥満のある場合は、**減量**して肥満を解消することが症状の改善につながる。**禁酒、禁煙、側臥位睡眠**《そくがいすいみん》なども有効だ。

中等症以上では、**CPAP**《シーパップ》**（持続陽圧呼**《じぞくようあつこ》**吸療法**《きゅうりょうほう》**）**が第一選択となる。睡眠時にマスクを装着してもらい、チューブを通じて空気を送り込むことで、気道を開存させる方法だ。ただし、根本的治療ではなく、対症療法で、基本的には一生継続する必要があることを、あらかじめ説明しておく。

CPAPには、つねに同じ圧をかける**固定式CPAP**と、呼吸状態に応じて圧を調節する**auto**《オート》**-CPAP**とがある。圧が低すぎると気道を開存できず、高すぎると不快に感じる。継続のためには、適切な圧の設定とフォローアップが大切である。

また、下顎《かがく》を数㎜前方へ出して固定する、口腔内装具も有効だ。そのほか、口蓋垂軟《こうがいすいなん》口蓋咽頭形成術《こうがいいんとうけいせいじゅつ》（UPPP）という外科的治療もある。なお、高血圧などの基礎疾患があれば、その治療を確実におこなう。

「非小細胞肺がん」が多い。末梢では症状が出にくい

肺がんは、大腸がん、胃がんについで罹患率の高いがんだ。とくに多いのが「非小細胞がん」で、症状がないまま進行する例も少なくない。

病態生理／症状

非小細胞肺がんのうち、とくに多いのが「腺がん」

肺がんは、日本人のがん死の第1位を占めるがんで、50歳以上で急激に増えてくる。最大の危険因子は喫煙である。

肺がんにはさまざまな組織型があり、性質が異なる。増殖スピードが速く、悪性度が高いのが**小細胞肺《しょうさいぼう》がん**（↓P128）だ。小細胞肺がん以外は一般に増殖・転移のスピードが速くなく、治療方針が異なることから、**非小細胞肺がん**として区別している。

非小細胞肺がんには「**腺《せん》がん**」「**扁平上皮《へんぺいじょうひ》がん**」「**大細胞《だいさいぼう》がん**」などがあり、大半を占めるのが腺がんだ。末梢の気管支に発症し、非喫煙者の女性にも多い。扁平上皮がんについては、喫煙との関連が深いという特徴がある。

検査／診断

CT検査実施後に、細胞診で確定診断をする

末梢にできる非小細胞肺がんは症状が出にくく、検診などで見つかりやすい。X《エックス》線画像検査でがんが疑われる場合はまず、**C《シー》T《ティー》検査**で確認する。それでも判断できなければ、FDG《エフディージー》-PET《ペット》／CT《シーティー》検査（放射性医薬品FDGを使ったポジトロン断層・コンピューター断層複合撮影）をすることもある。転移の有無や程度が正確にわかるものの、偽陽性《ぎようせい》もあり、慎重な判断が必要だ。

確定診断には、細胞や組織を採取して調べる**病理検査**をおこなう。**気管支鏡検査《きかんしきょうけんさ》**や**CTガイド下《か》針生検《はりせいけん》**などでサンプルを採取する。確定診断がついたら、**TNM《ティーエヌエム》分類**で病期を診断する。病期によって治療方針が異なるため、病期診断は非常に重要である。

腫瘍の大きさと転移の状態から、病期を診断〈TNM《ティーエヌエム》分類〉

がんの大きさ（T）、リンパ節転移の有無と程度（N）、遠隔転移の有無と程度（M）から、病期を判定。

腫瘍の大きさ ＼ 転移		N0	N1	N2	N3	M1a	M1b	M1c
T1	T1a（≦1㎝）	ⅠA1期	ⅡB期	ⅢA期	ⅢB期	ⅣA期	ⅣA期	ⅣB期
	T1b（1〜2㎝）	ⅠA2期	ⅡB期	ⅢA期	ⅢB期	ⅣA期	ⅣA期	ⅣB期
	T1c（2〜3㎝）	ⅠA3期	ⅡB期	ⅢA期	ⅢB期	ⅣA期	ⅣA期	ⅣB期
T2	T2a（3〜4㎝）	ⅠB期	ⅡB期	ⅢA期	ⅢB期	ⅣA期	ⅣA期	ⅣB期
	T2b（4〜5㎝）	ⅡA期	ⅡB期	ⅢA期	ⅢB期	ⅣA期	ⅣA期	ⅣB期
T3	T3（5〜7㎝）	ⅡB期	ⅢA期	ⅢB期	ⅢC期	ⅣA期	ⅣA期	ⅣB期
T4	T4（>7㎝）	ⅢA期	ⅢA期	ⅢB期	ⅢC期	ⅣA期	ⅣA期	ⅣB期

（『臨床・病理 肺癌取扱い規約【第8版】』特定非営利活動法人 日本肺癌学会編、2017、金原出版より作成）

病期に応じて、「手術」「放射線」「薬物」で治療

外科手術、放射線治療、薬物療法の3つを組み合わせて、根治をめざす。

その他の手術法

楔状切除《けつじょうせつじょ》
端にあるがんとその周辺をくさび形に小さく切る。

区域切除
がんのある1区域と、隣接するリンパ節を切りとる。

肺全摘術《はいぜんてきじゅつ》
患側《かんそく》の肺をすべて切りとる、侵襲度の高い方法。

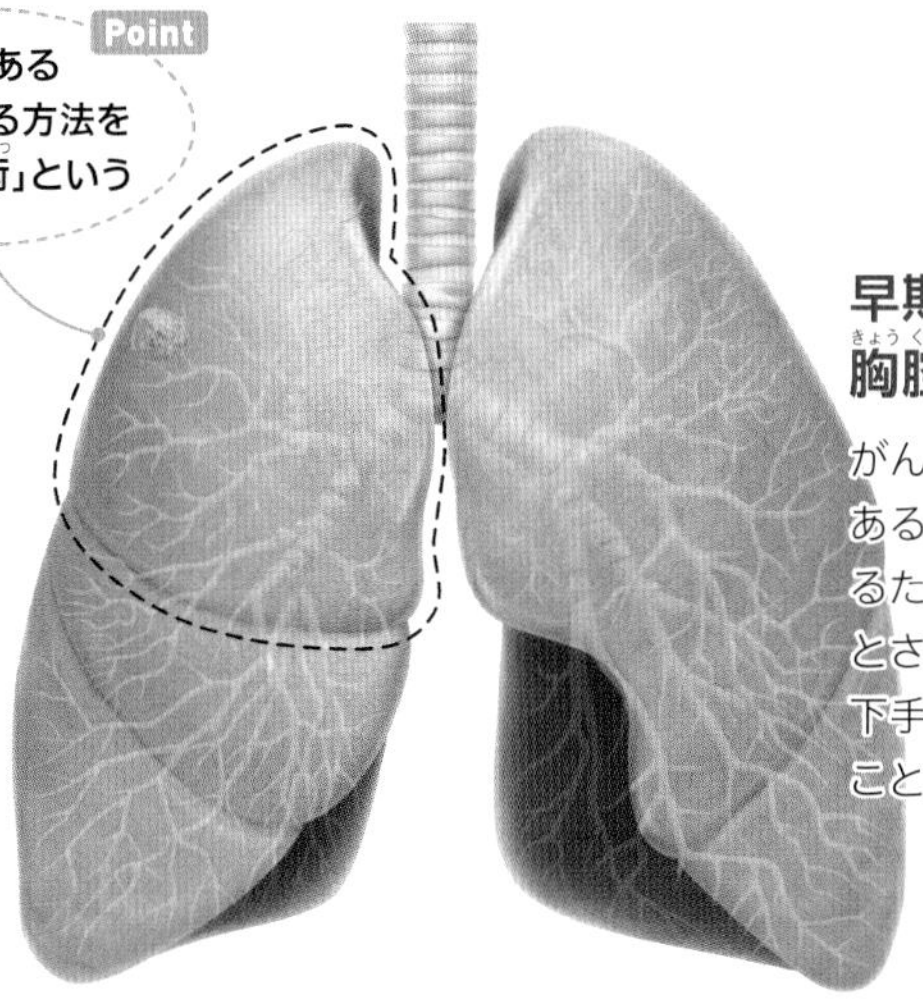

外科手術

早期のがんでは胸腔鏡下《きょうくうきょうか》でおこなうことも
がん病巣だけでなく、その近くにある微細な転移巣も確実に切除するため、肺葉切除術が標準的治療とされている。早期なら、胸腔鏡下手術で区域切除などにとどめることもある。

薬物治療

がん細胞の性質を調べて薬剤を決定する
性質以外にも、体力や身体活動性など患者の状態を勘案して、治療方針を決める。

抗がん剤の種類

分子標的薬
がん細胞だけがもつ分子に作用。遺伝子変異がある例に使う。

殺細胞性薬《さつさいぼうせいやく》
従来型の薬。細胞の分裂・増殖を阻害するが、正常細胞にも影響。

免疫《めんえき》チェックポイント阻害薬《そがいやく》
抑制された免疫機能を正常化する。特定の分子の発現がある例に使う。

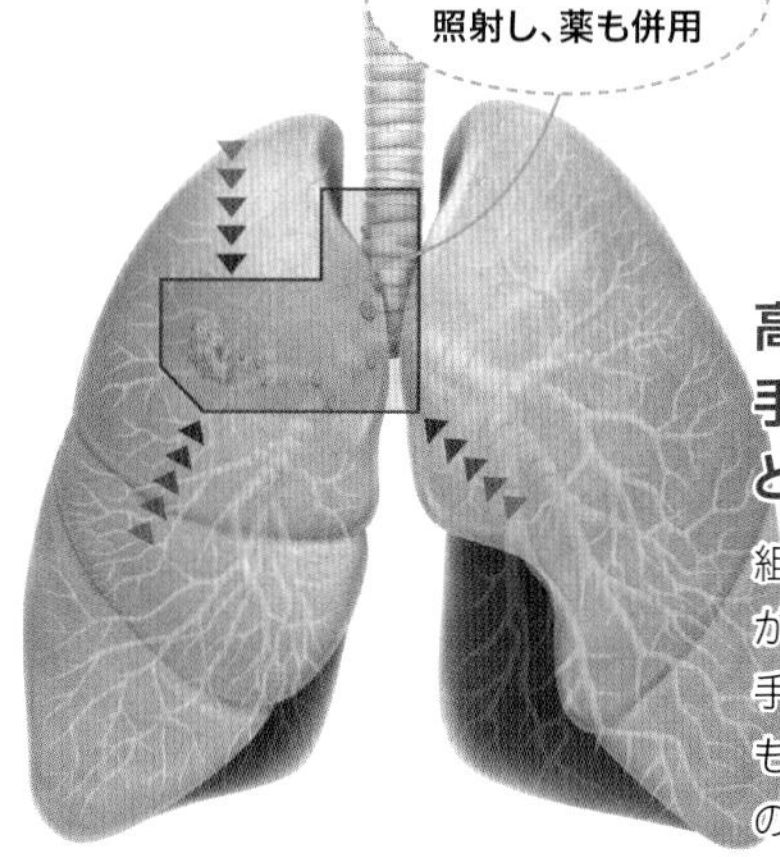

放射線治療

高齢で体力がなく、手術できないときにも有効
組織型を問わないのが利点。体力がなく、手術ができない人でも可能。薬物治療との併用が多い。

予後／治療

ⅢA期までは手術適応。進行例では放射線と薬で治療

がんの治療でもっとも望ましいのは、がんをすべてとりきる**外科手術**だ。しかし、ある程度進行したがんでは、外科手術が適応とならなかったり、手術だけでは完治が見込めないことが多い。そこで、外科手術、薬物療法、放射線療法を組み合わせて根治性を高める方法が主流になっている。

非小細胞肺がんの場合、手術で根治をめざせるのは、基本的に**ⅢA期**までだ。ⅢA期ではあわせて**術後補助化学療法**をおこない、相乗効果をねらう。しかし、患者の状態によっては手術ができないこともあり、薬物と放射線を同時併用する**化学放射線療法**や**放射線単独療法**が検討される。

ⅢB期以上では放射線で根治が見こめるなら、化学放射線療法を選択する。放射線で根治が見こめない場合や**Ⅳ期以上**では、薬物療法が推奨される。**分子標的薬**や**免疫《めんえき》チェックポイント阻害薬《そがいやく》**、**殺細胞性薬《さつさいぼうせいやく》**などである。治療前に特定の遺伝子変異の有無を調べ、それにあった薬剤を使用する。

「小細胞肺がん」は薬物と放射線での治療が中心

小細胞肺がんは進行・転移が速く、ほかのがんとは別の組織型として扱われる。多くは手術困難なため、放射線治療、薬物治療が治療の主体となる。

限局型(LD)では、放射線と薬を併用

片側胸郭内《へんそくきょうかく》にとどまっているがんを「限局型(LD《エルディー》)」という。TNM《ティーエヌエム》分類では、II期、III期に相当する。

限局型小細胞《しょうさいぼう》肺がん

- **IIB期〜**(リンパ節転移あり)
  - **PS4** → BSC《ビーエスシー》もしくは薬物療法
  - **PS3** → 薬物療法＋(放射線療法) → 治療後評価へ
  - **PS0〜2**《ピーエス》 → 化学放射線療法 → 治療後評価へ
  - 治療後評価:CR《シーアール》(完全奏効)かつPS良好 → **PCI**《ピーシーアイ》(定期的な評価が必要)
- **I期、IIA期**(リンパ節転移なし)
  - **手術不能症例** → ●化学放射線療法 ●放射線療法＋薬物療法 ●薬物療法
  - **手術可能症例** → 外科治療＋薬物療法

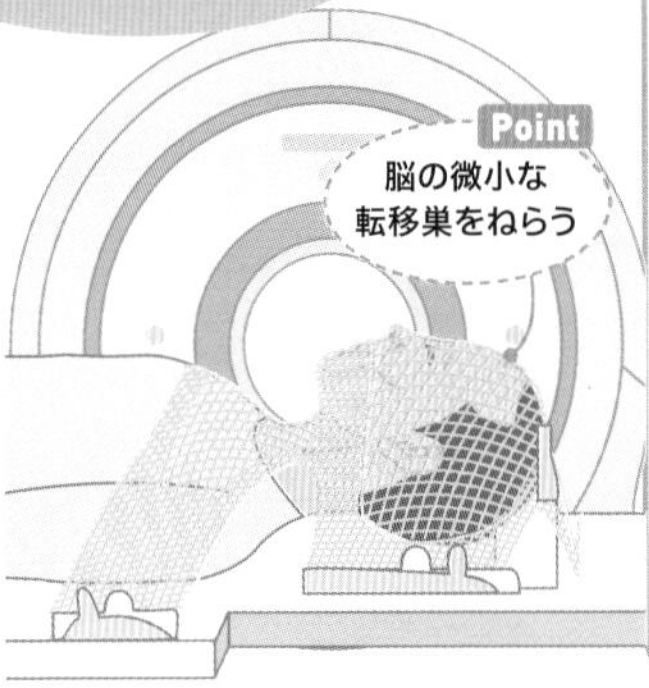

多くの場合、放射線療法か薬物療法、またはその併用が選択肢となる。リンパ節転移があれば、脳転移の可能性も高いため、治療奏効後に脳に放射線をあてる(PCI)。

PS(パフォーマンス・ステータス)をふまえて、治療方針を決定

PS0	無症状で社会活動ができ、制限を受けることなく発病前と同等にふるまえる
PS1	軽度の症状があり、肉体労働は制限を受けるが、歩行、軽い家事、事務などはできる
PS2	歩行や身の回りのことはできるが、ときに少し介助がいることもある。軽労働はできないが、日中の50%以上は起居している
PS3	身の回りのある程度のことはできるが、しばしば介助がいり、日中の50%以上は就床している
PS4	身の回りのこともできず、つねに介助がいり、終日就床を必要としている

(『肺癌診療ガイドライン2018年版　悪性胸膜中皮腫・胸腺腫瘍含む』特定非営利活動法人 日本肺癌学会編、2018、金原出版より作成)

病態生理／症状

小細胞肺がんは、神経内分泌腫瘍の一種

気管支に存在する内分泌細胞《ないぶんぴつさいぼう》由来の腫瘍《しゅよう》を**神経内分泌腫瘍**といい、「**小細胞《しょうさいぼう》がん**」「**大《だい》細胞《さいぼう》神経内分泌《しんけいないぶんぴつ》がん**」「**カルチノイド**」の3タイプがある。小細胞がんは、小さな細胞が密集して増殖するものをさす。喫煙との関連が深く、肺がん全体の10%以上を占める。増殖スピードが非常に速く悪性度が高いため、他の肺がんとは分けて扱われる。

検査／診断

検査法はほかの肺がんと同じ。ただし発見時の進行例が多い

気管支鏡検査《きかんしきょうけんさ》や**CT《シーティー》ガイド下《か》針生検《はりせいけん》**などで、確定診断をつける。さらに**FDG《エフディージー》-PET《ペット》/CT検査**(↓P126)などで、遠

進展型(ED)では、薬物療法を単独でおこなう

進展型は、TNM分類のⅣ期に相当する段階。
反対側の胸郭内への転移などが認められる。

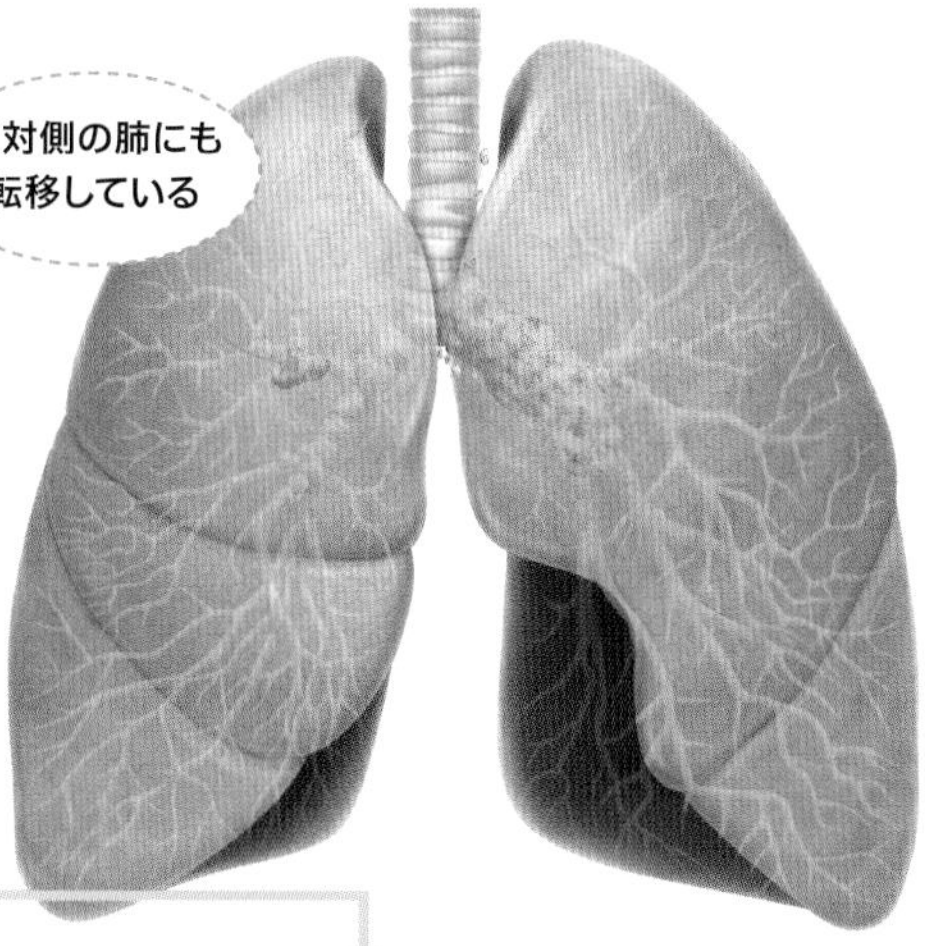

進展型小細胞肺がん

がんが肺門部《はいもんぶ》の気管支全体に広がり、反対側の肺にも転移している場合、放射線治療は困難。体力と年齢に応じた薬の組み合わせを選択し、がんの増殖を少しでも抑える。

PS4

BSC

薬物療法をするとかえって体の負担になる

「ベスト・サポーティブ・ケア」の略。抗がん剤は使わず、症状の緩和とQOL《キューオーエル》（生活の質）の向上をめざす。

PS3

CE療法
Split PE療法

体力が低下した人、副作用が出やすい高齢者に

PS3は、体力がかなり低下した状態。体への負担が比較的少ないCE療法か、Split PE療法を選択。

PS0〜2

71歳以上

PE療法　**CE《シーイー》療法**
Split《スプリット》 PE療法

PI療法よりも体への負担が少ない

PE療法のほか、カルボプラチン＋エトポシドの「CE療法」、PE療法を少しずつ進める「Split PE療法」が向く。

70歳以下

PE《ピーイー》療法　**PI《ピーアイ》療法**

体力がある人にはもっとも効果の高い組み合わせを

シスプラチン＋イリノテカンの「PI療法」か、シスプラチン＋エトポシドの「PE療法」がもっとも効果的とされる。

(『肺癌診療ガイドライン2018年版　悪性胸膜中皮腫・胸腺腫瘍含む』特定非営利活動法人 日本肺癌学会編、2018、金原出版より作成)

隔転移の有無を注意深く調べる。

病期分類では、TNM《ティーエヌエム》分類以外に、「**早期限局型**」「**限局型（LD）**」「**進展型（ED）**」の臨床的分類も役立つ。ただし、発見時にすでに遠隔転移していることが多く、早期限局型はほぼ見られない。

予後／治療

体力を見ながらプラチナ併用療法などで治療

限局型の小細胞肺がんでも、手術可能例はまれだ。薬や放射線の感受性が高いことから、薬と放射線を同時併用する**化学放射線療法**が標準治療となる。体への負担が大きい場合は、放射線療法単独、薬物療法単独という選択肢も検討する。また、初期治療後の**PCI**《ピーシーアイ》（**予防的全脳照射**《よぼうてきぜんのうしょうしゃ》）が有用とされ、3年後の脳転移再発率を58・6％から33・3％に減少させると報告されている。

進展型は薬物療法単独で治療する。非小細胞肺がんで用いられる分子標的薬などは適応とならないため、殺細胞性薬《さつさいぼうせいやく》を組み合わせた**プラチナ併用療法**が基本だ。最近は、免疫《めんえき》チェックポイント阻害薬《そがいやく》も選択肢に含まれるようになった。

肺が線維化し、呼吸不全に至ることもある

間質性肺炎は、頻度はさほど高くないものの、重症化しやすく、見逃してはならない疾患だ。肺の間質が線維化し、酸素をとりこみにくくなる。

間質性肺炎でとくに多いのは、IPF(特発性肺線維症)

60歳以上で、慢性の労作性《ろうさせい》呼吸困難がある場合、IPF《アイピーエフ》を疑う。
両肺底部《りょうはいていぶ》のファインクラックル(→P73)も確認。

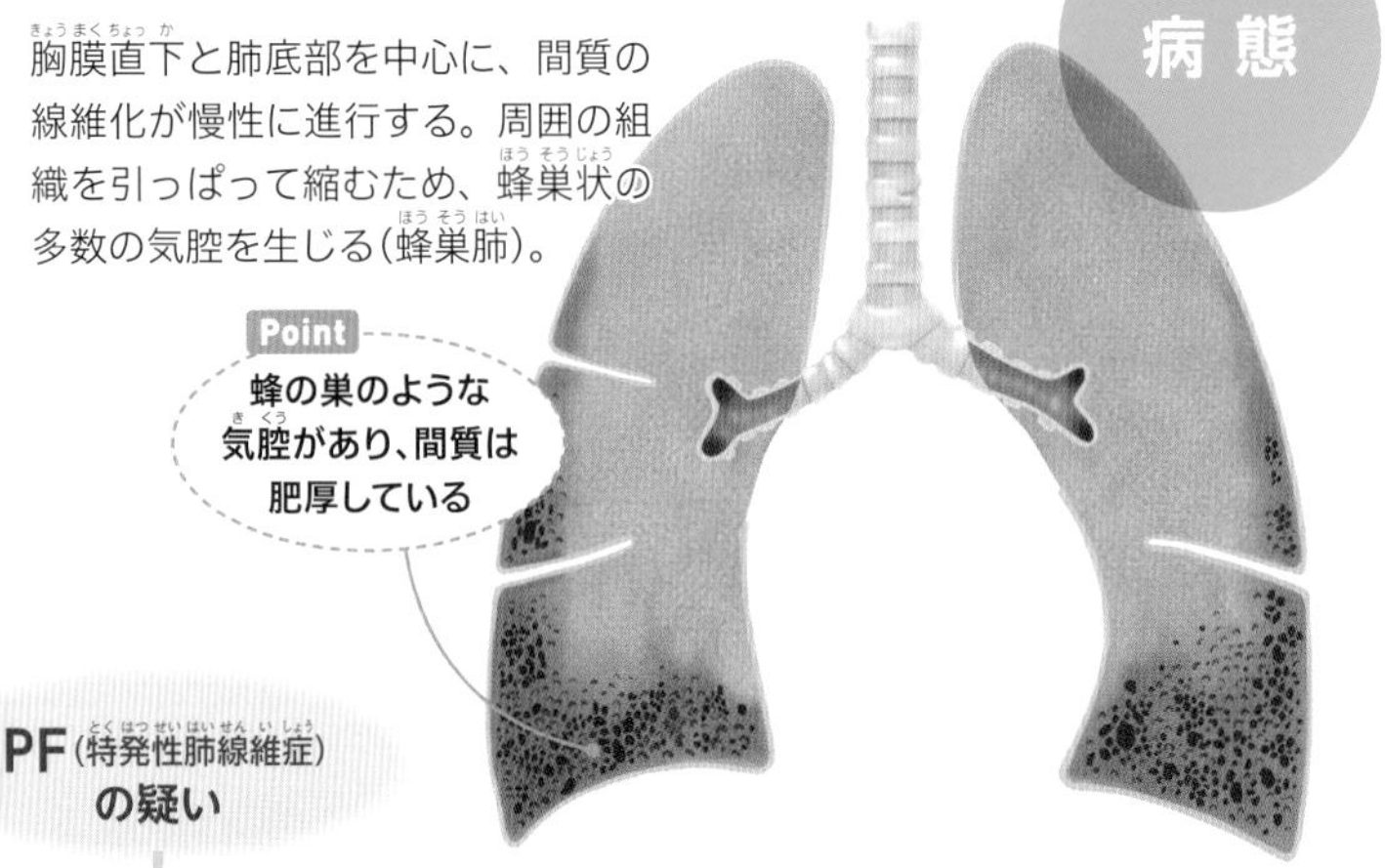

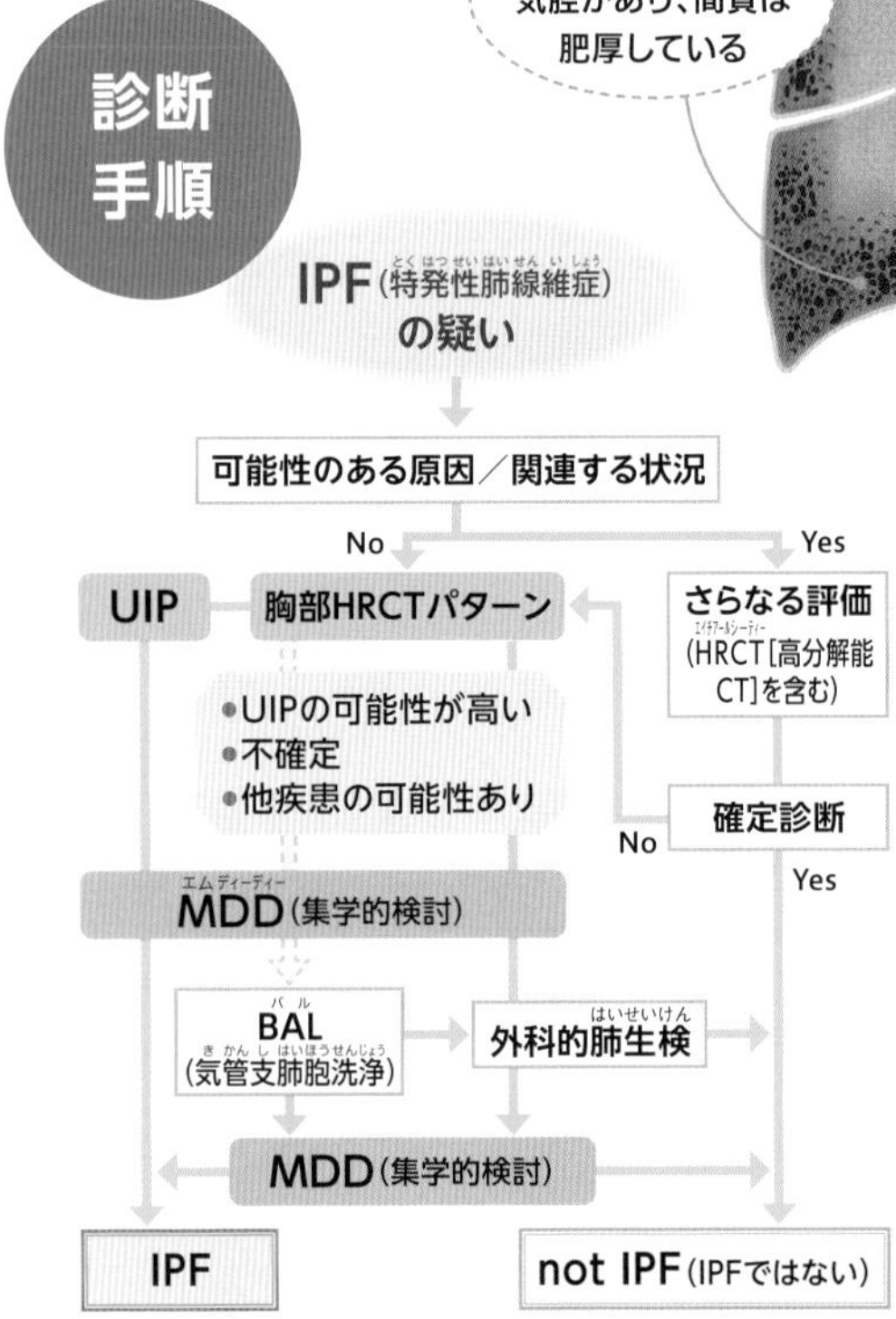

画像検査で認める
UIP《ユーアイピー》パターン

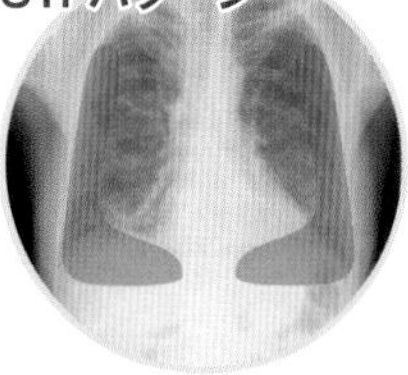

病歴や生活歴、理学所見などで、原因のあきらかな間質性肺炎を除外。高分解能CTで蜂巣肺などのUIPパターンを認めれば、IPFとわかる。

(「Diagnosis of Idiopathic Pulmonary Fibrosis：An Official ATS/ERS/JRS/ALAT Clinical Practice Guideline」Raguh G et al., American Journal of Respiratory and Critical Care Medicine vol.198 (5)：e44-e46, 2018, AMERICAN THORACIC SOCIETYより作成)

病態生理/症状

間質の線維化で肺機能が徐々に損なわれていく

間質に損傷や炎症が起こり、線維化が進行する疾患を総称して、**間質性肺炎**という。間質性肺炎は、原因のあきらかなものと、原因不明のものに大別できる。原因不明の**特発性間質性肺炎**《とくはつせいかんしつせいはいえん》(**IIPs**)は、さらに病理組織から、7つの病型に分けられる。

もっとも多いのは、**特発性肺線維症**《とくはつせいはいせんいしょう》(**IPF**)だ。線維化が慢性的に進行し、**拘束性換気障害**や**拡散障害**(→P43)をまねく。労作《ろうさ》時の呼吸困難が著しいのが特徴である。

検査/診断

高分解能CTで蜂巣肺、網状影の有無を見る

間質性肺炎を疑う場合、まずは明確な原

IPF以外で頻度が高いのは、おもに3タイプ

間質性肺炎には多くの種類があるが、IPF以外で頻度が高いもの、危険性の高いものを覚えておきたい。

COP《シーオーピー》
特発性器質化肺炎《とくはつせいきしつかはいえん》

気管支に異常が出やすく、拘束性障害、拡散障害に

病理学的に器質化肺炎を呈する疾患。浸潤影《しんじゅんえい》が多発し、蜂巣肺は見られない。ステロイド薬が非常に有効で、多くは1か月以内に陰影が消失する。肺炎と間違われることが多い。

特徴&所見

- 50～60歳代に多い
- 非喫煙者に多く見られる
- 亜急性《あきゅうせい》の感冒様症状《かんぼうようしょうじょう》
- 聴診ではクラックルが聞こえる

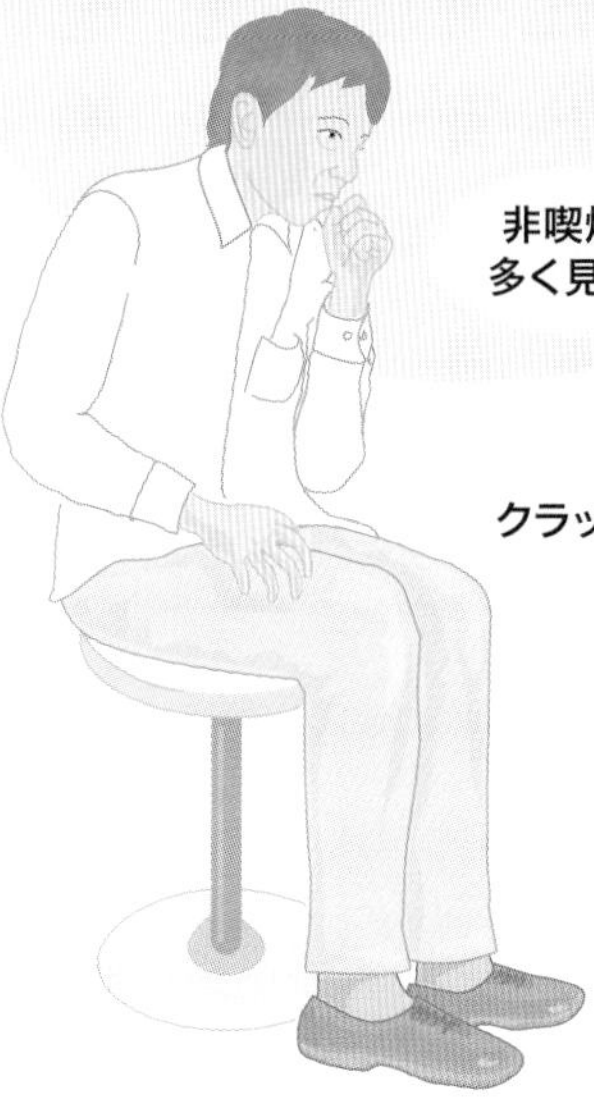

INSIP《アイエヌエスアイピー》
特発性非特異性間質性肺炎

分類・診断のむずかしい間質性肺炎

既存の組織診断に分類不能のパターンとして、1994年に提唱された疾患概念。すりガラス陰影や網状影《もうじょうえい》が中心で、蜂巣肺になるケースは少ない。ステロイド薬や免疫抑制薬《めんえきよくせいやく》が有効で、予後はIPFよりも良好。

Point
末梢の線維化はあるが蜂巣肺にはなりにくい

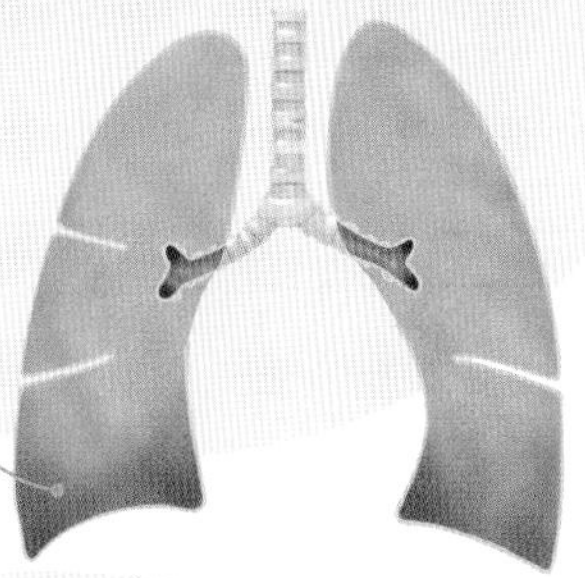

AIP《エーアイピー》
急性間質性肺炎

呼吸困難の症状が急激に悪化していく

病理学的にびまん性肺胞障害を呈する疾患。呼吸困難が急速に進行し、ARDS《エーアールディーエス》（急性呼《きゅうせいこ》吸窮迫症候群《きゅうきゅうはくしょうこうぐん》 →P136）に似た臨床像を示す。治療には好中《こうちゅう》球《きゅう》エラスターゼ阻害薬《そがいやく》が用いられるが、予後は不良。

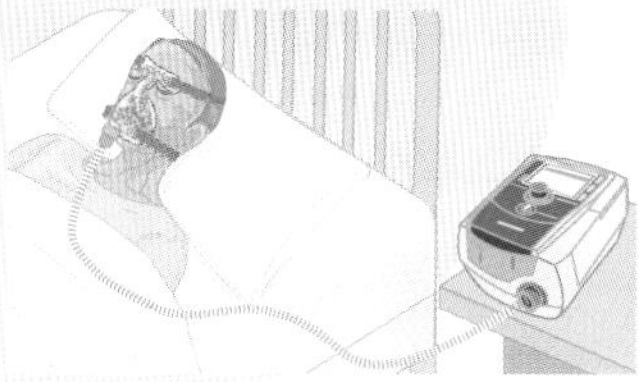

因があるか、原因がないかの見極めが重要だ。原因となる**薬剤**、**鳥抗原《とりこうげん》**、**放射線**、**カビ（真菌）**、**粉塵《ふんじん》**などの曝露《ばくろ》、**膠原病《こうげんびょう》**があるかどうか、病歴聴取を徹底しておこない、身体所見を確認する。また、高分解能CT《シーティー》で、**蜂巣肺《ほうそうはい》**や**網状影《もうじょうえい》**の有無や分布を見る。

IIPsの病型鑑別には本来、肺生検《はいせいけん》を要するが、高分解能CT所見や気管支肺胞《きかんしはいほう》洗浄《せんじょう》（BAL →P114）の細胞分画《さいぼうぶんかく》、臨床経過から判断するのが一般的だ。

予後／治療

進行速度はさまざま。薬で少しでも進行を抑える

もっとも多いIPFは多様な自然経過を示すが、平均生存期間は28～52か月と予後が悪い。治療では進行を抑制する目的で、**抗線維化薬《こうせんいかやく》**を用いる。生活面では、急性増悪を防ぐために、**感染症対策**を徹底する。また、**肺がん**（↓P126～）を高率に合併するため、禁煙は必須である。定期的なCT検査で、肺がんの早期発見に努める。

一方、亜急性（週～月単位）に進行する、**INSIP《アイエヌエスアイピー》**や**COP《シーオーピー》**は、ステロイド薬や免《めん》疫抑制薬《えきよくせいやく》が有効で、予後も良好である。

肺血管の病変で、肺高血圧症、肺血栓塞栓症が起こる

肺循環障害は、循環器疾患のひとつとされる。ただし呼吸困難などが主訴で、呼吸器科で見つかることもあり、病態と対処法を知っておく必要がある。

病態生理／症状

肺血管の狭窄や閉塞で息切れなどの症状が出る

肺高血圧症（PAH）は、肺動脈《はいどうみゃく》の狭窄《きょうさく》などで、肺動脈内圧《はいどうみゃくないあつ》が上昇する病態の総称で、「安静時の平均肺動脈圧25㎜Hg以上」と定義される。労作《ろうさ》時の呼吸困難や易疲労感《いひろうかん》などが出て、やがては右心不全《うしんふぜん》に至る。

一方、肺動脈が詰まって起こるのが**肺血《はいけっ》栓塞栓症《せんそくせんしょう》**だ。下肢や骨盤の深部静脈《しんぶじょうみゃく》に血栓があると（**深部静脈血栓症《しんぶじょうみゃくけっせんしょう》 DVT**）、血栓が肺に流れて、肺動脈を閉塞させてしまう。

検査／診断

心エコーや右心カテーテル検査で肺動脈圧を測定

肺高血圧症の早期には、心臓超音波検査（心エコー）による推定肺動脈圧の測定が有用だ。確定診断には**右心《うしん》カテーテル検査**を必ずおこなう。

また、突然の呼吸困難や胸痛があれば、**Wells《ウェールズ》スコア**を用いて肺血栓塞栓症の罹患確率を臨床的に判断する。

予後／治療

肺血栓塞栓症は予後が悪く、全身管理が欠かせない

呼吸器疾患にともなう肺高血圧症では、呼吸器疾患の治療を基本に、**右心不全治療薬**や**肺血管拡張薬**の投与、**長期酸素療法**を検討する。重症例では肺移植も適応となる。

急性肺血栓塞栓症は、対応が遅れると命にかかわる。**「血栓の溶解」「新たな塞栓の予防」「呼吸循環動態の改善」**の観点で、迅速に対応する。PESI《ペシィ》またはsPESI《エスペシィ》スコアで、臨床的に重症度を判定し、血栓《けっせん》溶解療法《ようかいりょうほう》や抗凝固療法《こうぎょうこりょうほう》などを使い分ける。

肺血栓塞栓症のリスクは、Wellsスコアで調べる

肺血栓塞栓症《はいけっせんそくせんしょう》の罹患確率を調べる、Wells《ウェールズ》スコアの簡易版。合計点が0〜1点なら肺血栓塞栓症の可能性は低く、2点以上なら可能性が高いと判断できる。

臨床的特徴	点数
肺血栓塞栓症または深部静脈血栓症《しんぶじょうみゃくけっせんしょう》の既往	1
心拍数>100回/分	1
4週間以内の手術、または長期臥床《がしょう》	1
喀血《かっけつ》	1
活動性のがん	1
深部静脈血栓症の臨床的徴候	1
臨床的に見て、他の鑑別疾患より肺血栓塞栓症の可能性が高い	1
合計点	点

（「Performance of 4 clinical decision rules in the diagnostic management of acute pulmonary embolism：a prospective cohort study.」Douma R.A., Mos I.C., Erkens P.M.,et al. Annals of Internal Medicine vol.154(11)：709-718, 2011より引用）

肺高血圧症は診断が、肺血栓塞栓症は早急な治療が大事

肺高血圧症も肺《はい》血《けっ》栓《せん》塞《そく》栓症《せんしょう》も見逃されやすいため、これらの疾患を疑う視点をもつことが何より重要。

肺高血圧症

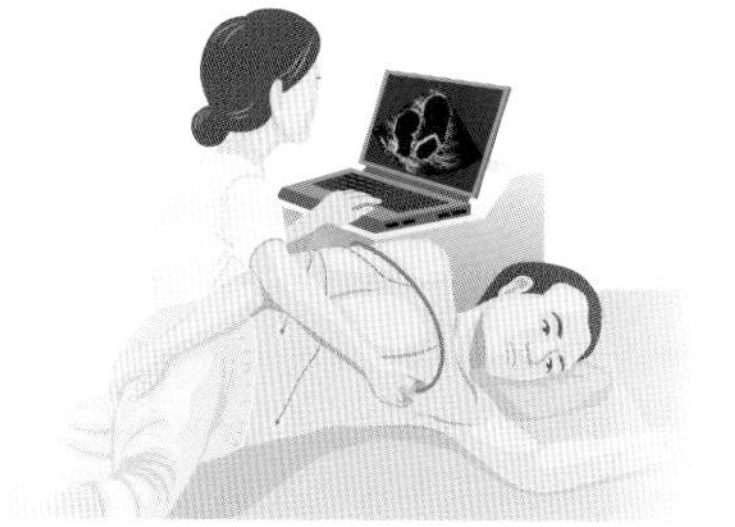

心臓超音波検査（心エコー）

体表からプローブをあてて
肺動脈圧《はいどうみゃくあつ》の推定値を得る

まずは侵襲度の低い検査を実施。心臓の右心部にプローブ（端子《たんし》）をあてて、右心房《うしんぼう》と右心室《うしんしつ》を区切る三尖弁《さんせんべん》での血流速度を測定。右心室の拡大など、肺高血圧症の存在を疑う画像所見も得られる。

推定肺動脈収縮期圧50㎜Hg以下なら、
肺高血圧症を疑う

右心カテーテル検査

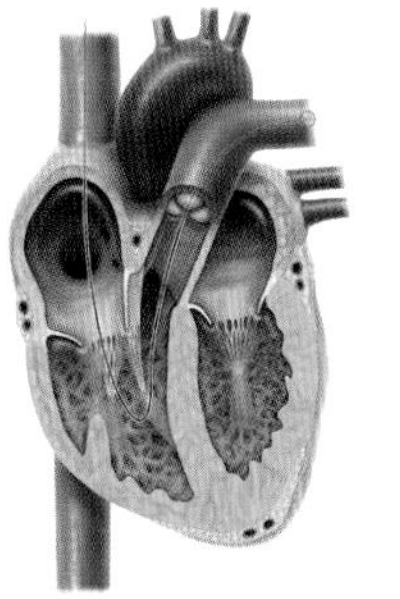

静脈《じょうみゃく》からカテーテルを入れて肺動脈圧を直接測る

右大腿静脈《みぎだいたいじょうみゃく》などから、先端にバルーンがついた「スワンガンツ・カテーテル」を挿入。右心房、右心室を経由して、肺動脈まで送りこむ。一般には、平均圧25㎜Hg以上を肺高血圧症とする。

肺高血圧症を疑う
視点が、もっとも重要

臨床所見、血液検査所見などの確認後、心エコーをおこなう。これで簡易的に肺《はい》動脈収縮期圧《どうみゃくしゅうしゅくきあつ》を推定できる。ただし確定診断には、肺動脈圧を正確に測れる「右心《うしん》カテーテル検査」が必要。

肺血栓《はいけっせん》塞栓症《そくせんしょう》

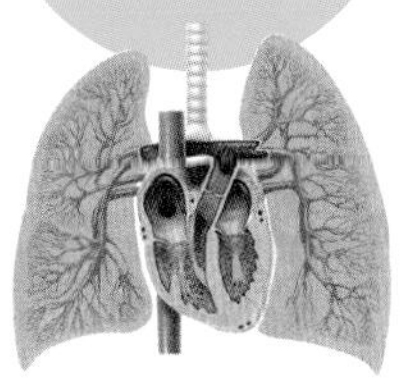

致死性疾患のため、
抗凝固薬などですぐに治療

再発防止のため、診断後すぐに抗凝固療法を開始。高リスク群で血栓溶解療法が無効の場合は、外科手術か、カテーテルを用いた血栓摘除をおこなう。

急性PTE《ピーティーイー》（肺血栓塞栓症）

↓

ショック／低血圧?

- あり → **高リスク** → **抗凝固療法＋血栓溶解療法《けっせんようかいりょうほう》**（外科的またはカテーテル的血栓摘除《けっせんてきじょ》）
- なし → **臨床リスク評価**（sPESI：各1点）
  - ●年齢≧80歳 ●がん ●慢性心不全または慢性肺疾患
  - ●脈拍数≧110回/分 ●収縮期血圧＜100㎜Hg ●酸素飽和度＜90%
  - sPESI≧1点 → **中リスク** → **右室機能障害**（心臓超音波検査またはCT《シーティー》）／**心臓バイオマーカー**
    - いずれも陽性 → **中[高]リスク** → **抗凝固療法、血行動態悪化に備えモニタリング**
    - どちらか陽性またはいずれも陰性 → **中[低]リスク** → **抗凝固療法、入院**
  - sPESI 0点 → **低リスク** → **抗凝固療法《こうぎょうこりょうほう》、早期退院**

（「2014 ESC Guidelines on the diagnosis and management of acute pulmonary embolism：The Task Force for the Diagnosis and Management of Acute Pulmonary Embolism of the European Society of Cardiology（ESC）」S.V.Konstantinides, A.Torbicki, G.Agnelli, et al., European Heart Journal vol.35（43）：3033-3080, 2014より作成）

【肺の疾患④ 気胸・縦隔気腫・皮下気腫】

肺の嚢胞がはじけて胸郭内に空気がもれる

肺に孔があき、空気がもれることを「気胸」という。気胸によってもれた空気が、胸膜の外側（皮下）や胸郭の中央（縦隔）に入りこんでしまうこともある。

病態生理／症状
気胸で空気がもれて、皮下気腫や縦隔気腫を起こす

通常、胸膜腔《きょうまくくう》は陰圧《いんあつ》に保たれているが、何らかの原因で空気がもれることがある。胸膜腔の内圧が高まるので肺は正常な形を保てず、小さくしぼんでしまう（**虚脱《きょだつ》**）。これが**気胸《ききょう》**だ。おもに、外傷で起こる**外傷性気胸**と、肺上部にできた風船状の**肺嚢胞《はいのうほう》（ブラ）**が破れる**自然気胸**がある。

また、気胸の特殊なタイプとして**緊張性気胸**もある。吸気《きゅうき》時は空気が胸膜の孔から胸膜腔にもれる一方で、呼気《こき》時は孔が塞がれて胸膜腔の空気が出ていかない。すると胸膜腔に空気がたまって、心臓や大血管、気管を圧迫し、重度のショック状態をまねくのだ。皮下《ひか》や縦隔《じゅうかく》にも空気が入りこみ、**皮下気腫《ひかきしゅ》**や**縦隔気腫《じゅうかくきしゅ》**をともなうこともある。

突然の呼吸困難では、気胸を疑ってアセスメントを

やせ型の男性が成長過程で起こすことが多いが、呼吸器疾患や人工呼吸、急激な気圧低下なども誘因になる。

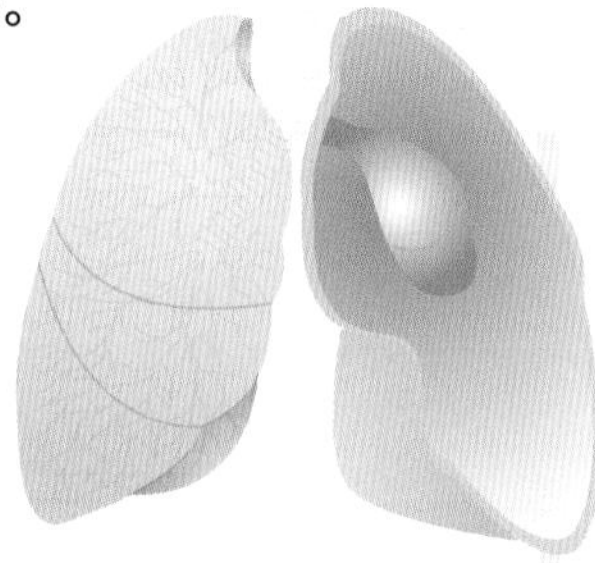

気胸《ききょう》ではここをチェック

- ☑ 胸痛（とくに深呼吸時）はない？
- ☑ 息切れ（呼吸困難）が起きていない？
- ☑ 咳《せき》の症状が、比較的突然に出ていない？
- ☑ 聴診時に片肺から鼓音《こおん》が聞こえない？
- ☑ 聴診時に、片肺の呼吸音が減弱していない？
- ☑ X《エックス》線検査で片肺が黒くなっていない？

上記症状にあてはまるときは、皮下気腫《ひかきしゅ》などの有無を調べてから、胸腔《きょうくう》ドレナージを実施。なお、とくに理由もなく起こる気胸は「特発性自然気胸《とくはつせいしぜんききょう》」、呼吸器疾患が基礎にある気胸は「続発性自然気胸《ぞくはつせいしぜんききょう》」と診断される。

緊張性気胸ではここをチェック

- ☑ 突然、重度のショック状態に陥った（血圧低下、頻脈《ひんみゃく》、頻呼吸《ひんこきゅう》、チアノーゼ、Spo_2低下）
- ☑ 片肺の胸部だけが盛り上がっている
- ☑ 気管が片肺（健側《けんそく》）に偏っている
- ☑ 触診すると握雪感《あくせつかん》がある
- ☑ 打診時によく響く鼓音がある

上記の症状にあてはまるときは、大至急、胸腔ドレナージを実施。人工呼吸管理中の患者は、1回換気量低下、気道内圧上昇なども認められる。

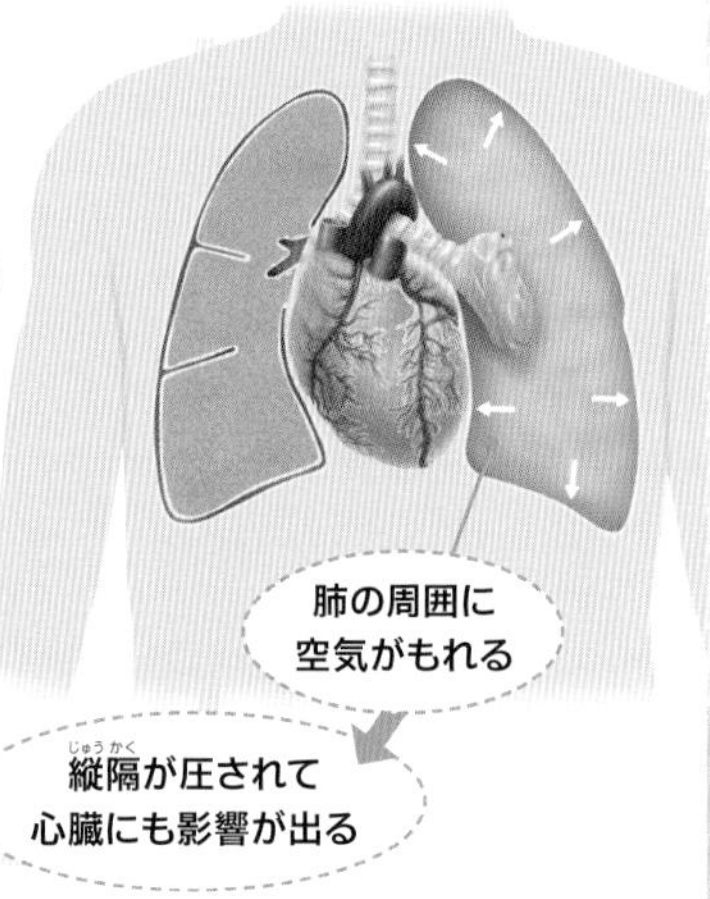

検査／診断

基本のアセスメント、X線検査ですぐ診断がつく

気胸が疑われる場合は、基本のアセスメントをおこない、特徴的な所見を確認する。気胸で空気がたまっているところをたたくと、「ポンポン」と響く**鼓音**《こおん》が生じる。また、患側《かんそく》の**呼吸音減弱**も認められる。

触診では、皮膚の膨隆部《ぼうりゅうぶ》に**握雪感**《あくせつかん》があれば、皮下気腫と考える。膨隆部を押して聴診すると、「ブチブチ……」と音がするのも、典型的所見だ。胸部X《エックス》線検査で、縮んだ肺の外縁が確認できれば、診断がつく。

皮下気腫、縦隔気腫の有無を調べる

本来、空気の存在しない皮下や縦隔《じゅうかく》に、
空気が入りこんだ状態をさす。

X《エックス》線画像で、縦隔や肺の上方に黒い筋があれば、空気がもれているとわかる。気胸以外の原因として、胸部手術後やドレナージ留置中などに起こる場合もある。

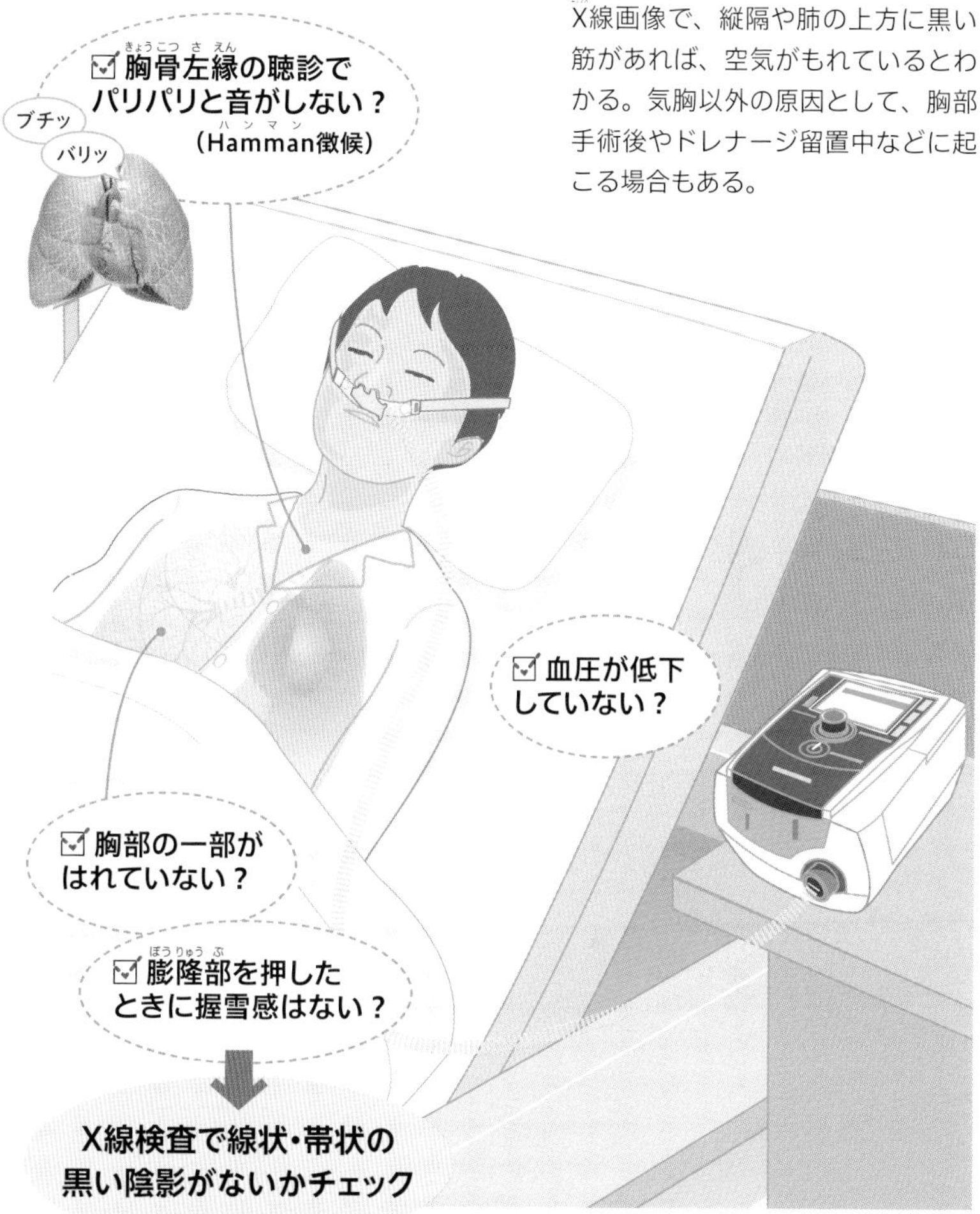

予後／治療

胸腔ドレナージで胸腔にもれた空気を抜く

軽度の虚脱なら、もれた空気は自然に吸収される。しかしある程度以上の虚脱では、胸膜に針をさす**胸腔穿刺**《きょうくうせんし》、あるいは胸腔内にカテーテルを入れる**胸腔ドレナージ**で、胸膜腔内の空気を抜く必要がある。

めやすとしては、虚脱率が片側胸郭《へんそくきょうかく》の容積の15％未満で、無症状なら経過観察、それ以上なら胸腔ドレナージというのが一般的だ。外傷性気胸や緊張性気胸の場合は、ただちに胸腔ドレナージを実施する。

胸腔ドレナージの実施時は、胸膜腔の肺《はい》尖部《せんぶ》にカテーテルの先端を留置する。ただ、たんに留置するだけでは、吸気時に外気が流入してしまう。そこで、体外のチューブの先端を水につけるか（**水封式ドレナージ**）、吸引器につないで陰圧で吸引する。急に陰圧をかけると、肺の再膨張にともなって肺《はい》水腫《すいしゅ》（→P136）を起こすおそれがあるので、まずは専用の機器で水封式ドレナージをおこなう。24～48時間続けても、肺の再膨張がなければ、陰圧で吸引する。

炎症などによるARDSで肺胞に水がしみ出す

肺に水がたまる「肺水腫」のうち、心臓以外が原因で起こるものをARDSという。命にかかわるため、ICUで全身管理をおこなう。

病態生理／症状

肺の炎症で水がたまり、高度の低酸素血症に陥る

血管内の水分がしみ出して、肺胞腔《はいほうくう》内にも肺胞壁《はいほうへき》（間質）にも水分がたまった状態を**肺水腫**《はいすいしゅ》という。肺水腫は、心臓が原因で起こる**心原性肺水腫**《しんげんせいはいすいしゅ》と、それ以外の**非心原性肺水腫**に分けられる。非心原性肺水腫でとくに問題となるのは、**ARDS**《エーアールディーエス》（**急性呼吸窮迫症候群**《きゅうせいこきゅうきゅうはくしょうこうぐん》）という予後不良の疾患群だ。何らかの原因で肺が傷害され、炎症が生じると、血管透過性が亢進《こうしん》する。その結果、肺水腫を発症し、急性呼吸不全に陥る。

検査／診断

動脈血ガス分析で診断。原因究明にはCTも役立つ

胸部X《エックス》線写真では**両側性**の**陰影**が認められるが、肺損傷直後は出ないことも多く、時間をおいた再評価が必要である。動脈血《どうみゃくけつ》ガス分析で**I型呼吸不全**を確認し、条件を満たせば、ARDSと診断される。心不全など、他疾患との鑑別も重要だ。**心臓超音波検査**（**心エコー**）、**高分解能CT**《シーティー》**検査**、**気管支肺胞洗浄**《きかんしはいほうせんじょう》（**BAL**）などが役立つ。

予後／治療

人工換気で肺を守る。循環動態の改善も重要

ARDSの治療法として、これまで、発症2週間以内のステロイド少量投与療法がおこなわれてきた。しかし実際には薬物療法は有効といえず、原因疾患の治療と、肺を保護する**人工換気**が中心となる。また、循環動態を改善させる**輸液管理**も重要だ。

原因疾患により治療反応性が異なるため、症例ごとに最善策を模索していく。

ベルリン定義をもとに、重症度を含めて診断

「発症時期」「胸部画像」「肺水腫《はいすいしゅ》の原因」の3要因をすべて満たせば、ARDSとわかる。重症度はPa_{O_2}/F_{IO_2}によって、3段階に分類される。

重症度分類	Mild（軽症）	Moderate（中等症）	Severe（重症）
Pa_{O_2}/F_{IO_2}（酸素化能、mmHg）	200＜Pa_{O_2}/F_{IO_2}≦300（PEEP、CPAP≧5cmH_2O）	100＜Pa_{O_2}/F_{IO_2}≦200（PEEP≧5cmH_2O）	Pa_{O_2}/F_{IO_2}＜100（PEEP≧5cmH_2O）
発症時期	侵襲や呼吸器症状（急性／増悪）から1週間以内		
胸部画像	胸水《きょうすい》、肺虚脱《はいきょだつ》（肺葉《はいよう》／肺全体）、結節《けっせつ》ではすべてを説明できない両側性陰影		
肺水腫の原因（心不全、溢水《いっすい》の除外）	心不全、輸液過剰ではすべて説明できない呼吸不全：危険因子がない場合、静水圧性肺水腫《せいすいあつせいはいすいしゅ》除外のため、心エコーなどによる客観的評価が必要		

病態の本質は“炎症”。全身の炎症にも注意する

肺機能障害だけでなく、全身性の炎症が生じる複雑な病態。一刻も早く治療しなくてはならない。

原因

肺の間接損傷

敗血症《はいけつしょう》 **外傷** **熱傷** など

敗血症や多発外傷、広範囲熱傷が多い。そのほか、心肺バイパス術、急性膵炎《きゅうせいすいえん》、自己免疫疾患《じこめんえきしっかん》などもある。

肺の直接損傷

肺炎 **誤嚥《ごえん》** など

細菌性肺炎や、胃液誤嚥による化学性肺炎が多い。薬剤や化学物質、有毒ガス、有毒物質なども原因となる。

病態生理

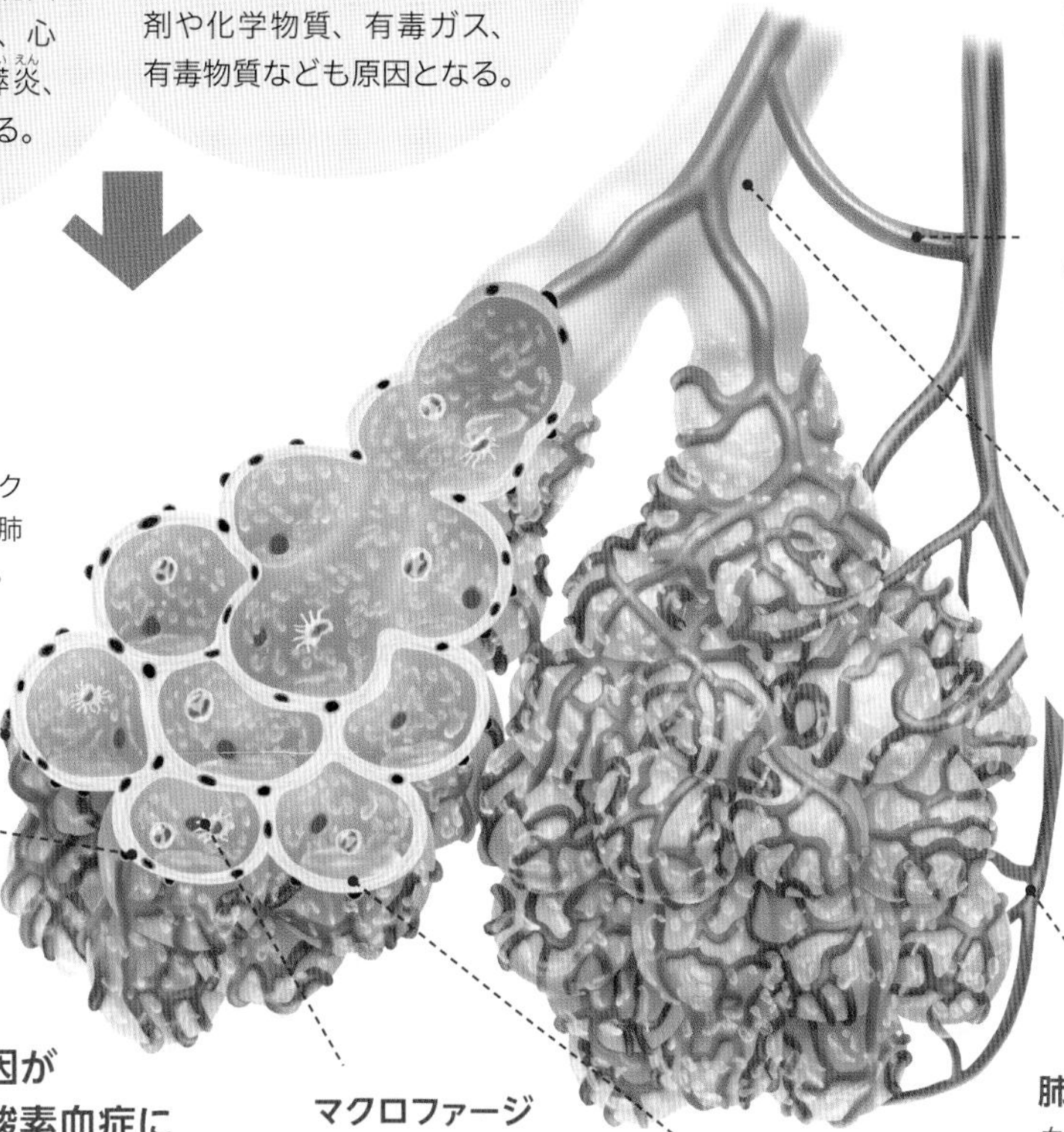

シャント形成
機能しない肺胞《はいほう》が出てくるため、シャントが形成されやすい。

気道抵抗の上昇
肺胞内外に水がたまると気道抵抗が上昇し、低酸素血症《ていさんそけっしょう》に陥りやすい。

肺血管抵抗の上昇
血管もダメージを受けて肺血管抵抗が上昇。肺高血圧をまねく。

肺の硬化
間質の浮腫《ふしゅ》や肺サーファクタント機能異常により、肺コンプライアンスも低下。

拡散障害
水がたまって間質の浮腫が起き、酸素が移動しにくくなる。

マクロファージなどの活性化
マクロファージや好《こう》中球《ちゅうきゅう》などの炎症細胞が活性化する。

肺サーファクタントの機能異常
サーファクタントの減少などで肺胞が虚《きょ》脱《だつ》しやすくなる。

シャントなどの原因が組み合わさり、低酸素血症に

肺の損傷により、炎症細胞が活性化すると、サイトカインなどの炎症関連物質が放出される。すると血管透過性が亢進《こうしん》し、肺胞内外に水がたまる。
その結果、肺胞が傷害されてシャント形成などが進み、低酸素血症に陥る。

随伴疾患&病態

循環障害

治療のための人工換気や輸液制限が、静脈還流量《じょうみゃくかんりゅうりょう》低下につながることも。

VAP《バップ》
（人工呼吸器関連肺炎）

ARDS発症下の人工呼吸ではとくに肺炎に至りやすく、死亡率は約10%。 ➡P142

VALI《ヴィーエーエルアイ》
（人工呼吸器関連肺損傷）

過大な1回換気量など、不適切な人工呼吸管理で肺が損傷する。

MODS《エム オーディーエス》
（多臓器機能不全症）

平均で4つの臓器が傷害されるという報告もあり、生命予後が悪化する。

DIC《ディーアイシー》
（播《は》種《しゅ》性《せい》血《けっ》管《かん》内《ない》凝《ぎょう》固《こ》症《しょう》候《こう》群《ぐん》）

DICの合併率は25 ～50 %で、ARDSの増悪に大きく影響している。

多臓器不全のほか、気胸などのリスクも高まる

VAPやVALI、DIC、敗血症は随伴疾患であるとともに、ARDSの原因疾患にもなりうる。左記以外に気胸《ききょう》や肺の線維化、肺高血圧症などを随伴することもある。

代表的な呼吸器感染症。とくに高齢者がかかりやすい

肺炎は、〝どこで感染したか〟によって、市中肺炎と院内肺炎、医療・介護関連肺炎に分けられる。市中肺炎は、病院や施設以外での肺炎をさす。

病態生理／症状

肺炎球菌、インフルエンザ菌などが原因菌となりやすい

市中肺炎《しちゅうはいえん》（**CAP**）は、病院外で通常の日常生活を営む人に起こる肺炎をいう。基礎疾患はないか、あっても軽微である。

原因となるのは、通常の生活のなかで感染機会のある細菌微生物で、**肺炎球菌**《はいえんきゅうきん》や**インフルエンザ菌**、**マイコプラズマ**などがよく見られる。症状は咳《せき》や痰《たん》、発熱、呼吸困難などで、聴診上、ラ音や頻《ひん》呼吸《こきゅう》も呈する。

検査／診断

X線検査などと同時に喀痰検査で原因菌を同定

市中肺炎を疑う場合、**胸部X**《エックス》**線検査**で陰影を確認する。診断後は、**重症度**と**敗血症**《はいけつしょう》の有無によって入院適応を決める。

市中肺炎かそれ以外かで、治療法が異なる

市中肺炎とそれ以外の肺炎は治療法が異なるため、まず両者を鑑別する。

肺炎

院内肺炎（HAP《ハップ》）
医療・介護関連肺炎（NHCAP《エヌエイチキャップ》）
入院中、または施設に入所している人が発症
➡P140

市中肺炎《しちゅうはいえん》（CAP《キャップ》）
病院外で日常生活をしていた人が発症

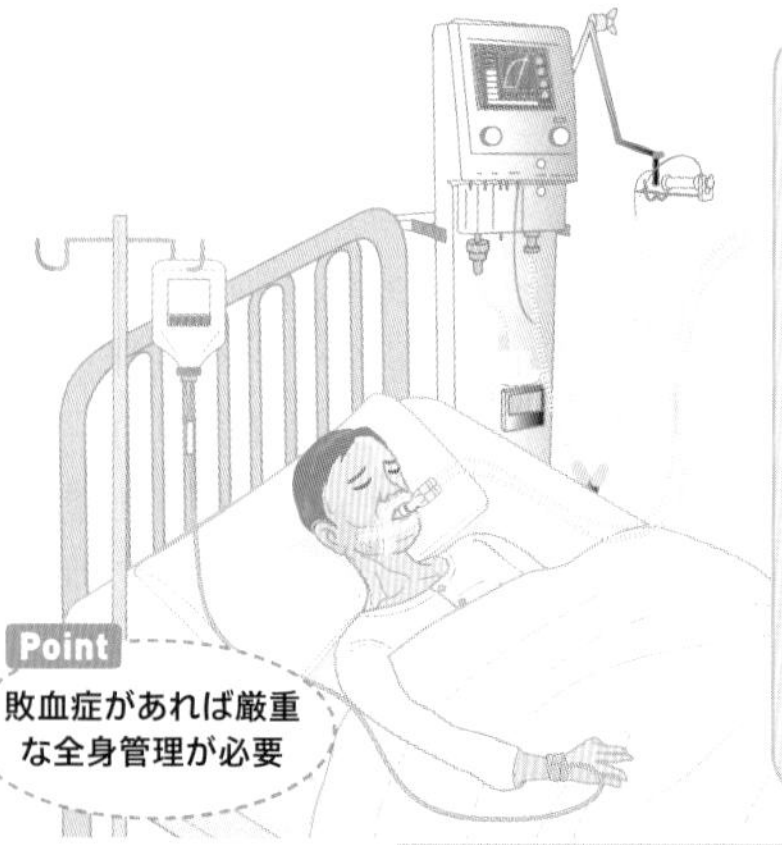

Point
敗血症があれば厳重な全身管理が必要

治療の場と治療薬の決定

重症度の判断（A-DROP《エー ドロップ》）

- A（年齢）：男性≧70歳、女性≧75歳……1点
- D（脱水）：BUN≧21 または診察上脱水あり……1点
- R（呼吸）：Sp_{O_2}≦90%……1点
- O（意識障害）：あり……1点
- P（血圧）：収縮期血圧≦90mmHg……1点

敗血症の有無の判断（qSOFA《キューソファ》スコア）

- 呼吸数≧22回/分……1点
- 意識レベルの変容あり……1点
- 収縮期血圧≦100mmHg……1点

➡2点以上あれば敗血症疑い。血液ガス分析などもおこない、判断を

重症度	治療の場
軽度から中等度（A-DROP 0〜2点）	**外来で治療**
中等度〜重症（A-DROP 1〜3点）	**一般病棟で入院治療**
重症〜超重症（A-DROP 3点以上）または敗血症	**ICU**《アイシーユー》**またはこれに準じる病室で治療**

市中肺炎なら、敗血症の有無と重症度から、入院適応かどうかを判断。
中等度〜重症なら一般病棟で入院治療、それ以上ならICUで治療となる。

第一選択薬とされる、狭域の抗菌薬をまず使う

効果が高く、耐性菌を増加させにくい薬が第一選択となる。市中肺炎でよく検出される原因微生物に対するものだけでも、覚えておきたい。

Point
喀痰《かくたん》検査ができないときは
非定型肺炎らしい特徴をチェック

- 若年者（<60歳） ● 痰《たん》が少ない
- 基礎疾患なし、あっても軽微
- ラ音が聞かれない
- 空咳《からぜき》が多い
- 白血球数《はっけっきゅうすう》（WBC《ダブリュービーシー》）<1万/μL

インフルエンザ菌

外来でも入院でも
ペニシリン系の合剤が有効

β《ベータ》ラクタマーゼ阻害《そがい》剤《ざい》配合のペニシリン系を選択。耐性の可能性があればレスピラトリーキノロン系。

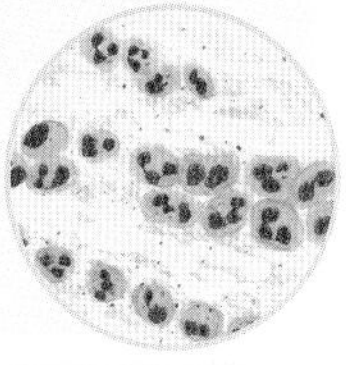

肺炎球菌《はいえんきゅうきん》

外来ではアモキシシリン、
入院ではペニシリンG《ジー》などを選択

ペニシリンがもっともよく効く。外来ではアモキシシリン、入院ではペニシリンGなどを選択する。

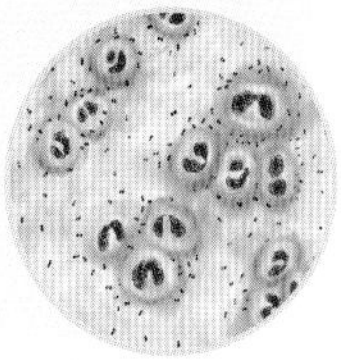

マイコプラズマ

外来でも入院でも
マクロライド系が推奨される

レジオネラ菌と同様、非定型肺炎に分類される。アジスロマイシンなどのマクロライド系を選択。

レジオネラ菌

βラクタム系は無効。
レスピラトリーキノロン系を

細菌とは異なる病原微生物のため、非定型肺炎として区別。レスピラトリーキノロン系が第一選択。

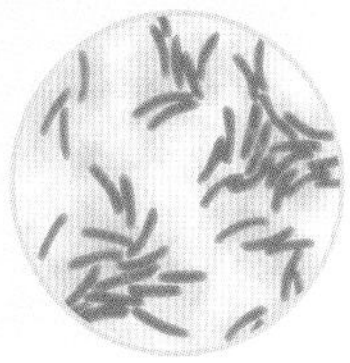

クレブシエラ・ニューモニエ

ペニシリン系合剤と
セフェム系が第一選択

外来ではβラクタマーゼ阻害剤配合のペニシリン系、入院では第2・3世代セフェム系を用いる。

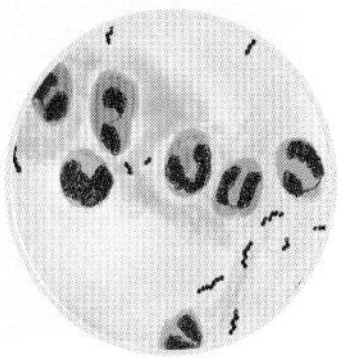

緑膿菌《りょくのうきん》

薬剤感受性を調べてから
抗菌薬を選択

ピペラシリンやその合剤などのペニシリン系を使用。第二選択は第3・4世代のセフェム系。

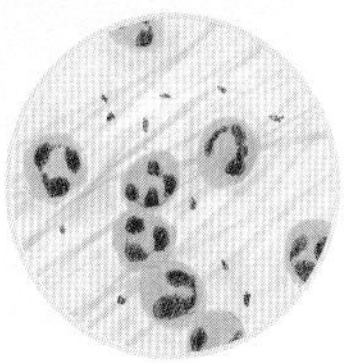

嫌気性菌《けんきせいきん》

ペニシリン系合剤のほか
メトロニダゾールも効く

βラクタマーゼ阻害剤配合ペニシリン系を使う。入院では、抗原虫剤《こうげんちゅうざい》のメトロニダゾールも選択肢。

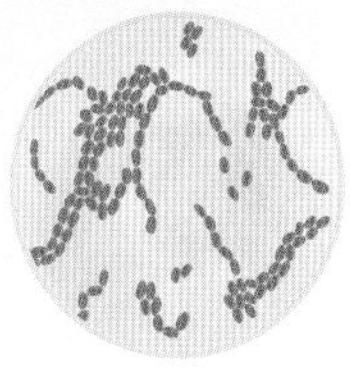

モラクセラ・カタラーリス

βラクタマーゼ阻害剤配合の
ペニシリン系薬が有効

スルバクタム・アンピシリンをはじめとする、βラクタマーゼ阻害剤配合ペニシリン系薬を使用。

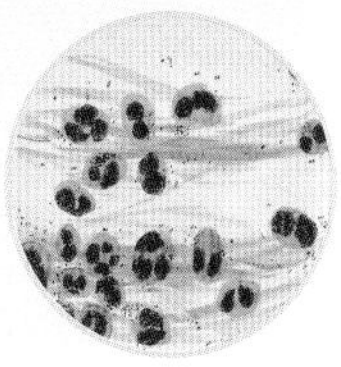

次に、治療薬を選択するために**原因微生物**を調べる。**喀痰《かくたん》検査**（グラム染色→P108）や**尿中抗原《にょうちゅうこうげん》検査**（→P87）ですぐわかる微生物と、数日程度の時間がかかる**培《ばい》養《よう》検査**や**遺伝子検査**でわかる微生物がある。

予後/治療

原因菌にあった抗菌薬で、耐性菌を増やさない治療を

耐性菌《たいせいきん》の拡大防止の観点から、多くの菌によく効く**広域の抗菌薬**は、なるべく使わないようにする。原因菌にあった、狭域の抗菌薬で治療するのが原則だ。

ただし医療機関によっては、施設内でグラム染色ができない場合も多い。その場合、原因菌を推定しつつ、やや広域の抗菌薬を選択する（**エンピリック治療**）。菌の同定後は、狭域の抗菌薬治療にすぐ切り替える。

また、抗菌薬を漫然と使わないことも大切だ。使用後3日目に、「**体温**」「**咳嗽《がいそう》**」「**喀痰の量**」から、治療効果を判定する。このうち2つ以上改善があれば、効果ありといえる。さらに「**呼吸困難**」「**胸痛**」「**ラ音**」「**喀痰の性状**」も改善していれば、抗菌薬はできるだけ短期間で終了する。

免疫機能が低下して肺炎を発症しやすい

入院患者や施設入所中の高齢者は、免疫機能の低下で肺炎にかかりやすく、重症化しやすい。耐性菌の割合が高いことにも注意が必要だ。

病態生理／症状
市中肺炎とは異なる原因菌も多い

院内肺炎（**HAP**）は入院後48時間以上経過してから、新しく発症した肺炎をさす。

医療・介護関連肺炎（**NHCAP**）は、「長期療養型病床群もしくは介護施設に入所している」「90日以内に病院を退院した」「介護を必要とする高齢者、身体障害者」「通院で継続的に血管内治療を受けている」のいずれかに該当するものをいう。原因菌には、市中肺炎と同じ菌のほか、**グラム陰性《いんせい》桿菌《かんきん》**、**緑膿菌《りょくのうきん》**、**MRSA《エムアールエスエー》**などがある。

検査／診断
重症度だけでなく耐性菌リスクも考慮する

胸部X《エックス》線検査などでHAP／NHCAPの診断がついた場合、まず「疾患終末期かどうか」「誤嚥性肺炎《ごえんせいはいえん》のリスクが高いか」を考え、該当すれば患者の意思を確認する。

治療ではまず、**敗血症《はいけつしょう》**の有無と**重症度**を判断する。耐性菌検出率が高いことから、**耐性菌《たいせいきん》リスク**の判断も重要である。

予後／治療
誤嚥性肺炎のくり返しや耐性菌で、治療に難渋することも

治療は原因菌に応じた**抗菌薬**を用いるが、全身状態の低下などで、痰《たん》の喀出《かくしゅつ》や侵襲的検査がむずかしいこともある。その場合、重症度などから**エンピリック治療**を進めていく。しかし、誤嚥の反復や耐性菌、他疾患との合併などで、治療に難渋することも少なくない。また、抗菌薬の不適切投与が原因のケースも見られる。適切な選択と、十分な量・回数の投与が何より重要である。

3つの原因菌を想定し、抗菌薬を選択する

とくに問題となりやすい原因菌は、以下の3つ。同定後は菌を培養し、薬剤感受性の有無を確認することが望ましい。

MRSA《エムアールエスエー》

MRSAのリスクが高いときは抗《こう》MRSA薬を使う

広く蔓延している耐性菌。抗MRSA薬のリネゾリド、バンコマイシン、テイコプラニンの3剤を併用する。

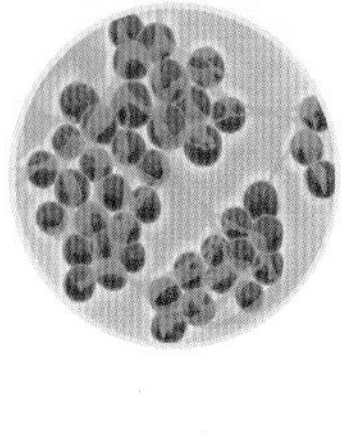

緑膿菌《りょくのうきん》

有効なのはカルバペネム系、アミノグリコシド系など

ピペラシリンなどのペニシリン系やその合剤、カルバペネム系、アミノグリコシド系抗菌薬を選択。

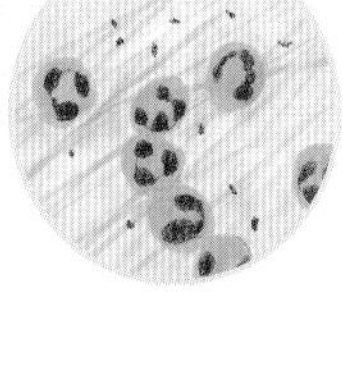

グラム陰性桿菌《いんせいかんきん》

腸内細菌が中心。ESBL《イーエスビーエル》産生菌の可能性も

第2・3世代セフェム系抗菌薬を使用。耐性菌《たいせいきん》の一種であるESBL産生菌が疑われれば、カルバペネム系。

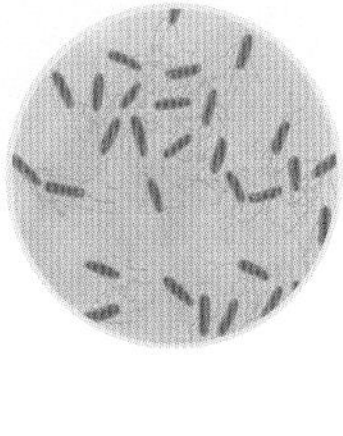

本人の意思も尊重し、治療方針を決めていく

治療開始後も、治療方針は変更できることを伝え、継続的に意思を確認する。

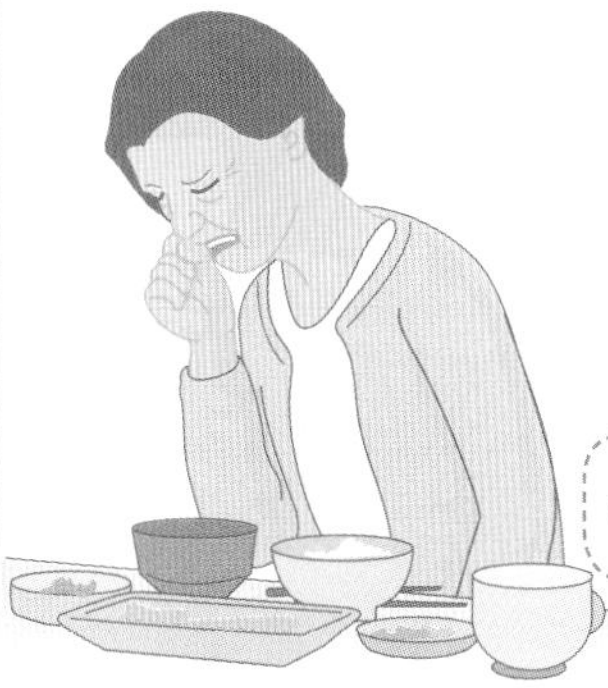

院内肺炎（HAP《ハップ》）
医療・介護関連肺炎（NHCAP《エヌエイチキャップ》）

重症度や敗血症《はいけつしょう》の有無、耐性菌リスクを判断し、治療方針を決定する。なお、NHCAPの重症度はI-ROADではなく、A-DROP《エードロップ》（→P138）で判断。

患者背景のアセスメント

- 誤嚥性肺炎《ごえんせいはいえん》のリスク判断
- 疾患終末期や老衰状態の判断

易反復性《いはんぷくせい》の誤嚥性肺炎のリスク（+）
または
疾患末期や老衰の状態

↓

個人の意思やQOL《キューオーエル》を考慮した治療・ケア

終末期での強力な肺炎治療は必ずしも予後改善につながらず、苦痛を与えることも多い。患者の意思によっては肺炎治療をせず、QOLを考慮した治療やケアをおこなう。

左記に該当しない

↓

治療薬の決定

重症度の判断（I-ROAD《アイロード》）

I：悪性腫瘍《あくせいしゅよう》、または免疫《めんえき》不全状態
R：吸状態の悪化。Spo_2>90%を維持するのに、F_{IO_2}>35%を要する
O：意識障害
A：年齢が男性≧70歳、女性≧75歳
D：脱水または乏尿《ぼうにょう》
➡3項目以上あてはまれば重症

敗血症の有無の判断
（qSOFA《キューソファ》スコア）

- 呼吸数≧22回/分……1点
- 意識レベルの変容あり……1点
- 収縮期血圧≦100mmHg……1点

➡2点以上あれば敗血症疑い。動脈血《どうみゃくけつ》ガス分析などもおこない、判断を

耐性菌《たいせいきん》リスクの判断

- 過去90日以内の経静脈的抗菌薬《けいじょうみゃくてきこうきんやく》の使用歴
- 過去90日以内に2日以上の入院
- 免疫抑制状態
- 活動性の低下：PS《ピーエス》≧3、バーセル指数<50、歩行不能、経管栄養または中心静脈栄養

➡2項目以上あてはまればハイリスク

院内肺炎ではここもチェック！

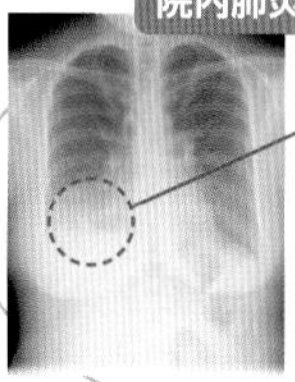

☑ 陰影の広がりは片肺の⅔以上？
☑ CRP《シーアールピー》は20mg/dL以上？
▼
重症と判定

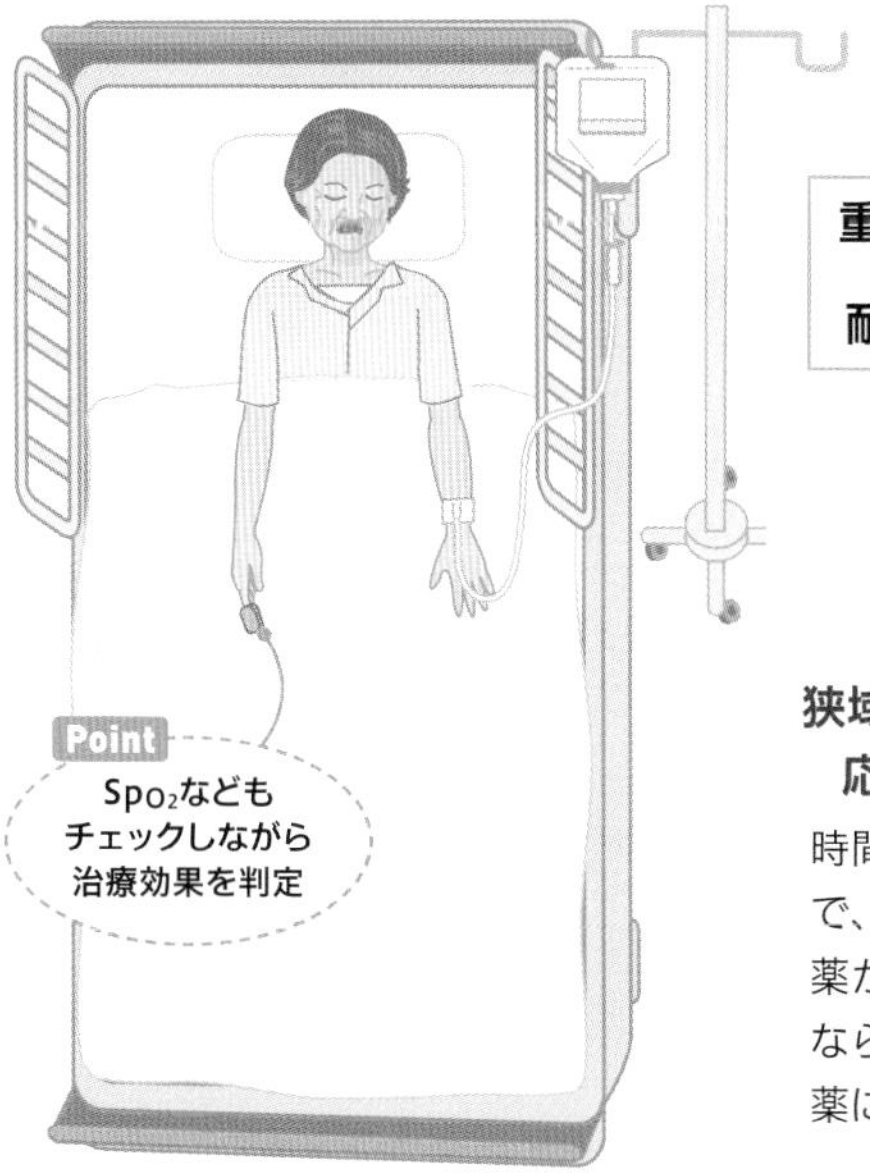

Point
Spo_2などもチェックしながら治療効果を判定

重症度が高くない かつ 耐性菌リスク（−）
↓
escalation 治療
狭域から始め、必要に応じて広域を使う

時間的な猶予があるので、まずは狭域の抗菌薬から使い始め、無効なら段階的に広域抗菌薬に切り替えていく。

重症度が高い または 耐性菌リスク（+）
↓
de-escalation 単剤治療
広域抗菌薬1剤で治療をスタート

初期治療から、MRSA、緑膿菌、ESBL産生腸内細菌などの耐性菌を想定し、広域抗菌薬を単剤で用いる。

重症度が高い かつ 耐性菌リスク（+）
↓
de《デ》-escalation《エスカレーション》 多剤治療
最初から、複数の広域抗菌薬を使う

初期治療の失敗が命とりになる。耐性菌も含めてすぐに効果が得られるよう、複数の広域抗菌薬を併用。

（『成人肺炎診療ガイドライン2017』日本呼吸器学会成人肺炎診療ガイドライン2017作成委員会、2017、日本呼吸器学会より作成）

【呼吸器感染症③ 人工呼吸器関連肺炎(VAP)】

ICUにおける合併症。早期の抜管で予防に努める

院内肺炎のなかでも、人工呼吸管理中に発症する肺炎を、人工呼吸器関連肺炎(VAP)という。人工呼吸器からの早期離脱が、最大の予防となる。

病態生理／症状

気管挿管によって、細菌が侵入してしまう

院内肺炎のなかで、**気管挿管下人工呼吸**を開始後、48時間以降に新たに発生した肺炎を**人工呼吸器関連肺炎（VAP）**とよぶ。VAP《バップ》の発生率は気管挿管患者全体の9～27%で、なかでもICU《アイシーユー》入室患者に多い。上気道や人工呼吸器回路に定着した細菌が、気管チューブを介して、またはカフと気道壁のすき間から下気道に侵入し、感染を起こすのだ。気管挿管下では、気道の免疫《めんえき》機能が低下することも、一因となる。

検査／診断

より高い陽圧が必要になるのもVAPの徴候のひとつ

人工呼吸管理下では、VAP以外に無《む》気《き》

人工呼吸中の発熱では、VAPを疑う

人工呼吸器装着期間が長いほど、VAPの発生率が高まる。

発症機序

挿管が長期におよぶほど感染リスクが高まる

咽頭《いんとう》に逆流した消化液や分泌物《ぶんぴつぶつ》に含まれる細菌が、気管チューブを介して下気道に流入するなどして、感染を起こす。

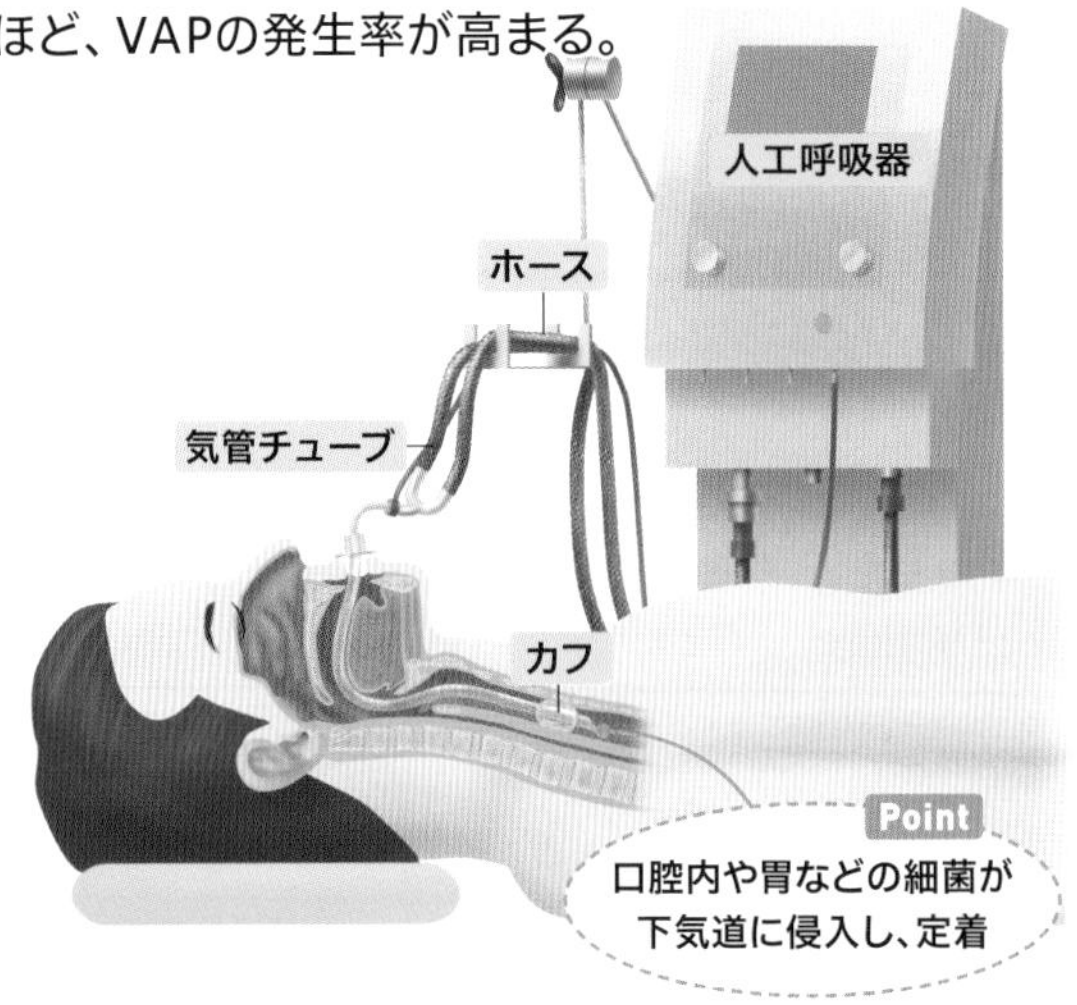

診断手順

発熱などの徴候があれば喀痰培養《かくたんばいよう》などを実施

酸素濃度を大幅に増やす必要が出てきたとき、発熱や白血球増多などの感染徴候があるときは、VAPの可能性を考え、喀痰検査をする。

2日を超える人工呼吸

↓

安定化後、PEEP《ピープ》増加≧3cmH₂O
酸素濃度増加≧20% が2日以上続く

↓

- 体温>38℃ または <36℃
- 末梢血白血球《まっしょうけつはっけっきゅう》≧1万2000/㎣ または ≦4000/㎣
  かつ 新規抗菌薬投与≧4日

↙ ↘

- 膿性痰《のうせいたん》(Geckler《ゲックラー》分類5)
- 培養陽性(定性《ていせい》)

↓

Possible《ポッシブル》 VAP《バップ》
人工呼吸器関連肺炎可能性例

- 定量培養陽性(気管内採痰《さいたん》≧10^5CFU/mL
  または 気管支肺胞洗浄液≧10^4CFU/mL)
- 検査キットや組織診で陽性

↓

Probable《プロバブル》 VAP《バップ》
人工呼吸器関連肺炎推定例

“バンドルアプローチ”でVAPの発症を防ぐ

院内感染対策として、有効な予防策をセットにして実施・徹底することを「バンドルアプローチ」という。

1 手指衛生を確実に実施

スタンダード・プリコーションを徹底

スタンダード・プリコーション（標準感染予防策）が基本。病室の出入り前後、患者や人工呼吸器への接触前後は、手指衛生を徹底する。

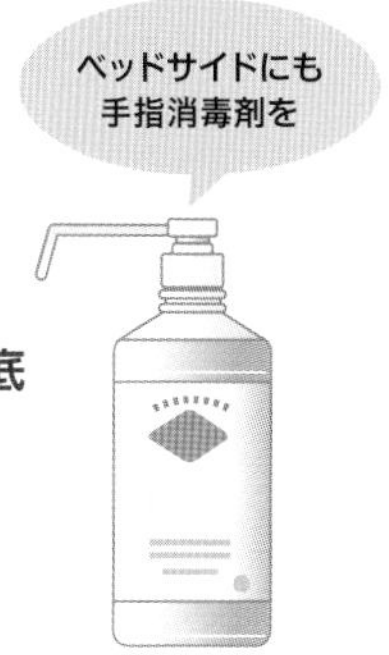

2 回路を頻回に交換しない

汚染をおそれて交換すると、より危険！

頻回の人工呼吸器回路の交換は、逆に汚染のリスクを高める。抜管《ばっかん》までは同一のものを使い、汚染や破損が起こったときのみ交換する。

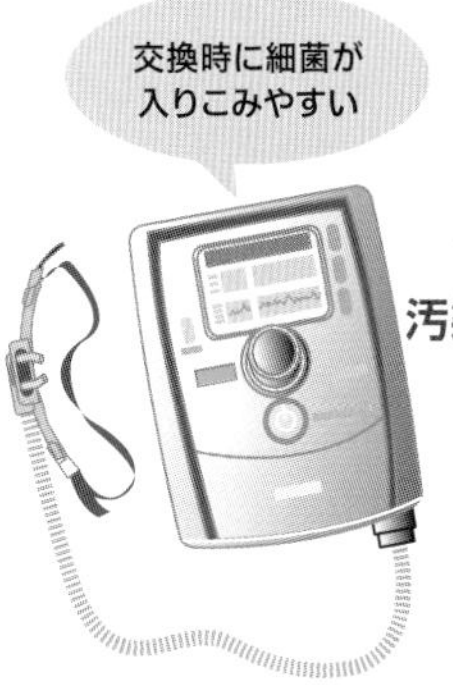

3 適切な鎮静・鎮痛をはかる

意識と自発呼吸の回復をめざす

薬での鎮痛・鎮静は治療上重要だが、過度の鎮静は呼吸機能回復の妨げとなる。1日1回は覚醒させ、意識や自発呼吸の回復を促す。

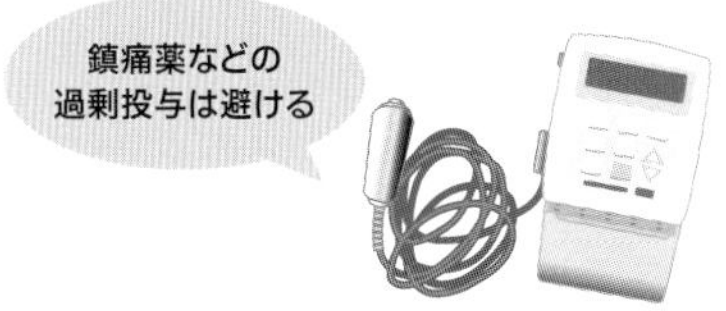

4 離脱可能かを、毎日評価

自発呼吸トライアルなどをおこなう

早期の抜管が最大の予防策。鎮静薬の休止や自発呼吸トライアル（SBT《エスビーティー》）によって、人工呼吸からの離脱が可能かどうかを評価する。

5 仰臥位《ぎょうがい》で管理しない

30～45度の半座位《はんざい》などにする

仰臥位はVAPのリスクを高めるとの報告がある。半座位や側《そく》臥位《がい》で過ごしてもらう時間を設ける。

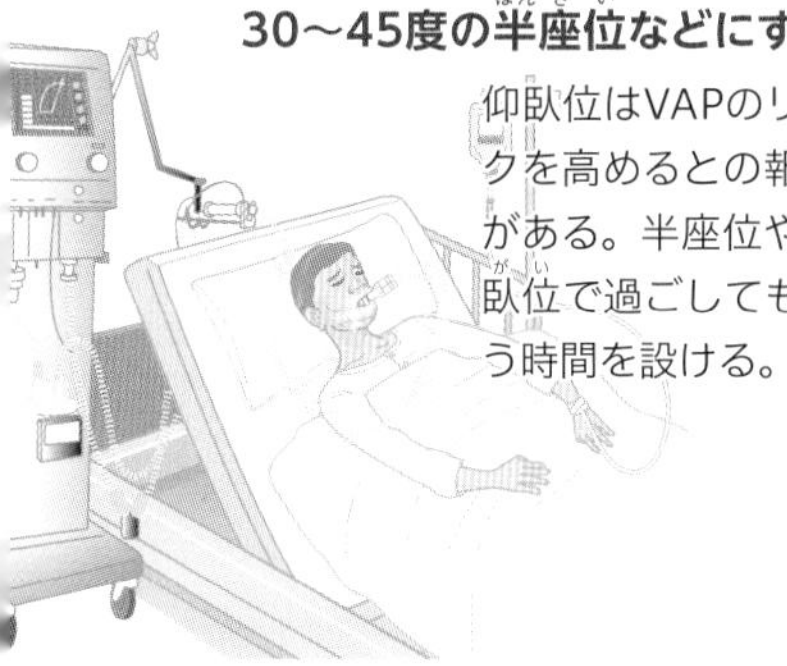

肺《はい》や胸水《きょうすい》（→P102）なども併発しやすい。原因疾患や合併症もあり、鑑別診断はしばしば困難だ。そこで、アメリカでは2013年からVAPを含めた**人工呼吸器関連事象**（**VAE**）をとらえる**VAE《ヴィーエーイー》サーベイランス**が用いられている（右ページ参照）。**PEEP《ピープ》**（**呼気終末陽圧《こきしゅうまつようあつ》**）や**酸素濃度**、**体温**、**白血球数《はっけっきゅうすう》**などの客観的な指標を用いて、早期発見と治療につなげる方法である。

予後／治療

院内肺炎と同量の治療を。人工呼吸からの早期離脱も重要

VAPは肺炎のなかでもっとも死亡率が高く、32・4％と報告されている。検出菌は**緑膿菌《りょくのうきん》**が最多で、そのほかに、**エンテロバクター属**や**MRSA《エムアールエスエー》**などが見られる。

治療法はHAP《ハップ》と同様だが、耐性菌《たいせいきん》のリスクから、〝**de-escalation単剤治療**か**多剤治療**となる。ICUでは抗菌薬の使用量が多く、耐性菌が拡大しやすい。できるだけサンプルを回収・培養し、菌の同定後、すぐに狭域抗菌薬に切り替える。

また、チーム全体で人工呼吸からの離脱をめざすことも重要である。

環境中の菌で起こる。気管支拡張症になることも多い

結核菌に代わり、近年増加しているのが、非結核性抗酸菌による感染症だ。症状だけでは判別がつきにくく、感冒などと間違われやすい。

病態生理／症状

徐々に進行する慢性の感染症。症状だけでは判別しにくい

非結核性抗酸菌《ひけっかくせいこうさんきん》とは、結核菌およびライ菌以外の抗酸菌の総称である。土壌や水環境に広く生息し、150種以上が確認されている。このうち、人に対して病原性を有するものは30種以上あり、経気道的に感染を起こす。これが**非結核性抗酸菌症**（**NTM症**）で、人から人へは感染しない。

主症状は、慢性に進行する**咳嗽**《がいそう》や**痰**《たん》で、症状だけで判別するのはむずかしい。血痰《けったん》や倦怠感《けんたいかん》、体重減少を呈することもある。

検査／診断

画像検査では、気管支拡張症の有無も見る

NTM症のうち、約8割を占めるのが**MAC**《マック》**症**だ。**遺伝子検査**（**MAC-PCR**）で検出できるが、MAC-PCR《ピーシーアール》陽性でも確定診断はできない。異なる喀痰《かくたん》検体で2回以上の**培養**《ばいよう》**陽性**、または気管支洗浄液で1回以上の培養陽性が必要となる。CT《シーティー》検査では、**結節性陰影**《けっせつせいいんえい》や**空洞性陰影**、**気管支拡張症**など、多種多様な陰影を呈する。

予後／治療

3種の抗菌薬を1～2年間服用する

現在のところ、NTM症の有効な治療法はなく、治療開始時期・終了時期のエビデンスもない。治療後に再燃することもある。菌種や病勢、患者の年齢、合併症などに応じて、総合的な判断を要する。

MAC症の標準治療は**抗菌薬**の多剤併用で、**クラリスロマイシン**、**リファンピシン**、**エタンブトール**を1～2年間服用する。

画像所見と培養検査の両方で診断する

画像所見と、培養《ばいよう》検査から診断をつける。環境寄生菌のため、検体の汚染（コンタミネーション）に注意する。

A. 臨床的基準（以下の2項目を満たす）

1. 胸部画像所見（HRCT《エイチアールシーティー》を含む）で、結節性陰影《けっせつせいいんえい》、小結節性陰影《しょうけっせつせいいんえい》や分枝状陰影《ぶんしじょういんえい》の散布、均等性陰影、空洞性陰影、気管支または細気管支《さいきかんし》拡張所見のいずれか（複数可）を示す
2. 他の疾患を除外できる

B. 細菌学的基準（菌種の区別なく、以下のいずれか1項目を満たす）

1. 2回以上の異なった喀痰《かくたん》検体での培養陽性
2. 1回以上の気管支洗浄液での培養陽性
3. 経気管支肺生検《けいきかんしはいせいけん》または肺生検組織の場合は、抗酸菌症《こうさんきんしょう》に合致する組織学的所見と同時に組織、または気管支洗浄液、または喀痰での1回以上の培養陽性
4. 稀な菌種や環境から高頻度に分離される菌種の場合は、検体種類を問わず2回以上の培養陽性と菌種同定検査を原則とし、専門家の見解を必要とする

以上のA、Bを満たす

（「肺非結核性抗酸菌症診断に関する指針—2008年」日本結核病学会非結核性抗酸菌症対策委員会・日本呼吸器学会感染症・結核学術部会, 結核 vol.83（7）：525-526, 2008より引用）

非結核性抗酸菌症の8割を、MAC症が占める

MAC症が約8割を占め、ほかに代表的なものとしてはM.kansasii症、M.abscessus症がある。

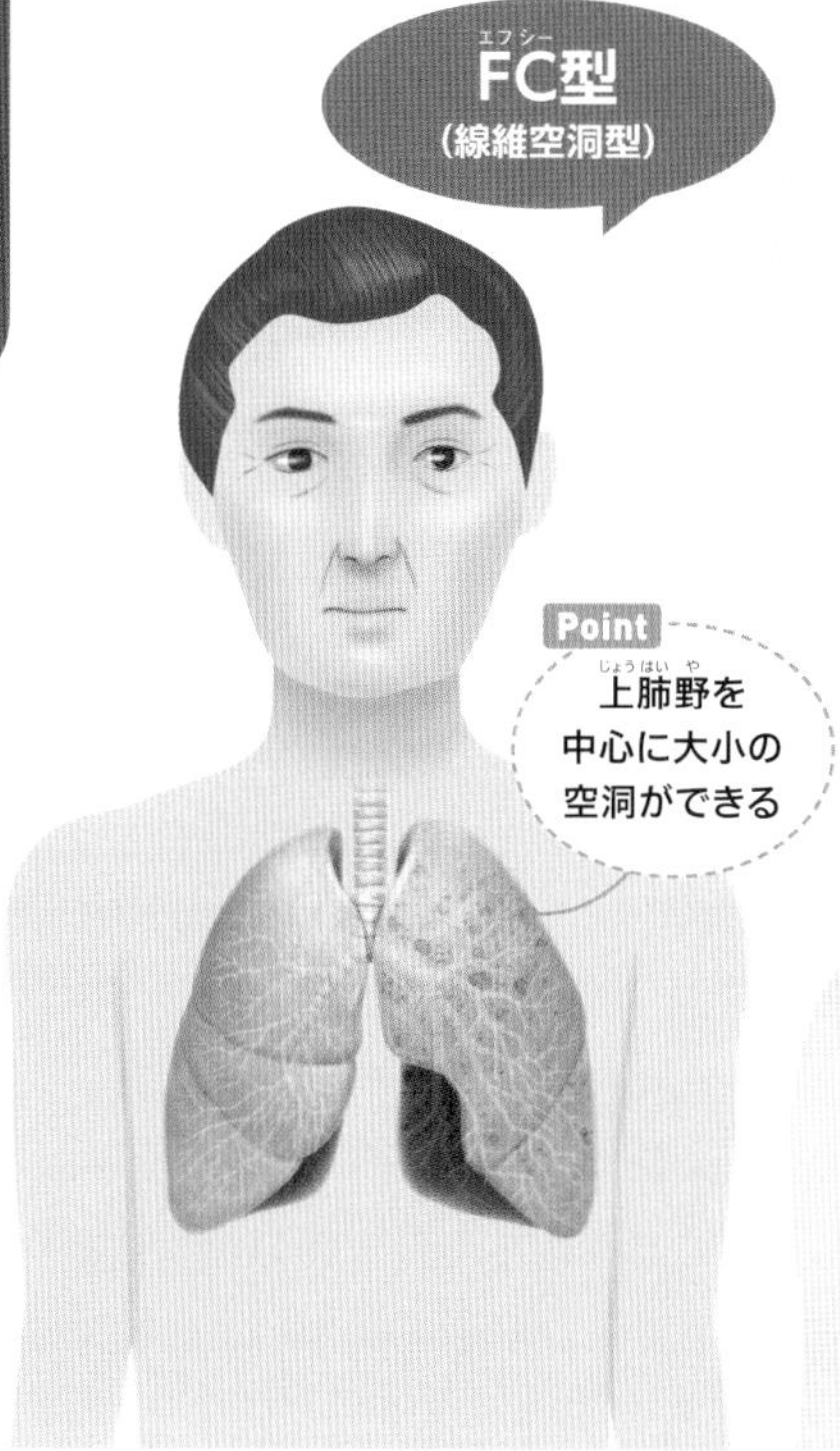

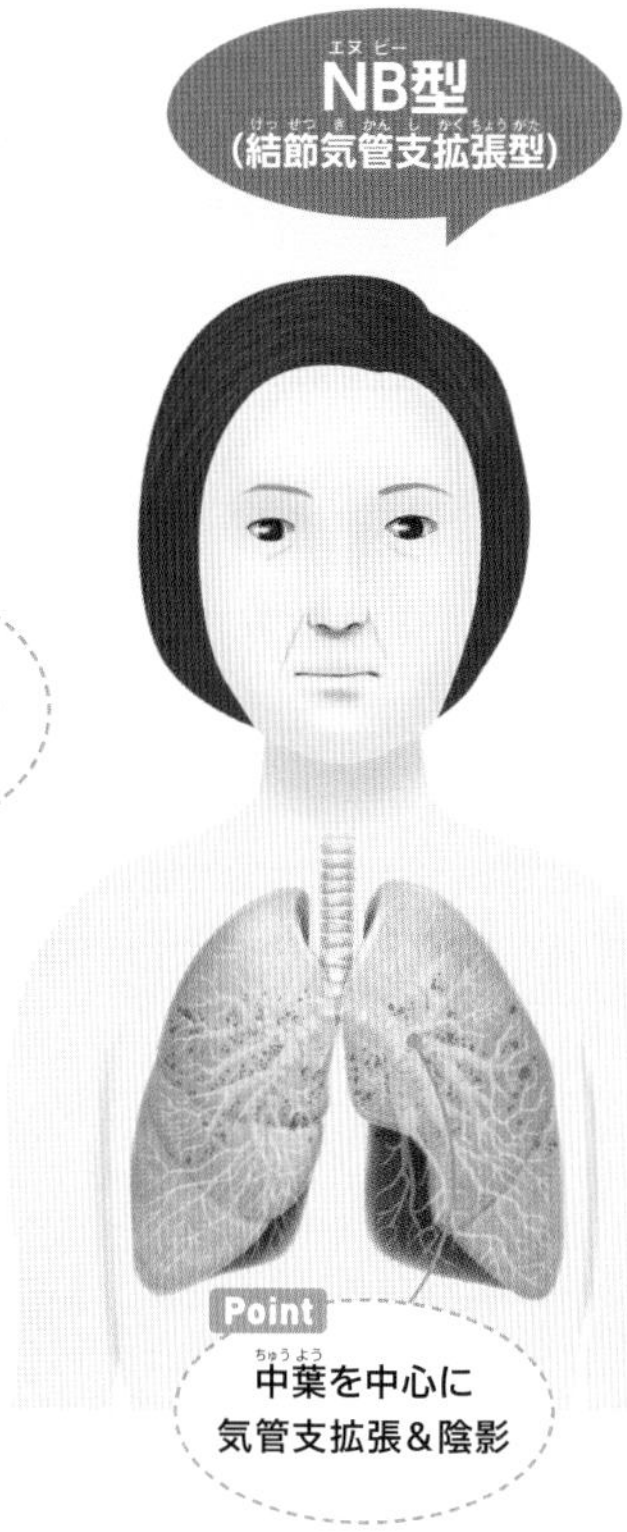

MAC《マック》症

FC型は基礎疾患のある高齢男性に、NB型は健康な中高年女性に多い

MACとはM.avium《エムアビウム》とM.intracellulare《エムイントラセルラーレ》という類似した2つの菌の総称で、NTM症の約8割を占める。

MAC症の約8割はNB型で、基礎肺疾患のない、やせ型の中高年女性に多く、一般に進行は遅い。FC型は、肺の基礎疾患をともなう高齢の喫煙男性に多い。進行が速く、予後は不良。

【 MAC症の標準治療(1〜2年) 】

- **クラリスロマイシン**(㊔クラビット/クラリス)
  600〜800㎎(15〜20㎎/kg)/日
- **リファンピシン**(㊔リファジン/リファンピシン)
  10㎎/kg(最大600㎎)/日
- **エタンブトール**(㊔エサンブトール/エブトール)
  15㎎/kg(最大750㎎)/日

➡ 重症例では硫酸《りゅうさん》ストレプトマイシン(㊔硫酸ストレプトマイシン)、またはカナマイシン(㊔カナマイシン/硫酸カナマイシン)を追加

M《エム》.kansasii《カンサシ》症

MAC症の次に多く、抗結核薬で完治する可能性が高い

基礎肺疾患のない若い男性によく見られる。画像は、上葉右側《じょうよううそく》優位の肺野型《はいやがた》空洞を呈することが多い。治療反応性がよく、MAC症よりも治癒の可能性が高い。3剤の抗結核薬を1〜2年間投与する。

【 M.kansasii症の標準治療(1〜2年) 】

- **イソニアジド**(㊔イスコチン/ネオイスコチン/ヒドラなど) **5㎎/kg(300㎎まで)/日**
- **リファンピシン**(㊔リファジン/リファンピシン)
  10㎎/kg(600㎎まで)/日
- **エタンブトール**(㊔エサンブトール/エブトール)
  15㎎/kg(750㎎まで)/日

M《エム》.abscessus《アブセッサス》症

入院治療で抗菌薬を点滴。治療後の再燃にも注意

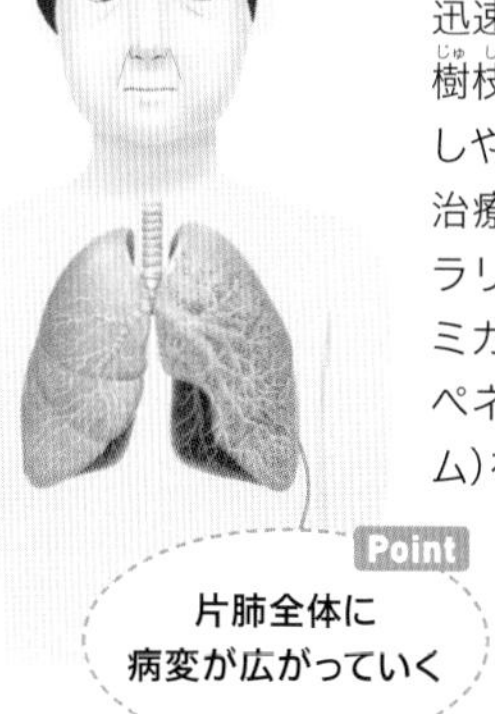

迅速発育菌で、初期から広範囲に樹枝状分岐陰影《じゅしじょうぶんきいんえい》が見られる。再燃しやすく、予後が悪い。

治療はクラリスロマイシン(㊔クラリス/クラビット)のほか、アミカシン(㊔カシミーなど)、イミペネム・シラスタチン(㊔チエナム)を点滴静注する。

高齢者の肺結核、真菌感染症を見落とさない

その他の感染症には、肺結核や真菌感染症などがある。肺結核は以前より大幅に減少したとはいえ、見落とすと感染が拡大するため、油断はできない。

結核菌感染後、免疫機能低下で発症に至る

結核菌感染の有無は、インターフェロンガンマ放出試験（IGRA《アイジーアールエー》）で判定される。

潜在性結核感染症

感染しているが、発病していない状態。治療を要することもある。

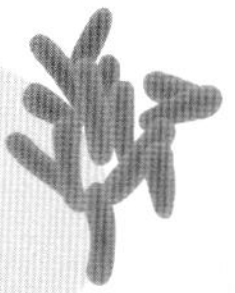

リスクファクター
- **糖尿病**
- **胃切除術後**
- **悪性腫瘍《あくせいしゅよう》**
- **ステロイド使用**
- **人工透析**
- **HIV感染**
- **喫煙・飲酒** など

リスクファクター
- **乳幼児**
- **高齢者**
- **HIV《エイチアイヴィー》感染** など

二次結核発症

おもに免疫《めんえき》機能の低下が原因となり、結核菌が増殖を始めて発病する。

肺病変（気管支主体）

空洞病変と小葉中心性粒状影《しょうようちゅうしんせいりゅうじょうえい》が典型的で、気管支を中心に壊死巣《えしそう》が広がる。そのほかにも多彩な病変を呈する。

一次結核発症

結核菌に感染後すぐに発病するケース。乳幼児や高齢者、HIV患者などにかぎられる。

肺外結核《はいがいけっかく》（リンパ節、胸膜《きょうまく》など）

リンパ行性に病巣が広がり、肺門リンパ節腫大《しゅだい》や胸膜炎《きょうまくえん》、髄膜炎《ずいまくえん》、結核のなかでも重篤な粟粒結核《ぞくりゅうけっかく》などを起こす。

標準治療

原則としてRFP（リファンピシン）、INH（イソニアジド）、PZA（ピラジナミド）を用いる
下記の治療法を用いる
RFP+INH+PZAにEB（エタンブトール）（またはSM［ストレプトマイシン］）の4剤併用で初期強化期2か月間治療後、維持期はRFP+INHを4か月継続し、全治療期間6か月（180日）とする

なお、下記の条件がある場合には維持期を3か月延長し、維持期を7か月、全治療期間9か月（270日）とすることができる

（1）結核再治療例
（2）治療開始時結核が重症：有空洞《ゆうくうどう》（特に広汎空洞型《こうはんくうどうがた》）例、粟粒結核、結核性髄膜炎《けっかくせいずいまくえん》
（3）排菌陰性化遅延《はいきんいんせいかちえん》：初期2か月の治療後も培養陽性《ばいようようせい》
（4）免疫《めんえき》低下を伴う合併症：HIV感染、糖尿病、塵肺《じんぱい》、関節リウマチ等の自己免疫疾患など
（5）免疫抑制剤等の使用：副腎皮質《ふくじんひしつ》ステロイド剤、その他の免疫抑制剤
（6）その他：骨関節結核《こつかんせつけっかく》で病巣の改善が遅延している場合など

（「「結核医療の基準」の改訂― 2018 年」日本結核病学会治療委員会, 結核 vol.93（1）：61-68, 2018より引用）

病態生理／症状

加齢による免疫機能の低下が最大の原因

WHO《ダブリューエイチオー》の報告によると、現在も世界中で毎年約920万人が**肺結核**に罹患し、死亡者は約170万人に上る。**結核菌**はヒトの体内でしか生きられない菌で、**空気感染**で伝染する。結核菌が体内に入って感染しても、健常な人なら発病しない。しかし、宿主の生存が危ぶまれる状態に陥ると、結核菌は別の宿主へ移住すべく、爆発的に増殖を始めるのだ。これを**二次結核**発症という。

発病の最大のリスクファクターは、**加齢**による免疫《めんえき》機能の低下で、新登録結核患者の約6割は70代以上である。結核菌に感染した人のうち、発病するのは約10％ほどだ。

真菌感染症も、免疫機能が著しく低下するとかかりやすく、高齢者で注意を要する。

肺炎を起こす真菌は、おもに2種類

菌を同定したうえで、抗真菌薬《こうしんきんやく》で治療するのが基本。

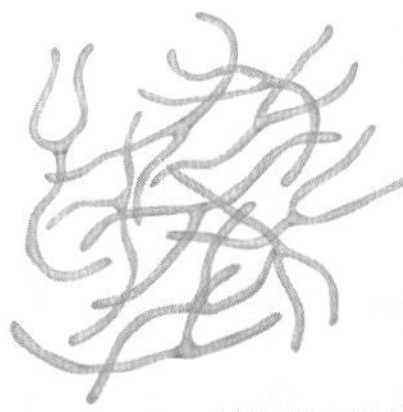

肺アスペルギルス症

アスペルギルスという真菌が肺内でかたまりになった状態は「アスペルギローマ」、全身の臓器に波及し、血栓や梗塞を形成するものは「アスペルギローシス」という。

臨床学的所見

- β《ベータ》-D《ディー》-グルカン高値
- 好中球《こうちゅうきゅう》減少
- 病変部の空洞
- halo《ハロー》 sign《サイン》(血栓《けっせん》・梗塞《こうそく》による出血や浮腫《ふしゅ》を示す) など

リスクファクター

- ステロイド大量長期投与
- 免疫抑制剤投与
- 肺の基礎疾患
- 低栄養
- 糖尿病
- ADL《エーディーエル》(日常生活動作)低下 など

ニューモシスチス肺炎

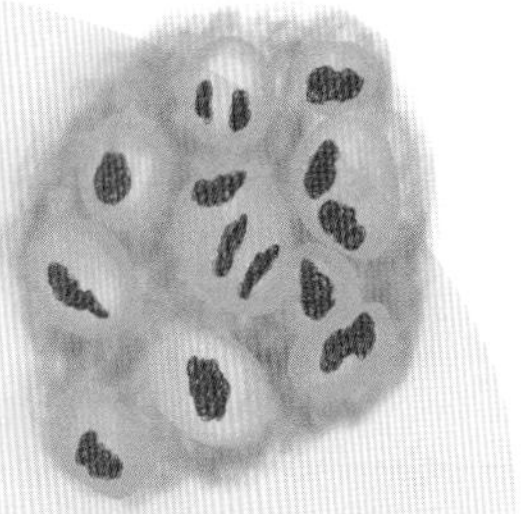

治療は、大量の抗真菌薬(ST《エスティー》合剤)とステロイドを3週間投与する。

リスクファクター

- HIV感染症(AIDS《エイズ》発症後)
- 膠原病《こうげんびょう》、リウマチ性疾患でのステロイド長期投与
- 膠原病、リウマチ性疾患での免疫抑制剤投与
- 骨髄《こつずい》・臓器移植後
- 血液疾患
- 悪性腫瘍(長期の抗がん剤投与) など

臨床学的所見

- β-D-グルカン高値
- 両側のすりガラス陰影
- A《エー》-aDO_2《エーディーオーツー》開大
- LDH《エルディーエイチ》高値 など

検査／診断

喀痰検査や気管支鏡検査で菌を同定する

2週間以上続く咳《せき》、発熱、体重減少、食欲不振などがあれば、肺結核の可能性を考える。結核患者との接触や感染リスクの高い場所への出入りなども確認する。そのうえで、胸部X《エックス》線検査と喀痰《かくたん》検査を実施する。

確定診断には結核菌の検出が不可欠である。塗抹検査《とまつけんさ》では、非結核性抗酸菌《ひけっかくせいこうさんきん》や死菌も陽性を示すので、遺伝子検査や培養検査《ばいようけんさ》とセットでおこなう。培養検査は3回おこなうのが原則だ。喀痰が採取できなければ、**胃液検査**か**気管支洗浄**《きかんしせんじょう》（→P114）、**気管支鏡検査**で菌を同定する。

予後／治療

結核治療は長期におよぶ。潜在性でも治療を検討

結核菌は細胞分裂速度が遅く、増えるのにも減るのにも、時間がかかる。そのため、肺結核治療は、最低でも半年以上かかる。

治療では、耐性菌《たいせいきん》の出現を防ぐため、複数の**抗結核薬**《こうけっかくやく》を併用する。治療開始2か月間は、**イソニアジド**（商イスコチン／ヒドラ）、**リファンピシン**（商リファジン）、**エタンブトール**（商エサンブトール／エブトール）、**ピラジナミド**（商ピラマイド）の4剤を使用。その後、イソニアジドとリファンピシンの2剤に減らし、4か月間継続するのが原則だ。きちんと治療すれば、再発はほぼないとされる。

なお、抗結核薬は、使用の優先順位が厳密に決められている。副作用などで使えない薬があれば、次の薬を使う。また、発病していない**潜在性結核感染症**（**LTBI**）でも、HIV《エイチアイヴィー》や臓器移植、塵肺《じんぱい》などで発病リスクが高い場合は治療を検討する。これを**潜在性結核感染症治療**といい、通常は、イソニアジドを6～9か月間予防内服する。

酸素療法の方法は3つ。最近は高流量鼻カニュラが普及

呼吸器疾患の治療では、肺機能の低下などによる低酸素血症を、早急に改善しなくてはならない。代表的な酸素療法の種類も理解しておきたい。

低流量と高流量、リザーバシステムの3つがある

3つの方法のうち、現状で広く用いられているのは、
低流量システムと高流量システムだ。

Ⅰ 低流量システム

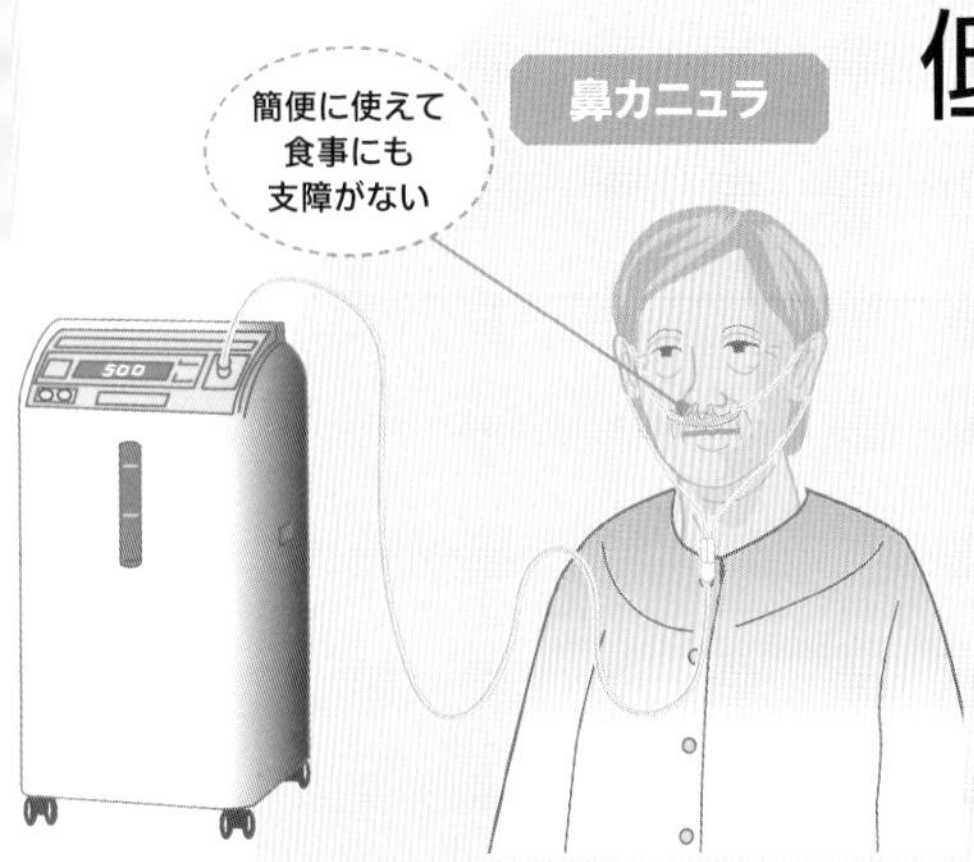

1人1人の1回換気量、換気パターンで、酸素濃度が変わる

病棟の中央配管や酸素ボンベ、酸素濃縮装置に、鼻カニュラなどのデバイスをつなげ、1～10L/分程度の酸素ガスを流す方法。
簡便な鼻カニュラや、簡易酸素マスクが一般的。開放型酸素マスクには、圧迫感が少ない、高二酸化炭素血症《こうにさんかたんそけっしょう》になりにくいなどの利点がある。オキシアーム®は口呼吸が習慣化した人でも利用できる。

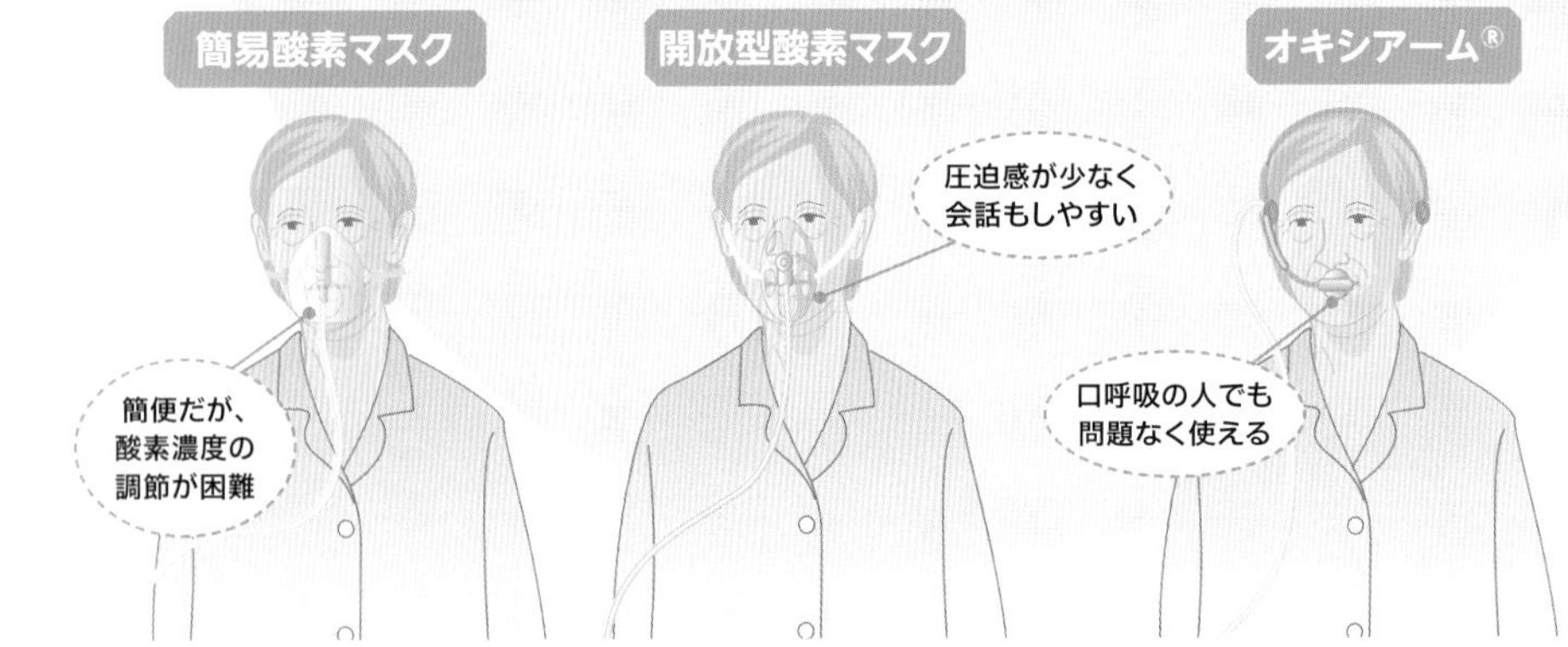

呼吸不全の改善には酸素療法が欠かせない

多くの呼吸器疾患で、低酸素血症《ていさんそけっしょう》（↓P38～）が問題となる。そこで必要となるのが**酸素療法**で、大気より多くの酸素を含む**酸素ガス**をカニュラ（管）などで投与する。

酸素療法には、おもに3つの方法がある。患者の**1回換気量**以下の酸素ガスを投与するのが**低流量システム**だ。投与した酸素以外に、周囲の大気からも酸素を補う。もっとも簡便な方法で、広く普及している。

一方で、1回換気量を超える酸素ガスを供給するのが**高流量システム**だ。平均呼気《こき》流速30L／分以上で酸素ガスを供給でき、呼吸パターンに左右されない。

3つめの**リザーバシステム**は、呼気中の酸素をバッグ内などにため、次の吸気《きゅうき》時に吸いこむ方法をいう。

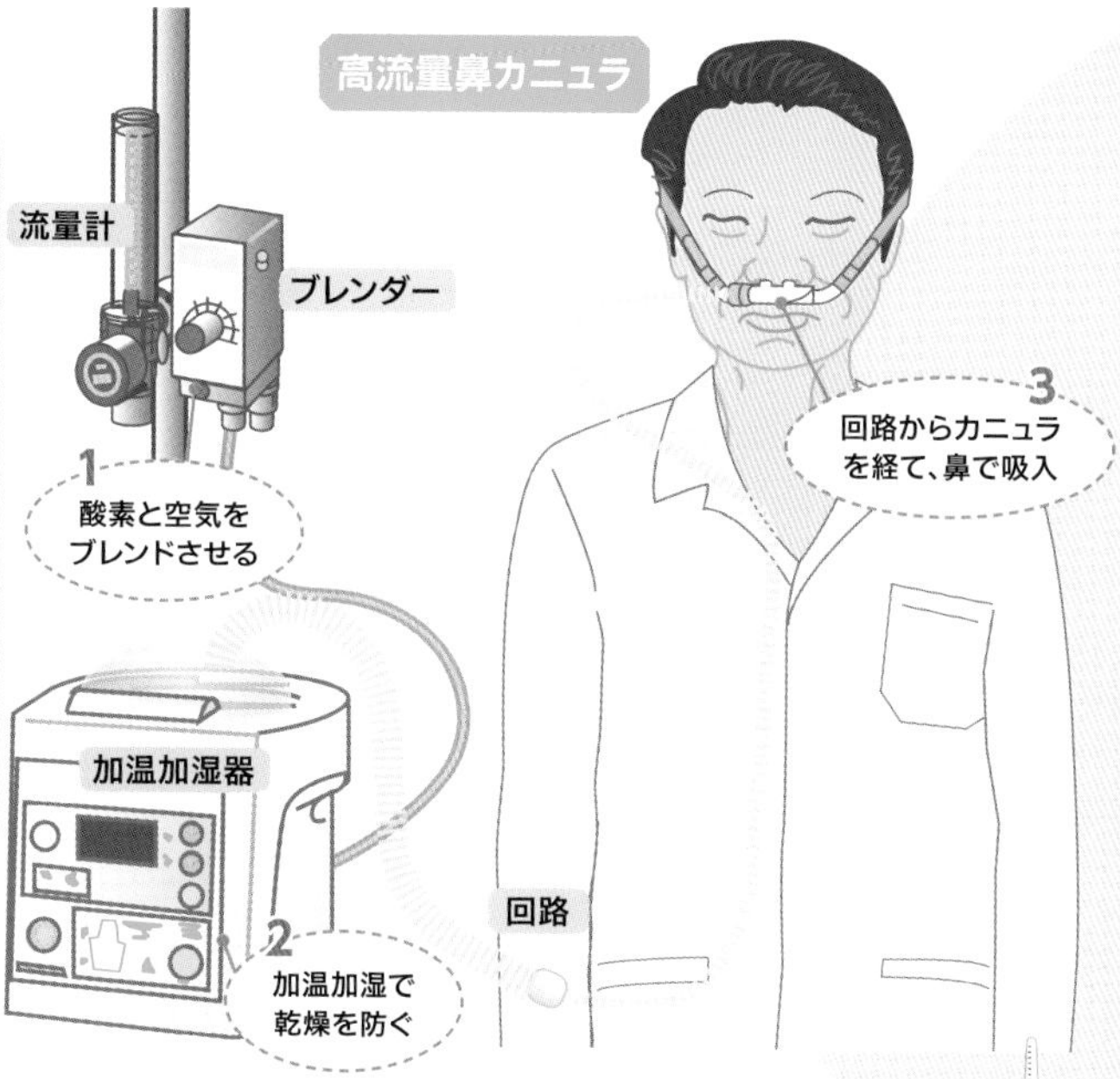

Ⅱ 高流量システム

呼吸状態にかかわらず、一定濃度の酸素を投与できる

従来型のベンチュリマスクは、中央配管や酸素ボンベに接続して使う。設定可能な$\mathrm{F_{IO_2}}$の範囲は24〜50%。ネブライザー式酸素吸入器は、それに加湿機能を付加したものだ。一方の高流量鼻カニュラは、専用システムで空気と酸素を混ぜる構造だ。加温加湿器で温度37℃、相対湿度100%にし、設定どおりの流速で、$\mathrm{F_{IO_2}}$21〜100%の範囲で投与できる。

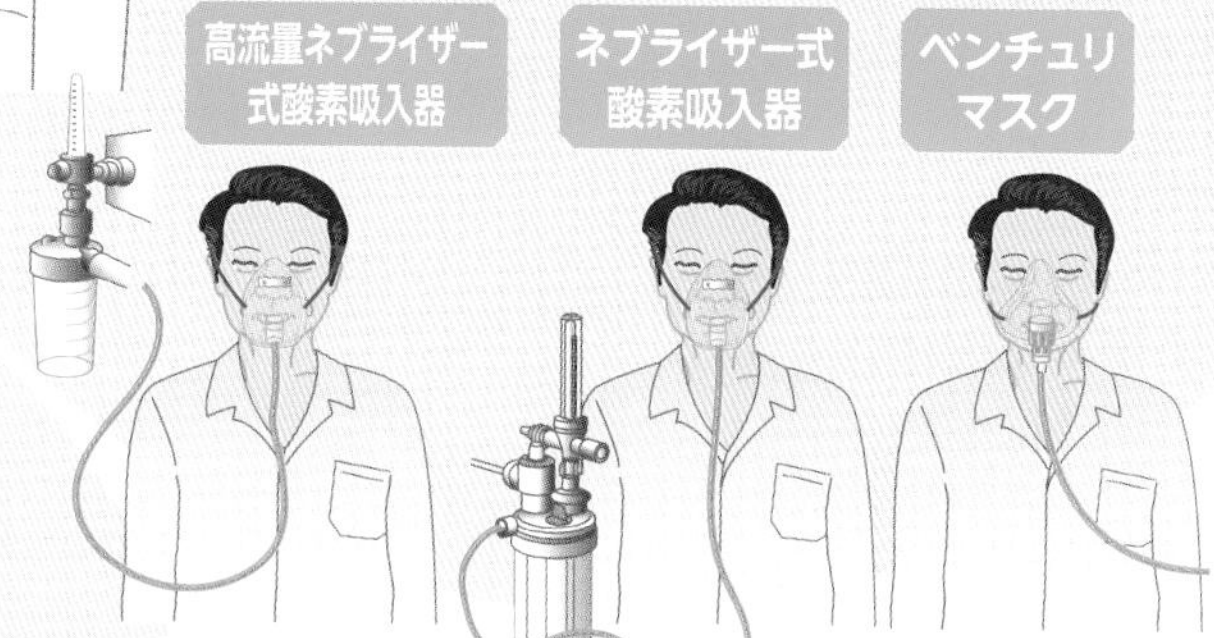

Ⅲ リザーバシステム

高濃度の酸素吸入が必要なときに使うことがある

呼気相《こきそう》でリザーババッグにたまった酸素を、流れてくる酸素と一緒に吸いこむ方法。高い$\mathrm{F_{IO_2}}$が期待できる反面、期待値どおりにならないことも。$\mathrm{Pa_{CO_2}}$上昇のリスクもあり、長期の使用には適さない。

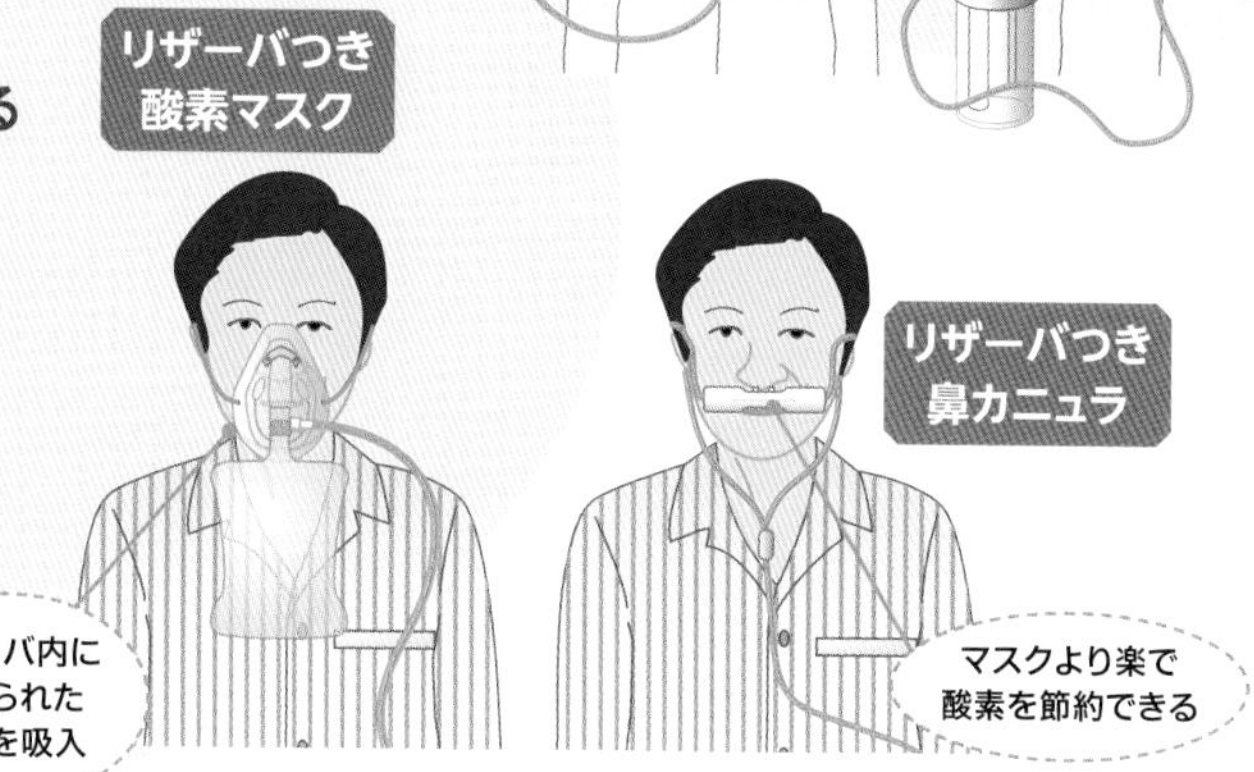

高流量鼻カニュラ法は負担が少なく、効果も高い

どの方法でも、現在の酸素飽和度や状態に応じ、**酸素流量**を設定して使用する。

ただ、低流量システムの場合は、**１回換気量**や**換気パターン**によって、実際の**吸気酸素濃度**（**$\mathrm{F_{IO_2}}$**）が上下する。たとえば頻《ひん》呼吸《こきゅう》の場合、鼻腔《びくう》内やマスク内に酸素がたまる前に息を吐いてしまい、大気を吸いこむ割合が増える。その結果、$\mathrm{F_{IO_2}}$は期待値よりも低くなる。かといって流量を上げても酸素飽和度が改善するとはかぎらず、鼻《び》粘膜《ねんまく》への刺激にもなる。

そこで、安定した$\mathrm{F_{IO_2}}$を維持できるように開発されたのが、高流量システムだ。

なかでも、近年普及しているのが**高流量鼻カニュラ**（**HNFC**）である。酸素ガスを30〜60L／分という高流速（ハイフロー）で鼻から投与するもので、$\mathrm{F_{IO_2}}$21〜100%まで設定できる。気道の死腔《しくう》にたまったガスを洗い流し、肺胞《はいほう》換気量を増やす効果も期待できる。従来型の高流量システムに比べて圧迫感がなく、食事にも支障がないことから、使用頻度が増えている。

呼吸状態に応じた方法を選び、モニタリングを徹底

どの方法で酸素を投与するかは、SpO_2だけでなく、高二酸化炭素血症のリスクも考えて判断する。換気障害もあるなら、人工換気の併用が必要だ。

換気障害の可能性を考えて、治療法を決める

低酸素状態とともに換気状態を考慮して、デバイスを選択する。

酸素療法の適応

1. 室内気にてPaO_2<60mmHgあるいはSaO_2<90%
2. 低《てい》酸《さん》素《そ》血症《けっしょう》が疑われる状態（治療開始後に確認すること）
3. 重症外傷　4. 急性《きゅうせい》心《しん》筋《きん》梗塞《こうそく》
5. 短期的な治療あるいは外科的処置時（麻酔直後など）

$PaCO_2$≧45
あるいは
高二酸化炭素血症のリスクが高い

$PaCO_2$<45
あるいは
高《こう》二《に》酸《さん》化《か》炭《たん》素《そ》血症《けっしょう》のリスクが低い

酸素療法+NPPV《エヌピーピーヴィー》
低酸素血症に加え、二酸化炭素の蓄積があれば、NPPVで管理。
➡P152

低流量酸素システム
換気状態に問題がなければ、低流量システムで酸素投与を開始する。

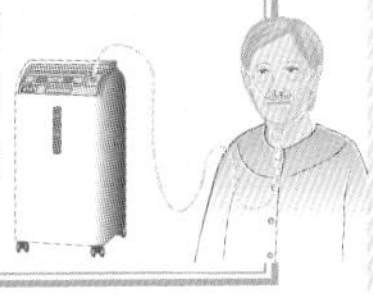

高流量酸素システム
低流量システムで不十分だったり、一定のFIO_2を維持したいときに選択。

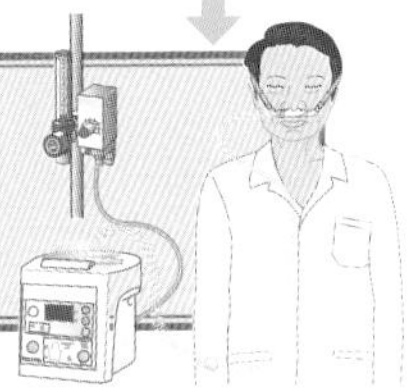

治療法の選択時は、高二酸化炭素血症のリスクを考える。リスクが高い場合は、酸素療法とNPPV（非《ひ》侵襲《しんしゅう》的《てき》陽《よう》圧《あつ》換《かん》気《き》）の両方をおこなう。リスクがなければ、低流量システムから始めることが多い。

（「American Association for Respiratory Care (AARC).AARC Clinical Practice Guideline：oxygen therapy for adults in the acute facility-2002 revision&update.」Kallstrom TJ, Respiratory Care vol.47(6)：717-720, 2002より一部引用）

SpO_2 90%以上を目標に低流量から始めることが多い

酸素療法は、**SpO_2 90%以上**を目標におこなう。過剰な酸素投与は気道や肺胞《はいほう》の酸素障害（**酸素中毒**）をまねくおそれがあり、まずは低流量システムで投与を開始する。

通常は鼻カニュラから始め、改善されなければ簡易酸素マスク、ベンチュリマスク、高流量鼻カニュラといった順に考える。近年広くおこなわれているHOT《ホット》（在宅酸素療法）でも、第一選択は鼻カニュラである。

$PaCO_2$が高値または上昇傾向なら、ベンチュリマスクや高流量鼻カニュラを用いる。**高《こう》二《に》酸《さん》化《か》炭《たん》素《そ》血症《けっしょう》**がある場合は、**NPPV《エヌピーピーヴィー》**（→P152）による換気が必要だ。

救急外来において重症の呼吸不全を疑う場合は、最初からFIO_2 50%以上を供給できる高流量システムを用いるようにする。

酸素療法中は、流量チェックやモニタリングを必ずおこなう

十分な酸素供給にくわえ、酸素化に関与する心《しん》拍《はく》出量《しゅつりょう》やへモグロビン濃度に問題がないかも見ておく。

ここをチェック

SpO_2は改善している？

バイタルサインとあわせて確認。改善していれば減量・中止する

SpO_2とともに、呼吸数、呼吸状態、意識状態などを注意深く観察。低酸素状態が改善し、病状が安定していれば、すみやかに酸素投与を減量・中止する。

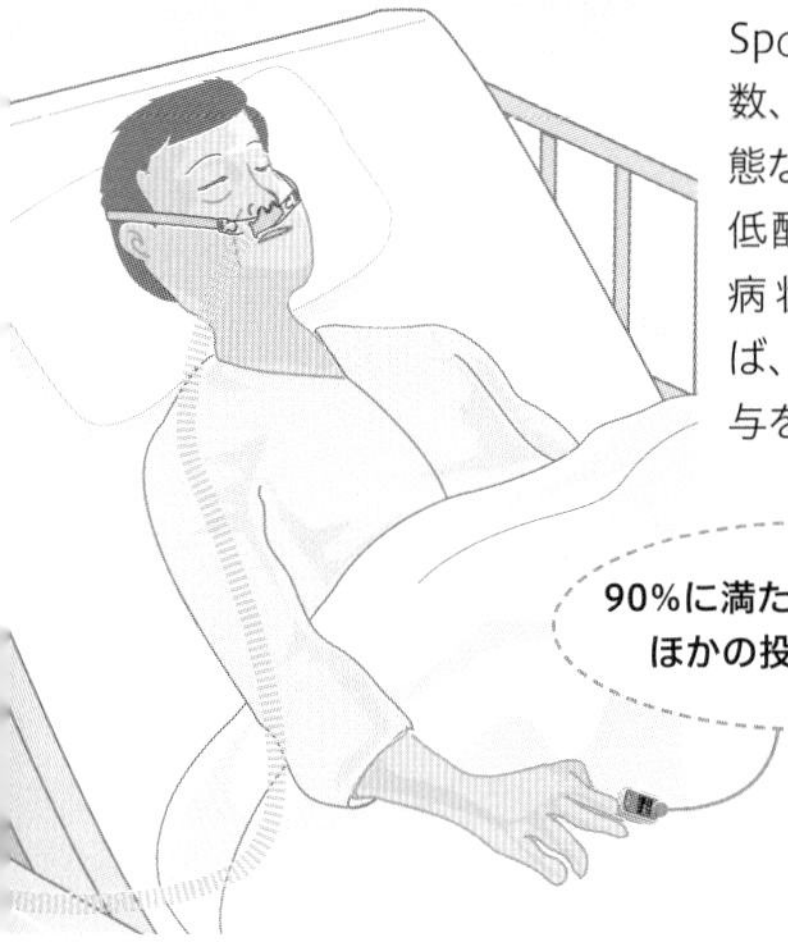

Point
90%に満たないままなら、ほかの投与法を検討

ここをチェック

酸素流量の設定は適切？

流量と吸入濃度の関係をふまえて調節する

デバイスごとに酸素流量と、FIO_2推定値が示されている。必要なFIO_2から、酸素流量を調節する。鼻カニュラは鼻《び》粘《ねん》膜《まく》の乾燥を防ぐため、最大で5L/分が原則。

【流量と吸入濃度の関係】

デバイス	酸素流量(L/分)	吸入酸素濃度の推定値(%)
鼻カニュラ	1 2 3 4 5 6	24 28 32 36 40 44
簡易酸素マスク	5～6 6～7 7～8	40 50 60
開放型酸素マスク	3 5 10	40 50 60
オキシアーム®	1 2 4 6 8 10	21～27 28～31 32～35 36～39 40～43 42～47

(『酸素療法マニュアル(酸素療法ガイドライン 改訂版)』日本呼吸ケア・リハビリテーション学会 酸素療法マニュアル作成委員会・日本呼吸器学会 肺生理専門委員会編、2017、日本呼吸ケア・リハビリテーション学会より作成)

ここをチェック

残量の減少やデバイスの異常はない？

低酸素血症が悪化し、危険な状態に陥ることも

酸素の残量不足、カニュラや回路の破損などがあると、設定した酸素流量が得られず、事故のおそれもある。

HOT《ホット》では自分で機器を管理して使用するため、患者・家族への教育も不可欠。医師や看護師の訪問時に、正しく使えているかを必ず確認する。

Point
在宅などでは本人・家族にも見てもらう

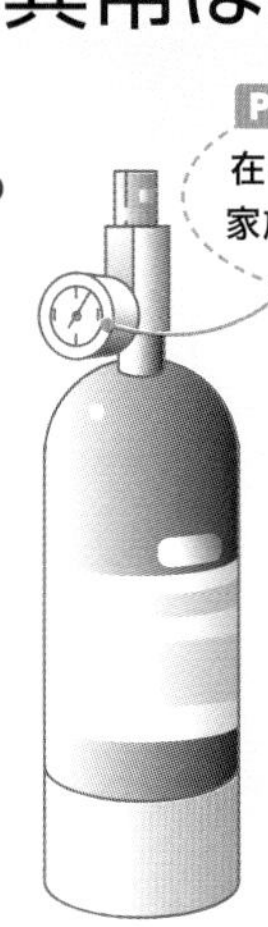

ここをチェック

$PaCO_2$が上昇していない？

動脈血《どうみゃくけつ》ガス分析のほか、経皮的《けいひてき》$PaCO_2$を見ることも

酸素投与開始30分後に動脈血ガス分析をおこない、$PaCO_2$の貯留の有無を確認。経時的変化を見るには、皮膚にセンサーを装着して測定する「経《けい》皮《ひ》的《てき》二《に》酸《さん》化《か》炭《たん》素《そ》分《ぶん》圧《あつ》($PtcCO_2$)」も役立つ。

Point
CO_2ナルコーシスを発症させないよう注意！

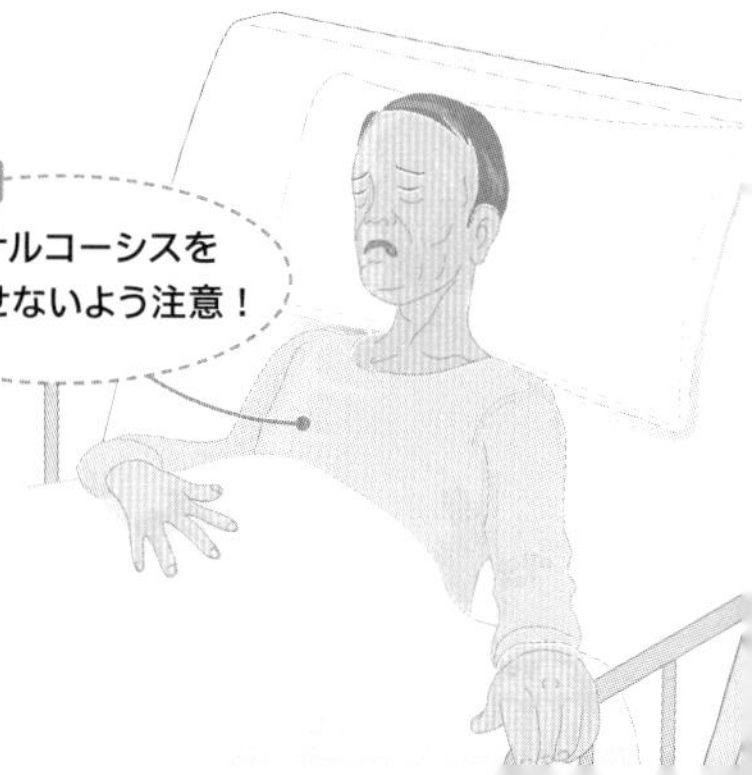

【エビデンスにもとづく呼吸管理】

COPDなどの慢性疾患で人工呼吸器を使う人も多い

換気に障害があるときは、酸素投与だけでは改善できない。人工呼吸器を使って肺に圧をかけ、呼吸運動を促したり、サポートする必要がある。

呼吸不全では、「挿管」「NPPV」「切開」が選択肢

人工呼吸の基本的な方法は3つ。目的、緊急度、NPPV《エヌピーピーヴィー》の適応の有無などをもとに選択する。

Ⅰ 気管挿管

手術時の呼吸管理や救命が、おもな目的

気管にチューブを挿入し、人工呼吸器で呼吸を管理する。おもに全身麻酔下手術の呼吸管理や、基礎疾患の急性増悪、救命救急などで一刻を争う場合におこなわれる。

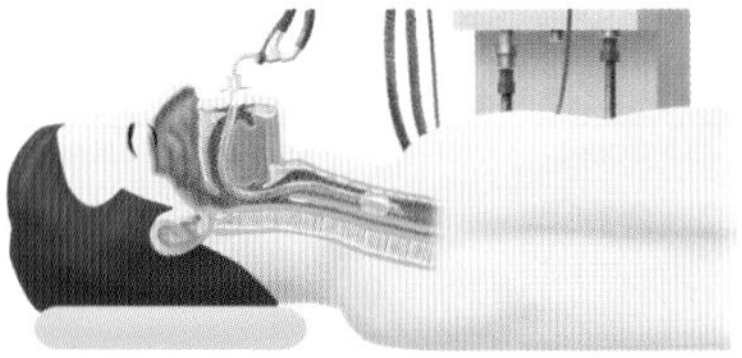

Ⅱ NPPV《エヌピーピーヴィー》（非侵襲的陽圧換気《ひしんしゅうてきようあつかんき》）

意識状態などがよければ、NPPVを使える

マスクなどを使って非侵襲的に換気をサポート。自発呼吸があり、マスクが装着できれば使えるため、現在は人工呼吸器の主流。病棟だけでなく在宅でも用いられている。

導入基準

血液ガス分析所見

- Ⅰ型慢性呼吸不全：$Pa_{O_2}/F_{IO_2}<200$
- Ⅱ型慢性呼吸不全：$Pa_{CO_2}>45$㎜Hg、pH＜7.35

身体所見

- 呼吸困難の増強（中等度から高度）
- 頻呼吸《ひんこきゅう》（閉塞性障害：呼吸数＞24回/分、拘束性障害：呼吸数＞30回/分）
- 呼吸仕事量の増加、呼吸補助筋の使用、奇異性呼吸

（「Non-invasive ventilation in acute respiratory failure.」Nava S et al., Lancet vol.374（9685）：250-259, 2009より引用）

Ⅲ 気管切開

神経難病などで長期の呼吸管理が必要なときに

気管を切開して気管カニューレを挿入し、気道を確保。人工呼吸器とつなげる。気管挿管より不快感が少なく、長期の人工呼吸管理を要する疾患で選択されることが多い。

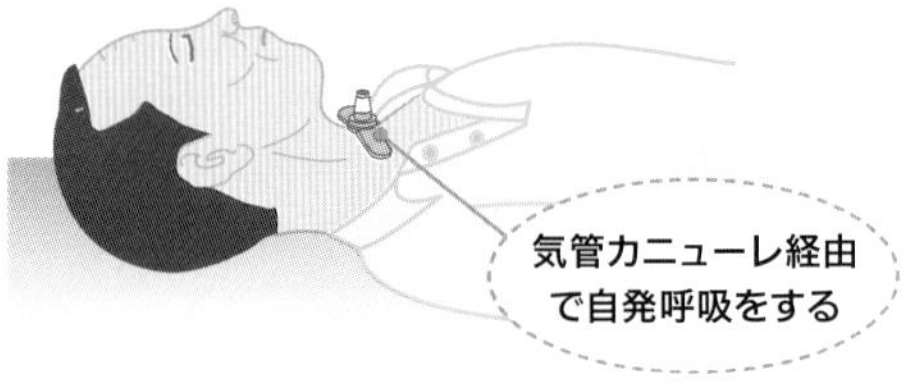

気道内に陽圧をかけて肺を強制的にふくらませる

呼吸運動そのものが低下すると、どんなに高濃度の酸素を投与しても、組織の酸素化は是正されず、二酸化炭素も貯留してしまう。そこで、強制的に換気をおこなうのが、**人工呼吸器**だ。

健常な人の呼吸では、胸膜腔《きょうまくくう》内を**陰圧**《いんあつ》にすることで、大気をとり入れている。一方、人工呼吸器では、酸素と大気を混ぜ合わせた混合ガスを、吸気《きゅうき》側の回路（蛇管《じゃかん》）から**陽圧**《ようあつ》をかけて送りこむ。吸気が終われば、呼気《こき》側の回路の弁を開いて圧を下げる。すると、肺自身の縮む力で、肺内のガスが出ていくというしくみだ。この強制換気を、1回換気量で規定する**従量式**と、圧で規定する**従圧式**がある。現在は気道の圧損傷を防ぐ、従圧式が主流となっている。

慢性呼吸不全の管理には、NPPVの自発呼吸モードを

NPPV専用機では、BIPAP《バイパップ》（bilevel《バイレベル》 PAP《パップ》）という「高い圧-低い圧」の2相性モードが主流。下記の4つから選択する。

換気モードの設定

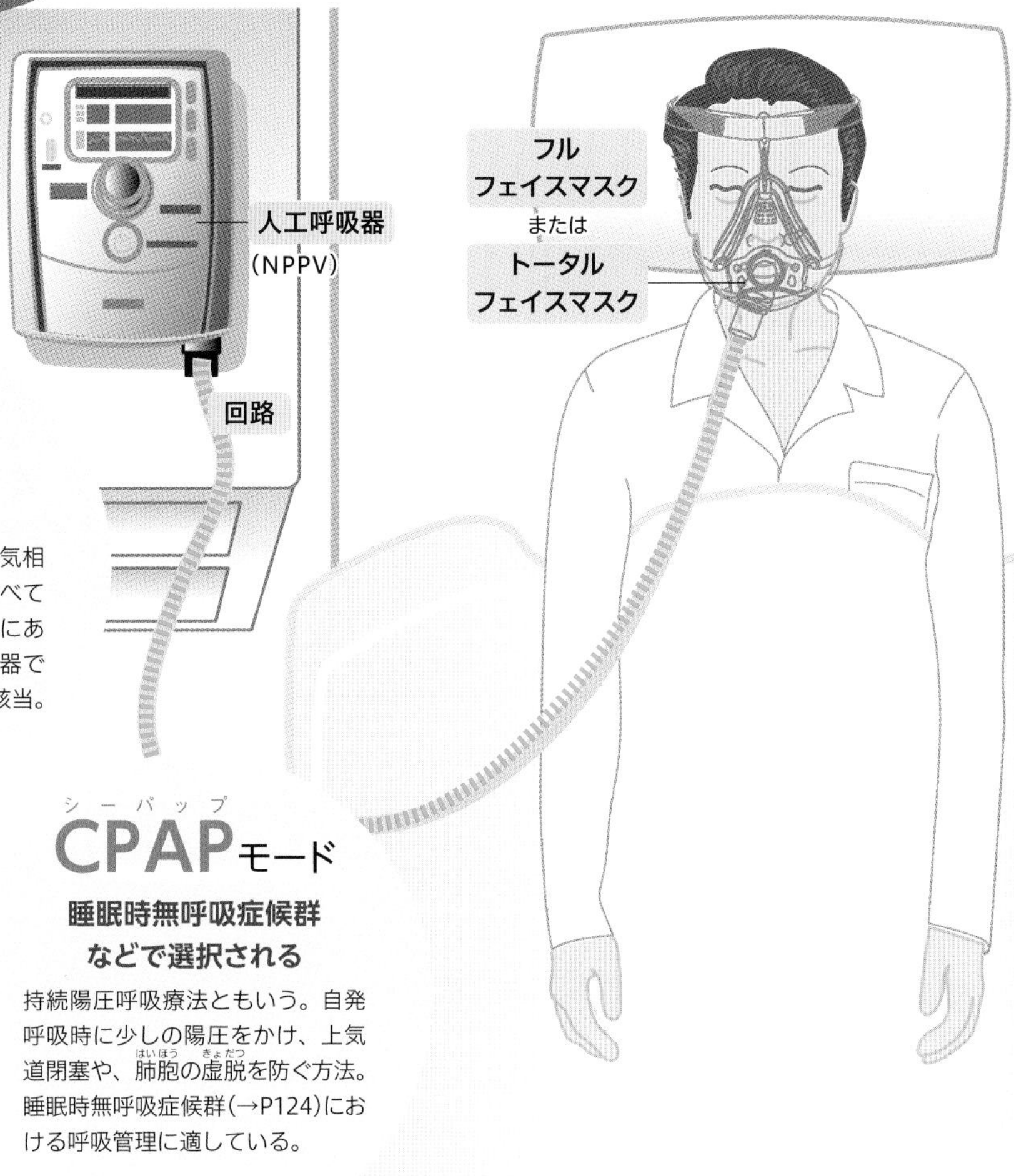

Sモード

自発呼吸がベース。
吸気《きゅうき》時に高い圧をかける

Sはspontaneous（自発的な）の略。吸気時、呼気《こき》時ともに、自発呼吸にあわせて圧をかける。
自発呼吸がなくなると、換気補助も止まるのが難点。

Tモード

吸気、呼気ともに
器械主導でおこなう

呼吸のタイミングと回数、呼気相と吸気相の時間、吸気率のすべてを器械で設定し、患者はそれにあわせて呼吸。従来型人工呼吸器では、CMV《シーエムヴィー》（持続強制換気）に該当。

S/Tモード

Sモードを基本に
バックアップ換気をする

SモードとTモードの利点をあわせた設定。基本は自発呼吸ベースのSモードだが、自発呼吸がないときは自動でTモードになり、バックアップ換気がおこなわれる。

CPAP《シーパップ》モード

睡眠時無呼吸症候群
などで選択される

持続陽圧呼吸療法ともいう。自発呼吸時に少しの陽圧をかけ、上気道閉塞や、肺胞《はいほう》の虚脱《きょだつ》を防ぐ方法。睡眠時無呼吸症候群（→P124）における呼吸管理に適している。

COPDの治療などでは NPPVが日常的に使われる

呼吸不全に対する人工呼吸器療法は、気管挿管や気管切開が主流だったが、現在はマスクをつけて強制的に換気する**NPPV**《エヌピーピーヴィー》（**非侵襲的陽圧換気**《ひしんしゅうてきようあつかんき》）が中心となっている。NPPV専用器は吸気側の回路だけをもち、マスクの孔からつねにガスがもれている。吸気終了で圧を止めると、マスクの孔から呼気も出ていくしくみだ。

気管挿管などに比べて簡便で、VAP《バップ》（→P142）のリスクが少ないのが大きなメリットだ。**COPD**《シーオーピーディー》（→P118）増悪症例を中心に、広く普及している。ただし、自発呼吸がない、マスクを装着できない場合は禁忌となる。

NPPV実施時は、酸素療法と同様、動《どう》脈血《みゃくけつ》ガス分析で**Pa**CO_2を確認し、**呼吸状態**や**意識状態**を慎重に観察する。

慢性呼吸不全においても、HOT《ホット》（在宅酸素療法）で対応しきれなくなったCOPD例などに、在宅でNPPVがおこなわれている。病棟用より簡易的で扱いやすいものが多く、自身でマスクをつけて使用する。

Part 3 呼吸器疾患の病態と治療 Summary

気道の疾患

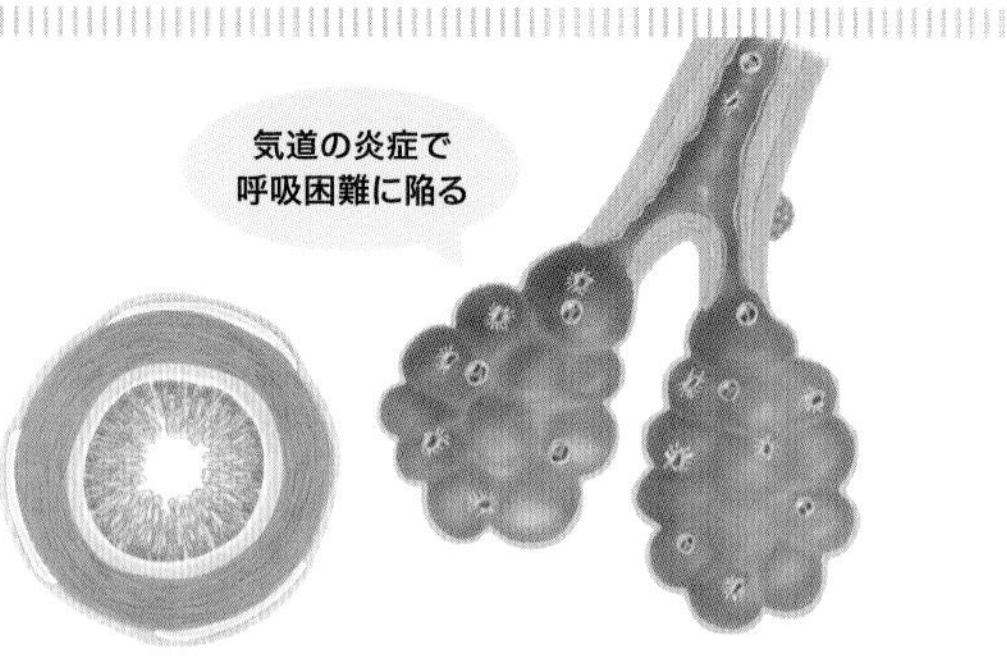

- COPD《シー オー ピーディー》では、肺の慢性的炎症で気流が滞る。気道を拡げるLAMA《ラマ》（長時間作用性抗コリン薬）などで治療
- 気《き》管《かん》支《し》喘《ぜん》息《そく》は、咳《せき》発作のくり返し、可《か》逆《ぎゃく》性《せい》などが特徴。早期からの薬物治療で気道リモデリングを防ぐ
- 咳《せき》喘《ぜん》息《そく》は、気管支喘息の亜型といわれる疾患。喘息と同様、ICS《アイシーエス》（吸入ステロイド薬）などで治療する

肺の疾患

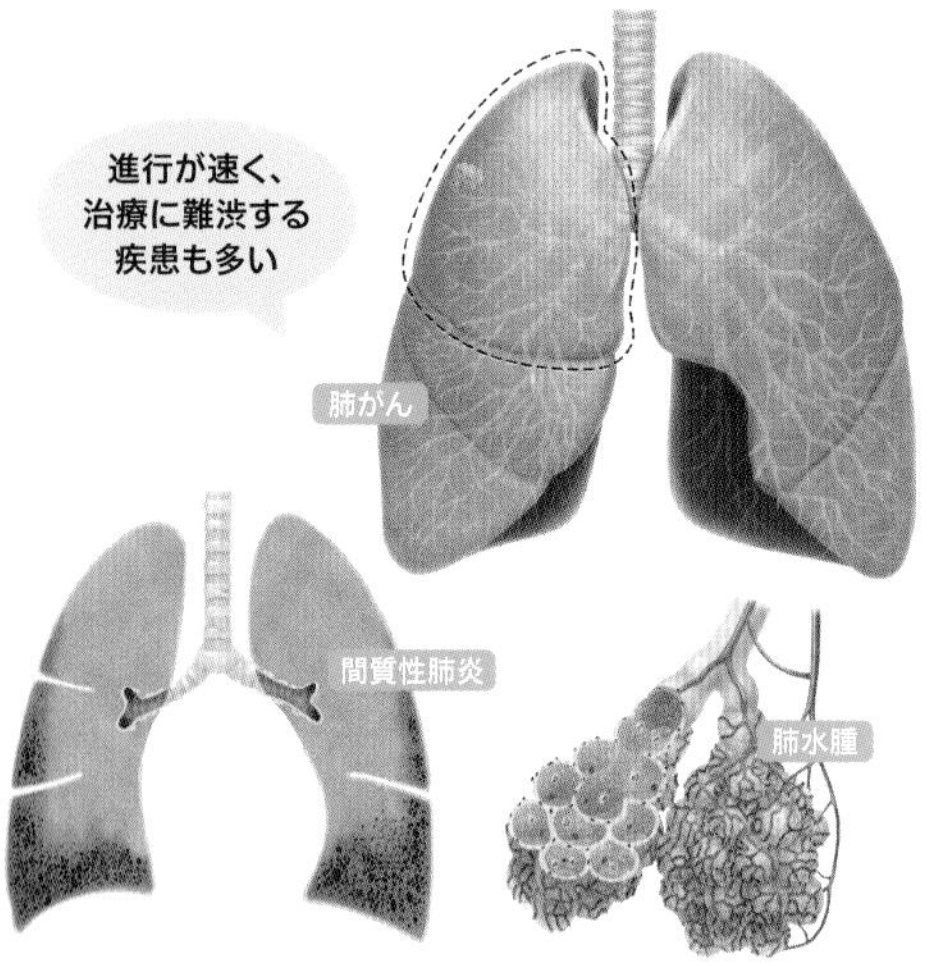

- 肺がんには小《しょう》細《さい》胞《ぼう》肺がん、非小細胞肺がんがある。病期はTNM《ティーエヌ エム》分類のIA～ⅣB期までに分けられる
- 肺がん治療の最善策は外科手術だが、手術不能な進行例では、放射線治療、薬物治療が推奨される
- 肺が線維化する特《とく》発《はつ》性《せい》肺《はい》線《せん》維《い》症《しょう》は、抗線維化薬で治療する
- 肺動脈圧が上昇する肺高血圧症、肺動脈が詰まる肺《はい》血《けっ》栓《せん》塞《そく》栓《せん》症《しょう》などをあわせて、肺循環障害という
- 肺の空気がもれて、肺《はい》胞《ほう》が虚《きょ》脱《だつ》する気《き》胸《きょう》が原因で、縦《じゅう》隔《かく》気《き》腫《しゅ》、皮《ひ》下《か》気《き》腫《しゅ》を起こすことがある
- ARDS《エーアールディーエス》（急《きゅう》性《せい》呼《こ》吸《きゅう》窮《きゅう》迫《はく》症《しょう》候《こう》群《ぐん》）は予後が悪く、ICU《アイシーユー》で早急に全身管理をおこなう必要がある

呼吸器感染症

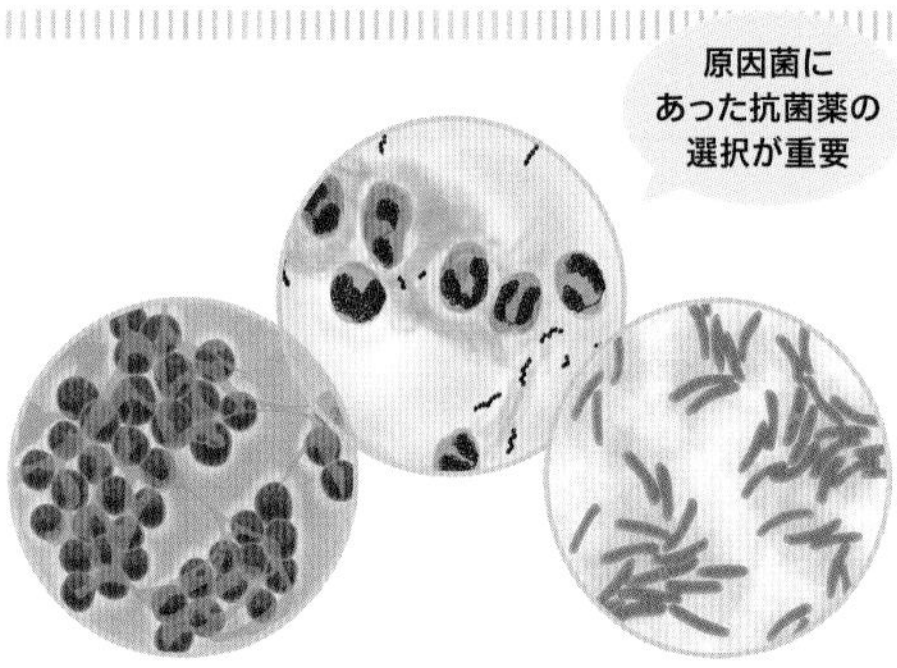

- 肺炎は、感染した環境によって、「市《し》中《ちゅう》肺《はい》炎《えん》」「院内肺炎」「医療・介護関連肺炎」の3つに大別される
- 肺炎治療では、原因菌に応じた薬で耐《たい》性《せい》菌《きん》の蔓延を防ぐ
- 非《ひ》結《けっ》核《かく》性《せい》抗《こう》酸《さん》菌《きん》症《しょう》（NTM《エヌティーエム》症）のうち、約8割がMAC《マック》症。治療では1～2年間、3種の抗菌薬を使う
- 高齢者では、肺結核、真菌感染症のリスクもある

エビデンスにもとづく呼吸管理

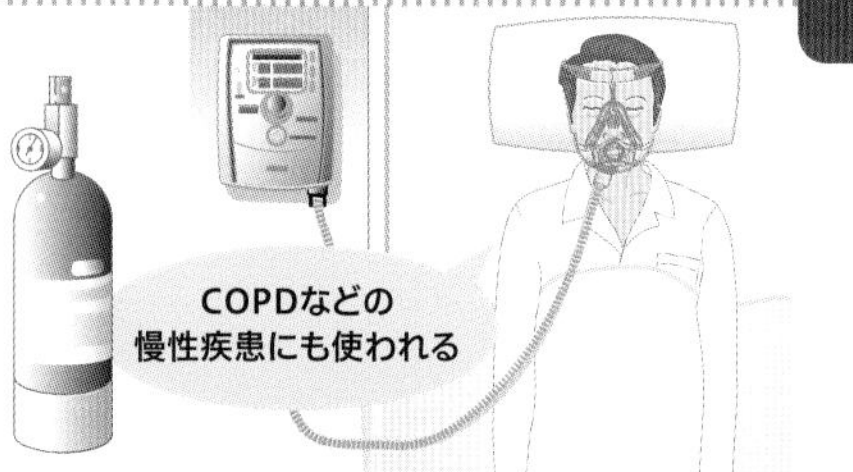

- 酸素療法には「低流量システム」「高流量システム」「リザーバシステム」の3つの方法がある
- 人工呼吸では、気管切開、気管挿管をしないNPPV《エヌピーピーヴィー》（非《ひ》侵《しん》襲《しゅう》的《てき》陽《よう》圧《あつ》換《かん》気《き》）の導入例が増えている

欧文INDEX

ぜんぶわかる 呼吸の事典 ● INDEX

＊太字は、くわしくとり上げているページをさしています。

和文INDEX

「人工呼吸器関連肺炎と抗菌薬」志馬伸朗, 人工呼吸 vol.35（2）：162-168, 2018

『シンプル呼吸器学』興梠博次編、2015（南江堂）

『シンプル生理学（改訂第7版）』貴邑冨久子・根来英雄、2016（南江堂）

「睡眠呼吸障害の診断・治療・連携ガイドライン」篠邉龍二郎・塩見利明・井上雄一ほか, 睡眠医療 vol.2（3）：271-278, 2008

「睡眠時無呼吸症候群～診断と治療～」成井浩司, 日本内科学会雑誌 vol.104（3）：552-555, 2014

『正常画像と比べてわかる 病理アトラス　改訂版　全身がみえてくる！ 118疾患1000画像』下 正宗・長嶋洋治編、2015（羊土社）

『成人肺炎診療ガイドライン2017』日本呼吸器学会 成人肺炎診療ガイドライン2017作成委員会編、2017（日本呼吸器学会）

「咳喘息」新実彰男, 日本臨牀 vol.74（10）：1693-1697, 2016

「咳喘息と類似疾患」新実彰男, 日本内科学会雑誌 vol.102（6）：1419-1425, 2013

「遷延性/慢性咳嗽の疫学・分類」松本久子, 日本胸部臨床 vol.74（11）：1179-1188, 2015

『喘息とCOPDのオーバーラップ（Asthma and COPD Overlap：ACO）診断と治療の手引き2018』一般社団法人日本呼吸器学会 喘息とCOPDのオーバーラップ（Asthma and COPD Overlap：ACO）診断と治療の手引き2018作成委員会編、2017（日本呼吸器学会）

『喘息予防・管理ガイドライン2018』一般社団法人日本アレルギー学会 喘息ガイドライン専門部会監修、『喘息予防・管理ガイドライン2018』作成委員作成、2018（協和企画）

『全部見える 呼吸器疾患』玉置 淳、2016（成美堂出版）

『組織細胞生物学（原著第3版）』Abraham L.Kierszenbaum, Laula L.Tres著、内山安男監訳、2015（エルゼビア・ジャパン）

「代謝性アルカローシス」藤井正満, 日本内科学会雑誌 vol.95（5）：859-866, 2006

「代謝性アルカローシスと電解質異常」坂本尚登・小川みゆき, 腎と透析 vol.80（3）：379-383, 2016

「低換気」小松 茂・松瀬 健, 日本臨牀 vol.60（増刊号4）：542-545, 2002

「低線量CTによる肺がん検診の肺結節の判定基準と経過観察の考え方 第5版」日本CT検診学会 肺がん診断基準部会編、2017（日本CT検診学会）

「動脈血ガス・パルスオキシメータのCOPD管理への生かしかた」小林弘祐, Medical Practice vol.31（4）：573-577, 2014

「動脈血ガス分析の読み方」山口佳寿博, THE LUNG perspectives vol.20（1）：22-26, 2012

「動脈採血の基本とトラブルシューティング」五代幸平, レジデントノート vol.16（1）：37-44, 2014

『Dr.長尾プロデュース 呼吸器腹落ちカンファレンス　呼吸の果てまでカンファQ！』長尾大志、2018（金芳堂）

『特発性肺線維症の治療ガイドライン2017』日本呼吸器学会監修、厚生労働科学研究費補助金難治性疾患政策研究事業「びまん性肺疾患に関する調査研究」班 特発性肺線維症の治療ガイドライン作成委員会編、2017（南江堂）

「Ⅱ型呼吸不全の診断と治療（神経筋疾患, 結核後遺症を含む）のすすめかた」松井芳憲・永井英明, Medical Practice vol.27（4）：623-627, 2010

『肺癌診療ガイドライン2018年版　悪性胸膜中皮腫・胸腺腫瘍含む』特定非営利活動法人　日本肺癌学会編、2018（金原出版）

「肺血栓塞栓症および深部静脈血栓症の診断, 治療, 予防に関するガイドライン（2017年改訂版）」日本循環器学会ほか、2018（日本循環器学会）

「肺高血圧症治療ガイドライン（2017年改訂版）」日本循環器学会ほか、2018（日本循環器学会）

「肺非結核性抗酸菌症診断に関する指針―2008年」日本結核病学会非結核性抗酸菌症対策委員会 日本呼吸器学会感染症・結核学術部会, 結核 vol.83（7）：525-526, 2008

「肺癌診療における胸部CT・PETの役割と読影の基本」原 眞咲, Japanese Journal of Lung Cancer vol.55（Supplement）：803-806, 2015

「肺血栓塞栓症（肺動脈血栓塞栓症）・気胸」山下素弘・新海 哲, 成人病と生活習慣病 vol.43（4）：460-465, 2013

「肺動脈性肺高血圧症および肺静脈閉塞症/肺毛細管腫症の病理―最近の知見から―」大郷恵子・植田初江・大郷 剛, 日本呼吸器学会誌 vol.3（4）：471-477, 2014

「肺MAC症の画像所見」赤川志のぶ, 結核 vol.84（8）：569-575, 2009

『ハリソン内科学 第5版』福井次矢・黒川 清監修、2017（メディカル・サイエンス・インターナショナル）

「パルスオキシメータ（SpO_2）」山口佳寿博, 成人病と生活習慣病 vol.42（4）：469-473, 2012

「パルスオキシメータの原理」小坂 誠・吉田 愛・大江克憲, 日本集中治療医学会雑誌 vol. 23（6）：625-631, 2016

「非結核性抗酸菌症の診断と治療はどうなっているか？ ―生物学的製剤への対応を含めて―」渡辺 彰・菊地利明、日本サルコイドーシス／肉芽腫性疾患学会雑誌 vol.35（1）：39-45, 2015

『標準組織学 各論 第5版』藤田尚男・藤田恒夫原著、岩永敏彦・石村和敬改訂、2017（医学書院）

『プロメテウス解剖学アトラス 胸部／腹部・骨盤部　第2版』坂井建雄・大谷 修監訳、2015（医学書院）

『放射線治療計画ガイドライン2016年版』公益社団法人 日本放射線腫瘍学会編、2016（金原出版）

『まるごと図解　呼吸の見かた』長尾大志、2016（照林社）

「見逃されがちなアルカローシスの話」内藤貴基, 呼吸器ケア vol.15（6）：569-573, 2017

『やさしイイ血ガス・呼吸管理』長尾大志、2016（日本医事新報社）

『読む肺音　視る肺音　病態がわかる肺聴診学』岡 三喜男、2014（金原出版）

『臨床検査のガイドライン JSLM2018』日本臨床検査医学会ガイドライン作成委員会編、2018（日本臨床検査医学会）

『臨床のための解剖学 第2版』キース L. ムーア, アーサー F. デイリー, アン M. R.アガー著、佐藤達夫・坂井建雄監訳、2016（メディカル・サイエンス・インターナショナル）

『臨床・病理　肺癌取扱い規約【第8版】』特定非営利活動法人 日本肺癌学会編、2017（金原出版）

『レジデントのためのやさしイイ胸部画像教室 第2版』長尾大志、2018（日本医事新報社）

『レジデントのためのやさしイイ呼吸器教室 第3版』長尾大志、2019（日本医事新報社）

『レックナー呼吸器学―基礎から疾患までの包括的アプローチ』福地義之助・本間生夫監訳、2015（丸善出版）

参考文献

『Atlas Series CT/MRI編　病理像との対比と参考症例に学ぶ　胸部の画像診断　1. 肺』芦澤和人編、2011（ベクトル・コア）

『Atlas Series CT/MRI編　病理像との対比と参考症例に学ぶ　胸部の画像診断　2. 奇形・縦隔・胸膜　他』芦澤和人編、2014（ベクトル・コア）

「新たなスパイロメトリー基準値に関するステートメント」久保田 勝, 総合健診 vol.44（5）：687-692, 2017

「アルカローシスとアシドーシス」永井美玲著・廣瀬宗孝監修, OPE nursing vol.32（7）, 2017

「VAP予防の基本とVAPバンドル」志馬伸朗, 呼吸器ケア vol.12（9）：840-847, 2014

「VAP予防はどうすればいい？ ～VAP予防の標準管理は何か～」森安恵実, 呼吸器ケア vol.16（11）：1022-1027, 2018

「Validation of sputum Gram stain for treatment of community-acquired pneumonia and healthcare-associated pneumonia：a prospective observational study」Hajime Fukuyama et al., BMC Infectious Diseases vol.14：534, 2014

『ウエスト 呼吸生理学入門　疾患肺編　第2版』ジョン B ウエスト, アンドルー M ラックス著、桑平一郎・堀江孝至訳、2018（メディカル・サイエンス・インターナショナル）

『ウエスト 呼吸生理学入門　正常肺編　第2版』ジョン B ウエスト, アンドルー M ラックス著、桑平一郎訳、2017（エルゼビア・ジャパン）

「ARDS診療ガイドライン2016」一般社団法人 日本集中治療医学会・一般社団法人 日本呼吸療法医学会・一般社団法人 日本呼吸器学会編、2016（日本呼吸器学会・日本呼吸療法医学会・日本集中治療医学会）

「SpO_2（経皮的酸素飽和度）の見かた・使いかた」森 みさ子, Emergency Care vol.31（5）：436-442, 2018

『Element版　完全病理学 各論』堤 寛、2008（学際企画）

『咳嗽・喀痰の診療ガイドライン2019』日本呼吸器学会 咳嗽・喀痰の診療ガイドライン2019作成委員会編、2019（日本呼吸器学会）

『解剖学 基礎と臨床に役立つ II 胸部・腹部・骨盤と会陰』ベン・パンスキー、トーマス・R・ジェスト、2016（西村書店）

『カラー図解 症状の基礎からわかる病態生理 第2版』ステファン・シルバーナグル, フロリアン・ラング著、松尾 理監訳、2011（メディカル・サイエンス・インターナショナル）

『カラー図解 人体の正常構造と機能 I 呼吸器　改訂第3版』牛木辰男・小林弘祐、2017（日本医事新報社）

『カラーで学ぶ解剖生理学 第2版』ケビン T. パットン, ゲーリー A. ティボドー著、コメディカルサポート研究会訳、2017（エルゼビア・ジャパン）

「気管支喘息；気道炎症の病態の解明とその制御」橋本 修, アレルギー vol.66（3）：168-172, 2017

『ギャノング生理学　原書25版』岡田泰伸監修、佐久間康夫・岡村康司監訳、2017（丸善出版）

「急性呼吸促迫症候群（ARDS）の病態と診断」藤島清太郎、最新医学 vol.69（7）：1283-1290, 2014

「急性呼吸不全の病態生理」一和多俊男, THE LUNG perspectives vol.26（3）：227-231, 2018

「胸部高分解能CT（high-resolution computed tomography；HRCT）で見えてくる呼吸器病」津島健司・久保惠嗣, 日本内科学会雑誌 vol.99（2）：370-376, 2010

「胸部CTでみる肺の構造と読影の基本」鹿間裕介, 呼吸器ケア vol.4（12）：1254-1261, 2006

「グラム染色による起因菌の分類」李 相太, Medical Technology vol.44（5）：469-478, 2016

『グラント解剖学図譜 第５版』坂井建雄監訳、2007（医学書院）

「[結核医療の基準]の改訂―2018年」日本結核病学会治療委員会, 結核 vol.93（1）：61-68, 2018

「結核症の基礎知識（改訂第4版）」日本結核病学会教育委員会、2014（日本結核病学会）

『検査ができない!?　専門医がいない!?　現場で役立つ呼吸器診療レシピ』長尾大志、2018（南江堂）

「呼気中一酸化窒素濃度（FeNO）測定器の適正使用に関する注意事項の掲載について」一般社団法人日本呼吸器学会、2013（日本呼吸器学会）

「呼吸器疾患が疑われる患者において, パルスオキシメータ, 動脈血ガス分析, 肺機能検査をどう活かすか」内田義孝・金澤 實, Heart View vol.16（3）：242-247, 2012

『呼吸器疾患最新の治療 2019-2020』門田淳一・弦間昭彦・西岡安彦編、2019（南江堂）

「呼吸器疾患と脳神経障害」松永和人・一ノ瀬正和, 日本内科学会雑誌 vol.101（8）：2219-2225, 2012

『呼吸器内科実践NAVI～“近中”の極意～』林 清二監修、2018（南江堂）

『呼吸器内科　ただいま診断中！』長尾大志、2015（中外医学社）

「呼吸機能検査」寺本弘二, Medical Technology vol.38（2）：162-166, 2010

「呼吸機能検査を始める前に」大久保輝男, Medical Technology vol.46（6）：508-514, 2018

「呼吸性アルカローシス」金澤伴幸, 薬局 vol.65（6）：1935-1938, 2014

「呼吸性アルカローシス」森永俊彦, 呼吸器ケア vol.10（6）：590-596, 2012

「呼吸不全の病態生理」一和多俊男, 日本呼吸ケア・リハビリテーション学会誌 vol.26（2）：158-162, 2016

「酸塩基平衡異常」要 伸也, 日本内科学会雑誌 vol.104（5）：938-947, 2015

『酸素療法マニュアル（酸素療法ガイドライン 改訂版）』日本呼吸ケア・リハビリテーション学会 酸素療法マニュアル作成委員会・日本呼吸器学会 肺生理専門委員会編、2017（日本呼吸ケア・リハビリテーション学会／日本呼吸器学会）

『JAMT技術教本シリーズ 呼吸機能検査技術教本』一般社団法人　日本臨床衛生検査技師会監修、2016（じほう）

「CO_2ナルコーシス」神谷健司著・尾野敏明監修, ナーシング・キャンバス vol.1（2）：91-102, 2013

「CO_2ナルコーシスってどうして起こるのよ？」長嶺貴一, Emergency Care vol.27（9）：879-882, 2014

『COPD（慢性閉塞性肺疾患）診断と治療のためのガイドライン 第5版 2018』日本呼吸器学会 COPDガイドライン第5版作成委員会編、2018（日本呼吸器学会）

「自然気胸治療の現況（前編）―総論」金子公一, 日本医事新報 No.4601：81-84, 2012

「循環器病の診断と治療に関するガイドライン（2008 - 2009年度合同研究班報告）　循環器領域における睡眠呼吸障害の診断・治療に関するガイドライン」日本循環器学会, 日本呼吸器学会, 日本呼吸ケア・リハビリテーション学会, 日本高血圧学会, 日本心臓病学会, 日本心不全学会, 日本心臓リハビリテーション学会, 日本睡眠学会, Circulation Journal vol.74（Suppl.II）：963-1051, 2010

『ジュンケイラ組織学　第4版』坂井建雄・川上速人監訳、2015（丸善出版）

「上気道メカニクスと閉塞性睡眠時無呼吸症候群の治療　Sleep Waves」Kannan Ramar, Timothy I.Morgenthaler, NPO法人日本呼吸ケアネットワーク監修, 呼吸器ケア vol.5（9）：792-796, 2007

「小細胞肺癌の治療―UPDATE in 2018―」佐々木治一郎, 肺癌 vol.58（Supplement）：903-906, 2018

【監修】

長尾 大志（ながお・たいし）

滋賀医科大学呼吸器内科講師、教育医長。医学博士

1993年京都大学医学部卒業後、京都大学胸部疾患研究所、京都大学医学部附属病院呼吸器内科勤務、KKR京阪奈病院（現・枚方公済病院）勤務、ブリティッシュコロンビア大学留学などを経て、2005年より滋賀医科大学呼吸循環器内科医員。2015年より同講師、2017年より同教育医長を務める。呼吸器学と臨床の教育に力を注ぎ、講義や著書を通じた、やさしい語り口によるレクチャーには定評がある。
『レジデントのためのやさしイイ呼吸器教室』『レジデントのためのやさしイイ胸部画像教室』（日本医事新報社）、『検査ができない!?　専門医がいない!?　現場で役立つ呼吸器診療レシピ』（南江堂）、『呼吸器内科 ただいま診断中！』（中外医学社）、『まるごと図解　呼吸の見かた』（照林社）など、著書多数。

STAFF

カバーイラスト……………………くぬぎ太郎（TARO WORKS）
本文イラスト………………………くぬぎ太郎（TARO WORKS）、杉内幸彦
本文デザイン………………………八月朔日英子
校正…………………………………渡邉郁夫
DTP…………………………………朝日メディアインターナショナル
編集制作……………………………寺本 彩、オフィス201（川西雅子）

本書に関する正誤等の最新情報は下記のURLでご確認下さい。
http://www.seibidoshuppan.co.jp/support/

※上記URLに記載されていない箇所で正誤についてお気づきの場合は、書名・発行日・質問事項（ページ数等）・氏名・郵便番号・住所・FAX番号を明記の上、郵送かFAXで成美堂出版までお問い合わせ下さい。
※電話でのお問い合わせはお受けできません。
※ご質問到着確認後10日前後に回答を普通郵便またはFAXで発送いたします。

ぜんぶわかる呼吸の事典

2020年1月1日発行

監　修　長《なが》尾《お》大《たい》志《し》
発行者　深見公子
発行所　成美堂出版
〒162-8445　東京都新宿区新小川町1-7
電話(03)5206-8151 FAX(03)5206-8159
印　刷　共同印刷株式会社

ISBN978-4-415-32787-7
落丁·乱丁などの不良本はお取り替えします
定価はカバーに表示してあります